实验室管理学

梅月植　黄　俭　汪　涛　编著

U0370386

华中科技大学出版社
中国·武汉

图书在版编目(CIP)数据

实验室管理学/梅月植,黄俭,汪涛编著.—武汉:华中科技大学出版社,2024.2
ISBN 978-7-5772-0523-6

Ⅰ.①实… Ⅱ.①梅… ②黄… ③汪… Ⅲ.①医学检验-实验室管理 Ⅳ.①R446

中国国家版本馆 CIP 数据核字(2024)第 040666 号

实验室管理学 **梅月植 黄 俭 汪 涛 编著**

Shiyanshi Guanlixue

策划编辑:何臻卓 李国钦
责任编辑:陈 骏
封面设计:原色设计
责任校对:王亚钦
责任监印:朱 玢
出版发行:华中科技大学出版社(中国·武汉) 电话:(027)81321913
武汉市东湖新技术开发区华工科技园 邮编:430223
录 排:武汉正风天下文化发展有限公司
印 刷:广州一龙印刷有限公司
开 本:787mm×1092mm 1/16
印 张:27
字 数:690 千字
版 次:2024 年 2 月第 1 版第 1 次印刷
定 价:89.00 元

序

“保护合法、打击违法、取缔非法”是政府监督（宏观）管理实验室的总要求；“客观独立、公平公正、诚实信用，恪守职业道德，承担社会责任”是实验室内部（微观）管理的总原则和总要求。

《中华人民共和国国民经济和社会发展第十四个五年规划和2035年远景目标纲要》擘画了我国检验检测事业高质量发展的目标方向，《“十四五”市场监管现代化规划》提出了检验检测市场监管现代化的工作举措，《“十四五”认证认可检验检测发展规划》明确了“十四五”期间推动检验检测事业高质量发展的目标与要求。

进入“十四五”，政府及其实验室监管部门不仅提出了实验室管理（检验检测）事业高质量发展的新目标、新举措和新要求，而且还依此修订并重新颁布实施了《检验检测机构资质认定管理办法》《检验检测机构监督管理办法》等实验室管理规则，为政府依法依规实施实验室监督（宏观）管理和实验室按照“客观独立、公平公正、诚实信用”的总原则与“恪守职业道德，承担社会责任”的总要求，实施规范、科学、严格的内部（微观）管理，保证检验检测市场健康、有序的高质量发展提供了基础。

实验室管理（认证认可检验检测）事业，既是推动我国社会经济高质量发展的重要支撑力量，更是质量管理“体检证”、市场经济“信用证”、国际贸易“通行证”。在我国社会经济进入高质量发展阶段的当下，政府如何对实验室进行监管，实验室又如何进行管理才能满足我国社会经济发展对实验室管理事业高质量发展的新要求呢？

本书将实验室管理的全部工作高度概括为“建体系、立规矩、抓落实”。本书共分绪论、实验室管理体系的建立、实验室管理体系文件的制定、实验室管理体系的运行管理、实验室管理的信息化5章。书中还收录了大量资料，以便广大读者学习时查阅。

本书逻辑结构紧密、思路条理清晰，分别从政府监督（宏观）管理和内部（微观）管理两个方面，就如何建立健全实验室管理体系、制定确立实验室管理相关规矩（含实验室管理相关法律、行政法规、规章、规范性文件、标准、规范和实验室管理体系文件）和执行落实实验室管理相关规矩等内容展开系统阐述，并就如何实现实验室管理的信息化提出了颇具建设性和前瞻性的解决方案。

本书可作为各级政府实验室监管部门及其工作人员和实验室及其从业人员开展实验室管理工作的工具书，也可作为高等院（职）校和中等专（职）业技术学校师生开展实验室管理相关专业理论学习的参考用书。

作者

2023年8月

前　言

自中华人民共和国成立以来，我国的实验室管理经历了始创起步、快速发展、统一管理和高质量发展四个阶段。实验室由附设在各行各业的机关、企事业单位、科研机构、学校、医院的技术机构，逐步发展为独立的第三方公共服务技术机构。

目前，我国已经建成当今世界上规模最大、专业门类最齐全、服务范围（领域）最广的实验室服务体系（含检验检测和认证认可），实验室服务体系已经成为支撑我国社会经济高质量发展的不可或缺的重要技术力量，实验室服务作为质量管理“体检证”、市场经济“信用证”、国际贸易“通行证”的作用愈加重要和突出。截至2020年底，我国共有获得资质认定的检验检测机构48 919家，检验检测从业人员141.19万人，检验检测和认证服务业总营收3881亿元，“十三五”期间年均增长15%。预计到“十四五”末，获得资质认定的检验检测机构将达到5.5万家，检验检测从业人员将达到170万人，检验检测和认证服务业总营收将达到5000亿元。因此，未来实验室管理事业将大有可为，面临难得的发展机遇！

本书作者根据“保护合法、打击违法、取缔非法”政府监督（宏观）管理实验室的总要求和“客观独立、公平公正、诚实信用，恪守职业道德，承担社会责任”实验室内部（微观）管理的总原则与总要求，将实验室管理工作总结概括为“建体系、立规矩、抓落实”，以便读者掌握一套完整的科学、规范、高效管理实验室的理论体系和逻辑框架。全书从政府监督（宏观）管理和内部（微观）管理两个方面，就如何建立健全实验室管理体系、制定确立实验室管理相关规矩和执行落实实验室管理相关规矩等内容展开系统阐述，并就如何实现实验室管理的信息化提出了比较系统且具有建设性和前瞻性的解决方案，希望能够为改善目前实验室管理水平与国家高质量发展要求和人民群众日益增长的美好生活需要不相适应的现状贡献微薄的力量。

我国已建立起与我国社会经济高质量发展要求相适应的包括检验检测市场在内的四级（国家、省、市、县）市场监督管理体系；制定和出台了系列的实验室管理相关法规（含法律、行政法规，下同）和管理制度（含规章、规范性文件和标准、规范等，下同），为实验室的内部管理和政府监督管理提供了依据。

《中华人民共和国民法典》规定“民事主体从事民事活动，应当遵循诚信原则，秉持诚实，恪守承诺”且“营利法人从事经营活动，应当遵守商业道德，维护交易安全，接受政府和社会的监督，承担社会责任”。《中共中央 国务院关于开展质量提升行动的指导意见》提出：“加强工程质量检测管理，严厉打击出具虚假报告等行为……健全质量违法行为记录及公布制度，加大行政处罚等政府信息公开力度。”国家市场监督管理总局在《检验检测机构监督管理办法》中规定：“检验检测机构及其人员应当对其出具的检验检测报告负责，依法承担民事、行政和刑事法律责任。检验检测机构及其人员从事检验检测活动应当遵守法律、行政法规、部门规章的规定，遵循客观独立、公平公正、诚实信用原则，恪守职业道德，承担社会责任。检验检测机构及其人员应当独立于其出具的检验检测报告所涉及的利益相关方，不受任何可能干扰其技术判断的因素影响，保证其出具的检验检测报告真实、客观、准确、完整。”

相关机构严格按照实验室管理相关规矩对实验室资质认定（认可）和获证实验室实施监督管理。实验室管理的相关规矩越来越健全，实验室管理的措施手段越来越公平公正、科学高效，实验室服务市场越来越宽广、越开放，实验室经营环境越来越健康、有序。

本书作者根据国家现行实验室管理相关法规的强制性要求、通用要求，结合自身多年从事建设工程质量监督、检测管理和参加实验室资质认定与国家实验室认可现场评审活动的实践，总结归纳了一套从实验室管理体系的建立，到实验室管理体系文件的制定和实验室管理体系的运行管理的实验室管理理论，为广大读者开展实验室管理工作提供富有建设性、实用性和指导性的指引。

本书的第 1 章、第 2 章和第 4 章由梅月植执笔，第 3 章由汪涛执笔，第 5 章由黄俭执笔。全书的统稿工作由梅月植负责。

在本书编著过程中，得到广东省佛山市市政工程质量检测有限公司、广州粤建三和软件股份有限公司、广东永志检测技术服务有限公司的大力支持和帮助，借此一并表示衷心的感谢！

由于时间有限，本书中难免会存在错谬之处，恳请广大读者指正（电子邮箱：13903005177@139.com）。

作者

2023 年 8 月 28 日

目　录

第1章　绪　　论

实验室作为从事检测、校准、与后续检测或校准相关的抽样中的一种或多种活动的，为评价和量度产品、过程或服务的质量特征（性）提供客观、公正、科学的测量或检测数据的技术机构，在我国社会经济发展过程中，始终扮演着十分独特和重要的角色。在我国，实验室是如何管理的？实验室管理的发展历史与展望怎么样？本书将一一解答。

1.1　实验室及其管理

1.1.1　实验室

一、实验室相关术语

（一）实验室

实验室是指从事检测、校准、与后续检测或校准相关的抽样中的一种或多种活动的机构。

目前，实验室在我国政府不同主管部门（或专业领域）有不同的称谓。①在市场监管部门，将检验实验室称为检验检测机构，是指依法成立，依据相关标准或者技术规范，利用仪器设备、环境设施等技术条件和专业技能，对产品或者法律法规规定的特定对象进行检验检测的专业技术组织。②在建设行政主管部门，将从事建设工程质量检测的实验室称为工程质量检测机构（或简称检测机构），是指接受委托，依据国家有关法律、法规和标准，对建设工程涉及结构安全、主要使用功能的检测项目，进入施工现场的建筑材料、建筑构配件、设备，以及工程实体质量等进行检测的机构。③在交通运输主管部门，将实验室称为公路水运工程试验检测机构（或简称检测机构），是指承担公路水运工程试验检测业务并对试验检测结果承担责任的机构。

（二）实验室认证和认可

（1）实验室认证。

实验室认证是指由法律法规授权或国家认证认可监督管理委员会指定的认证机构（省级及以上市场监督管理部门）或行业主管部门证明实验室的产品、服务、管理体系符合相关技术规范、相关技术规范的强制性要求或者标准的合格评定活动。

（2）实验室认可。

实验室认可是指由法定的实验室认可机构（中国合格评定国家认可委员会（CNAS））对实验室的能力和执业资格，予以承认的合格评定活动。

为了叙述方便，除需要特别指明者外，本书将实验室、检验检测机构和检测机构等统一称为实验室。

(三) 实验室资质认定相关术语

(1) 资质认定：国家认证认可监督管理委员会和省级质量技术监督部门(现为市场监督管理部门)依据有关法律法规和标准、技术规范的规定，对检验检测机构的基本条件和技术能力是否符合法定要求实施的评价许可。

(2) 资质认定评审：国家认证认可监督管理委员会和省级质量技术监督部门(现为市场监督管理部门)依据《中华人民共和国行政许可法》的有关规定，自行或者委托专业技术评价机构组织评审人员，对检验检测机构的基本条件和技术能力是否符合《检验检测机构资质认定评审准则》和评审补充要求所进行的审查和考核。

(3) 计量器具：可直接或间接测出被测对象量值的装置、仪器仪表、量具和用于统一量值的标准物质，包括计量基准、计量标准、工作计量器具。

(4) 计量检定：为评定计量器具的计量性能，确定其是否合格所进行的全部工作。

(5) 计量检定机构：承担计量检定工作的有关技术机构。

(6) 仲裁检定：用计量基准或者社会公用计量标准所进行的以裁决为目的的计量检定、测试活动。

(7) 公正性：客观、公平，检验检测活动不存在利益冲突。

(8) 投诉：任何人员或组织向检验检测机构就其活动或结果表达不满意，并期望得到回复的行为。

(9) 实验室间比对：按照预先设定的条件，由两个或多个实验室对相同或类似的物品进行测量或检测的组织、实施和评价。

(10) 实验室内比对：按照预先设定的条件，在同一实验室内部对相同或类似的物品进行测量或检测的组织、实施和评价。

(11) 能力验证：依据预先制定的准则，采用检验检测机构间比对的方式，评价参加者的能力。

(12) 判定规则：当检验检测机构需要做出与规范或标准符合性的声明时，描述如何考虑测量不确定度的规则。

(13) 验证：提供客观的证据，证明给定项目是否满足规定要求。

(14) 确认：对规定要求是否满足预期用途的验证。

(15) 告知承诺：实验室提出资质认定申请，资质认定部门一次性告知其所需资质认定条件和要求以及相关材料，实验室以书面形式承诺其符合法定条件和技术能力要求，由资质认定部门作出资质认定决定的方式。

二、实验室的分类

实验室的分类方法在此介绍以下两种。

(一) 按实验室的主要业务功能和服务对象划分

按实验室的主要业务功能和服务对象划分，可将实验室分为检验/检测实验室、校准实验室、司法鉴定/法庭科学机构(以下简称鉴定机构)、医学实验室、教学实验室、科研实验室和生产实验室等类别。其中，各类实验室按其主体的法律地位又可分为第一方实验室、第二方实验室和第三方实验室等。

(二) 按实验室认证认可的领域划分

按实验室认证认可的领域划分，可将实验室分为生物实验室、化学实验室、机械实验室、电气实验室、日用消费品实验室、植物检疫实验室、卫生检疫实验室、医疗器械实验室、兽医实验室、建设工程与建材实验室、无损检测实验室、电磁兼容实验室、特种设备及相关设备实验室、软件产品与信息安全产品实验室十四类。每一类实验室可再细分为不同的等级(如生物实验室按其安全防护等级可细分为 P1、P2、P3、P4 实验室)。在某一个实验室中，其检测能力范围可能涉及多个认证认可领域，一般可根据其所在的主管部门或其主要业务的专业领域来进行归类或命名。

1.1.2 实验室的管理

实验室的管理可以用一句话概括，那就是“建体系、立规矩、抓落实”。“建体系”就是要构建满足实验室管理需要的管理体系，包括建立管理机构和管理体制机制、配备管理资源(含人、财、设备设施、授权)等;“立规矩”就是订立(制定)符合实验室管理要求的法律、行政法规(合称法规规矩，下同)，规章、标准、规范、(认证/认可)准则、规范性文件等(合称管理规矩，下同)和符合上述法规规矩和管理规矩的规定且满足本实验室管理需要的管理体系文件(又称内部规矩，下同);“抓落实”就是运用所建立的管理体系，严格执行落实所订立(制定)的相关规矩(含法规规矩、管理规矩和内部规矩，下同)，保证所建立管理体系的运行符合相关规矩的规定。为了方便读者理解，笔者把实验室管理分为宏观管理(或称政府监督)和微观管理(或称内部管理)两部分。现分别介绍如下。

一、实验室的宏观管理

实验室的宏观管理是指国家通过实验室管理的主管部门或其授权(认可)的管理机构，依据实验室管理的法规规矩和管理规矩对各类实验室实施的监督管理。宏观管理包括建立政府监督管理体系、制订实验室管理法规规矩和管理规矩、实施监督管理三方面的工作。

(一) 在建立政府监督管理体系方面

(1) 根据实验室管理相关法规规矩的授权，国务院将各行业(领域)实验室管理职权授予实验室所在的行业主管部(委)，将实验室计量认证管理职权授予国家和省一级的计量主管部门(现为市场监督管理部门);成立国家市场监督管理总局，并授予其实验室(检验检测)市场监督管理和国家认证认可监督管理的职权;成立中国实验室国家认可委员会(CNACL)(现改为中国合格评定国家认可委员会(CNAS))，并授予其国家实验室认可管理的职权;各省、市人民政府参照国务院对实验室管理的模式和责任分工，结合本地区实验室管理的实际，将各行业(领域)实验室管理的职权授予实验室所在的行业主管部门。

(2) 国务院各行业实验室管理的主管部(委)，成立国家一级检测中心或监督机构，作为本行业实验室的技术管理机构，协助其开展本行业实验室管理的技术性工作;各省、市也成立隶属所在省、市政府的各行业主管部门管理的省和市一级的检测中心或监督机构，协助其开展本地区、本行业的实验室管理的技术性工作。依法获得相关法律、法规授权或政府及其监管部门认可的国家、省、市一级检测中心，协助监管部门或接受监管部门委托，在本行业开展诸如实验室间比对、能力验证、核查检测资质资格和检测能力、开展监督检查等技术性管理工作。

（二）在制订实验室管理法规规矩和管理规矩方面

国家的立法、行政机关和实验室管理相关部(委)，根据我国经济社会发展和实验室管理的需要，适时制订和颁布实施实验室管理的法规规矩和管理规矩，建立健全与我国实验室管理相适应的规矩体系，以保证实验室管理合法合规、规范有序地进行。现举例说明如下。

国务院授权新华社在 2017 年 9 月 5 日发布的《中共中央 国务院关于开展质量提升行动的指导意见》中，提出了“加强工程质量检测管理，严厉打击出具虚假报告等行为”和“健全质量违法行为记录及公布制度，加大行政处罚等政府信息公开力度”的要求，为加强实验室的政府监管和落实社会监督指明了方向，也为实验室及其人员依法从业画出了一道不可逾越的“红线”。

《中华人民共和国计量法》(2018 年 10 月 26 日第十三届全国人民代表大会常务委员会第六次会议《关于修改〈中华人民共和国野生动物保护法〉等十五部法律的决定》第五次修正)规定：为社会提供公证数据的产品质量检验机构，必须经省级以上人民政府计量行政部门对其计量检定、测试的能力和可靠性考核合格。

《中华人民共和国产品质量法》规定：产品质量检验机构必须具备相应的检测条件和能力，经省级以上人民政府市场监督管理部门或者其授权的部门考核合格后，方可承担产品质量检验工作。产品质量检验机构、认证机构必须依法按照有关标准，客观、公正地出具检验结果或者认证证明。

《中华人民共和国认证认可条例》规定：向社会出具具有证明作用的数据和结果的实验室，应当具备有关法律、行政法规规定的基本条件和能力，并依法经认定后，方可从事相应活动，认定结果由国务院认证认可监督管理部门公布。

《检验检测机构资质认定管理办法》(国家市场监督管理总局令第 38 号公布，自 2021 年 6 月 1 日起施行)规定：申请资质认定的检验检测机构应当为依法成立并能够承担相应法律责任的法人或者其他组织，具有与其从事检验检测活动相适应的检验检测技术人员和管理人员，具有固定的工作场所，工作环境满足检验检测要求，具备从事检验检测活动所必需的检验检测设备设施，具有并有效运行保证其检验检测活动独立、公正、科学、诚信的管理体系，符合有关法律法规或者标准、技术规范规定的特殊要求。检验检测机构应当定期审查和完善管理体系，保证其基本条件和技术能力能够持续符合资质认定条件和要求，并确保质量管理措施有效实施。检验检测机构不再符合资质认定条件和要求的，不得向社会出具具有证明作用的检验检测数据和结果。检验检测机构应当在资质认定证书规定的检验检测能力范围内，依据相关标准或者技术规范规定的程序和要求，出具检验检测数据、结果。

《检验检测机构监督管理办法》(国家市场监督管理总局令第 39 号公布，自 2021 年 6 月 1 日起施行)规定：实验室及其人员应当对其出具的检验检测报告负责，依法承担民事、行政和刑事法律责任。实验室及其人员从事检验检测活动应当遵守法律、行政法规、部门规章的规定，遵循客观独立、公平公正、诚实信用原则，恪守职业道德，承担社会责任。检验检测机构及其人员应当独立于其出具的检验检测报告所涉及的利益相关方，不受任何可能干扰其技术判断的因素影响，保证其出具的检验检测报告真实、客观、准确、完整。

《检测和校准实验室能力的通用要求》(GB/T 27025—2019)规定:实验室应公正地实施实验室活动,并从组织结构和管理上保证公正性。实验室应为法律实体,或法律实体中被明确的一部分,该实体对实验室活动承担法律责任。实验室应获得管理和实施实验室活动所需的人员、设施、设备、系统及支持服务。

《检验检测机构资质认定能力评价　检验检测机构通用要求》(RB/T 214—2017)规定:检验检测机构在中华人民共和国境内从事向社会出具具有证明作用的数据、结果的检验检测活动应取得资质认定。检验检测机构资质认定是一项确保检验检测数据、结果真实、客观、准确的行政许可制度。本标准是检验检测机构资质认定对检测能力评价的通用要求,针对各个不同领域的检验检测机构,应参考依据本标准发布的相应领域的补充要求。本标准规定了对检验检测机构进行资质认定能力评价时,在机构、人员、场所环境、设备设施、管理体系方面的通用要求。

《公路水运工程试验检测管理办法》(2005 年 10 月 19 日交通部令第 12 号公布,根据 2019 年 11 月 28 日《交通运输部关于修改〈公路水运工程试验检测管理办法〉的决定》第二次修正)规定:交通运输部负责公路水运工程试验检测活动的统一监督管理。交通运输部工程质量监督机构(以下简称部质量监督机构)具体实施公路水运工程试验检测活动的监督管理。检测机构等级是依据检测机构的公路水运工程试验检测水平、主要试验检测仪器设备及检测人员的配备情况、试验检测环境等基本条件对检测机构进行的能力划分。检测机构等级,分为公路工程和水运工程专业。公路工程专业分为综合类和专项类。公路工程综合类设甲、乙、丙 3 个等级。公路工程专项类分为交通工程和桥梁隧道工程。水运工程专业分为材料类和结构类。水运工程材料类设甲、乙、丙 3 个等级。水运工程结构类设甲、乙 2 个等级。检测机构等级标准由部质量监督机构另行制定。取得等级证书,同时按照《中华人民共和国计量法》的要求经过计量行政部门考核合格的检测机构,可在等级证书注明的项目范围内,向社会提供试验检测服务。

中国合格评定国家认可委员会(CNAS)密切跟踪国际实验室认可合作组织(ILAC)和亚太实验室认可合作组织(APLAC)的最新动态,制订并持续更新实验室认可规则(CNAS-RL)、认可准则(CNAS-CL)、认可指南(CNAS-GL)、认可说明(CNAS-EL)和认可技术报告(CNAS-TRL)等系列实验室认可管理规矩。在《检测和校准实验室能力认可准则》(CNAS-CL01)中,对实验室的管理要求和技术要求相关的诸要素作出详细的要求和规定,作为国家实验室认可机构对实验室的能力与资格进行合格评定和实验室进行内部管理的依据。

简言之,我国对实验室宏观管理的总要求,就是按实验室的专业领域、基本条件和检测能力等,实行分类分级的资质管理。国家用法律法规的方式对实验室的法律地位、基本条件和检测能力、资格认定、从业要求等作出强制性的规定,要求实验室应满足法律地位、独立性和公正性、安全、环境、人力资源、设施、设备、程序和方法、管理体系等方面的基本条件,具备运用其基本条件以保证所出具的具有证明作用的数据和结果的准确性、可靠性、稳定性的相关经验和水平,且必须通过国家或省级市场监管部门和相关行业监管部门依法对其进行的资质认定后,方可从事相应检测活动。

对于需要开展跨国和跨境检测业务、其检测结果需要国际互认的实验室,可以自愿向中国合格评定国家认可委员会(CNAS)申请实验室认可,由 CNAS 对实验室的能力和执业资格,按照《检测和校准实验室能力认可准则》(CNAS-CL01)等实验室认可的管理规矩进行合格评定,评定合格的予以承认,颁发实验室认可合格证书,作为实验室合法开展国内和国际检测业务的依据，其检测结果在国际实验室认可合作组织（ILAC）和亚太实验室认可合作组织（APLAC）的成员国中互认。

综上所述，国家对向社会出具具有证明作用的数据、结果的实验室管理是以国家市场监管部门的资质认定结果为前提条件的。所以，本书仅介绍国家市场监管部门对实验室资质管理的相关要求，其他行业对实验室管理的特殊要求则不做介绍。

（三）在实施监督管理方面

实施监督管理方面的主要管理工作包括实验室的资质认定管理和获证后实验室的监督管理，现分别介绍如下。

1. 实验室的资质认定管理

（1）实验室资质认定工作的责任分工及其应当遵循的基本原则。实验室的资质认定工作，就是市场监督管理部门依照法律、行政法规规定，对向社会出具具有证明作用的数据、结果的实验室的基本条件和技术能力是否符合法定要求实施的评价许可活动。其责任分工和基本原则如下。

① 实验室资质认定工作的责任分工。全国实验室资质认定工作由国家市场监督管理总局主管，并由其负责实验室资质认定的统一管理、组织实施、综合协调工作。省级市场监督管理部门负责本行政区域内实验室的资质认定工作。

② 实验室资质认定工作应当遵循的基本原则。实验室资质认定工作应当遵循“统一规范、客观公正、科学准确、公平公开、便利高效”的原则。

（2）申请资质认定的实验室应当具备的基本条件。申请资质认定的实验室应当符合以下条件。

① 依法成立并能够承担相应法律责任的法人或者其他组织。

② 具有与其从事检验检测活动相适应的检验检测技术人员和管理人员。

③ 具有固定的工作场所，工作环境满足检验检测要求。

④ 具备从事检验检测活动所必需的检验检测设备设施。

⑤ 具有并有效运行保证其检验检测活动独立、公正、科学、诚信的管理体系。

⑥ 符合有关法律法规或者标准、技术规范规定的特殊要求。

（3）实验室资质认定程序。实验室资质认定程序分为一般程序和告知承诺程序。除法律、行政法规或者国务院规定必须采用一般程序或者告知承诺程序者外，实验室可以自主选择资质认定程序。

实验室资质认定的一般程序如下。

① 申请资质认定的实验室（下简称申请人），应当向市场监管总局或者省级市场监督管理部门（下统称资质认定部门）提交书面申请和相关材料，并对其真实性负责。

② 资质认定部门应当对申请人提交的申请和相关材料进行初审，自收到申请之日起5个工作日内作出受理或者不予受理的决定，并书面告知申请人。

③ 资质认定部门自受理申请之日起，应当在30个工作日内，依据实验室资质认定基本规范、评审准则的要求，完成对申请人的技术评审。技术评审包括书面审查和现场评审（或者远程评审）。技术评审时间不计算在资质认定期限内，资质认定部门应当将技术评审时间告知申请人。由于申请人整改或者其他自身原因导致无法在规定时间内完成的情况除外。

④ 资质认定部门自收到技术评审结论之日起，应当在10个工作日内，作出是否准予许

可的决定。准予许可的，自作出决定之日起7个工作日内，向申请人颁发资质认定证书。不予许可的，应当书面通知申请人，并说明理由。

实验室资质认定告知承诺程序。实验室申请以告知承诺方式实施资质认定时，应按照国家市场监督管理总局《检验检测机构资质认定告知承诺实施办法（试行）》的有关规定执行。具体规定如下。

告知承诺是指实验室提出资质认定申请，资质认定部门一次性告知其所需资质认定条件和要求以及相关材料，实验室以书面形式承诺其符合法定条件和技术能力要求，由资质认定部门作出资质认定决定的方式。

告知承诺程序适用于实验室首次申请资质认定、申请延续资质认定证书有效期、增加检验检测项目、检验检测场所变更等情况的资质认定。但从事特殊食品、医疗器械检验检测的除外。

当资质认定部门确定采取告知承诺方式实行资质认定时，资质认定机构应将下列全部内容告知申请人：一是资质认定事项所依据的主要法律、法规、规章的名称和相关条款；二是实验室应当具备的条件和技术能力要求；三是需要提交的相关材料；四是申请人作出虚假承诺或者承诺内容严重不实的法律后果；五是资质认定部门告知的其他内容。

实验室资质认定告知承诺程序如下。

① 实验室通过登录资质认定部门网上审批系统或者现场提交加盖机构公章的告知承诺书（见《检验检测机构资质认定告知承诺实施办法（试行）》之附件，其内容包括：一是所填写的相关信息真实、准确；二是已经知悉资质认定部门告知的全部内容；三是本机构能够符合资质认定部门告知的条件和技术能力要求，并按照规定接受后续核查；四是本机构能够提交资质认定部门告知的相关材料；五是愿意承担虚假承诺或者承诺内容严重不实所引发的相应法律责任；六是所作承诺是本机构的真实意思表示）和符合要求的相关申请材料。资质认定部门应当自收到机构申请之日起5个工作日内作出是否受理的决定，告知承诺书和相关申请材料不齐全或者不符合法定形式的，资质认定部门应当一次性告知申请机构需要补正的全部内容。

② 实验室在规定时间内提交的申请材料齐全、符合法定形式的，资质认定部门应当当场作出资质认定决定。

③ 资质认定部门应当自作出资质认定决定之日起7个工作日内，向申请机构颁发资质认定证书。

④ 资质认定部门作出资质认定决定后，应当在3个月内组织相关人员按照《检验检测机构资质认定管理办法》有关技术评审管理的规定以及评审准则的相关要求，对实验室承诺内容是否属实和实验室首次申请或者检验检测项目涉及强制性标准、技术规范的进行现场核查，并作出相应核查判定。

资质认定部门作出许可决定前，申请人有合理理由的，可以撤回告知承诺申请。告知承诺申请撤回后，申请人再次提出申请的，应当按照一般程序办理。

（4）实验室申请资质认定的注意事项。监管部门应当督促实验室以诚实、合法、正当手段取得资质认定。当发现申请人存在以下情况之一时，应依法依规对其严肃处理。

① 以欺骗、贿赂等不正当手段取得资质认定时，资质认定部门应依法撤销申请人所得的资质认定，且被撤销资质认定后，该申请人三年内不得再次申请资质认定。

② 申请资质认定时提供虚假材料或者隐瞒有关情况的，资质认定部门应不予受理或者

不予许可，且该申请人一年内不得再次申请资质认定。

③ 采用告知承诺程序申请资质认定时作出虚假承诺或者承诺内容严重不实的，资质认定部门应依照《中华人民共和国行政许可法》的相关规定撤销资质认定证书或者相应资质认定事项，并予以公布，同时由资质认定部门记入申请人的信用档案，且该申请人不再适用告知承诺的资质认定方式；实验室被资质认定部门依法撤销资质认定证书或者相应资质认定事项的，其基于本次行政许可取得的利益不受保护，对外出具的相关检验检测报告不具有证明作用，并承担因此引发的相应法律责任。

2. 获证后实验室的监督管理

实验室获得资质认定部门颁发的资质证书后，监管部门（含市场监管部门和相关行业监管部门，下同）应按以下要求对其实施监督管理。

1）监督实验室按照循规蹈矩、遵章守法的原则从业。

(1) 监督实验室及其人员遵守法律、行政法规、部门规章的规定开展检验检测活动，对其出具的检验检测报告负责，依法承担民事、行政和刑事法律责任。例如，应按照《中华人民共和国产品质量法》中“产品质量检验机构、认证机构伪造检验结果或者出具虚假证明的，责令改正，对单位处五万元以上十万元以下的罚款，对直接负责的主管人员和其他直接责任人员处一万元以上五万元以下的罚款；有违法所得的，并处没收违法所得；情节严重的，取消其检验资格、认证资格；构成犯罪的，依法追究刑事责任”“产品质量检验机构、认证机构出具的检验结果或者证明不实，造成损失的，应当承担相应的赔偿责任；造成重大损失的，撤销其检验资格、认证资格”等规定，对违反上述规定的获证实验室进行监督管理。

(2) 依法严肃查处无证检测和超出认证能力范围检测的行为。监督实验室依法取得资质认定后方可开展检测业务活动，且应在资质认定证书规定的检验检测能力范围内，依据相关标准或者技术规范规定的程序和要求，出具检验检测数据、结果。当发现实验室存在未依法取得资质认定或者超出资质认定证书规定的检验检测能力范围，擅自向社会出具具有证明作用的数据、结果的，县级以上具有发证权限的监管部门应依照法律、行政法规的相关规定处以撤销、吊销、取消检验检测资质或者证书等行政处罚；法律、行政法规没有相关规定时，县级以上监管部门应责令其限期改正，并处 3 万元罚款的行政处罚。

(3) 监督实验室在资质认定证书有效期内开展检测业务活动。监管部门在实验室资质认定证书有效期（6 年）届满的 3 个月前，提示（醒）实验室办理延续资质认定证书有效期的申请，并根据实验室的申请事项、信用信息、分类监管等情况采取书面审查、现场评审（或者远程评审）的方式进行技术评审。如实验室在上一许可周期内无违反市场监管法律、法规、规章行为，资质认定部门可以采取书面审查方式进行技术评审。

(4) 监督抽查实验室是否持续符合资质认定条件和要求。督促实验室参加监管部门或其认可（指定）的技术机构组织的实验室能力验证、实验室间比对、技术审（核）查等活动；采取“双随机一公开”的方式，抽查实验室是否按实验室管理相关规矩的要求，定期审查和完善管理体系，以保证其基本条件和技术能力能够持续符合资质认定条件和要求，确保质量管理措施有效实施。当发现实验室不再符合资质认定条件和要求，存在违反“当实验室不再符合资质认定条件和要求时，不得向社会出具具有证明作用的检验检测数据和结果”的规定时，县级以上监管部门应责令其限期改正，并处 3 万元罚款的行政处罚。

(5) 监督实验室遵守检验检测报告签发及其用章管理的相关规定。抽查实验室是否执行落实在检验检测报告上加盖实验室公章或者检验检测专用章，并由授权签字人在其技术能力范围内签发的规定。当发现实验室存在未在检验检测报告上加盖实验室公章或者检验检测专用章，或者未经授权签字人签发或者授权签字人超出其技术能力范围签发的行为时，县级以上监管部门应责令其限期改正；逾期未改正或者改正后仍不符合要求的，处 3 万元以下罚款的行政处罚。

（6）监督实验室按照国家有关样品管理、仪器设备管理与使用、检验检测规程或者方法、数据传输与保存等强制性规定进行检验检测。当发现实验室未按此规定进行检验检测时，县级以上监管部门应责令其限期改正；逾期未改正或者改正后仍不符合要求的，处 3 万元以下罚款的行政处罚。

2）监督实验室严格遵循客观独立、公平公正、诚实信用的原则从业。

（1）监督实验室遵循客观独立、公平公正的原则从业。

① 抽查实验室是否依法成立，并具有独立法人资格（或获得有独立法人资格组织/机构的授权），能够独立承担法律责任；

② 抽查从事检验检测活动的人员，是否存在同时在两个以上实验室从业的行为；

③ 核查授权签字人是否符合相关技术能力要求，且经资质认定部门考核合格；

④ 抽查检验检测人员或者授权签字人是否存在违反法律、行政法规关于执业资格或禁止从业的相关规定。

⑤ 抽查实验室及其人员是否独立于其出具的检验检测报告所涉及的利益相关方，不受任何可能干扰其技术判断的因素影响，保证其出具的检验检测报告真实、客观、准确、完整；

⑥ 抽查实验室是否在其官方网站或者以其他公开方式对其遵守法定要求、独立公正从业、履行社会责任、严守诚实信用等情况进行自我声明，并对声明内容的真实性、全面性、准确性负责。

（2）监督实验室遵循诚实信用的原则从业。

① 抽查并处理实验室出具不实检验检测报告的违法违规行为。当发现实验室出具的检验检测报告存在下列情形之一，并且数据、结果存在错误或者无法复核时，应认定属于不实检验检测报告：一是样品的采集、标识、分发、流转、制备、保存、处置不符合标准等规定，存在样品污染、混淆、损毁、性状异常改变等情形的；二是使用未经检定或者校准的仪器、设备、设施的；三是违反国家有关强制性规定的检验检测规程或者方法的；四是未按照标准等规定传输、保存原始数据和报告的。当发现实验室存在出具不实检验检测报告的行为时，县级以上具有发证权限的监管部门应按照法律、法规的相关规定予以撤销、吊销、取消检验检测资质或者证书；法律、法规未作规定时，县级以上监管部门应责令其限期改正，并处 3 万元罚款的行政处罚。

② 抽查并处理实验室出具虚假检验检测报告的违法违规行为。当发现实验室出具的检验检测报告存在下列情形之一时，应认定属于虚假检验检测报告：一是未经检验检测的；二是伪造、变造原始数据、记录，或者未按照标准等规定采用原始数据、记录的；三是减少、遗漏或者变更标准等规定的应当检验检测的项目，或者改变关键检验检测条件的；四是调换检验检测样品或者改变其原有状态进行检验检测的；五是伪造检验检测机构公章或者检验检测专用章，或者伪造授权签字人签名或者签发时间的。当发现实验室存在出具虚假检验检测报告的违法违规行为时，县级以上具有发证权限的监管部门应按照法律、法规的相关规定予以撤销、吊销、取消检验检测资质或者证书；法律、法规未作规定时，县级以上市场监督管理部门应责令其限期改正，并处 3 万元罚款的行政处罚。

③ 抽查并处理实验室及其人员泄露在检验检测工作中所知悉的国家秘密、商业秘密的违法违规行为。

④ 抽查并处理实验室出具的检验检测报告不对委托人送检的样品所检项目的符合性情况负责，或不对实验室负责抽取的样品的代表性和真实性负责的违规行为。

⑤ 监督实验室严格遵守分包管理的相关规矩。抽查实验室是否将需要分包检验检测项目分包给具备相应条件和能力的实验室，并事先取得委托人对分包的检验检测项目以及拟承担分包项目的实验室的同意；实验室是否在检验检测报告中注明分包的检验检测项目以及承担分包项目的实验室。当发现实验室违反上述规定时，县级以上监管部门应责令其限期改正；逾期未改正或者改正后仍不符合要求的，处 3 万元以下罚款的行政处罚。

3）督促实验室按照实验室管理相关规矩的规定，及时向所在地监管部门报告下列信息。

(1) 持续符合相应条件和要求、遵守从业规范、开展检验检测活动以及统计数据等信息。

(2) 在检验检测活动中发现普遍存在的产品质量问题的信息。

4）监督实验室按照相关规矩办理变更手续。存在下列情形之一时，监管部门应督促实验室及时向资质认定部门申请办理变更手续。

(1) 机构名称、地址、法人性质发生变更时。

(2) 法定代表人、最高管理者、技术负责人、检验检测报告授权签字人发生变更时。

(3) 资质认定检验检测项目取消时。

(4) 检验检测标准或者检验检测方法发生变更时。

(5) 依法需要办理变更的其他事项。

实验室申请增加资质认定检验检测项目或者发生变更的事项影响其符合资质认定条件和要求时，资质认定程序与首次申请资质认定的要求相同。

当发现实验室未按上述规定办理变更手续时，监管部门应责令其限期改正；逾期未改正或者改正后仍不符合要求的，处 1 万元以下罚款的行政处罚。

5）监督实验室依法获得和正确使用资质认定证书与标志。

(1) 监督实验室依法获得并正确使用国家市场监管总局规定格式的资质认定证书，其内容包括：发证机关、获证机构名称和地址、检验检测能力范围、有效期限、证书编号、资质认定标志。

(2) 监督实验室在向社会出具具有证明作用的检验检测数据、结果时，在其出具的检验检测报告上标注资质认定标志。当发现实验室未按此规定标注资质认定标志时，监管部门应责令其限期改正；逾期未改正或者改正后仍不符合要求的，处 1 万元以下罚款的行政处罚。

(3) 抽查并处理实验室转让、出租、出借资质认定证书或者标志，或者伪造、变造、冒用资质认定证书或者标志，或者使用已经过期或者被撤销、注销的资质认定证书或者标志等违法违规行为。当发现实验室存在上述违法违规行为时，监管部门应责令其限期改正，并处 3 万元以下罚款的行政处罚。

6）监督实验室依法设立和管理分支机构。督促实验室依法设立从事检验检测活动的分支机构，并依法取得资质认定后，方可从事相关检验检测活动。资质认定部门在对实验室分支机构进行资质认定时，可以根据具体情况简化技术评审程序、缩短技术评审时间。

7）加强对外资实验室的监督管理。当外方投资者在中国境内依法成立的实验室申请资质认定时，除应当符合前面所述的资质认定条件外，还应当核查是否符合我国外商投资管理相关规矩的有关规定。

8）及时办理实验室资质证书注销手续。当实验室资质认定证书有效期届满后不再申请延续，或实验室依法终止营业，或实验室出现了法律、法规规定应当注销的其他情形时，资质认定部门知悉情况（如收到实验室提出的相关申请）后，应及时办理实验室资质证书注销手续，并予以公布。

总而言之，监管部门应按照“保护合法、打击违法、取缔非法”总要求，全面加强实验室的政府监管（宏观管理）。具体来说，就是要按照《中华人民共和国国民经济和社会发展第十四个五年规划和 2035 年远景目标纲要》明确检验检测事业高质量发展的目标任务和国务院《“十四五”市场监管现代化规划》提出加快检验检测行业监管现代化的工作措施，以及本部门（地区）全面提高实验室监督管理水平的新思路、新方法和新举措，结合本地区、本部门实验室管理工作的形势、任务、目标和要求等，借助大数据、互联网＋等信息化技术手段，通过建立全国检验检测机构监督管理信息化服务平台，推动“互联网＋监管”模式全面运行；依据实验室管理相关规矩，在线上对所管辖的获证实验室开展全天候的持续不间断的电子监督管理，同时在线下“双随机一公开”地开展定期（例行的随机抽查）和不定期（非例行、飞行）监督执法检查。对监督执法检查中发现存在违法违规行为的实验室，依法依规对其进行查处（含作出责令改正、罚款、吊销/注销资质认定证书等行政处罚），并将其受到行政处罚的信息在国家企业信用信息公示系统等平台进行公示，以督促获证实验室循规蹈矩、遵章守法经营，鼓励、引导实验室及其人员严格遵循“客观独立、公平公正、诚实信用”的原则从业。

二、实验室的微观管理

实验室的微观管理（或称内部管理）是指实验室根据国家实验室管理相关的法规规矩和管理规矩，结合自身管理的实际，建立实验室管理体系、制订实验室管理体系文件（内部规矩）和严格按照实验室管理体系文件的要求，推动其管理体系有效运行管理等内部管理控制工作的统称。实验室内部管理（微观管理）应当坚持“遵章守法、客观独立、公平公正、诚实信用”的总原则，建立并保持一个有效运行的，能够覆盖全员、全要素、全过程的，能够保证其检验检测活动独立、公正、科学、诚信且能保证其出具的检验检测报告真实、客观、准确、完整的管理体系。关于如何建立实验室微观（内部）管理体系、订立微观管理体系文件（内部规矩）和如何有效运行管理体系和执行落实管理体系文件（内部规矩），以及实验室管理的信息化等内容，将在本书中进行详细介绍。

1.2　我国实验室管理的发展历史与展望

1.2.1　我国实验室管理的发展历史

我国实验室管理（检验、检测、认证、认可等与实验室相关管理工作的统称，下同）的发展大体上可分为始创起步、快速发展、统一管理和高质量发展四个阶段。各阶段的发展情况介绍如下。

(一) 始创起步阶段(1949 年 10 月至 1978 年底)

中华人民共和国成立之后,国家十分重视实验室管理事业的发展。为了加强我国对度、量、衡等计量标准的管理工作,全国人大常委会在 1954 年 11 月批准国务院设置国家计量局,作为国务院直属机构,负责全国计量管理工作;国务院在 1956 年 6 月发布《关于统一计量制度的命令》,从而统一了全国的计量制度,结束了我国长期以来多种计量制度并行的混乱状况,也为科学开展检验检测工作提供了重要计量基础。随着我国生产资料所有制的社会主义改造的全面完成,我国社会主义的政治、经济、文化、社会管理等基本制度逐步确立。为了适应国家社会经济发展的需要,国务院在 1972 年 11 月批准成立国家标准计量局,负责国家标准化和计量管理工作。1977 年 5 月,国务院颁布《中华人民共和国计量管理条例(试行)》,作为实验室管理重要基础工作的计量管理进入了有法可依的轨道。国务院在 1978 年 4 月批准成立国家计量总局(由国家科委代管),专门负责国家计量管理工作。我国业已建立起世界上门类比较齐全的工业、农业、国防、科学技术等国民经济产业体系和规模最大的教育、科研、医疗卫生、标准、计量等公共服务体系,并随着我国社会经济的发展而不断发展和完善。

在这个阶段,实验室管理随着社会经济的发展而稳步发展。但是,由于国家在这个时期实行全面的计划经济管理模式,实验室附设在企业、学校、医院、科研机构内,作为这些单位的一个部门为其主业提供检验检测服务。实验室几乎都属于向其所有者提供检验检测服务的第一方实验室的范畴。与此同时,由于这阶段各行业对实验室管理的需求和方法手段不尽相同,统一的实验室管理标准体系和法律法规体系尚在建立中。所以,该阶段的实验室管理也在实践中摸索着前进。

(二) 快速发展阶段(1978 年底至 2001 年底)

党的十一届三中全会作出把党和国家工作的重心转移到社会主义现代化建设上来的重大战略决策后,我国的社会生产力得到了极大的提高。通过大量引进国外的资金、先进的技术和管理经验,国家的工业、农业、国防、科学技术等产(行)业和教育、科研、医疗卫生、标准、计量等公共服务业的发展进入了快车道,实验室管理也随之进入快速发展阶段。

随着国家经济体制改革事业的向前推进和对外开放水平的不断提高,国家和社会对实验室管理的需求日益增大,原有实验室管理的队伍规模、体制机制和管理模式越来越难以适应社会经济快速增长的需求。为了应对这种情况,国家及其实验室管理的相关主管部门在这个阶段中,制定和颁布实施了大量与实验室管理相关的法规规矩和管理规矩,从而使实验室管理在快速发展之中做到了快而不乱、健康有序的良性发展。简单介绍如下。

1) 在立法建制方面。成立实验室管理相关监管机构,颁布实施实验室管理相关的法规规矩和管理规矩,确立并推行实验室计量认证和实验室认可制度。

(1) 1982 年 9 月,国家计量总局更名为国家计量局,变原来由国家科委代管为由国家经委领导。作为实验室管理的重要基础工作的计量工作重新提升到由国务院组成部门统一管理。

(2) 为了加强计量管理,保障国家计量单位制的统一和量值的准确可靠,国务院在 1984 年 2 月发布了《关于在我国统一实行法定计量单位的命令》,从此使我国计量单位制度与国际单位制同步,为实验室管理中的计量管理工作提供了法规规矩。

(3) 1985 年 9 月 6 日,第六届全国人民代表大会常务委员会第十二次会议通过后颁布了《中华人民共和国计量法》。《中华人民共和国计量法》明确规定:国家实行法定计量单位制度。国际单位制计量单位和国家选定的其他计量单位,为国家法定计量单位。为社会提供公证数据的实验室,必须经省级以上人民政府计量行政部门对其计量检定、测试的能力和可靠性考核合格。《中华人民共和国计量法》首次在法律层面上明确了实验室必须经过政府组织的考核合格方可为社会提供公证数据的要求。

(4) 1985 年,国家计量局成立了实验室认证机构,对为社会提供公证数据的产品质量检验机构,以及承担进出口商品检验、测试、分析、鉴定和参加出口产品认证、质量许可证和质量监督抽查、评比等工作的各类实验室、检测单位(统称商检实验室)的检测能力等推行计量认证和实验室认证,从而把对实验室和检查机构能力的评价活动以"认证"的方式纳入我国政府的监督管理体系。

(5) 国家计量局根据《中华人民共和国计量法》的授权,报经国务院于 1987 年 1 月 19 日批准后,在 1987 年 2 月 1 日发布了《中华人民共和国计量法实施细则》,对实验室管理密切相关的计量基准器具和计量标准器具、计量检定、计量监督、产品质量检验机构的计量认证等事项的管理要求作出了强制性规定,特别是明确了"为社会提供公证数据的产品质量检验机构,必须经省级以上人民政府计量行政部门计量认证"的要求,并对计量认证的内容、程序和监督检查等事项的管理作出了明确规定。

至此,对为社会提供公证数据的实验室实行计量认证的法律、法规已经建立起来了。

2) 在计量认证管理方面。建立完善计量认证相关的管理机构和管理规矩,科学、规范、有序推进实验室计量认证工作。

(1) 国务院对计量认证相关的管理机构及其管理模式进行了下列调整和完善:

① 在 1988 年 3 月,国家计量局、国家标准局和国家经委计量局合并成立国家技术监督局;

② 在 1998 年 3 月,国家技术监督局更名为国家质量技术监督局,并从 1999 年 2 月起,全国质量技术监督系统开始实行省以下垂直管理;

③ 在 2001 年 4 月,国家质量技术监督局、国家出入境检验检疫局合并成立国家质量监督检验检疫总局,由其统一管理全国实验室计量认证等工作。

(2) 颁布实施了实验室计量认证相关的管理规矩。

① 制定和颁布实施实验室计量认证管理相关的行业标准。为了科学规范有序推进实验室计量认证工作,原国家技术监督局根据《中华人民共和国计量法》和《中华人民共和国计量法实施细则》的相关规定,参照英国实验室认可机构(NAMAS)、欧共体实验室认可机构等国外认可机构对实验室(检验机构)的考核标准,结合我国的实际情况,经过 1987 年到 1990 年的实践和探索后,于 1990 年发布了我国对实验室(检验机构)计量认证管理的行业标准——《产品质量检验机构计量认证技术考核规范》(JJF 1021—1990)(参考采用 ISO/IEC 导则 25—1982),为科学、规范开展实验室(检验机构)计量认证工作提供了规范依据。

② 制定和颁布实施实验室计量认证管理相关的部门规章。1992 年 1 月 30 日,国家技术监督局第 30 号令发布了《国家技术监督局产品质量认证检验机构管理办法》,这个部门规章明确了产品质量认证检验机构管理的相关规定,为产品质量认证检验机构的管理提供了规章依据。

③ 颁布实验室计量认证管理相关的国家标准。1995 年 2 月 1 日,颁布实施了国家标准

《校准和检验实验室能力的通用要求》(GB/T 15481—1995)(等同采用 ISO/IEC 导则 25—1990),该标准将校准和检验实验室能力的通用要求,通过国家标准的规范条文作出了详细、清晰的规定,为全国各行各业的实验室实施科学、有效管理,监管部门科学、严谨、规范开展实验室计量认证工作提供了管理规矩和评定依据。

以上计量认证相关管理机构的调整和管理规矩的颁布实施,为我国开展实验室计量认证工作提供了重要体制机制和法规制度保障,有力推动了我国实验室计量认证工作的科学、规范、有序发展。

3) 在实验室认可管理方面。积极学习引进、消化吸收和推行国际通用的实验室认可制度取得显著成效。主要表现在以下几个方面。

(1) 在 1980 年,原国家标准局和原国家进出口商品检验局共同组团,首次参加了国际实验室认可大会(ILAC),国际认可活动从此在我国开始萌芽。此后,我国还派团参加了国际标准化组织认证委员会(后更名为国际标准化组织合格评定委员会(ISO/CASCO))会议,开始跟踪合格评定的相关国际要求,并陆续在机床出口、电子元器件认证等部分领域开展对实验室能力的评价活动。

(2) 在 1994 年 9 月 20 日,依据《中华人民共和国产品质量法》《中华人民共和国计量法》《中华人民共和国标准化法》《中华人民共和国产品质量认证管理条例》等法律、行政法规的相关规定和我国实验室认可工作发展的需要,国家技术监督局成立了中国实验室国家认可委员会(CNACL),并授权其统一负责实验室和检查机构认可相关工作。

(3) 在 1995 年 4 月,中国实验室国家认可委员会(CNACL)成为亚太实验室认可合作组织(APLAC)成员。

(4) 在 1996 年 1 月 16 日,中国国家进出口商品检验实验室认可委员会(CCIBLAC)成立,由其负责进出口商品检验实验室认可工作。

(5) 在 1996 年 9 月,中国实验室国家认可委员会(CNACL)和中国国家进出口商品检验实验室认可委员会(CCIBLAC)等 44 个实验室认可机构签署了正式成立"国际实验室认可合作组织"的谅解备忘录(MOU),成为 ILAC 的第一批正式全权成员。

(6) 在 1999 年,中国实验室国家认可委员会(CNACL)发布了《检测和校准实验室能力的通用要求》(ISO/IEC 17025—1999),作为我国检测和校准实验室认可的评审和管理依据。

(7) 在 1999 年 12 月,中国实验室国家认可委员会(CNACL)同亚太实验室认可合作组织(APLAC)有关成员签署了 APLAC 实验室(包括检测和校准)互认协议。

(8) 2000 年 11 月,中国实验室国家认可委员会(CNACL)同国际实验室认可合作组织(ILAC)的 35 个成员签署了 ILAC 多边互认协议(MRA)。

(9) 2001 年 10 月,中国国家进出口商品检验实验室认可委员会(CCIBLAC)同亚太实验室认可合作组织(APLAC)有关成员签署了 APLAC 实验室(包括检测)互认协议。

(10) 2001 年 11 月,中国国家进出口商品检验实验室认可委员会(CCIBLAC)同国际实验室认可合作组织(ILAC)的 35 个成员签署了 ILAC 多边互认协议(MRA)。

至此为止,中国实验室国家认可委员会(CNACL)和中国国家进出口商品检验实验室认可委员会(CCIBLAC)的运作管理与国际同行的通行做法完全一致,经过数年的运行已被国际同行广泛认同,我国逐步建立了实验室认可的管理体系和管理规矩体系并取得显著的运行效果。

4) 在工程建设领域。在房屋、城建、交通、水利等工程建设领域,建立了与工程建设事业快速发展相适应的实验室管理体系和规矩体系。随着国家对基础设施工程建设的投资迅猛增长，工程建设领域迎来了爆发式的高速发展，基础设施工程作为拉动国民经济高速发展的“引擎”作用越来越突出。但是，既有的管理体制机制已经难以满足基础设施工程建设事业高速发展的需要。为了解决在工程管理体制方面存在的突出问题，国务院在 1984 年 9 月 18 日发布了《国务院关于改革建筑业和基本建设管理体制若干问题的暂行规定》(国发〔1984〕3 号)，对建筑业和基本建设管理体制进行了重大调整，为全面改革建筑业和基本建设管理体制提供了指导方针。在工程建设领域中，实验室管理的地位也随着该文件的颁布实施而得到提升。随后，工程建设领域的房屋、城建、交通、水利等行业主管部门迅速行动起来，纷纷出台本行业工程建设管理体制改革和实验室管理体制改革的相关规矩，开展以建设项目责任制为核心的工程管理体制改革。工程建设管理、施工承包、勘察设计、材料与设备供应等单位(企业)，以及附设在这些企业内部的实验室大量涌现。还成立了国家(部)、省、市一级工程质量检测中心和监督站等管理机构。因此，各行业都建立健全了与建设工程快速发展相适应的管理体系和规矩体系，从而有效保证了我国工程建设事业健康、有序的快速发展。与此同时，实验室的管理体系和规矩体系也逐步建立健全起来，使实验室管理能够跟上工程建设事业高速发展的步伐。这里仅以住房和城乡建设领域为例介绍如下。

(1) 制定并发布实施《建筑工程质量检测工作规定》。为保证建筑工程质量，提高经济效益和社会效益，加强对建筑工程及建筑工程所用的材料、制品、设备的质量监督检测工作，1985 年 10 月 21 日中华人民共和国城乡建设环境保护部发布实施了《建筑工程质量检测工作规定》。该规定明确：“建筑工程质量检测机构在城乡建设主管部门的领导和标准化管理部门的指导下，开展检测工作。建筑工程质量检测机构是对建筑工程和建筑构件、制品以及建筑现场所用的有关材料、设备质量进行检测的法定单位。其所出具的检测报告具有法定效力。国家级检测机构出具的检测报告，在国内为最终裁定，在国外具有代表国家的性质。建筑工程质量检测机构必须严格执行国家、部门和地区颁发的有关建筑工程的法规和技术标准。”该规定还对国家、省、市级的检测机构和任务、检测权限和责任等作出了规定。

(2) 制定并发布实施《建设工程质量管理办法》。1993 年 11 月 16 日中华人民共和国建设部第 29 号令颁布实施了《建设工程质量管理办法》。该部门规章除对建设工程的建设、勘察、设计、施工、材料和设备供应等单位的质量责任、义务作出规定外，还明确了“建设工程质量检测机构必须具备相应的检测条件和能力，经省级以上人民政府建设行政主管部门，国务院工业、交通行政主管部门或其授权的机构考核合格后，方可承担建设工程质量检测任务”的要求。同时，还对“检测单位伪造检验数据或伪造检验结论”的违法行为作出处罚的规定。

(3) 印发和实施《关于加强工程质量检测工作的若干意见》。中华人民共和国建设部在 1996 年 4 月 15 日印发了《关于加强工程质量检测工作的若干意见》。该文件对企业内部的第一方和可承接社会委托检测业务第三方实验室的业务范围、资质资格和管理要求等作出了明确规定：企业内部的土建试验室作为企业的质量保证机构，原则上只能承担本企业承建工程质量的检测任务。根据各地情况，达到建筑施工和建筑构件一级试验室资质条件的并经省级建设行政主管部门批准列入检测机构的企业内部土建试验室，方可承接社会委托的检测任务，否则，其出具的检测数据无效。各级工程质量检测机构必须经过省级(含省级)以上建设行政主管部门的资质认可和技术监督部门的计量认证审查，获得工程质量检测机构资质认可证书和计量认证合格证书，并在有效期内方可开展工程质量检测工作。否则，其出具的检测数据无效。各级检测机构要建立健全质量保证体系，制定切实可行的质量管理手册，并在检测工作中认真贯彻执行，各级检测机构要按照有关规定，从组织机构、仪器设备、检测工作、人员素质、环境条件、工作制度方面，不断加强自身建设，努力提高工程质量检测业务水平，以确保检测工作的质量。该文件首次把“必须经过省级（含省级）以上技术监督部门的计量认证审查”作为本行业实验室从业资质资格的必要条件。

(4) 印发和实施《建筑施工企业试验室管理规定》。1996 年 8 月 16 日中华人民共和国建设部印发了《建筑施工企业试验室管理规定》，对建筑施工企业试验室的资质管理、试验的取样和送检、试验室工作制度管理等作出了详细的规定。

(5) 2000 年 1 月 30 日国务院颁布实施了《中华人民共和国建设工程质量管理条例》(国务院令第 279 号)。该条例对建设工程参建各方的质量责任、义务等作出了规定。同时规定：监理工程师应当按照工程监理规范的要求，采取旁站、巡视和平行检验等形式，对建设工程实施监理。该条例引出了建设工程领域监理工程师平行试验——第二方检测的概念。

通过上述实验室管理体系建设和制定与大量实践探索，我国建立了一支满足建筑工程建设需要的工程检测队伍及其监督管理队伍，也为该行业实验室管理提供了科学、实用、有效的规矩依据，保证了行业实验室管理工作健康、有序发展。

与此同时，交通、水利等其他建设行业也不遑多让。如建设行业根据建设工程管理的实际，发展壮大实验室群体，建立实验室管理机构及其监督管理队伍，健全实验室管理的相关规矩，强化本行业实验室的管理，为保证本行业的工程建设质量起到了保驾护航的重要作用。同时，积极大胆学习、吸收、引进国外先进的工程管理体制机制和经验，使实验室管理也随工程建设管理积极向国际同行看齐。如在 1987 年 12 月至 1993 年 9 月建设的中国首条利用世界银行贷款并采用国际通行的菲迪克条款进行国际招标建设的京津塘高速公路，实施了建设方、施工方和监理方三方相互监督并制衡的项目管理模式。监理方在建设项目部建立了独立于建设方和施工方的监理工程师试验室，开展与施工方自检(第一方检测)背靠背的监理平行试验(第二方检测)，作为监理工程师履行其质量监督管理职责的重要技术手段，开启了交通运输工程建设领域第二方检测服务的大胆探索。

在国家和地方政府实验室监督管理部门及其所属的管理机构、全体实验室及其从业人员的共同努力下，我国已经建立起一支世界上规模最大、服务领域最广、门类最齐全的实验室服务队伍，为各行各业的客户提供了优质的检验检测服务，实验室管理事业也像其他各行业一样得到了快速发展。

(三) 统一管理阶段(2002—2020 年)

随着我国社会主义市场经济体制的发展与完善，各行各业的市场主体蓬勃发展，对实验室(检验检测)服务的需求日益增大，从而带动检测行业快速发展。除维持原有体制的国有实验室外，大量经过体制改革转型或新成立的股份制实验室(含国有控股、混合股份、中外合资等)和民营实验室(自然人投资)如雨后春笋般涌现出来。实验室(检验检测)服务市场进一步对外开放，数量不菲的外资实验室纷纷涌入中国检验检测市场，共同参与我国检验检测市场的竞争和博弈。在这样的情况下，国家和地方政府及其实验室管理主管部门，在统一实验室管理的相关规矩、整合实验室管理机构等方面做了大量卓有成效的工作，建立了一套与当下检验检测市场管理要求相适应，且能够与国际惯例接轨的实验室管理体制机制和相关规矩来规范统一管理实验室(检验检测)市场，取得了良好的效果，现介绍如下。

(1) 统一了实验室计量认证和实验室认可的管理规矩。计量认证是我国政府对实验室管理的一种具有中国特色的监管手段之一。管理规矩从《产品质量检验机构计量认证技术考核规范》(JJF 1021—1990)(参考采用 ISO/IEC 导则 25—1982)到《产品质量检验机构计量认证/审查认可(验收)评审准则(试行)》(质技监函〔2000〕046 号),以及国家标准《校准和检验实验室能力的通用要求》(GB/T 15481—1995)(等同采用 ISO/IEC 导则 25—1990)等,对实验室的能力和执业资格等的要求,都是在国际实验室认可相关准则要求的基础上,增加我国实验室管理相关规矩对计量认证和审查认可(验收)管理的有关要求而成。换句话说,计量认证与实验室认可的起点是相同的,计量认证的要求甚至略高于实验室认可的要求。但是,在其管理规矩的版本更新方面,计量认证滞后于实验室认可。为此,实验室的监管部门采取了以下措施。

① 国家质量技术监督局在 2006 年 2 月 21 日以第 86 号局长令公布的《实验室和检查机构资质认定管理办法》规定:国家鼓励实验室、检查机构取得经国家认监委确定的认可机构的认可,以保证其检测、校准和检查能力符合相关国际基本准则和通用要求,促进检测、校准和检查结果的国际互认。申请计量认证和申请审查认可的项目相同的,其评审、评价、考核应当合并实施。符合相关规定要求的,可以取得相应的资质认定。取得国家认监委确定的认可机构认可的实验室和检查机构,在申请资质认定时,应当简化相应的资质认定程序,避免不必要的重复评审。

② 2006 年 6 月 27 日,国家认证认可监督管理委员会印发了《实验室资质认定评审准则》,其内容完全涵盖了中国合格评定国家认可委员会在 2006 年 6 月发布的《检测和校准实验室能力认可准则》(ISO/IEC 17025:2005),并增加了法律法规有关计量认证和审查认可(验收)的特殊要求。该通知还规定:取得国家认监委确定的认可机构认可的实验室申请资质认定(计量认证/审查认可)的,只对本准则有别于认可准则的特定条款(黑体字部分)进行评审。同时申请实验室认可和资质认定(计量认证/审查认可)的,应按实验室认可准则和本准则的特殊条款进行评审。

通过以上措施,实验室计量认证与实验室认可相关的管理规矩达成了基本一致,为实验室计量认证和实验室认可的二合一评审同步进行提供了可供执行操作的依据。以后的计量认证与实验室认可的管理规矩的版本更迭都基本能保持同步。国家认证认可监督管理委员会 2017 年 10 月 16 日发布,2018 年 5 月 1 日开始实施的《检验检测机构资质认定能力评价　检验检测机构通用要求》(RB/T 214—2017),是根据《合格评定　各类检验机构的运作要求》(GB/T 27020—2016)和《检测和校准实验室能力的通用要求》(GB/T 27025—2008)的内容制订的,其内容涵盖了中国合格评定国家认可委员会(CNAS)发布的《检测和校准实验室能力认可准则》(等同采用 ISO /IEC 17025:2017)。至此,我国实现了实验室计量认证和实验室认可在管理规矩方面的统一。

(2) 统一了实验室计量认证和实验室认可的管理机构。国家分别对实验室计量认证和实验室认可管理机构进行了调整。

① 在 2001 年 4 月,将国家质量技术监督局和国家出入境检验检疫局合并成立国家质量监督检验检疫总局,由其统一管理全国所有实验室计量认证和审查认可工作。

② 2002 年 7 月 4 日,原中国实验室国家认可委员会(CNACL)和原中国国家出入境检验检疫实验室认可委员会(CCIBLAC)合并,成立了中国实验室国家认可委员会(CNAL),实现了我国实验室认可管理机构的完全统一,开启了全国实验室认可统一管理的新阶段。

③ 2002 年 8 月 20 日,中国合格评定国家认可中心在人民大会堂宣告成立,标志着我国

统一认可机构的组织平台正式建立，集中统一的认可体系正式进入实施阶段，并由此走上了一体化、法制化、规范化的发展轨道。

④ 2006 年 3 月 31 日，在整合中国认证机构国家认可委员会(CNAB)和中国实验室国家认可委员会(CNAL)的基础上，中国合格评定国家认可委员会(CNAS)成立，实现了我国认可体系的集中统一，形成了“统一体系、共同参与”的认可工作体制，全球国际认可界认可规模最大的国家认可机构也由此诞生。

⑤ 2018 年 3 月，组建国家市场监督管理总局。根据 2018 年 3 月中共中央印发的《深化党和国家机构改革方案》，将国家工商行政管理总局的职责、国家质量监督检验检疫总局的职责、国家食品药品监督管理总局的职责、国家发展和改革委员会的价格监督检查与反垄断执法职责、商务部的经营者集中反垄断执法以及国务院反垄断委员会办公室等职责整合，组建国家市场监督管理总局，作为国务院直属机构。在实验室管理方面，其主要职责是，统一管理计量标准、检验检测、认证认可工作等。与此同时，国务院在 2018 年 3 月印发的《国务院关于机构设置的通知》(国发〔2018〕6 号)，将国家认证认可监督管理委员会、国家标准化管理委员会职责划入国家市场监督管理总局。

从此，包括实验室计量认证和审查认可在内的所有实验室认证认可的管理职责，全部集中由国家市场监督管理总局统一履行。

(3) 修订更新和发布实验室管理相关的法规规矩和管理规矩。根据我国实验室管理形势发展的需要，国务院及其相关部委对原有的实验室管理相关的法规规矩和管理规矩进行了修订更新，并发布实验室管理模式改革相关的法规规矩和管理规矩。

① 2017 年 10 月 16 日，中国国家认证认可监督管理委员会发布了中华人民共和国认证认可行业标准《检验检测机构资质认定能力评价　检验检测机构通用要求》(RB/T 214—2017)，自 2018 年 5 月 1 日起实施，对检验检测机构资质认定能力评价，从机构、人员、场所环境、设备设施和管理体系 5 个方面提出了具体而明确的通用要求。

② 2019 年 10 月 24 日，国家市场监管总局印发了《市场监管总局关于进一步推进检验检测机构资质认定改革工作的意见》(国市监检测〔2019〕206 号)，提出依法界定检验检测机构资质认定范围，逐步实现资质认定范围清单管理；试点推行告知承诺制度；优化准入服务，便利机构取证；整合检验检测机构资质认定证书，实现检验检测机构“一家一证”等四项实验室资质认定改革措施，通过改革和实施实验室管理规矩来鼓励、引导实验室诚信、守法、循规经营。该意见附《检验检测机构资质认定告知承诺实施办法(试行)》，为实验室资质认定实施告知承诺制度提供了依据。

③ 2019 年 12 月 10 日，国家市场监督管理总局和国家标准化管理委员会发布了《检测和校准实验室能力的通用要求》(GB/T 27025—2019)(ISO/IEC 17025:2017，IDT)。该标准于 2020 年 7 月 1 日起实施，对检测和校准实验室能力的通用要求、结构要求、资源要求、过程要求和管理体系的通用要求作出了详细、明确的规定。

④ 国务院修订并重新公布了《中华人民共和国认证认可条例》(2003 年 9 月 3 日中华人民共和国国务院令第 390 号公布，根据 2020 年 11 月 29 日《国务院关于修改和废止部分行政法规的决定》第二次修订)，对促进实验室认证认可事业的高质量发展提出新的管理要求。

经过统一管理阶段，相关部门紧扣检验检测“传递信任，服务发展”的本质属性，以改革创新为动力，着力完善实验室管理工作体系，全面深化实验室资质认定改革，整合实验室计量认证与实验室资质认定,完善"通用要求+行业特殊要求"模式。优化行政审批程序,全面推行"互联网+"行政审批模式,审批便捷化程度进一步提高,为建设质量强国、实现全面建成小康社会战略目标作出了积极贡献。据国家市场监管总局《"十四五"认证认可检验检测发展规划》披露的数据,截至 2020 年底,全国共有获得资质认定的检验检测机构 48 919 家,检验检测从业人员数量 141.19 万人;检验检测认证服务业总营收 3881 亿元,"十三五"期间年均增长 15%,成为全球增长最快、最具潜力的检验检测认证服务市场。据国务院《"十四五"市场监管现代化规划》披露,我国获得国际承认的校准与测量能力跃居全球第三,主要消费品领域标准与国际标准一致性达到 95%以上,认证认可颁发证书数量和获证组织数量均居全球第一。另据中国合格评定国家认可委员会官方网站发布的消息,截至 2022 年 8 月,实验室和检验机构达到 1.4 万多家,广泛涉及食品安全、节能环保、医疗卫生、生物科学、司法公正、服务业、网络与信息安全等国民经济的多个领域。我国认可的检验检测机构数量占到全球认可总数的 1/7。为此,我国实验室管理事业大踏步走过了统一管理阶段,进一步巩固了当今世界上规模最大、专业门类最齐全、服务范围(领域)最广的实验室服务体系和实验室管理体系的地位,昂首阔步向高质量发展新阶段迈进!

(四) 高质量发展阶段(2021 年至今)

进入"十四五"以来,为了适应我国社会经济高质量发展对实验室管理事业的重大需求,国家立法、行政机关及其实验室监管部门先后颁布了一系列涉及实验室管理的相关规矩,对实验室管理事业的高质量发展进行了规划和部署。

(1) 2021 年 3 月 12 日,新华社发布了《中华人民共和国国民经济和社会发展第十四个五年规划和 2035 年远景目标纲要》,指明了未来认证认可检验检测高质量发展的目标任务。

(2) 2021 年 4 月 2 日,国家市场监督管理总局修改并重新公布了《检验检测机构资质认定管理办法》(2015 年 4 月 9 日国家质量监督检验检疫总局令第 163 号公布,根据国家市场监督管理总局令第 38 号公布的《国家市场监督管理总局关于废止和修改部分规章的决定》修改,自 2021 年 6 月 1 日起施行),按照国家对实验室管理事业高质量发展的相关要求,对检验检测机构资质认定管理办法进行了修改、补充和完善。

(3) 2021 年 4 月 8 日,国家市场监督管理总局公布了《检验检测机构监督管理办法》(国家市场监督管理总局令第 39 号发布,自 2021 年 6 月 1 日起施行),根据国家对实验室管理事业高质量发展的需要,提出了检验检测机构监督管理的新要求。

(4) 2021 年 12 月 14 日,国务院印发《"十四五"市场监管现代化规划》,提出了我国"十四五"期间认证认可检验检测市场监管现代化的工作措施。

(5) 2022 年 7 月 29 日,国家市场监管总局印发《"十四五"认证认可检验检测发展规划》,明确提出了"十四五"期间实验室管理事业高质量发展的工作目标与要求。

在广大实验室及其从业人员和政府监管部门及其工作人员的共同努力下,我国实验室管理事业的高质量发展取得了长足的进步。

回顾我国实验室管理的发展历史,经历了始创起步、快速发展、统一管理和高质量发展四个阶段,经过全体实验室从业工作者和管理者们的艰苦探索和勇敢实践,成功闯出了一条适合中国实验室管理事业发展的成功之路。

1.2.2 我国实验室管理的展望

我国发布了《中华人民共和国国民经济和社会发展第十四个五年规划和2035年远景目标纲要》《“十四五”市场监管现代化规划》《“十四五”认证认可检验检测发展规划》等重要文件，介绍如下。

(一)“十四五”期间实验室管理事业高质量发展的目标任务、工作措施、工作目标与要求

(1)“十四五”期间认证认可检验检测发展的目标任务。在《中华人民共和国国民经济和社会发展第十四个五年规划和2035年远景目标纲要》中，明确了认证认可检验检测高质量发展的目标任务如下。

① 建设标准计量、认证认可、检验检测、试验验证等产业技术基础公共服务平台。

② 制定公共信用信息目录和失信惩戒措施清单。

③ 健全以“双随机一公开”监管和“互联网＋监管”为基本手段、以重点监管为补充、以信用监管为基础的新型监管机制，推进线上线下一体化监管。

(2)“十四五”期间认证认可检验检测(含实验室管理)市场监管现代化的工作措施。在国务院《“十四五”市场监管现代化规划》中，提出认证认可检验检测市场监管现代化的工作措施如下。

① 建设计量、标准、认证认可、检验检测等质量基础设施“一站式”服务平台。

② 完善认可制度，加强认可机构管理，推进认可结果国际互认。

③ 发挥计量、标准、认证认可、检验检测等支撑作用，完善检验检测认证机构资质认定办法，建立健全日常监督检查与长效监管相结合的工作机制，加大对违反强制性标准行为的查处力度，切实规范检验检测认证市场秩序。

④ 强化跨地区、跨部门、跨层级信息归集共享，推动国家企业信用信息公示系统全面归集市场主体信用信息并依法公示，与全国信用信息共享平台、国家“互联网＋监管”系统等实现信息共享。

⑤ 建立告知承诺事项信用监管制度，加强对市场主体信用状况的事中事后核查，将信用承诺履行情况纳入市场主体信用记录。

(3)“十四五”期间认证认可检验检测事业高质量发展的工作目标与要求。国家市场监管总局在《“十四五”认证认可检验检测发展规划》中对“十四五”期间认证认可检验检测事业高质量发展提出了以下工作目标与要求。

① 充分发挥认证认可检验检测工作作为质量管理“体检证”、市场经济“信用证”、国际贸易“通行证”的积极作用。

② 构建“法律规范、行政监管、认可约束、行业自律、社会监督”的多元共治格局，健全以“双随机一公开”监管为基本手段、以重点监管为补充、以信用监管为基础的新型监管机制。

③ 推动“互联网＋监管”模式全面运行，形成多部门联合监管、多种监管手段相互融合、监管机制方法不断创新的系统监管和协同监管格局，全面加强认证认可检验检测监管能力建设。

④ 构建认证认可检验检测活动全过程追溯机制，加快构建统一管理、共同实施、权威公信、通用互认的认证认可检验检测体系，认证认可检验检测工作有效性和公信力持续提升，促进认证认可检验检测市场规范有序和行业长期健康发展。

⑤ 全面深化认证机构资质审批、检验检测机构资质认定等领域改革，全面推行检验检测机构资质认定告知承诺制度，进一步压缩资质认定许可和评审时限，精简优化许可、评审程序和内容；完善认证机构资质审批和检验检测机构资质认定网上审批系统，全面推行网上办理，提高审批便捷度。

⑥ 依法严厉打击伪造冒用认证标志、虚假认证、无资质检测和出具虚假检测报告等违法行为。

⑦ 强化社会监督和完善信用监管机制。

a. 完善全国认证认可信息公共服务平台、检验检测机构资质认定信息查询系统、检验检测报告编号查询系统等信息共享平台，建立从业机构及从业人员的诚信档案；

b. 严格实施失信惩戒，依法对严重失信的检验检测认证从业机构、从业人员、获证组织实施联合惩戒，提高违法失信成本；

c. 做好企业信用信息公示平台、异常经营名录、严重违法失信名单等信用监管措施的归集和信息报送工作，切实规范认证认可检验检测市场秩序；

d. 强化从业机构和从业人员的主体责任，落实“谁出证、谁负责，谁签字、谁担责”，推动形成“失信惩戒、守信激励”的长效机制。

（二）“十四五”期间实验室管理事业发展的展望

1. 在实验室宏观管理（政府监督）方面的展望

（1）检验检测市场的监管体系和治理体系更加完善。“互联网＋监管”模式将全面运行，将形成多部门联合监管、多种监管手段相互融合、监管机制方法不断创新的系统监管和协同监管格局，建成“法律规范、行政监管、认可约束、行业自律、社会监督”的全国检验检测市场多元共治格局。

（2）检验检测市场监管机制更加健全，监管手段更加科学有效。将形成以“双随机一公开”监管和“互联网＋监管”为基本手段、以重点监管为补充、以信用监管为基础的新型检验检测市场监管机制，借助大数据、互联网＋等信息化技术手段，构建认证认可检验检测活动全过程追溯机制，健全日常监督检查与长效监管相结合的工作机制，实现对检验检测活动的线上线下一体化监管。

（3）社会监督和信用监管的机制与措施更加实用有效。通过建设全国认证认可信息公共服务平台、检验检测机构资质认定信息查询系统、检验检测报告编号查询系统等信息共享平台和全国企业信用信息公示平台，建立检验检测从业机构及从业人员的诚信档案，强化跨地区、跨部门、跨层级的检验检测机构及其人员的信用信息归集共享，并在国家企业信用信息公示系统依法公示，与全国信用信息共享平台、国家“互联网＋监管”系统等实现信息共享，严格实施失信惩戒等信用监管措施，形成“失信惩戒、守信激励”的长效机制。

（4）“保护合法、打击违法、取缔非法”的监管总要求得到全面贯彻落实。通过推行告知承诺事项信用监管制度、加强对市场主体信用状况的事中事后核查、将信用承诺履行情况纳入市场主体信用记录等措施，鼓励引导检验检测机构及其人员诚信从业；坚决依法严厉打击伪造冒用认证标志、无资质检测、出具虚假检测报告等违法行为，严肃查处违反强制性标准的行为，切实规范检验检测市场秩序，切实保护遵章守法、合法经营者的权益。

（5）大数据、互联网＋等信息化技术手段的应用更加全面、深入。为了落实国家建设计量、标准、认证认可、检验检测等质量基础设施“一站式”服务平台的工作措施，完成建设全国信用信息共享平台、国家“互联网＋监管”系统、全国企业信用信息公示平台、全国认证认可信息公共服务平台、检验检测机构资质认定信息查询系统、检验检测报告编号查询系统等信息共享平台的工作目标要求，必然要更加全面、深入地应用大数据、互联网＋等信息化技术手段。

2. 在实验室微观(内部)管理方面的展望

(1) 坚持“遵章守法、客观独立、公正公平、诚实信用”的总原则不动摇。未来政府对实验室监管体制机制不断完善、监管规矩不断健全、监管手段和措施不断强化、监管力度不断加大、违法失信的成本不断加大，一旦违背了这个总原则，实验室将难以在检验检测市场有立锥之地。

(2) 建设一个与政府对实验室监管信息化的要求相适应的实验室管理信息化系统，是不二的必然选择。根据国家构建认证认可检验检测活动全过程追溯机制的要求，需要利用大数据、互联网＋等信息化技术手段建立实验室管理信息化系统，将国家对实验室管理相关规矩的强制性要求、通用要求和特殊要求完全融入实验室管理的内部规矩(管理体系文件)中，将全部实验室活动的全要素、全过程都全面纳入该系统的信息化管控，保证所有检验检测活动的每一项活动(工作)、每一项数据、每一份结果报告都可追溯。同时按监管部门的要求，向政府相关监督管理信息化服务系统(平台)实时推(报)送实验室活动结果报告等相关信息。

(3) 实验室管理服务的数字化、信息化进程将大大加快且其态势不可逆转。围绕如何激活检测数据这一核心生产要素，深化检测数据这一战略资源的开发利用这个实验室管理信息化的未来发展核心，促进以检测数据采集端、传输端管理控制的自动化、数字化、智能化和信息化为特征的服务创新，以检测数据这个战略资源带动技术流、资金流、人才流、物流、信息流等资源以最快的速度、最合理的方式，汇聚和流动到实验室范围内最佳、合适的位置(含部门、岗位、人员等)，从而带动实验室提高全要素生产率和创新水平。具体体现在以下几个方面。

① 采集端。实验室需要利用各类仪器、设备开展各种物理、化学、生物、地质等实验，并通过仪器、设备采集相关数据从而得出所需要的检验检测结论(果)。随着压力传感器、温度传感器、湿度传感器、光线传感器、方向传感器、颜色传感器等传感器技术发展水平的不断提高和应用范围、领域的日益扩大(拓宽)，试验方式已经从传统的人工操作、观测、记录发展到广泛采用各类传感器自动采集数据，大大提高了试验数据的准确性和试验结果的科学性。与此同时，跟上机器人和自动化智能设备开发应用的前进步伐，对仪器、设备进行数字化改造，研制、引入数控系统和智能检测装备，逐步替代简单重复人工作业(如操作仪器设备、样品流转、数据处置等)，开放数据接口，在实验室采集端全面实现数字化和智能化转型升级已成为不可逆转的趋势。例如运用 AGV 技术、机器人以及人工智能技术升级建设实验室信息化管理系统，实现了钢筋、混凝土等常规建筑材料检验活动(工作)过程控制的数字化和智能化，全程无人化的检测活动确保了检测数据和检测结果的真实性、准确性和科学性。其应用场景如图 1.1 所示。

② 传输端。实验室的检测业务受理、检测数据采集、检测信息上传、检测报告出具、检测档案管理等活动(工作)通常由不同业务部门(或人员)在不同时间甚至在不同地点(跨区域分支机构)协同操作完成，检测活动过程中所产生的全部信息需要通过一个安全、高效的传输端来实现。为了有效克服现有实验室检测数据传输过程存在网络不稳定、数据库或文

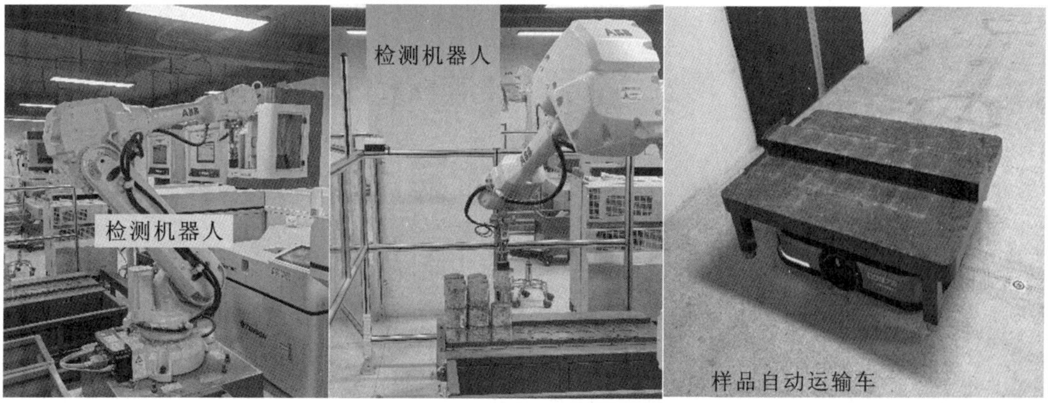

图 1.1　机器人和自动化智能设备应用场景

件可能被攻击而导致数据可能丢失、泄露或篡改，无法确保检测活动全过程可追溯，无法支撑检测数据在开放网络环境下的安全、可信流动等突出问题，通过引入数字签名、区块链等数字技术，可有效解决数据传输端的可靠性和数据可信等问题，为数据作为实验室核心生产要素的资产化运作和开发应用奠定基础。

③ 平台端。实验室数据也是产业大数据的重要组成部分，通过综合运用云计算、大数据、人工智能等数字技术，建设一个与全国检验检测机构监督管理信息化服务平台和国家认证认可信息化公共服务平台的有关要求相适应的实验室大数据汇聚平台，实现多源、异构数据的融合和汇聚，将赋能实验室企业创新发展，提升实验室管理行业数据资源的安全运行水平，助力实验室管理行业高质量发展。

实验室管理数字化和信息化进程将支持实验室从提供单一检测服务，向参与产品设计、研发、生产、使用全生命周期提供解决方案的方向发展，引导实验室开展质量基础设施"一站式"服务、实现"一体化"发展，引导实验室服务业向专业化和价值链高端延伸。

3. 未来我国实验室管理事业发展的展望

据国家市场监管局《"十四五"认证认可检验检测发展规划》预测，到"十四五"末，全国将有获得批准的认证机构 1500 家，获得资质认定的检验检测机构 5.5 万家，获得认可的各类合格评定机构 14 000 家，认证从业人员数量 20 万人，检验检测从业人员数量 170 万人，检验检测认证服务业总营收 5000 亿元。

综上所述，随着国家"十四五"规划的实施，以及国家治理体系和治理能力现代化进程的持续推进，制约实验室管理事业发展的体制机制上的障碍将越来越少，实验室管理的相关规矩将越来越健全，实验室管理的措施手段将越来越公平公正、科学高效，检验检测市场将越来越开放，实验室的经营环境将越来越健康、有序。因此，未来实验室管理工作将大有可为，每个实验室及其从业人员都将面临难得的发展机遇！

第 2 章　实验室管理体系的建立

“建体系”就是建立实验室的管理体系，作为实验室管理的“三部曲”中的第一部，在实验室管理中具有基础性，甚至是决定性的重要作用。为此，现行实验室资质认定和实验室管理的主要规矩依据《检验检测机构资质认定能力评价　检验检测机构通用要求》(RB/T 214—2017)(下简称《通用要求》)提出了“检验检测机构应建立、实施和保持与其活动范围相适应的管理体系，应将其政策、制度、计划、程序和指导书制订成文件，管理体系文件应传达至有关人员，并被其获取、理解、执行”的实验室管理体系建立、实施和保持的总要求。《通用要求》对实验室的机构、人员、场所环境、设备设施、管理体系 5 个模块共 49 个要素(其中，机构涉及 5 个，人员涉及 7 个，场所环境涉及 4 个，设备设施涉及 6 个，管理体系涉及 27 个)均提出了明确的管理和控制要求，是资质认定部门进行实验室资质认定和实验室进行内部管理的共同依据。《通用要求》明确了实验室管理体系管理的内容(含体系的建立、实施和保持，下同)，包括方针目标、文件控制、合同评审、分包、采购、客户服务、投诉、不符合工作控制、纠正措施、应对风险和机遇的措施和改进、记录控制、内部审核、管理评审、方法的选择、验证和确认、测量不确定度、数据信息管理、抽样、样品处置、结果有效性、结果报告、结果说明、抽样结果、意见和解释、分包结果、结果传送和格式、修改、记录和保存等相关要素的管理和控制。实验室应当建立健全能够对其所有检验检测活动实施有效管理和控制的管理体系，以确保所出具的每一项检验检测数据、结果真实、客观、准确。

在介绍如何建立实验室管理体系相关内容之前，先将实验室的运作过程、实验室管理体系的构成和实验室管理体系的职能分配简单介绍如下。

(一) 实验室运作过程

为了解实验室管理体系各管理模块及其相关要素在实验室运作过程中的角色和作用，我们可以通过图 2.1 来演示实验室运作过程。

(二) 实验室管理体系的构成

我们可以从纵向将实验室管理体系划分为决策层、管理层和执行(操作)层三个层次，再从横向将实验室管理体系的管理层(含管理层)以下部分划分成组织管理体系、业务管理体系、技术管理体系和质量管理体系 4 个管理模块。各层次和各管理模块之间的构成如图 2.2 所示。

(三) 实验室管理体系的职能分配

实验室管理体系的决策层、管理层和执行(操作)层的组成及其主要职能介绍如下。

1. 决策层的组成及其主要职能

(1) 决策层的组成。决策层一般由董事会成员或由实验室所有人(实际控制者)委任的决策团队成员组成。决策层通常是由多人组成的一个团队，但也可以是一个人。当实验室

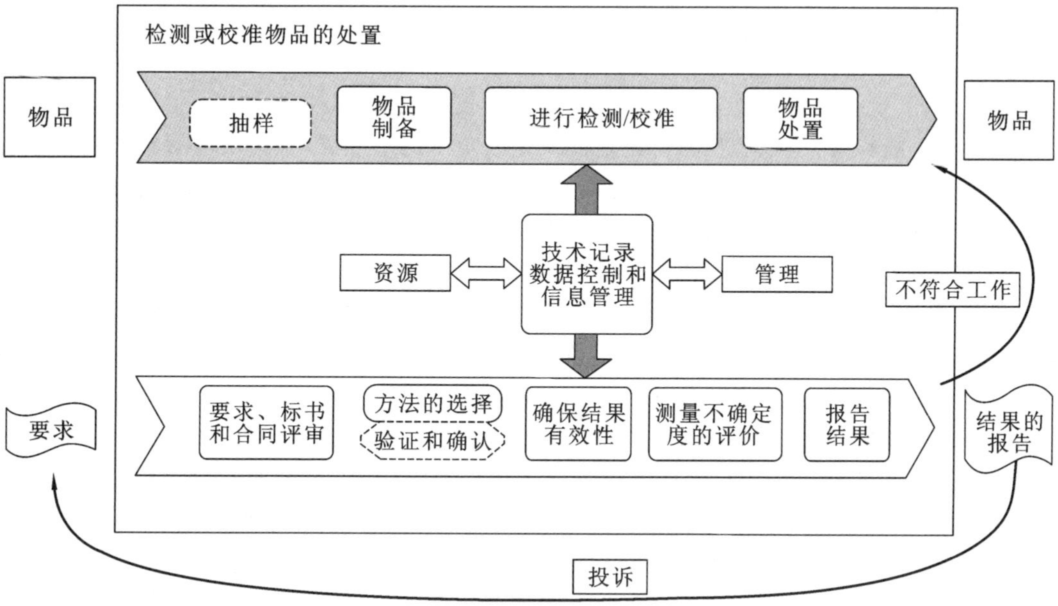

图 2.1 实验室运作过程

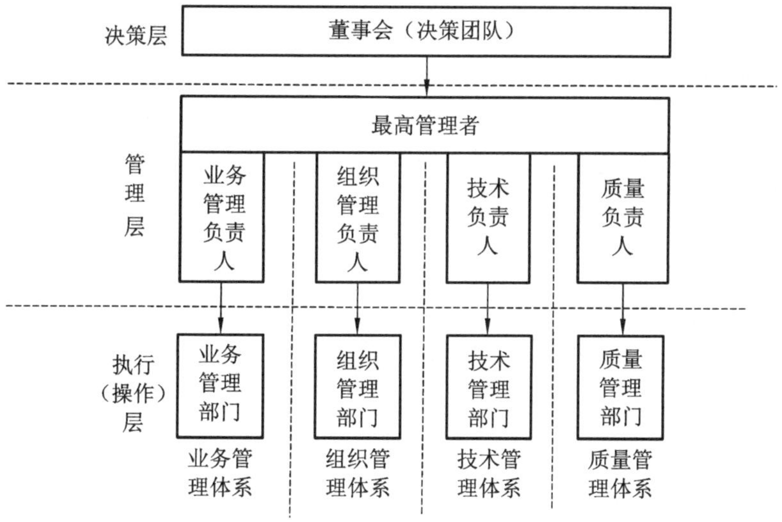

图 2.2 实验室管理体系构成示意

为股份制管理模式时，决策层一般由董事会担任，由其行使决策层全部职权的同时，还接受公司监事会和股东大会或股东代表大会的监督，且股东大会为最高(后)决策者；如果实验室所有人或实际控制者(如成立实验室的法人机构或实验室的上一级法人机构)还开展实验室活动之外的其他业务，通常由实验室所有人或实际控制者委派、任命或聘任的一个人(如最高管理者)或若干人组成的决策班子担任决策层，根据实验室所有人或实际控制者的授权行使决策层全部职权的同时，还接受实验室所有人或实际控制者的监督并向其负责。

(2) 决策层的主要职能。决策层主要负责实验室管理中重大事项的决策管理。如确定实验室的管理层团队(委任/派最高管理者和领导班子)并监督其履行职责，以及实验室管理方针、目标、重大投资预算和实验室长远发展规划等重大事项的决策管理。

2. 管理层的组成及其主要职能

(1) 管理层的组成。实验室的管理层一般由实验室法人通过决策层任命的包括实验室的最高管理者、组织管理负责人、业务管理负责人、技术负责人、质量负责人等成员组成。为了保证管理层能够按照“检验检测机构应确定全权负责的管理层,管理层应履行其对管理体系的领导作用和承诺”的要求,全面负起实验室管理体系的领导作用和履行实验室承诺的责任,管理层人员的配备一般应按以下要求实施。

① 实验室最高管理者应由熟悉国家对实验室管理的相关规矩、方针政策和实验室活动相关行业(领域)发展动态,并对实验室运行管理有一定了解的人员担任。实验室最高管理者可由董事长兼任(如董事长能满足上述条件要求)或另行任命(聘任)满足上述条件要求的其他专业人员担任(如董事长不能满足上述条件要求)。

② 实验室的组织管理负责人应由熟悉组织管理、人事管理和行政管理,并具备较强的组织协调能力的人员担任。实际操作时可以配备一个人(如小规模的实验室),也可以配备两个或两个以上的人(如规模较大、检验检测业务范围广的集团式管理的实验室)分别负责实验室的组织管理、人事管理和行政管理等工作。

③ 实验室的业务管理负责人应由熟悉国家对实验室管理的相关规矩,特别是实验室活动相关行业(领域)的管理规矩和检验检测技术知识,并具备较强的实验室经营管理和检测业务管理能力的人员担任。实际操作时,实验室的业务管理负责人可以配备一个人(如小规模的实验室),也可以配备两人或多人(如规模较大、检验检测业务范围广的集团式管理的实验室)分别负责检验检测业务的经营管理和不同专业(领域)的检验检测业务管理工作。

④ 实验室技术负责人除满足“应具有中级及以上专业技术职称或同等能力”、资格能力要求并通过资质认定机构的审查批准外,还应熟悉实验室活动相关的专业理论知识、专业技术和管理体系特别是技术管理体系的运行管理要求,且能承担起全面负责技术运作的责任。

⑤ 实验室质量负责人除满足“应确保管理体系得到实施和保持”的素质能力要求外,还应熟悉实验室活动相关的专业理论知识、专业技术和管理体系特别是质量管理体系的运行管理要求,且能承担起确保管理体系得到实施和保持的责任。

⑥ 管理层成员应满足《通用要求》。如质量负责人的素质和能力一般应与技术负责人相当,当技术负责人不在岗时,可以与其互为代理。

(2) 管理层的主要职能。管理层应履行在实验室管理体系的建立、实施和保持的全部实验室活动中的领导作用及其在管理体系做出的所有承诺。具体来说,就是全权负责实验室的业务管理体系、组织管理体系、技术管理体系和质量管理体系的领导和管理,保证实验室管理体系的建立、实施和保持均满足国家对实验室管理相关的强制性、通用和特殊要求,履行《通用要求》等实验室管理相关规矩规定管理层应履行的各项职能。

① 对公正性做出承诺。

② 负责管理体系的建立和有效运行。

③ 确保管理体系所需的资源。

④ 确保制定质量方针和质量目标。

⑤ 确保管理体系要求融入检验检测的全过程。

⑥ 组织管理体系的管理评审。

⑦ 确保管理体系实现其预期结果。

⑧ 满足相关法律法规要求和客户要求。

⑨ 提升客户满意度。

⑩ 运用过程方法建立管理体系和分析风险、机遇。

(3) 为了保证实验室的技术管理体系和质量管理体系有足够的权力和资源维持其有效运行,技术负责人和质量负责人应当进入管理层。一些规模较小的实验室把技术负责人或质量负责人排除在管理层外,这种做法不符合《通用要求》。

(4) 如实验室管理决策层认为确实有必要,管理层成员也可以扩展到实验室核心内设机构(或部门)的主要负责人、授权签字人等关键岗位管理人员,但需要在管理体系文件中对其职责、权限作出相应的特别规定。

(5) 当实验室规模较小、检测业务范围单一且人力资源受到限制时,可以把业务管理模块、技术管理模块或质量管理模块两两整合在一起集中管理。

3. 执行(操作)层的组成及其主要职能

(1) 执行(操作)层的组成。实验室的执行(操作)层由其所有内设机构(或部门)及其工作人员(含管理人员、技术人员和后勤保障人员,下同)组成。具体各子系统(模块)的执行(操作)层的组成如下。

① 业务管理体系执行(操作)层:一般由负责检验检测业务经营管理工作的经营管理部门和负责具体检验检测工作的业务管理部门及其相关工作人员组成。实验室在设立检验检测业务经营管理部门时,可以仅设一个经营管理部门(如规模和业务范围小的实验室),也可以分别设立合同管理部门和综合管理部门;实验室在设立检验检测业务管理部门时,可以根据其规模、业务数量和专业(领域)范围,选择单独设立一个业务管理部门(如规模和业务范围小的实验室)或按不同的专业(领域)分别设立两个或多个业务管理部门(如规模大、业务量大和业务范围广的实验室),并根据业务的实际需要配备满足开展检验检测业务需要的工作人员。

② 组织管理体系执行(操作)层:一般由负责实验室的组织管理、行政管理和综合保障服务管理等工作的组织管理部门及其工作人员组成。实验室在设立组织管理部门时,可以根据管理的需要单独设立一个管理部门或按其管理的不同工作内容分别设立两个或多个管理部门(如人事、办公室/综合后勤服务、财务等),并配备满足开展工作实际需要的工作人员。

③ 技术管理体系执行(操作)层:一般由负责实验室检验检测技术管理工作的技术管理部门及其工作人员组成。技术管理部门可以是单一的一个内设技术管理工作部门,也可以在此基础上设立一个由实验室内各检验检测专业(领域)资深的技术人员组成的技术委员会。

④ 质量管理体系执行(操作)层:一般由负责实验室管理体系的建立、实施和保持等工作质量的监督和审(检)查工作的质量管理部门及其专职工作人员,以及分散在各检验检测业务管理部门的兼职监督人员(须由管理层任命)和内审员(须经过专门培训合格并取得上岗证)组成。

(2) 执行(操作)层的主要职能。实验室管理体系执行(操作)层的主要职能如下。

① 业务管理体系执行(操作)层的主要职能是:负责在实施和保持实验室管理体系过程中,对涉及检验检测人员使用、环境条件管理、环境条件监控、内务管理、设备设施的配备、设备设施的维护、设备的管理、设备控制、故障处理、标准物质、抽样、样品处置、结果报告、抽样结果、分包结果、修改等要素实施有效的控制和管理。

② 组织管理体系执行(操作)层的主要职能是:负责在实施和保持实验室管理体系过程中,对涉及人员管理(招录、合同、档案、配置、考核等)、保密、场所配备、设备设施的配备、文件控制、采购、服务客户、投诉、记录和保存等要素实施有效的控制和管理。

③ 技术管理体系执行(操作)层的主要职能是:负责在实施和保持实验室管理体系过程

中，对涉及人员能力确认、人员培训、不符合工作控制，纠正措施、应对风险和机遇的措施和改进，方法的选择、验证和确认，测量不确定度、数据信息管理、结果有效性、结果说明、意见和解释、结果传送和格式等要素实施有效的控制和管理。

④ 质量管理体系执行（操作）层的主要职能是：负责在建立、实施和保持实验室管理体系过程中，对涉及管理体系文件、人员监督、内部审核等要素实施有效的控制和管理，并监督其他部门对可能影响实验室结果有效性的相关要素实施有效的控制和管理，以保证实验室管理体系的运行质量得到有效的保持。

4. 管理体系各子系统（模块）职能分配

将实验室管理体系各子系统（模块）的职能按《通用要求》的相关要求所涉及的各要素进行分配，如表 2.1 所示。

表 2.1　管理体系各模块职能分配

要求		要素		最高管理者	业务管理体系	组织管理体系	技术管理体系	质量管理体系
编号	名称	编号	名称					
4.1	机构	4.1.1	法律地位	●	○	○	○	○
		4.1.2	组织结构及资源配备	●	○	○	○	○
		4.1.3	从业原则	●	○	○	○	○
		4.1.4	公正和诚信	●	○	○	○	○
		4.1.5	保密	★	○	●	○	○
4.2	人员	4.2.1	人员配置	★	○	●	○	○
		4.2.2	管理层	●	○	○	○	○
		4.2.3	关键管理人员	●	○	○	○	○
		4.2.4	授权签字人	●	○	○	○	○
		4.2.5	能力确认和监督		○	○	●(○)	○(●)
		4.2.6	培训		○	○	●	○
		4.2.7	记录		○	●	○	○
4.3	场所环境	4.3.1	场所配备	★	○	●	○	○
		4.3.2	环境条件管理		●	○	○	○
		4.3.3	环境条件监控		●	○	○	○
		4.3.4	内务管理		●	○	○	○
4.4	设备设施	4.4.1	设备设施的配备	★	○	●	○	○
		4.4.2	设备设施的维护		●	○	○	○
		4.4.3	设备的管理		●	○	○	○
		4.4.4	设备控制		●	○	○	○
		4.4.5	故障处理		●	○	○	○
		4.4.6	标准物质		●	○	○	○

续表

要求		要素		最高管理者	业务管理体系	组织管理体系	技术管理体系	质量管理体系
编号	名称	编号	名称					
4.5	管理体系	4.5.1	总则	★	○	○	○	●
		4.5.2	方针目标	★	○	○	○	●
		4.5.3	文件控制	★	○	●	○	○
		4.5.4	合同评审	★	●	○	○	○
		4.5.5	分包	★	●	○	○	○
		4.5.6	采购	★	○	●	○	○
		4.5.7	服务客户	★	○	●	○	○
		4.5.8	投诉	★	○	●	○	○
		4.5.9	不符合工作控制		○	○	●	○
		4.5.10	纠正措施、应对风险和机遇的措施和改进	★	○	○	●	○
		4.5.11	记录控制		●	○	○	○
		4.5.12	内部审核	★	○	○	○	●
		4.5.13	管理评审	●	○	○	○	○
		4.5.14	方法的选择、验证和确认		○		●	○
		4.5.15	测量不确定度		○		●	○
		4.5.16	数据信息管理		○	○	●	○
		4.5.17	抽样		●		○	○
		4.5.18	样品处置		●		○	○
		4.5.19	结果有效性		○		●	○
		4.5.20	结果报告		●		○	○
		4.5.21	结果说明		○		●	○
		4.5.22	抽样结果		●		○	○
		4.5.23	意见和解释		○		●	○
		4.5.24	分包结果		●		○	○
		4.5.25	结果传送和格式		○	○	●	○
		4.5.26	修改		●	○	○	○
		4.5.27	记录和保存		○	●	○	○

注：★表示承担决策/领导责任；●表示承担主要责任；○表示承担次要(参与或配合)责任。

下面按实验室组织管理体系、实验室业务管理体系、实验室技术管理体系和实验室质量管理体系的顺序，依次介绍如何建立实验室管理体系的相关内容。

2.1 实验室组织管理体系的建立

2.1.1 实验室组织机构设置

(一) 实验室组织机构设置的一般原则

《通用要求》规定:检验检测机构应明确其组织结构及管理、技术运作和支持服务之间的关系。检验检测机构应配备检验检测活动所需的人员、设施、设备、系统及支持服务。为此,在实验室建立科学、合理、高效的组织机构,是实现其管理目标、加强内部管理的组织保证。设置实验室管理机构,必须结合实验室自身的管理实际而确定,一般应遵循以下原则。

1. 统一领导、分级管理原则

为了保证实验室高效运行,实验室应将运营管理的职权授予实验室的管理者,由组织管理负责人、业务管理负责人、技术负责人、质量负责人等组成管理层,由其全权负责履行对实验室管理体系的建立、实施和保持的各项职责和承诺。管理层通过建立和保持文件化的管理体系,将实验室管理的各项具体事务的执行、实施的职权,授予各工作职能部门及其工作人员组成的执行层,由其负责具体执行落实管理体系文件作出的相关规定、承诺和管理层发出的全部指令。执行层对管理层负责,管理层对决策层负责,实行统一领导,落实分级管理,使各层级形成一个职责分明、紧密配合、协调一致的有机整体。

2. 目标导向、精干高效原则

在保证满足国家对实验室管理相关规矩的相关要求的前提下,实验室的内部组织机构设置力求做到精干、高效、简约,尽量减少管理层次,实行扁平化管理,以加快决策、管理信息传递速度,持续提高实验室各项决策、管理工作的效能,从而保持实验室管理体系良好运行,进而保证实验室管理目标的实现。

3. 分工合作、权责一致原则

实验室管理层、执行层的各部门和各层级内的各部门及其工作人员,都应当自觉地认真履行自身职责和义务,严格按照管理体系文件确立的内部规矩做好自身的工作,并根据分工合作的原则,配合与本职相关的工作,齐心合力地实现实验室的管理目标。

(二) 实验室组织机构的一般形式

实验室组织机构的形式,应当综合实验室法人的组织形式、规模、业务范围、检验检测场所分布等因素来选定。常用的一般有直线制、直线-职能制和项目部(或分公司)制三种形式。各自的特点和适用对象介绍如下。

1. 直线制组织机构

直线制组织机构按职能划分部门和设置机构,相同职能从管理层到执行(操作)层直线管理,具有组织结构简单、直接的特点。直线制组织机构的职责分工明确,决策、管理信息传递迅速及时,工作效率高,不同部门之间没有彼此间的相互干扰,统筹协调工作由最高管理者集中负责。该组织机构形式适用于规模小、业务范围不广、检验检测场所单一的实验室的管理。直线制组织机构如图 2.3 所示。

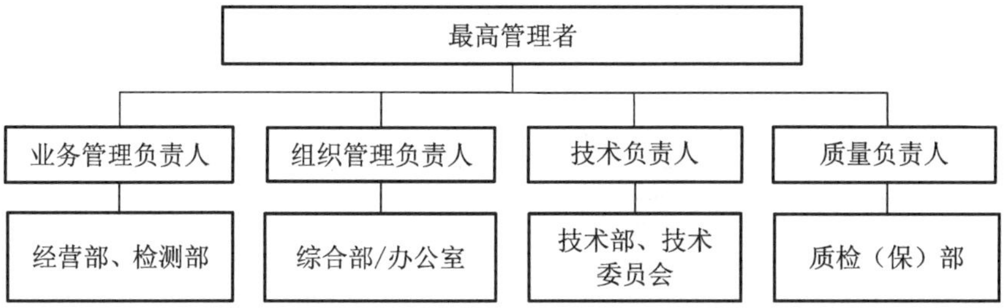

图 2.3　直线制组织机构

2. 直线-职能制组织机构

直线-职能制组织机构按其职能划分部门并按试验场所设置机构，在相同职能保留了直线制组织机构形式，即相同职能自管理层到职能部门再到不同试验场所均实行直线管理。这种组织机构既保留了直线制组织机构组织分工明确的优点，又兼具了职能制组织机构专业分工明确的优点。采用这种组织机构管理的实验室，各级负责人都有相应的职能机构为其参谋和助手，能够对其管辖的组织行政、检测业务、技术管理、质量管理等活动实施有效的管理和控制。该组织机构形式适用于规模较大、业务范围较广，具有多个检验检测场所且分布比较分散的实验室的管理。直线-职能制组织机构如图 2.4 所示。

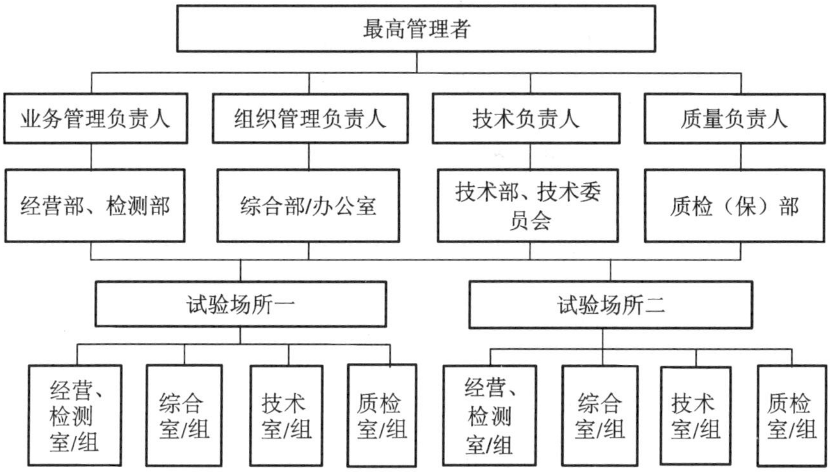

图 2.4　直线-职能制组织机构

3. 项目部制组织机构

项目部制组织机构按其业务范围与管理职能划分部门并按试验场所分布状况设置机构，实验室和项目部都具有职能齐全和配置完整的管理机构，能够单独或共同完成其检测业务。项目部制组织机构具有管理层次分明、专业分工明确的特点，它既可发挥公司一级的决策管理权威，又能够调动各项目部的积极性和主观能动性，有助于培养全面型管理人才。这种组织机构形式适用于规模巨大、专业领域和业务范围广、地域分布范围分散，具有两级或以上管理团队的集团式经营管理的实验室。项目部制组织机构如图 2.5 所示。

除以上介绍的三种常用组织机构形式外，还有许多其他不同的组织机构形式，限于篇

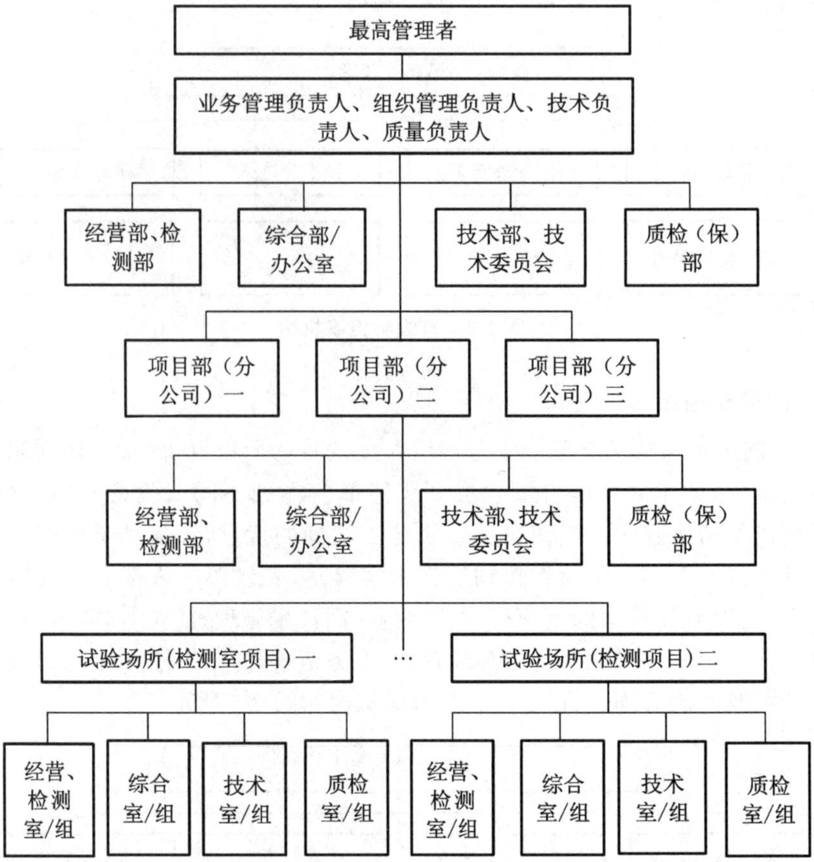

图 2.5　项目部(分公司)制组织机构

幅，按下不表。在实际采用时，既可以是单一组织机构，也可以是两种或以上的组合式的组织机构，读者应根据本单位的管理实际灵活运用。

2.1.2　实验室组织管理体系主要职能及其组成

实验室组织管理体系主要职能及其组成如下。

(一) 实验室组织管理体系主要职能

实验室组织管理体系的功能定位就是对实验室的机构、人员、场所环境、设备设施、管理体系及其有效运行等所需资源进行配置、管理和控制。组织管理体系的主要工作职能是对涉及的人员配置及记录、保密、场所与设备设施的配备、文件控制、采购、服务客户、投诉、记录和保存等要素实施有效的控制和管理。

(二) 实验室组织管理体系的组成

实验室组织管理体系一般以管理层中的组织管理负责人为首，组织管理部门(如综合部、党政办公室、财务部、人事部等)负责人为辅，加上执行层的组织管理部门及其工作人员。其主要工作包括行政管理、组织(党、团、工、青、妇)和干部管理、劳动人事管理、财务管理、综合后勤保障等；执行层的各项工作可以由一个内设机构集中管理(如规模小的实验室)，也可以将其分成两个或多个不同的内设机构分头管理(如规模大的实验室)。总之,应根据实验室自身组织管理的实际情况来确定。

2.1.3　实验室组织管理体系的建立

实验室组织管理体系的建立,应当以为维持实验室的组织管理、业务管理、技术管理、质量管理等全部工作持续符合实验室管理相关规矩(含法规规矩、管理规矩和内部规矩,下同)的要求提供全面保障为基本原则。具体应按以下要求进行。

(一) 确定权责一致的组织管理体系的管理层

实验室应当确定权责一致的组织管理体系的管理层,由其全权负责履行其对管理体系组织的领导作用和承诺。组织管理体系的管理层一般以实验室的组织管理负责人为首,加上组织管理层的其他成员。如为较小规模的实验室,也可以以最高管理者为首,组织管理负责人为辅。

(二) 遵循“统一领导、分级管理,目标导向、精干高效,分工合作、权责一致”基本原则

实验室应遵循“统一领导、分级管理,目标导向、精干高效,分工合作、权责一致”的基本原则设置组织机构,使实验室内部形成一个协调一致、高效运行的整体。具体操作可按本章2.1.1 节关于实验室组织机构设置的相关要求进行。

(三) 明确所有岗位的责任、权利和义务

实验室应按照“检验检测机构应与其人员建立劳动、聘用或录用关系,明确技术人员和管理人员的岗位职责、任职要求和工作关系,使其满足岗位要求并具有所需的权力和资源,履行建立、实施、保持和持续改进管理体系的职责”的要求,结合本实验室管理的实际,以文件化管理体系的形式,向管理层和执行层进行科学、合理的授权,明确各内设机构的职能和各层次工作人员的岗位职责,列出各内设机构和各类工作人员的责任清单和权力清单,作为开展业务、监督检查、考核评价等实验室活动的共同依据。同时,为各内设机构和各层次工作人员配备开展其工作所需的软、硬件资源。

(四) 按照“人岗相宜”的原则选择、配备、任命人员

实验室应按照“人岗相宜”的原则,选择、任命、配备各层级管理人员和相关工作人员,为管理体系科学、高效运行注入动力和活力。具体要求如下。

(1) 应按“检验检测机构的技术负责人应具有中级及以上专业技术职称或同等能力,全面负责技术运作”的要求选择、任命技术负责人。

(2) 应按“质量负责人应确保管理体系得到实施和保持”的要求选择、任命质量负责人。

(3) 应按“检验检测机构的授权签字人应具有中级及以上专业技术职称或同等能力,并经资质认定部门批准”的要求,选择、推荐和任命授权签字人。

(4) 应按“应指定关键管理人员的代理人”的要求并结合自身管理实际需要,任命、配备关键管理人员。

(5) 应按“检验检测机构应对抽样、操作设备、检验检测、签发检验检测报告或证书以及提出意见和解释的人员，依据相应的教育、培训、技能和经验进行能力确认”的要求和开展实验室活动的实际需要，任命、配备检验检测业务的管理人员和技术人员，并对其技术能力进行确认。

(6) 应按“应由熟悉检验检测目的、程序、方法和结果评价的人员，对检验检测人员包括实习员工进行监督”和“检验检测机构中所有可能影响检验检测活动的人员，无论是内部还是外部人员，均应行为公正，受到监督，胜任工作，并按照管理体系要求履行职责”的要求和实验室对工作人员及管理体系运行情况实施监督管理工作的实际需要，选择、任命和配备数量足够且素质能力符合要求的监督人员。

(7) 应按“内审员须经过培训，具备相应资格，若资源允许，内审员应独立于被审核的活动”的要求，任命、配备数量满足管理体系管理和内部审核工作的实际需要，且资格、能力符合要求的内审员。

(五) 制订、确立本机构管理的内部规矩

按照实验室管理相关规矩的要求，结合本实验室管理的实际，组织相关人员编制和发布实施实验室管理体系文件(制订管理体系文件的相关内容详见本书第 3 章所述)，将所建立的管理体系文件化，作为本实验室所有管理活动和全体人员共同遵守的内部规矩。

2.2 实验室业务管理体系的建立

2.2.1 实验室业务管理体系的主要职能及其组成

实验室业务管理体系的主要职能及其组成如下。

(一) 实验室业务管理体系的主要职能

实验室业务管理体系的功能定位就是保证所有业务的经营、检测活动的全过程和全体检测工作人员都必须按照实验室管理相关规矩的要求进行，其主要工作职能是对业务经营管理涉及的综合管理、合同管理、分包及分包结果管理、外部支持与服务管理、资质资格管理和业务检测管理涉及的人员、环境条件管理及其监控、内务管理、设备设施的配备及其维护、设备的管理和控制、故障处理、标准物质、样品抽取及抽样结果、样品管理与处置、检验检测过程(活动)、结果报告、过程记录、修改等要素实施有效的控制和管理。

(二) 实验室业务管理体系的组成

实验室业务管理体系以管理层的业务管理负责人为首，以业务经营管理部门和业务检测管理部门的负责人为辅，加上负责“找米下锅”的经营管理部门和负责“下锅做饭”的检测管理部门及其工作人员。经营管理部门和检测管理部门的各项工作可以集中在一个内设机构组织实施，也可以将其分成两个或多个不同的内设机构分头实施，如将经营管理部门分成合同管理部和项目管理部，将检测管理部门按其专业领域或场所分布分成若干个检测部。

总之，应根据实验室的检验检测业务管理的实际需要酌情考虑。

2.2.2　实验室业务管理体系的建立

实验室业务管理体系的建立，必须保证满足"通天接地"的总要求。这里的"通天"的意思就是直通实验室的最高管理者；"接地"的意思就是直达服务的客户。同时，还应保证有足够的能力与资源持续维持实验室管理体系中的业务管理体系的有效运行。具体要求如下。

（一）确定管理层的业务管理负责人

管理层的业务管理负责人，必须熟悉检验检测管理的相关规矩、检测市场、检测技术的发展形势及其管理要求，以及实验室检测业务相关的基本知识和工作流程，具备一定的检测业务素质和能力，并授予履行其职责的足够权力和配备履行其职责所需的资源，以保持业务管理体系有效运行。

（二）确定经营管理部门和检测管理部门的负责人

经营管理部门和检测管理部门的负责人应精通其管理业务范围的相关规矩、理论知识和技术知识，具备开展检验检测业务经营管理和检测管理的专业素质和能力，并授予履行其职责的权力和配备履行其职责所需的资源。

（三）对各岗位人员进行能力确认

实验室应按《通用要求》中"检验检测机构应对抽样、操作设备、检验检测、签发检验检测报告或证书以及提出意见和解释的人员，依据相应的教育、培训、技能和经验进行能力确认"的要求，并结合实验室开展检验检测业务的实际需要，按"人岗相宜"的原则配备数量足够且其资格、素质、能力满足开展检验检测业务要求的管理人员和技术人员。

（四）对所有人员实施有效的控制和管理

实验室应按照《通用要求》中"检验检测机构中所有可能影响检验检测活动的人员，无论是内部还是外部人员，均应行为公正，受到监督，胜任工作，并按照管理体系要求履行职责"的规定和管理体系文件的相关要求，对业务管理体系中所有管理人员和技术人员实施有效的控制和管理。

（五）建立与客户沟通对话的渠道和机制

实验室建立业务管理体系时，还应建立与客户沟通对话的渠道和机制，以便更加全面地掌握业务经营检测服务过程及其工作人员执行落实业务管理体系相关规定的情况。

2.3　实验室技术管理体系的建立

2.3.1　实验室技术管理体系的主要职能及其组成

实验室技术管理体系的主要职能及其组成如下。

(一) 实验室技术管理体系的主要职能

实验室技术管理体系的功能定位就是保证所有检验检测业务活动的全过程、全要素和全体人员都必须按照实验室管理的相关规矩的要求进行。其主要工作职能是对涉及人员能力确认、人员培训、不符合工作控制,纠正措施、应对风险和机遇的措施和改进,方法的选择、验证和确认,测量不确定度、数据信息管理、结果有效性、结果说明、意见和解释、结果传送和格式等要素实施有效的控制和管理。

(二) 实验室技术管理体系的组成

实验室的技术管理体系以技术负责人为首,以技术管理部门负责人、授权签字人等为辅,加上技术管理部门及其工作人员。当实验室设立检验检测技术委员会或开展对结果有效性和结果的说明活动时,相关的工作人员(含技术委员会成员、专门负责对结果有效性和结果进行说明的人员)也应纳入技术管理体系的组成部分。

2.3.2 实验室技术管理体系的建立

实验室技术管理体系的建立,也必须保证满足"通天接地"的总要求。具体要求如下。

(一) 明确技术负责人在管理层的地位

实验室应把技术负责人作为实验室管理层的当然成员,由其履行建立、实施和保持实验室技术管理体系的职责。

(二) 选配资历、资格、素质和能力符合要求的技术负责人

实验室应选择和任命满足《通用要求》关于技术负责人的资历资格和素质能力的相关要求,并能够全面担负起实验室技术管理体系运作持续符合实验室管理相关规矩要求责任的人员担任技术负责人。

(三) 向技术负责人科学合理授权

实验室应当授予技术负责人履行其职责的必要的权力并配备满足开展技术管理工作需要的工作人员及其他资源,保证其"意见"能够随时随地直接反映到实验室最高管理者处,以便能够对技术管理中出现的问题迅速及时作出决策调整,并能得到管理层的重视和执行层的执行落实。

(四) 保证授权签字人的资历、资格和能力

实验室应选择、推荐和任命专业技术资历资格、素质和能力满足《通用要求》关于实验室授权签字人的资历资格、素质和能力等相关要求的人员为授权签字人,且授权签字人须经资质认定部门审查批准后,方可印发正式任命文件,根据资质认定部门的批准文件并结合实验室开展检验检测业务的实际需要,明确批准授权签字的范围(领域)。

(五) 成立技术委员会

实验室应根据其业务活动的需要,决定是否成立技术委员会。当需要成立时,应以技术负责人为首,业务管理负责人为辅,加上各专业领域资深的技术人员组成技术委员会,并在管理体系文件中,明确技术委员会的组成、职责、权限等要求。

(六) 建立与客户沟通对话的渠道和机制

实验室建立技术管理体系时,还应建立与客户沟通对话的渠道和机制,以便掌握实验室检测服务过程及其人员执行落实技术管理体系相关规定的情况。

2.4　实验室质量管理体系的建立

2.4.1　实验室质量管理体系的主要职能及其组成

实验室质量管理体系的主要职能及其组成如下。

(一) 实验室质量管理体系的主要职能

实验室质量管理体系的功能定位就是通过建立一个涵盖所有检验检测业务活动的全过程、全要素和全体人员的质量管理体系并监督其有效运行,保证实验室所有检验检测活动不偏离实验室管理相关规矩的要求。质量管理体系的主要职能是通过对检验检测活动过程和人员的监督、内部审核等监督、检查手段,对实验室相关规矩,特别是管理体系文件的执行落实情况实施有效的监督、检查,督促其他部门对可能影响实验室结果有效性的相关要素实施有效的控制和管理,以保证其所建立的实验室管理体系的运行质量得到有效的保持。

(二) 实验室质量管理体系的组成

实验室质量管理体系以实验室的质量负责人为首,由质量管理(监督或检查)部门及其专职质检(监督)工作人员,以及由质量负责人提名、经实验室管理层任命并受质量负责人和质量管理(监督或检查)部门调度控制、平时安排在各检测业务部门工作的兼职质检人员(监督员)与内审员组成。

2.4.2　实验室质量管理体系的建立

实验室质量管理体系的建立,与技术管理体系建立的总要求相同。具体要求如下。

(一) 明确质量负责人在管理层的地位

实验室应把质量负责人纳入实验室管理层成员,作为实验室的关键管理人员。

(二) 选配资格、能力和素质符合要求的质量负责人

实验室选择任用的质量负责人,应具备《通用要求》中“质量负责人应确保管理体系得到实施和保持"所要求的素质能力。实验室一般应选择具有技术负责人同等的资格和能力，且具备较强的责任心和质量管理的素质与能力，能够承担起监督实验室管理体系持续符合实验室管理相关规矩要求的重要责任的人来担任质量负责人。这样做既解决了质量管理体系的负责人问题，也很好地解决了与技术负责人互为代理的问题。

（三）向质量负责人科学合理授权

实验室应通过文件化的管理体系授予质量负责人履行其职责所必需的权力和资源，按照《通用要求》中"应由熟悉检验检测目的、程序、方法和结果评价的人员，对检验检测人员包括实习员工进行监督"的规定，配备熟悉检验检测目的、程序、方法和结果评价且满足开展质量管理（监督或检查）工作需要的专、兼职质量监督人员，对检验检测人员包括实习员工进行监督。同时还应保证质量管理体系的"监督意见"能够随时随地直接反映到最高管理者处，并得到管理层的重视和各相关执行层（部门）的执行落实，以便能够对质量监督中发现的问题（或偏离）迅速及时采取纠正和预防措施。

（四）选配合格的内审员和监督员

实验室应按《通用要求》中"内审员须经过培训，具备相应资格，若资源允许，内审员应独立于被审核的活动"的要求，选派数量满足开展管理体系管理和内部审核工作需要且熟悉实验室管理体系运行管理的人员，参加资质认定部门或其认可的培训机构组织的内审员上岗资格培训，培训合格并取得上岗资格证后，再根据实验室管理工作的实际需要，任命内审员。

实验室应按《通用要求》的相关要求和本机构开展检验检测业务的实际需要，选配、任命数量和素质能力均能满足开展质量管理体系内部监督管理工作需要且熟悉实验室检验检测业务操作技能的专业人员担任监督员。

（五）建立向客户收集检测服务质量信息的渠道和机制

实验室建立质量管理体系时，还应建立向客户收集检测服务质量信息的渠道和机制，以便及时收集和掌握实验室检验检测服务过程中是否存在偏离的情况。

以上介绍的内容，仅仅是对实验室管理体系进行切割划分及其职能分配的无数实用方法之一。在实验室管理的具体实践中，还有许多对实验室管理体系的切割划分方法和职能分配方法，读者可以根据所在实验室管理的实际加以灵活运用。

第3章 实验室管理体系文件的制定

“立规矩”就是制定实验室管理体系文件。实验室管理体系文件的制定就是要把建立实验室管理体系时的所思(发展的思路和方向)、所想(设定的目标、方针)、所说(作出的声明和承诺)、所要(提出的要求和规定),以及实现它们的方法、步骤、路径等变成看得见、摸得着、读得懂、可追溯的管理体系文件(含质量手册、程序文件、作业指导书、记录和表格等),并按照管理体系文件控制的相关要求,经实验室最高管理者批准(签发)后发布施行。“立规矩”在实验室管理过程中的地位可用图3.1表示。

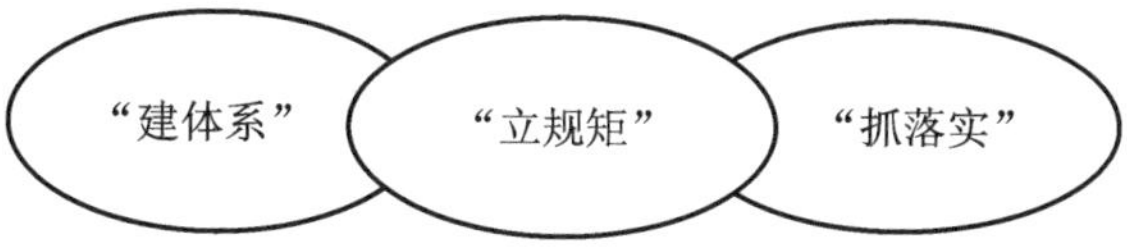

图3.1 “立规矩”在实验室管理过程中的地位

为了实现管理体系的文件化,实验室应按“检验检测机构应建立、实施和保持与其活动范围相适应的管理体系,应将其政策、制度、计划、程序和指导书制订成文件,管理体系文件应传达至有关人员,并被其获取、理解、执行。检验检测机构管理体系至少应包括:管理体系文件、管理体系文件的控制、记录控制、应对风险和机遇的措施、改进、纠正措施、内部审核和管理评审”的要求和实际需要,将管理体系所确定的政策、制度、计划等,依据《通用要求》以及不同领域实验室监管部门的特别要求,将实验室管理法规规矩和国家标准的强制性要求等编制成质量手册;将为实现其管理体系所确定的政策、制度、计划等要求而采取的程序(方法、步骤、路径)等编制成程序文件和作业指导书;将能够证明其每一项实验室活动(工作或过程)都按管理体系文件执行落实的相关记录、文件,制订成满足实验室管理相关规矩要求的格式化记录和表格。再按实验室管理相关规矩关于文件控制管理的要求,将所制订的管理体系文件呈最高管理者审批、签发后发布施行,然后将管理体系文件传达至有关人员,以便被其获取、理解和执行。为此,实验室管理体系文件的制定,一般包括管理体系文件(含质量手册、程序文件、作业指导书、记录和表格)的制(修)订及其控制管理工作。

3.1 实验室管理体系文件的制订

3.1.1 质量手册的制订

质量手册是实验室内部管理的法规性文件,主要描述实验室的组织机构和岗位职责,以及管理体系中各部门、人员的责任和相互关系,阐明实验室的质量方针、目标、公正性措施,明确各项实验室活动应该遵从的具体要求,对客户和社会作出郑重的承诺,是实验室全面、有效地贯彻执行国家实验室管理有关的法规规矩、管理规矩的纲领性文件,是实验室及其人员开展实验室活动必须遵守的行为准则。用通俗的话来说,质量手册就是要回答实验室是什么、想什么、说什么、要什么、做什么、谁来做等问题,以及对这些问题的管理和控制提出具体、明确的要求。具体内容如下。

(一) 质量手册制订依据

实验室制订质量手册的主要依据包括国家实验室管理相关的法规规矩、管理规矩，以及实验室自身的长期发展规划、中期发展计划和经营管理的方针、目标等。

1. 实验室管理相关的法规规矩

实验室管理相关法规规矩主要包括实验室管理相关的法律和行政法规，介绍如下。

(1)《中华人民共和国计量法》《中华人民共和国标准化法》《中华人民共和国产品质量法》等实验室管理相关法律。

(2)《中华人民共和国认证认可条例》和《中华人民共和国计量法实施细则》等实验室管理相关行政法规。

(3) 实验室活动涉及的城建、交通运输、医药卫生、化学、科研等其他相关行业管理的法律和行政法规。如《中华人民共和国建筑法》《中华人民共和国公路法》《中华人民共和国建设工程质量管理条例》《中华人民共和国公路管理条例》等。

2. 实验室管理相关的管理规矩

实验室管理相关的管理规矩主要包括实验室管理相关的规章(含部门规章和地方性规章)、标准、规范与规范性文件等，介绍如下。

(1) 国家市场监督管理总局《检验检测机构资质认定管理办法》《检验检测机构监督管理办法》等部门规章和《市场监管总局关于进一步推进检验检测机构资质认定改革工作的意见》(国市监检测〔2019〕206 号)等规范性文件。

(2) 中华人民共和国国家标准《检测和校准实验室能力的通用要求》(GB/T 27025—2019)、中华人民共和国认证认可行业标准《检验检测机构资质认定能力评价　检验检测机构通用要求》(RB/T 214—2017)等实验室管理相关的标准、规范。

(3) 中华人民共和国住房和城乡建设部《建设工程质量检测管理办法》、中华人民共和国交通运输部《公路水运工程试验检测管理办法》等部门规章，中华人民共和国交通运输部《公路水运工程试验检测机构等级标准》《公路水运工程试验检测机构等级评定及换证复核工作程序》等规范性文件。

3. 实验室管理的中长期发展计划、规划和经营管理方针、目标

实验室编制质量手册时，除必须满足国家实验室管理相关的法规规矩和管理规矩外，还须根据实验室自身的中期发展计划、长期发展规划及其经营管理方针、目标，结合实验室现有的管理资源(如人员、场地、设备设施等)等实际情况，制订出既符合国家实验室管理相关规矩的规定，又与实验室管理实际需要相适应的质量手册。

4. 实验室认可的相关管理规矩

如实验室在申请资质认定的同时，还申请实验室资格能力认可，其质量手册还应满足包括国家实验室认证认可监督委员会颁布的实验室认可的相关部门规章和中国合格评定国家认可委员会制订、发布的实验室认可的相关准则、指南等管理规矩的相关要求。

(二) 质量手册的内容和要求

质量手册的内容和要求应覆盖国家对实验室管理的强制性要求、通用要求和特殊要求的内容，并结合本机构的实际提出对这些内容实施管控的具体规定。

1. 强制性要求的内容及其管控

质量手册对强制性要求的内容及其管控，是指实验室对现行法律、行政法规、规章和标准、规范等强制性规定的内容及对其实施管理控制的要求。主要包括实验室管理相关规矩中，涉及保障人员（含检验检测人员和其他人员）人身安全、环境保护、职业伤害、有毒物质和危险化学品管理、检验检测市场监督管理等强制性规定的内容及对其管理控制的要求。例如，国家市场监督管理总局《检验检测机构资质认定管理办法》《检验检测机构监督管理办法》对实验室在申请资质认定和获得资质认定后的监督管理相关要求；国家认证认可监督管理委员会按照国家有关法律法规、标准或技术规范，针对不同行业和领域的特殊性，制定和发布的评审补充要求；不同行业实验室监管部门制定和发布的行业监管的特殊要求。强制性要求的内容及其管控要求（部分）如表 3.1 所示。

表 3.1　强制性要求的内容及其管控要求(部分)

序号	管理规矩	条文号	强制性要求的内容	管控要求
1	《检验检测机构资质认定管理办法》	第二条	本办法所称检验检测机构，是指依法成立，依据相关标准或者技术规范，利用仪器设备、环境设施等技术条件和专业技能，对产品或者法律法规规定的特定对象进行检验检测的专业技术组织	在质量手册中明确对相关强制性规定的管理和控制要求
		第十三条	资质认定证书有效期为 6 年。需要延续资质认定证书有效期的，应当在其有效期届满 3 个月前提出申请	
		第十四条	有下列情形之一的，检验检测机构应当向资质认定部门申请办理变更手续： （一）机构名称、地址、法人性质发生变更的； （二）法定代表人、最高管理者、技术负责人、检验检测报告授权签字人发生变更的； （三）资质认定检验检测项目取消的； （四）检验检测标准或者检验检测方法发生变更的； （五）依法需要办理变更的其他事项	
		第十七条	检验检测机构依法设立的从事检验检测活动的分支机构，应当依法取得资质认定后，方可从事相关检验检测活动	
		第十八条	检验检测机构应当定期审查和完善管理体系，保证其基本条件和技术能力能够持续符合资质认定条件和要求，并确保质量管理措施有效实施。 检验检测机构不再符合资质认定条件和要求的，不得向社会出具具有证明作用的检验检测数据和结果	
		第十九条	检验检测机构应当在资质认定证书规定的检验检测能力范围内，依据相关标准或者技术规范规定的程序和要求，出具检验检测数据、结果	
		第二十条	检验检测机构不得转让、出租、出借资质认定证书或者标志；不得伪造、变造、冒用资质认定证书或者标志；不得使用已经过期或者被撤销、注销的资质认定证书或者标志	
		第二十一条	检验检测机构向社会出具具有证明作用的检验检测数据、结果的，应当在其检验检测报告上标注资质认定标志	

续表

序号	管理规矩	条文号	强制性要求的内容	管控要求
2	《检验检测机构监督管理办法》	第五条	检验检测机构及其人员应当对其出具的检验检测报告负责，依法承担民事、行政和刑事法律责任	在质量手册中明确对相关强制性规定的管理和控制要求
		第六条	检验检测机构及其人员从事检验检测活动应当遵守法律、行政法规、部门规章的规定，遵循客观独立、公平公正、诚实信用原则，恪守职业道德，承担社会责任。 检验检测机构及其人员应当独立于其出具的检验检测报告所涉及的利益相关方，不受任何可能干扰其技术判断的因素影响，保证其出具的检验检测报告真实、客观、准确、完整	
		第七条	从事检验检测活动的人员，不得同时在两个以上检验检测机构从业。检验检测授权签字人应当符合相关技术能力要求。 法律、行政法规对检验检测人员或者授权签字人的执业资格或者禁止从业另有规定的，依照其规定	
		第八条	检验检测机构应当按照国家有关强制性规定的样品管理、仪器设备管理与使用、检验检测规程或者方法、数据传输与保存等要求进行检验检测。 检验检测机构与委托人可以对不涉及国家有关强制性规定的检验检测规程或者方法等作出约定	
		第九条	检验检测机构对委托人送检的样品进行检验的，检验检测报告对样品所检项目的符合性情况负责，送检样品的代表性和真实性由委托人负责	
		第十条	需要分包检验检测项目的，检验检测机构应当分包给具备相应条件和能力的检验检测机构，并事先取得委托人对分包的检验检测项目以及拟承担分包项目的检验检测机构的同意。 检验检测机构应当在检验检测报告中注明分包的检验检测项目以及承担分包项目的检验检测机构	
		第十一条	检验检测机构应当在其检验检测报告上加盖检验检测机构公章或者检验检测专用章，由授权签字人在其技术能力范围内签发。 检验检测报告用语应当符合相关要求，列明标准等技术依据。检验检测报告存在文字错误，确需更正的，检验检测机构应当按照标准等规定进行更正，并予以标注或者说明	
		第十二条	检验检测机构应当对检验检测原始记录和报告进行归档留存。保存期限不少于6年	
		第十三条	检验检测机构不得出具不实检验检测报告。 检验检测机构出具的检验检测报告存在下列情形之一，并且数据、结果存在错误或者无法复核的，属于不实检验检测报告： （一）样品的采集、标识、分发、流转、制备、保存、处置不符合标准等规定，存在样品污染、混淆、损毁、性状异常改变等情形的； （二）使用未经检定或者校准的仪器、设备、设施的； （三）违反国家有关强制性规定的检验检测规程或者方法的； （四）未按照标准等规定传输、保存原始数据和报告的	

续表

序号	管理规矩	条文号	强制性要求的内容	管控要求
2	《检验检测机构监督管理办法》	第十四条	检验检测机构不得出具虚假检验检测报告。 检验检测机构出具的检验检测报告存在下列情形之一的，属于虚假检验检测报告： （一）未经检验检测的； （二）伪造、变造原始数据、记录，或者未按照标准等规定采用原始数据、记录的； （三）减少、遗漏或者变更标准等规定的应当检验检测的项目，或者改变关键检验检测条件的； （四）调换检验检测样品或者改变其原有状态进行检验检测的； （五）伪造检验检测机构公章或者检验检测专用章，或者伪造授权签字人签名或者签发时间的	在质量手册中明确对相关强制性规定的管理和控制要求
		第十五条	检验检测机构及其人员应当对其在检验检测工作中所知悉的国家秘密、商业秘密予以保密	
		第十六条	检验检测机构应当在其官方网站或者以其他公开方式对其遵守法定要求、独立公正从业、履行社会责任、严守诚实信用等情况进行自我声明，并对声明内容的真实性、全面性、准确性负责。 检验检测机构应当向所在地省级市场监督管理部门报告持续符合相应条件和要求、遵守从业规范、开展检验检测活动以及统计数据等信息。 检验检测机构在检验检测活动中发现普遍存在的产品质量问题的，应当及时向市场监督管理部门报告	

注：本表仅列出市场监管部门颁布的两部管理规矩所列的内容和要求，还有国家法律、行政法规和其他不同行业实验室监管部门制定和发布的相关规矩所列的内容和要求，在此不一一列出。

实验室管理相关法规规矩和管理规矩中的强制性要求是实验室管理必须遵守的“硬规矩”，是实验室及其从业人员都碰触不得的“红线”，违者将受到监管部门的处罚。实验室在明确对这些强制性要求内容的管控规定时，可以在质量手册中单独对强制性要求内容的管理控制作出明确的规定，或者可以在《通用要求》的相关内容及其管理控制要求中，对涉及强制性要求的内容加以强调或作出特别标识以示区别。

2. 通用要求的内容及其管控

质量手册对通用要求的内容及其管控应完全覆盖《检验检测机构资质认定能力评价　检验检测机构通用要求》(RB/T 214—2017)所规定的与本实验室活动相关的机构、人员、场所环境、设备设施、管理体系 5 个方面共 49 个要素的管理和控制要求。实验室管理通用要求的内容及其管控要求如表 3.2 所示。

表 3.2　实验室管理通用要求的内容及其管控要求

编号	要求	内容及其管控要求
4.1	机构	4.1.1 法律地位管理，4.1.2 组织结构及资源配备管理，4.1.3 从业原则管理，4.1.4 公正和诚信管理，4.1.5 保密管理

续表

编号	要求	内容及其管控要求
4.2	人员	4.2.1 人员管理，4.2.2 管理层管理，4.2.3 关键管理人员管理，4.2.4 授权签字人管理，4.2.5 能力确认和监督管理，4.2.6 培训管理，4.2.7 记录管理
4.3	场所环境	4.3.1 场所配备管理，4.3.2 环境条件管理，4.3.3 环境条件监控管理，4.3.4 内务管理
4.4	设备设施	4.4.1 设备设施的配备管理，4.4.2 设备设施的维护管理，4.4.3 设备的管理，4.4.4 设备控制管理，4.4.5 故障处理，4.4.6 标准物质管理
4.5	管理体系	4.5.1 管理体系总则，4.5.2 方针、目标管理，4.5.3 文件控制管理，4.5.4 合同评审管理，4.5.5 分包管理，4.5.6 采购管理，4.5.7 服务客户管理，4.5.8 投诉管理，4.5.9 不符合工作控制管理，4.5.10 纠正措施、应对风险和机遇的措施和改进管理，4.5.11 记录控制管理，4.5.12 内部审核管理，4.5.13 管理评审管理，4.5.14 方法的选择、验证和确认管理，4.5.15 测量不确定度管理，4.5.16 数据信息管理，4.5.17 抽样管理，4.5.18 样品处置管理，4.5.19 结果有效性管理，4.5.20 结果报告管理，4.5.21 结果说明管理，4.5.22 抽样结果管理，4.5.23 意见和解释管理，4.5.24 分包结果管理，4.5.25 结果传送和格式管理，4.5.26 修改管理，4.5.27 记录和保存管理

通用要求的内容及其管控要求是推荐性认证认可行业标准《检验检测机构资质认定能力评价　检验检测机构通用要求》（RB/T 214—2017）对实验室资质认定的最低入门要求。所以，实验室在制订质量手册时，应对其检验检测活动涉及的通用要求中所有要素都要作出明确的管理和控制要求。此外，在编制质量手册时，还应参照最新版本的国家标准《检测和校准实验室能力的通用要求》（GB/T 27025）的相关要求，以便可以同时满足实验室认证和认可的通用要求。

3. 特别要求的内容及其管控

实验室在制订质量手册时，要针对国家不同行业（领域）实验室监管部门对其管辖的实验室管理特别要求的内容，明确其管理和控制的具体要求。如适用，应对本机构涉及的生物实验、化学实验（含有毒有害物质）、无损检测实验、司法鉴定实验、植物检疫实验、卫生检疫实验、特种设备及相关设备实验等行业（领域）的特别要求，提出明确的管理和控制要求。

制订质量手册应用示例

这里以一个小规模建设工程领域的FS工程质量检测有限公司的质量手册为示例（示例的内容采用与本书正文内容不同的字体以示区别，并对示例中涉及公司机密的内容作了删减），说明如何制订质量手册。

1. 封面。封面一般应包括名称、文件编号、版本号、受控状态标识、分发号、发布日期和实施日期等信息。示例如下：

FS工程质量检测有限公司

质　量　手　册

（封面）

文件编号：FS/A

版 本 号：　K　版

受控状态：　□受控　□非受控

分 发 号：

2022-12-01发布　　　　2023-01-01实施

2. 扉页。扉页一般应包括名称，文件编号，版本号，编写、审核和批准人签名标识，颁布日期等信息。示例如下：

FS工程质量检测有限公司

质　量　手　册

（扉页）

文件编号：FS/A

（K版）

编　　写：

审　　核：

批　　准：

颁布日期：2022年12月01日

3. 目录。目录一般应包括文件编号、章节内容标题、《通用要求》对应条款编号等内容。可采用菜单或表格方式表示。示例如下：

FS工程质量检测有限公司

FS/A-00　质量手册目录

质量手册		《通用要求》对应条款编号
文件编号	章节内容标题	
FS/A-00	目录	—
FS/A-01-1	改版说明	—
FS/A-01-2	修订页	—
FS/A-02	颁布令	—

续表

质量手册		《通用要求》对应条款编号
文件编号	章节内容标题	
FS/A-03	公正性声明	—
FS/A-04	机构简介	—
FS/A-05	质量手册管理	—
FS/A-06	机构	4.1
FS/A-07	人员	4.2
FS/A-08	场所环境	4.3
FS/A-09	设备设施	4.4
FS/A-10	总则	4.5.1
FS/A-11	方针目标	4.5.2
FS/A-12	文件控制	4.5.3
FS/A-13	合同评审	4.5.4
FS/A-14	分包	4.5.5
FS/A-15	采购	4.5.6
FS/A-16	服务客户	4.5.7
FS/A-17	投诉	4.5.8
FS/A-18	不符合工作控制	4.5.9
FS/A-19	纠正措施、应对风险和机遇的措施和改进	4.5.10
FS/A-20	记录控制	4.5.11
FS/A-21	内部审核	4.5.12
FS/A-22	管理评审	4.5.13
FS/A-23	方法的选择、验证和确认	4.5.14
FS/A-24	测量不确定度	4.5.15
FS/A-25	数据信息管理	4.5.16
FS/A-26	抽样	4.5.17
FS/A-27	样品处置	4.5.18
FS/A-28	结果有效性	4.5.19
FS/A-29	结果报告	4.5.20
FS/A-30	结果说明	4.5.21
FS/A-31	抽样结果	4.5.22
FS/A-32	意见和解释	4.5.23
FS/A-33	分包结果	4.5.24
FS/A-34	结果传送和格式	4.5.25
FS/A-35	修改	4.5.26
FS/A-36	记录和保存	4.5.27
附件	程序文件目录	—

4. 改版说明。当实验室资质认定管理的相关规矩(如《检验检测机构资质认定管理办法》《检验检测机构监督管理办法》《通用要求》等)发生重要修改或实验室的管理体系发生重大变更(如机构或其职能、关键管理人员的调整等),需要对质量手册进行改版时,应对质量手册进行改版,并对此作出说明。示例如下:

FS/A-01-1　关于《质量手册》的改版说明

为确保 FS 工程质量检测有限公司(以下简称“本公司”)的实验室管理体系运行的有效性、适宜性及出具报告的公正性、科学性和权威性,使各项活动均处于受控状态,减少和预防管理体系和管理活动缺陷,并满足 2018 年 5 月 1 日实施的中华人民共和国认证认可行业标准《检验检测机构资质认定能力评价　检验检测机构通用要求》(RB/T 214—2017)的规定,编制 J 版《质量手册》。由于实验室资质认定及其监督管理的法规依据《检验检测机构资质认定管理办法》(国家市场监督管理总局第 38 号令)和《检验检测机构监督管理办法》(国家市场监督管理总局第 39 号令)在 2021 年 4 月进行了修订并重新发布,本公司管理层在 2022 年 11 月份发生变更,所以对 J 版《质量手册》进行改版,编制 K 版。

本《质量手册》是为规范本公司检验检测机构资质认定质量管理体系活动而编制的内部文件,所描述的管理体系符合《检验检测机构资质认定管理办法》(国家市场监督管理总局第 38 号令)、《检验检测机构监督管理办法》(国家市场监督管理总局第 39 号令)、中华人民共和国认证认可行业标准《检验检测机构资质认定能力评价　检验检测机构通用要求》(RB/T 214—2017)、《建设工程质量检测管理办法》(建设部第 141 号令发布,住建部令第 24 号修改)、《公路水运工程试验检测等级管理要求》(JT/T 1181—2018)等有关法律、法规、标准、规范性文件的要求。它阐述了本公司的质量方针和目标,并对其管理要求和技术要求作出了规范及描述,是本公司全体人员在检验检测活动过程中必须严格遵循的基本准则,是保证体系活动有效开展的依据,是管理体系中的纲领性文件。

本手册在执行过程中如有不适当的地方,请向质量负责人提出意见,以便修订。

本手册的解释权为本公司总经理所有。

为了方便使用和管理,本手册以活页形式装订。

FS 工程质量检测有限公司

二〇二二年十二月一日

5. 修订页。当质量手册需要进行局部修订时,在对质量手册相关内容进行修改的同时,还需将修订的内容及对应的章、节、条文编号,依次填入质量手册设置的修订页。其示例如下:

FS/A-01-2　修订页

修订序号	对应的章、节、条文编号	修订内容	批准人	批准日期

6. 颁布令。质量手册首次颁布、经改版(或修订)后重新颁布时,均要由实验室最高管理者签发质量手册颁布令。颁布令可以采用批准页或颁布令的方式发布,颁布令的示例如下:

FS/A-02　颁布令

依据《检验检测机构资质认定管理办法》(国家市场监督管理总局第 38 号令)、《检验检测机构监督管理办法》(国家市场监督管理总局第 39 号令)和中华人民共和国认证认可行业标准《检验检测机构资质认定能力评价　检验检测机构通用要求》(RB/T 214—2017),结合本公司的实际状况,本公司于 2022 年 12 月对 J 版体系文件进行了改版,编制了 K 版质量体系文件。K 版《质量手册》阐述了本公司的质量方针和质量目标,规定了本公司的组织机构和岗位职责,对客户作出了郑重的承诺,是全面、有效地执行国家有关质量和技术活动的法律、法规和规章的纲领性文件。同时,对本公司所从事的各项质量和技术活动的管理体系提出了明确、具体的要求,是服务活动的行为准则,本公司全体员工必须遵照执行。

K 版《质量手册》发布日期为 2022 年 12 月 01 日,自 2023 年 01 月 01 日起实施。

本手册在执行过程中如有不适当的地方,请向质量负责人提出意见,以便修订。

本手册的解释权为本公司总经理所有。

FS 工程质量检测有限公司

总经理:(签名)

二〇二二年十二月一日

7. 公正性声明。公正性声明主要阐明实验室的法律地位和依法依规、客观科学、诚实信用、公平公正开展实验室活动,维护其实验室活动公正性的公开承诺。其示例如下:

FS/A-03　公正性声明

FS工程质量检测有限公司(以下简称“本公司”)成立于1993年,是提供工程质量检测技术服务的第三方检测机构。为了保证本公司检验检测工作的公正性,维护客户的合法权益,特此声明如下。

1. 本公司是具有独立法人地位的机构,对出具的检测数据、结果承担相应法律责任。

2. 本公司及全体人员遵循客观独立、公平公正、诚实信用原则从事检验检测活动,恪守职业道德,承担社会责任,不得出具不实检测报告或虚假检测报告。

3. 本公司及全体人员依法依规合法经营,独立于所出具的检测结果报告所涉及的利益相关方,客观独立从事建设工程及工程产品材料质量的检验检测工作,不受任何单位或个人的行政、经济和其他方面的干预。

4. 本公司及全体检测人员认真对待各项检验检测工作,严格依据国家有关法律、法规和标准、规范、规程开展检验检测工作,确保所出具的检测数据和结果报告真实、客观、准确、完整。

5. 本公司全体人员不得从事与所检验检测的建设工程及工程产品材料相关的技术开发和咨询工作等活动,保证工作的独立性。本公司不得聘用同时在两个或两个以上检测机构从事检测工作的人员。

6. 本公司及全体人员不得借工作之便向委托方或其他利益相关方索要或接受依法按规收取的检测服务费外的任何钱物,不得弄虚作假和徇私舞弊,一经发现,按公司有关规定严肃处理。

7. 本公司人员严格遵守国家保密有关法律、法规,对委托方的技术资料和数据保密,切实维护委托方权益。

8. 本公司的检测工作坚持以标准和检测数据为准绳,结果判断的唯一依据是按标准方法及按其进行试验检测取得的检测数据。本公司的检测结果仅以检测报告的形式提供,任何个人在任何场合涉及检测结果的表态均不代表本公司的意见和结论。

总经理:(签名)

2022年12月01日

8. 机构简介。机构简介主要介绍实验室的历史沿革、检测资质能力情况、检测资源(人员、设施和设备等)配置情况等。

9. 质量手册管理。为了对质量手册的适应性和有效性进行持续有效的管理和控制,保证实验室所有员工都能够使用现行有效最新版本质量手册,应对质量手册管理的职责、编制和审批、管理与控制、修订及改版、宣贯等提出具体的管理要求。此外,为了持续保持质量手册的现行有效性和适应性,需要进行局部修订成为常态,因此,质量手册通常可以采用活页式装订,以便于进行修订和装订管理。示例如下:

FS/A-05　质量手册管理

1　总则

质量手册是指导本公司所有检验检测活动的规范性文件，是本公司全体员工都共同遵守的内部规矩。质量手册的管理主要是对其进行控制并保持其现行有效性，从而保持质量体系文件的持续适应性和有效性。

2　职责

2.1　本公司总经理负责制定质量方针和质量目标，负责质量手册的批准。

2.2　质量负责人负责组织编写、审核、修订、宣贯及维护手册的现行有效性。

2.3　当质量手册编制、重大修订、换版后，应由质量负责人组织本公司全体人员进行学习和宣贯并遵照执行。

3　编制和审批程序

3.1　质量负责人组织有关人员根据《检验检测机构资质认定管理办法》(国家市场监督管理总局第38号令)、《检验检测机构监督管理办法》(国家市场监督管理总局第39号令)、《检验检测机构资质认定能力评价　检验检测机构通用要求》(RB/T 214—2017)的要求，结合本公司的实际情况编写质量手册。

3.2　质量手册的内容应符合《检验检测机构资质认定管理办法》《检验检测机构监督管理办法》和《检验检测机构资质认定能力评价　检验检测机构通用要求》(RB/T 214—2017)的规定，并覆盖其全部内容。

3.3　质量手册由质量负责人负责审核，公司总经理签署批准后正式发布生效。

4　质量手册的管理

4.1　资料员负责保存质量手册原件，并按分发名单分发给有关人员。对内发放的质量手册为受控版本，加盖“受控”印章；对外发放给认证机构、客户以及上级主管部门的质量手册为非受控版本，加盖“非受控”印章。

4.2　质量负责人负责检查质量手册的现行有效性，并根据实际情况进行修改。

4.3　各室主任负责收集本室人员对质量手册的意见，在管理评审会议中提出并进行讨论以决定是否作出相应的修改。

4.4　质量手册的日常管理应符合程序文件《文件控制管理程序》。

5　质量手册的修订及改版

5.1　质量手册的封面版本号为I(或i)版。

I(或i)代表版本号，按顺序编排，代表1、2、3、4、5……版。

每一份质量手册文件页应具有唯一的控制代码，注明生效日期、版本号和修改次。

5.2　质量手册由编写人负责更改，可采用划改或换页形式，更改后需批准人签字。

5.3　当发生下列情况时，质量手册应进行换版：

(a) 组织结构发生变化；

(b) 评审中出现较大的质量体系问题；

(c) 对质量手册的局部修订涉及1/3以上的页次；

(d) 场地迁移、重大设施或关键设备出现重大变动而影响手册实施；

(e) 质量体系依据的法规、标准换版。

5.4　质量体系换版时，仍执行本章第3条的有关规定。

6　《质量手册》的借阅

6.1　受控的《质量手册》及其相关文件属本公司的知识著作和内部文件，一律不得外借和带离本公司。

6.2　《质量手册》及其相关文件的借阅须经质量负责人书面批准，由资料管理员负责办理相应的手续，本手册任何人不得私自复印。

7　受控《质量手册》持有者责任

7.1　《质量手册》是本公司管理体系运行的纲领性文件，本公司人员必须认真学习、了解质量方针和岗位职责等，熟悉各项规定并严格遵照执行。

7.2　《质量手册》是公司的受控文件，限公司内部使用，应妥善保管，不得遗失、擅自更改、翻印和外借，如有丢失，应向质量负责人作书面报告，经质量负责人批准后方可补发。

7.3　当调离工作或离开本公司时，受控《质量手册》的持有者应办理变更或交还手续。

8　《质量手册》宣贯

8.1　《质量手册》是本公司检测活动管理的指导性文件，是开展检测活动的依据和规范，全体人员必须认真学习和掌握《质量手册》的规定和要求。

8.2　质量负责人制订宣传与贯彻计划并组织全体人员学习，使全体人员了解检测活动的管理和技术要求，对《质量手册》中条款作必要的说明和解释，以便在检测活动中得以正解贯彻和执行。

8.3　新调入本公司的工作人员，岗前培训内容包含《质量手册》的学习。

支持文件

《文件控制管理程序》(FS/B-11)

10. 实验室机构的管控要求。质量手册应阐明实验室的法律地位、法律责任、社会责任、组织和管理结构等方面涉及相关要素的管理和控制要求，以保证其出具的检验检测报告真实、客观、准确、完整。示例如下：

FS/A-06　4.1 机构的管控要求

4.1　概述

阐明本公司的法律地位、法律责任、社会责任、组织和管理结构。

4.1.1　法律地位和责任

本公司是经FS市市场监督管理局批准成立的具有独立法人地位的检验检测机构，取得省市场监督管理局检验检测机构资质认定合格证书和省建设工程主管部门核发的工程质量检测资质证书，具备独立开展检验检测业务资格，严格按照“检验检测机构及其人员从事检验检测活动应当遵守法律、行政法规、部门规章的规定，遵循客观独立、公平公正、诚实信用原则，恪守职业道德，承担社会责任”的要求从业，能保证对外检测业务的公正性、独立性和诚实性。本公司及其人员对所出具的试验检测数据、结果报告负责，依法承担相应的民事、行政、刑事法律责任，并履行各项法定的义务。

4.1.2　组织机构

FS工程质量检测有限公司组织机构：外部组织框图表示本公司与上级主管部门的关系，内部组织框图表示公司内部组织关系，质量体系要素及职能分配表，质量监督框架图表示公司质量监督组织关系。

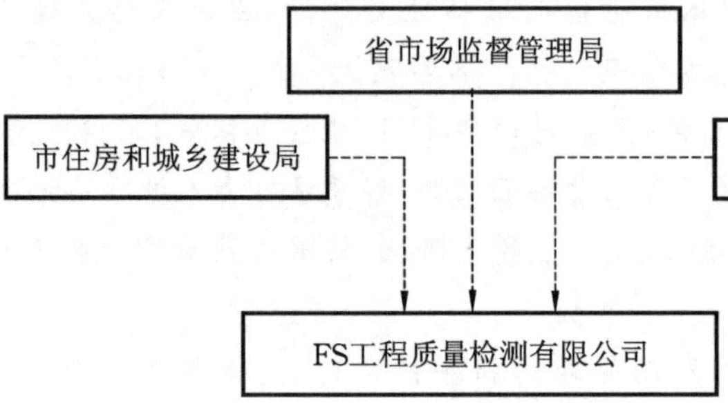

外部组织框图

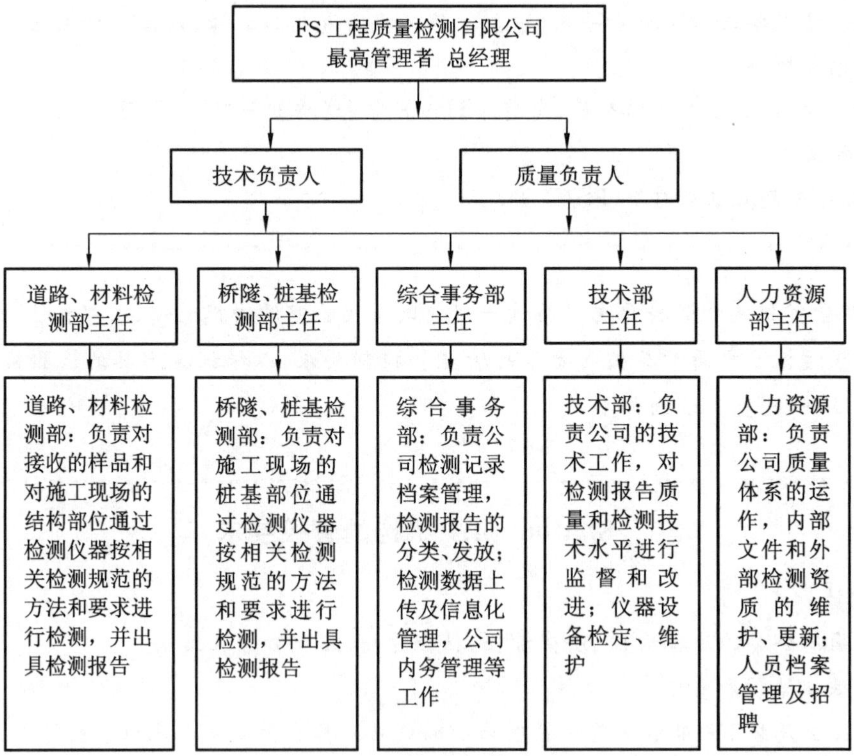

内部组织框图

质量体系要素及职能分配表

《通用要求》要求内容简称	最高管理者	技术负责人	质量负责人	道路材料检测部	桥隧桩基检测部	综合事务部	人力资源部	技术部
机构	■	○	○	○	○	○	◆	
人员	■	○	○	○	○		◆	
场所环境		■		◆	◆	◆		○
设备设施		■		◆	◆	◆		○
管理体系	■	○	■	○	○	○	○	○
总则	■	○	◆	○	○	○	○	○
方针目标	■	○	◆	○	○	○	○	○
文件控制			■	○	○	◆	◆	○
合同评审	■	◆	○	○	○	○		○
分包	■	◆	○	○	○	○		○
采购	■					◆		○
服务客户	■			○	○	◆		
投诉		○	■	○	○	◆		
不符合工作控制		○	■	○	○	○	◆	○
纠正措施、应对风险和机遇的措施和改进		○	■	○	○	○	◆	○
记录控制		○	■	○	○	○	◆	○
内部审核		○	■	○	○	○	◆	○
管理评审	■	○	○	○	○	○	◆	○
方法的选择、验证和确认		■	○	◆	◆	○	○	○
测量不确定度		■		○	○			◆
数据信息管理		■		◆	◆	○		○
抽样		■		◆	◆			○
样品处置		○	■	○	○	◆		
结果有效性		■	○	○	○			◆
结果报告		■	○	○	○			◆
结果说明		■		○	○			◆
抽样结果		■		○	○			◆
意见和解释		■		○	○			◆
分包结果		■		○	○	◆		○
结果传送和格式			■	○	○	◆		○
修改		■		○	○	◆		○
记录和保存			■	○	○	◆		○

注：■代表主要职责；◆代表相关职能；○代表参与部门。

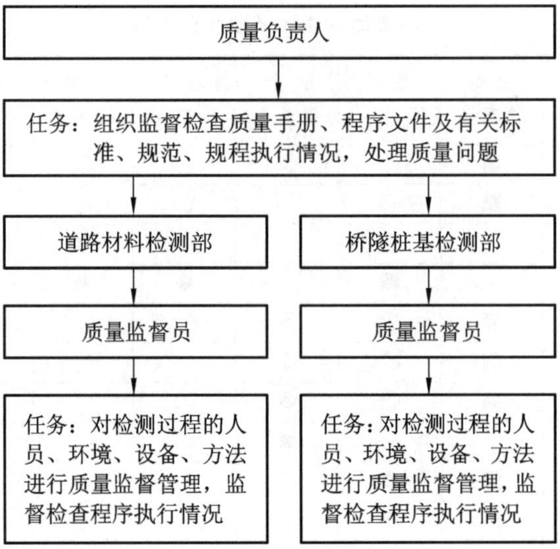

质量监督框架图

4.1.3　人员行为规范要求

本公司检验检测人员在开展检验检测活动时，严格遵守国家相关法律法规的规定，严格执行相关的检测标准、规范，切实遵循客观独立、公平公正、诚实信用的原则，恪守职业道德，承担社会责任，即检测人员应遵循客观独立、公平公正、诚实信用的原则从业，达到恪守职业道德和承担社会责任的要求。

4.1.4　公正和诚信要求

为确保本公司检验检测工作的公正性不受各方面的影响，本公司签发了《公正性声明》(FS/A-03)，制定并实施了《保证公正性和诚实性程序》(FS/B-02)，以识别影响公正和诚信的风险，并消除或最大程度上减少对公正和诚信的影响，规定检验检测人员要独立出具检验检测数据，不受任何干扰其技术判断的因素影响，确保数据、结果的真实、客观、准确。

《保证公正性和诚实性程序》规定了具体的措施以确保管理层和检验检测人员不受任何各种不正当的行政、商业、财务和其他方面的压力和影响，不论这些压力和影响是来自内部还是外部，以确保本公司及所有人员不得出具不实检验检测报告或虚假检验检测报告。

4.1.5　保护客户秘密和所有权要求

本公司及所有人员应对在检验检测工作中所知悉的国家机密、商业秘密予以保密。本公司编制和实施了《保密和保护所有权程序》(FS/B-03)，对检测过程中涉及的国家机密、商业秘密、技术秘密及客户个人信息等进行保密，保护包括知识产权等在内的客户所有权，并对电子存储信息和数据传输结果等进行严格控制。

支持文件

《保证公正性和诚实性程序》(FS/B-02)

《保密和保护所有权程序》(FS/B-03)

11. 实验室人员的管控要求。实验室人员的管控要求主要包括建立和保持人员管理程序，明确管理层的工作任务，明确技术负责人、质量负责人、授权签字人、内设机构负责人、监督员、内审员等关键技术（管理）人员的资格能力控制要求和岗位职责，明确检测人员、设备管理员、收样员等技术人员岗位职责及能力控制要求，明确人员培训、监督及管理要求等。示例如下：

FS/A-07　4.2 人员的管控要求

4.2　概述

根据本公司开展检验检测工作的需要，建立《人员管理程序》（FS/B-04）。配置满足岗位要求的人员，规范管理人员的资格确认、选拔、录用、培训和考核等工作，提高各岗位人员的技术水平和业务素质，使员工理解工作的重要性和关联性，在管理体系中能胜任其工作岗位，确保公司管理体系能够有效运行、可持续改进。

检验检测人员是指从事检验检测、签发检验检测报告、提出意见解释以及操作设备等工作的技术人员。

4.2.1　人员管理程序

4.2.1.1　本公司应确保所有从事检验检测的人员具备相应的能力，根据人员相应的教育、培训、经验和技能等进行资格确认，尚不能满足要求的人员，采取措施以求达到相关要求，尤其是检验检测人员必须确保持证上岗。国家法律法规对个别岗位的人员有特别任职要求时，还应满足国家法律法规的相关要求。

4.2.1.2　根据本公司管理体系运行和检验检测工作开展的需要，根据人员任职条件要求设置了关键岗位人员，配置了足够的人力资源。

本公司的技术负责人、质量负责人、各部门负责人、质量监督员、内审员等关键岗位由总经理任命，人员的录用、任命按公司章程及人事管理规定操作。

所有检验检测人员需按照劳动合同的约定不得在其他检验检测机构从事检验检测工作，违反者将按照相关法律法规和公司规定进行处理。

4.2.1.3　为保证检验检测结果的质量，本公司任命了质量监督员，定期或不定期地开展质量监督工作。质量监督员的监督对象包括内部或外部人员，应对他们进行适当监督。对于在培训期内的新员工、检验检测人员以及关键的支持人员，确保他们能够胜任并按管理体系要求进行工作。

4.2.2　管理层的工作任务

4.2.2.1　本公司管理层“应对管理体系全权负责，承担领导责任和履行承诺”。管理层负责管理体系的建立和有效运行，确保管理体系所需的资源得到满足。

4.2.2.2　本公司管理层应确保制定的质量方针、质量目标和管理体系的要求融入检测的全过程，组织管理评审，满足相关法律法规要求和客户要求，提升客户满意度，确保管理体系实现预期结果，识别检测活动的风险和机遇，配备适宜的资源，实施相应的管理和控制。

4.2.2.3　本公司管理层应熟悉并保证国家实验室管理相关的法律、行政法规、规章、规范性文件和方针、政策传达到所有员工并在本公司检验检测活动中得到贯彻落实。

4.2.3 技术负责人及质量负责人

4.2.3.1 本公司技术负责人全面负责技术运作，能力覆盖本公司不同的技术活动领域。技术负责人应具备中级及以上相关专业技术职称资格，熟悉《检验检测机构资质认定管理办法》、《检验检测机构监督管理办法》和《检验检测机构资质认定能力评价 检验检测机构通用要求》(RB/T 214—2017)等实验室管理法规、标准和规范性文件的相关要求。

4.2.3.2 技术负责人职责：

(1) 主管公司的技术工作并对检测人员进行培训和考核。

(2) 审批各类作业指导书和技术程序。

(3) 负责检测活动的控制、标准的更新和检测能力的维护。

(4) 组织开展能力验证和内部质量控制及其结果的评审。

(5) 对分包检测进行审批。

(6) 对偏离控制程序的审批。

(7) 质量负责人不在时代理质量负责人的职责。

4.2.3.3 本公司质量负责人全面负责管理体系的实施和保持。质量负责人参与本公司的政策决定和资源管理。质量负责人应具备中级及以上相关专业技术职称资格，熟悉《检验检测机构资质认定管理办法》、《检验检测机构监督管理办法》和《检验检测机构资质认定能力评价 检验检测机构通用要求》(RB/T 214—2017)等实验室管理法规、标准和规范性文件的相关要求。

4.2.3.4 质量负责人职责：

(1) 负责审核和维护质量体系文件。

(2) 组织宣贯质量体系文件。

(3) 对质量体系的运行进行日常监督和检查。

(4) 编制年度内部审核计划，批准内部审核实施计划，验证质量体系运行的有效性。

(5) 组织处理客户的抱怨。

(6) 协助技术负责人对分包方质量体系的审核。

(7) 根据反馈信息组织实施纠正并建立预防措施。

(8) 评价内审员的工作和水平。

(9) 技术负责人不在时代理技术负责人的职责。

4.2.4 授权签字人

4.2.4.1 授权签字人应由本公司提名，经省市场监督管理局考核合格后，在其资质认定授权的能力范围内签发检测报告。

4.2.4.2 授权签字人的能力要求：

(1) 熟悉《检验检测机构资质认定管理办法》、《检验检测机构监督管理办法》和《检验检测机构资质认定能力评价 检验检测机构通用要求》(RB/T 214—2017)及相关的规范性文件的要求。

(2) 具备从事相关专业领域工作的经历，掌握所承担签字领域的检测技术，熟悉所承担签字领域的相应标准、技术规范。

(3) 熟悉检测报告审核签发程序，具备对检测结果做出评价的判断能力。

(4) 具有中级及以上专业技术职称。

4.2.4.3　本公司的非授权签字人不得对外签发检测报告。

4.2.5　人员要求及能力控制

4.2.5.1　本公司岗位人员要求：

(1) 综合室主任。

① 由具有大专及以上学历，熟悉业务管理和相关法律法规的人员担任；

② 能贯彻和执行国家各项方针政策、管理体系文件，全面完成本室负责的各项工作及管理体系运行涉及的各项工作；

③ 具备完成本公司事务性工作和总经理交给的临时性工作的能力；

④ 具备对本室人员进行业务技能确认和技术培训的能力。

(2) 检测室主任。

① 由具有大专及以上学历，精通本专业检测业务和技术，熟悉业务管理，了解相关法律法规的人员担任；

② 能够贯彻执行国家的法律、法规及有关方针政策，按照本室的工作范围开展工作；

③ 能够对直接影响检测结果的因素进行分析，按照相关的程序文件进行有效的控制；

④ 按照标准要求的方法和程序进行检测；

⑤ 确保仪器设备正常使用和维护保养；

⑥ 确保检测环境条件达到检测要求；

⑦ 具备对检测人员进行能力确认并定期对其进行业务技术培训的能力。

(3) 内审员。

① 必须经过省级机构培训取得内审员证书并由总经理授权(任命)；

② 熟悉工作程序和管理体系的要求，具备判定管理体系各环节是否达到规定要求的能力；

③ 具备对不符合工作的纠正措施和预防措施的实施进行跟踪和验证的能力。

(4) 监督员。

① 从事本领域技术工作5年以上，经总经理授权(任命)；

② 熟悉业务流程、检测标准和方法，了解检测过程和检测目的，懂得评价检测结果；

③ 具备对日常检测工作进行监督的能力，对从检测活动开始至检测结果报告生成的整个活动的各个环节进行有效的监督，发现问题及时制止，报告质量负责人，并做好监督记录。

(5) 检测人员。

① 检测人员须经省级培训机构培训和考核合格，取得上岗资格并经确认其实际操作技术能力满足其工作岗位的要求后持证上岗，从事的工作领域项目必须与持证能力相符；

② 检测人员应熟悉检测方法，认真细致地做好试验检测工作，保证检测数据准确可靠；

③ 正确操作和使用仪器设备，熟练掌握其性能并负责维护、保养，使仪器保持良好的技术状态；

④ 管理和维护检测环境，使其达到标准的控制要求。

(6) 设备管理员。

① 熟悉仪器设备管理方法和技巧，认真贯彻执行行业仪器设备管理规章制度及计量法规、法令、条例制定的计量文件，并按《仪器设备的控制和管理程序》实施管理；

② 具备制定和落实《仪器设备周期检定、校准计划》的能力，并能对仪器设备的检定/校准结果进行符合性确认；

③ 具备对新购和修复后的仪器设备进行验收的能力；

④ 负责组织仪器设备的维护保养、修理、降级和报废及更新等工作。

(7) 收样员。

① 熟悉并认真执行《样品管理程序》，做好样品管理工作；

② 负责样品的检测、接收、登记、编号、标识和检测任务传递，办理相关手续；

③ 负责保管接收的样品，对样品的完整性负责；

④ 对客户提供的样品和技术资料有保密责任。

4.2.5.2 人员能力控制。为保证人员能力持续保持，本公司制定了《人员培训和管理程序》(FS/B-04)，对本公司人员按其岗位任职要求，根据相应的教育、培训、经历、技能进行能力确认和上岗资格的确认。为保证检验检测结果的质量，本公司建立了《监督工作程序》(FS/B-18)，任命了质量监督员，定期或不定期地开展质量监督工作，监督工作重点是对检测人员包括实习员工进行监督。

4.2.6 人员培训

4.2.6.1 人员培训要求。对从事与检验检测有关的人员，应确定人员教育、培训和技能的目标，组织其参加与其所承担岗位工作相关的技术培训，掌握相应的知识和技能、技巧。

4.2.6.2 人员培训计划。每年年初，综合室组织各部门根据公司当前和预期的任务及各部门提出的培训需求，结合各行业相关培训机构的年度培训计划，制订本年度公司的技术培训计划，报技术负责人审核，总经理批准。人员培训按《人员培训和管理程序》(FS/B-04)执行。

4.2.6.3 人员培训内容。根据培训目的确定培训内容，适用的培训内容包括(但不限于)：检验检测项目的上岗培训、国家有关法律法规、管理体系文件、新检验检测方法标准的技术应用和宣贯、安全与防护等知识培训。

4.2.6.4 新增的检测项目或标准修订对检测技术提出新的要求时，应及时对从事该项目检测工作及有关工作的人员进行相关培训，并经考核合格后(考核方式由公司质量负责人制定)方可开展检测工作。

4.2.6.5 培训效果评价。关于外部培训，通过培训机构考试取得相关证书的可视为培训效果良好，正式上岗前由检测室主任进行资格确认。内部培训的考核方式包括书面考试、现场考核、口头提问、现场操作演示等，对考核评价不满意的，应另行安排时间重新培训并对考核评价满意后方可上岗，培训效果评价资料应记录在人员档案中。

4.2.7　人员监督及管理

为对人员进行有效的监督及管理，本公司制定了《人员培训和管理程序》(FS/B-04)和《监督工作程序》(FS/B-18)，明确了人员的监督和管理要求，包含了人员能力要求的确定、人员选择、人员的培训、人员监督、人员授权和人员能力监控记录，以及建立和保存人员技术档案的相关管控要求。

支持文件

《人员培训和管理程序》(FS/B-04)

《监督工作程序》(FS/B-18)

12. 实验室场所环境的管控要求。主要包括场所环境的覆盖、场所环境条件的控制、场所环境条件的记录和监控、场所环境条件的管理等方面的要求。示例如下：

FS/A-08　4.3 场所环境的管控要求

4.3　概述

工作场所和环境是影响检测工作质量和结果的重要因素之一，根据检验检测工作范围，提供配置适宜且满足检验检测标准、规范要求的检测场所和办公环境，并进行合理、规范、有效的布局，防止对检测工作产生不利影响，确保检测结果的准确有效。

4.3.1　场所环境的覆盖

本公司管理体系覆盖了在固定设施内、离开固定设施的场所(如客户现场)，或在相关的临时或移动设施中进行的工作。无论是在何种场所，均严格按照管理体系的要求开展检验检测活动，满足相关法律法规、标准、规范的要求。

4.3.2　场所环境条件的控制

4.3.2.1　场所环境的配置要求。

(1) 保证动力电和照明用电的供给，保证有良好的通风条件。

(2) 对温度、湿度、振动、电源电压等要求严格控制。

(3) 对产生有害气体的作业场所，安装通风排气系统。

(4) 本公司应有与检测范围相应的安全防护报警设施等。

(5) 相邻的区域发生对检测不利的影响时，应采取有效的隔离措施。

(6) 如工作中突然停电、停水，设备部应立即通知大楼电房管理人员启用后备系统，以免影响检测质量。

4.3.2.2　场所环境条件的控制。

(1) 相关标准规范有要求时，应对环境条件进行调节控制使之满足要求，并在检验检测期间监测、控制和记录环境条件(可能包括如生物消毒、灰尘、电磁干扰、辐射、湿度、供电、温度、声级和振级等)。当环境条件不满足要求时，应停止检验检测工作。检测人员应客观、详细地记录检测过程中的环境条件及变化，保证整个检测过程满足检测标准和方法的要求。

(2) 如果环境条件对检测结果和设备精度有影响,应按影响程度采取相适应的监控措施。对温度、湿度有严格要求的实验室,应装备空调、吸湿机等装置和设施。

(3) 在固定设施以外的场所进行抽样、检验检测时,应按照标准规范的技术要求,对现场的环境条件(如天气、风速、噪声、温度、湿度等)进行监控,现场的环境条件达不到检测要求的,不能实施检验检测工作。

4.3.2.3 现场检测的环境控制。

(1) 到现场检测的临时负责人在制定检验检测实施方案时,应根据所用仪器设备的使用条件和对被测对象的测量要求,制定现场检测时的极限环境的限制条件和条件保障。如:

① 人员和设备的安全保障;

② 供电供水的条件及保障;

③ 吊装和运输保障;

④ 供气通风与气压条件;

⑤ 温湿度条件;

⑥ 粉尘和烟雾干扰;

⑦ 光线干扰;

⑧ 噪声、振动和电磁干扰;

⑨ 其他特殊条件和保障。

(2) 对难以控制的环境条件,进行检测时应考虑在时间和地域上实施隔离,以保证检测人员的人身安全和检测结果的有效性。

(3) 当检测环境达不到要求,检测不能正常进行时,检测项目负责人应及时报告检测部门领导,经公司领导批准,与客户协商后停止检测活动。

4.3.3 场所环境条件的记录和监控

4.3.3.1 检验检测人员应严格在标准规范所规定的环境条件下进行检验检测工作,确保结果的有效性和准确性。对环境条件有要求的项目,需在检验检测过程中监测、控制环境条件,并将环境条件记录在原始记录中。

4.3.3.2 监督员在实施监督工作时,发现检验检测的场所和环境条件或辅助设施不符合要求时,应责成检测人员立即终止检验检测,采取必要的纠正措施;同时还应立即报告其主管领导。

4.3.3.3 当检验检测过程中突然出现停电、停水或其他突发情况时,应立即停止试验,待恢复环境后,重新取样进行试验。若为破损性试验,则应立即通知委托方和检测部门领导,以共同商讨应对处理方法。

4.3.4 场所环境条件的管理

4.3.4.1 内务管理要求。

(1) 试验场所应保持清洁、卫生、整齐,不得在检验检测区内进行与检测无关的活动,存放与检验检测无关的物品。

(2) 试验时要保持场所和环境的条件与标准规范的要求一致。

(3) 应具有相应的仪器设备和措施,确保检测过程中产生的废气、废液、粉尘、噪声、固废物等的处理符合环境和健康的要求。

4.3.4.2 控制区域和隔离措施的要求。

(1) 检验检测区域与办公场所应隔离并设置明显的标志,提示无关人员不得进入,避免对检验检测工作的干扰。这些受控区域包括但不限于检验检测区、档案资料存放区、设备存放区等。

(2) 非本公司工作人员不得进入检验检测工作受控区域,如客户或其代表确需进入,须经公司总经理批准及在有关人员陪同下佩戴通行证方可进入,并须遵守本公司的保密规定及其他管理制度要求。

(3) 相邻检验检测区域之间有交叉干扰时,应采取有效的隔离措施,如采取屏蔽或距离隔离使它们有效分开。

4.3.4.3 人员的健康与安全要求。

(1) 试验场所内需配置足够的消防设施,并放置于显眼易取的地点。

(2) 严禁带无关人员和物品进入测试场所。

(3) 检验室的电器设备要有接零接地和熔断器并严禁超载使用。

(4) 本公司节假日和下班时间必须切断电源,关好门窗,不能断电的处所应有监控措施。

(5) 当工作环境有毒气或灰尘产生时,应佩戴防毒面罩或口罩;当要接触有毒物质时,应戴防护手套。

支持文件

《场所环境条件控制程序》(FS/B-05)

《内务管理程序》(FS/B-06)

《仪器设备的控制与管理程序》(FS/B-07)

《安全作业制度》(FS/C-17)

《环境保护制度》(FS/C-18)

13. 实验室设备设施的管控要求。主要包括设备设施的配备、设备设施的维护、设备管理、设备控制、故障处理、标准物质的管控等方面的要求。示例如下:

FS/A-09 4.4 设备设施的管控要求

4.4 概述

仪器设备和标准物质是正常开展检测工作的物质基础,是取得可靠的测量数据的重要资源之一。为了保证检测结果的正确性,本公司按照检测标准要求对所需的检验检测设备和标准物质的配置、安全处置、运输、存放、计量校准、使用、维护保养等进行有效管理和控制。

4.4.1 设备设施的配备

4.4.1.1 各检测室根据检测的业务范围、工作量的需求及技术指标的要求,正确配置所需的仪器设备(包括量程范围、准确度、不确定度等的选择),以满足资源的要求。用于检验检测的设备设施,应有利于检测工作的正常开展,包括检测过程所必需并影响结果的仪器、软件、测量标准、标准物质、参考数据、试剂、消耗品、辅助设备等。

4.4.1.2 根据相关检测标准、规范的要求及安全环保的考虑，配置适宜的检测设施（主要指场地、能源、照明、通风等），以及其他必要设施、工作条件等，保证检测工作的正常开展。

4.4.1.3 设备更新及需增置新的仪器设备时，必要时应组织有关人员论证设备的购置及组织验收。具体工作按《仪器设备的控制与管理程序》(FS/B-07)、《标准物质管理程序》(FS/B-10)的规定实施。

4.4.1.4 仪器设备的购置、验收、流转等一系列过程应在有效控制之下，见《仪器设备的控制与管理程序》(FS/B-07)。

4.4.2 设备设施的维护

4.4.2.1 检测人员对使用后的仪器设备和设施进行日常维护和保养，定期做好加油防锈、防止其污染或性能退化等保养工作，主要（重要）的设备要有专人维护，确保检测活动过程仪器设备都处于正常状态。

4.4.2.2 设备设施在移动、运输的过程中，须对其做好安全保障措施，现场检测使用的仪器设备携带时应注意路途及使用现场的防振、防潮、防尘。

4.4.2.3 检测人员应定期对设备设施的摆放、储存地方进行清洁，保持干净、整齐，防止因环境影响其使用性能。

4.4.3 设备管理

4.4.3.1 对检测结果有重要影响的仪器的关键量或值，要制定和实施检定/校准计划。需要强制检定/校准的设备，遵照规定的检定/校准周期送法定计量检定机构进行检定/校准。

4.4.3.2 需要计量检定/校准的仪器设备（包括新购置的设备和修理过的设备）在投入使用前，应对其进行检定/校准及结果确认，确认其能够满足检验检测要求后方可使用。对于目前不能严格溯源到国际单位制的仪器设备，由设备管理员负责制定设备间的比对方案或其他有效方法进行验证，经技术负责人批准后实施，以确保检测工作的有效性。可能时，应参加适当的实验室之间比对活动，并保留检测结果相关性或准确性的证据。

4.4.3.3 当校准产生了一组修正因子时，按照相关程序的规定，设备管理员需将校准报告等相关资料复印给相关设备使用人员，保证其正确理解和使用修正因子。

4.4.3.4 设备（包括硬件和软件）应得到保护，以避免发生问题致使检验检测结果失效。

4.4.3.5 按《仪器设备自校规程》对需要自校的仪器进行校准。

4.4.3.6 按《期间核查管理程序》(FS/B-09)规定要求，对使用频率高、漂移性较大的设备进行期间核查，以保持设备检测结果的可信度；若可行，标准物质在有效期内使用时也需进行期间核查。

4.4.4 设备控制

4.4.4.1 对所有仪器设备以建立档案的方式进行跟踪溯源，对设备及其软件的记录采取动态管理，及时补充相关的运行情况（包括验收、检定/校准、维护、维修、损坏报废等信息）。

4.4.4.2 仪器设备的管理、使用、保养、标识、维护、降级和报废处理应符合《仪器设备的控制与管理程序》(FS/B-07)。

4.4.4.3　重要、关键、操作技术复杂的大型仪器设备应由经过授权的检测人员操作，对检测设备实施维护和操作应使用最新版本的作业指导书(包括说明书、使用手册等)，并方便操作及相关人员使用。

4.4.4.4　仪器设备遇到外借等脱离了本公司控制的情况时，这类设备返回后，在使用前应对其功能(工作状态)及检定/校准状态进行核查，得到满意结果后方可使用。

4.4.5　故障处理

4.4.5.1　曾经过载或处置不当，给出可疑结果，或已显示出缺陷，超出规定限度的设备，应立即停止使用并由设备管理人员加贴明显故障标签(红色)以清晰表明该设备已停用，如可能，应与正常使用设备分开，存放于其他适当位置，直至修复并通过校准或核查表明能正常工作为止。

4.4.5.2　对于上述出现过故障及经过维修的设备，由设备使用人员核查这些缺陷或偏离规定极限、对先前已经完成或正在进行的检测工作的影响，并执行《不符合工作控制和纠正措施程序》(FS/B-17)，必要时应采取纠正措施加以处理。

4.4.5.3　修复后的仪器设备应经过检定/校准证明其功能指标恢复正常后，方可重新投入使用。还应对这些因缺陷或超出规定极限而对过去进行的检验检测活动造成的影响进行追溯，发现不符合，应执行不符合工作的处理程序，暂停检验检测工作，不发送报告或者追收之前已发出的报告。

4.4.6　标准物质的管控

4.4.6.1　应使用国家主管部门批准发布的有编号、有合格证书的标准物质，可能时应溯源到国际单位制单位，并保存溯源资料，应有表明其校准状态的识别标志。

4.4.6.2　所用的标准物质必须在有效期内，应按照《标准物质管理程序》(FS/B-10)对标准物质的安全处置、运输、储存和使用进行有效控制，防止污染或损坏，并保护其完整性。

4.4.6.3　标准物质超过有效使用期或出现异常、变质现象时，应停止使用。标准物质由专业检测室保管，按《标准物质管理程序》(FS/B-10)执行。

支持文件

《仪器设备的控制与管理程序》(FS/B-07)

《量值溯源管理程序》(FS/B-08)

《期间核查管理程序》(FS/B-09)

《标准物质管理程序》(FS/B-10)

《外部支持服务和供应管理程序》(FS/B-14)

14. 实验室管理体系的管控要求。实验室管理体系的管控要求主要包括总则(总体要求)，方针目标，文件控制，合同评审，分包、采购、服务客户，处理投诉，纠正措施，应对风险和机遇的措施和改进，记录控制，内部审核，管理评审，方法的选择、验证和确认，测量不确定度，数据信息管理，样品处置，结果有效性，结果报告，结果说明，抽样结果，意见和解释，分包结果，结果传送和格式，修改、记录和保存等方面的管控要求。示例如下：

4.5 管理体系的管控要求(FS/A-10～FS/A-36)

4.5.1　总则(FS/A-10)

4.5.1.1　为建立方针和实现目标,本公司建立符合自身实际情况,适应自身检验检测活动并保证其独立、公正、科学、诚信的管理体系。本公司的管理体系至少包括但不限于:管理体系文件、管理体系文件控制、记录控制、应对风险和机遇的措施、改进与纠正措施、内部审核和管理评审,并将政策、计划、程序和指导书制订成文件。

4.5.1.2　管理体系文件。本公司管理体系文件由三个层次组成:

第一层次:质量手册。

第二层次:程序文件。

第三层次:作业指导书、质量和技术记录及外部文件,包括检验方法实施细则、设备操作规程、报告和原始记录、检测方案、内审和外审报告等。

(1) 质量手册。质量手册是管理体系的纲领性文件,主要描述本公司的组织机构及管理体系中各部门、人员的责任和相互关系,阐明本司的质量方针、目标、公正性措施,各章节分别描述管理体系需要满足和如何满足《检验检测机构资质认定能力评价　检验检测机构通用要求》(RB/T 214—2017)等实验室管理相关规矩的强制性要求、通用要求和特殊要求。质量手册由公司总经理批准颁布实施。

(2) 程序文件。程序文件是质量手册支持性文件,是将质量手册采用的全部要素展开的具体质量活动,是规定公司开展检测活动的细节性文件。程序文件由公司总经理批准实施。

(3) 作业指导书、质量和技术记录及外部文件:

① 作业指导书。作业指导书是开展检测活动的技术性管理体系文件,是程序文件的细化,包括:检验方法实施细则、仪器设备运行中检查方法、校核方法。

② 质量和技术记录。质量和技术记录是指开展技术和质量活动产生的各项资料,包括:检测报告、原始记录、内审和管理评审报告、检测方案等。

③ 外部文件。外部文件包括国家实验室管理相关的法律、行政法规、规章、规范性文件、国家标准、地方标准、行业标准和相关权威文献等。

4.5.1.3　管理体系的运行。

(1) 本公司的管理体系文件的贯彻由质量负责人负责,并监督管理体系文件的执行情况,对执行中出现的问题和违反文件规定的行为给予及时的解决和纠正。

(2) 为使过程受控,将有关政策、制度、计划、程序和作业指导书等制定成文件,形成管理体系文件,对有关岗位人员进行培训,使其理解、熟悉并有效执行,以达到确保检测结果质量的目的,各岗位人员方便地取得并有效地使用管理体系文件。

(3) 本公司制定了质量方针和质量目标,并对检测的良好职业道德和服务质量做出了承诺。

(4) 本公司的《质量手册》概述了管理体系中所有文件的架构,规定了程序文件,阐明了管理体系概况。

(5) 为了使管理体系正常运行和保持其有效性，满足《检验检测机构资质认定能力评价　检验检测机构通用要求》(RB/T 214—2017)等实验室管理相关规矩中对质量管理和技术要求的规定，本《质量手册》对管理层、技术负责人、质量负责人的作用和职责做了明确规定，同时对遵循《检验检测机构资质认定能力评价　检验检测机构通用要求》(RB/T 214—2017)等实验室管理相关规矩以及持续改进管理体系有效性作了承诺。

(6) 本公司设置总经理、技术负责人、质量负责人、各部门负责人等关键技术岗位，并规定其职责，以确保本公司管理体系的有效运行。

4.5.1.4　管理承诺。本公司总经理应通过以下活动对其建立和改进管理体系的承诺提供证据：

(1) 向本公司传达满足客户和适用的法律法规要求的重要性。

(2) 制定质量方针和质量目标。

(3) 进行管理评审。

(4) 确保可获得必要的资源，为此，公司总经理应参与质量管理工作。

(5) 营造一种具有客户服务意识的环境，使服务质量持续满足客户的要求。

(6) 确定本公司的质量方针和目标，充分考虑客户的期望和需求，构筑质量目标的框架。

(7) 定期对管理体系进行评审，确保管理体系的适宜性、充分性和有效性，确保该体系在本公司的有效运行。

(8) 为管理体系的运行与保持提供人力资源、基础设施和环境。

(9) 对管理体系的过程进行更改时，公司总经理应对因此而导致的其他过程的变化做出判定，并采取适当的措施，确保管理体系运行的连续性和完整性。

4.5.1.5　管理体系内部审核。内部审核工作应按以下要求进行：

(1) 通过对管理体系进行内审，确定本公司的管理体系及其要素是否符合《检验检测机构资质认定能力评价　检验检测机构通用要求》(RB/T 214—2017)等实验室管理相关规矩的要求，对公司管理体系运行的符合性进行自我评价。

(2) 管理体系内部审核计划由质量负责人制订。

(3) 内审员必须由经过培训并且具有资格的人员担任，在安排审核工作时，内审员应独立于被审核的活动。

(4) 内部审核由质量负责人负责组织实施，每年进行一次，必要时追加审核。

(5) 内审中发现的问题和采取的措施应进行记录，且相关部门应在限定时间内完成纠正措施。

(6) 管理体系内部审核工作的有关记录和文件由质量负责人整理后，由综合室统一归档保管。

(7) 当日常的监督管理或投诉的结果涉及公司工作是否符合质量方针或程序是否符合标准要求，或是对检测质量提出疑问时，应根据内部审核程序立即对有关领域的工作和职责进行临时追加审核。

4.5.1.6　管理体系评审。管理体系评审应按以下要求组织实施：

(1) 本公司规定管理体系评审每年进行一次。

(2) 管理体系评审由本公司总经理主持,按《管理评审程序》(FS/B-22)的规定组织技术负责人、质量负责人、各部门负责人等对整个体系进行全面的综合评审。

(3) 管理体系评审内容包括管理体系的各个要素,重点分析:

① 内部审核的结果;

② 外部审核的结果;

③ 客户的质量投诉;

④ 机构、人员、设备、任务的变化情况;

⑤ 监督人员、管理人员的有关报告等。

(4) 对于评审中提出的问题、结论及建议,质量负责人应负责组织编写评审报告,并根据评审情况对质量手册进行修订(有需要时)。

(5) 对评审中发现的问题,应在限定时间内完成纠正措施。

(6) 管理体系评审工作的有关记录和文件由质量负责人整理后,由综合室统一归档保存。

支持文件

《文件控制管理程序》(FS/B-11)

《内部审核程序》(FS/B-21)

《管理评审程序》(FS/B-22)

《投诉处理程序》(FS/B-16)

《不符合检测工作的处理程序》(FS/B-17)

《应对风险和机遇的措施和改进程序》(FS/B-19)

4.5.2 方针目标(FS/A-11)

4.5.2.1 质量方针。本公司的质量方针是:公正严谨、质量第一、热诚高效。

公正,就是本公司的全体工作人员都遵循客观独立、公平公正、诚实信用原则,认真按照检测工作程序和有关规定行事,严格履行各自职责。在检测工作中,不受外来因素干扰和影响,坚持原则,始终以真实的检测数据说话,能独立公正地作出准确判断。

严谨,就是本公司的所有工作人员都应该具备对待检测工作任务一丝不苟的敬业精神。所有人员的职业素质和相关岗位配置应满足检测任务的需要,仪器设备和环境条件应符合检测的技术要求。每个实验岗位的工作人员要有试验许可资质认证(即上岗证),对待工作要有认真严谨的态度,严格按照质量手册和程序文件的岗位要求做好每一环节,本公司应根据需要开展个人职业技能培训。

质量第一,就是与同类检测单位相比,检测报告水平力争第一。务求本公司在得到客户的委托任务后,所有相关工作人员在质量手册和程序文件的指导下,规范进行检测活动,做到检测数据、结论真实、准确、可靠。

热诚高效,就是本公司的全体人员本着良好的服务态度,快速及时地进行检测任务。本公司接到客户的委托任务及与客户签订检测合同后,精心组织安排,严格执行检测计划,做好检测过程中的各项准备工作,使得检测工作能高效有序地完成,给客户提供满足规范的快速服务,并且在服务过程中,检测人员应保持良好的服务态度,由始至终规范检测活动,确保实验数据准确无误。

4.5.2.2　质量目标。全面贯彻质量方针，不断提高检验检测质量和服务质量，创建高水平、高质量、高效率的工程质量检验检测单位。具体指标有：

承诺客户的检验检测时限完成率≥98%；

检验检测报告差错率≤1%；

在用仪器设备检定校准合格率 100%；

检验试验人员持证上岗率 100%；

客户满意度≥96%；

事故发生率≤0.01%。

4.5.2.3　质量承诺。本公司作出以下质量承诺：

(1) 全面贯彻质量方针，向所有客户提供同等质量的检测服务，维护检测工作的公正性、独立性和诚实性。

(2) 严格执行规定的标准或方法，保证数据的准确性及检测方案符合检测委托书约定的要求。

(3) 对客户提交的样品及技术资料负有保密责任，不准利用客户的技术资料从事受检产品的开发、生产和咨询。

(4) 按照约定的服务时间提供检测结果，按规定标准收取检测费用。

(5) 遵守员工守则，与客户保持联系和沟通，接受客户监督。

4.5.2.4　质量方针和目标的实现。为保证质量方针和质量目标的实现，应采取下列质量管理措施：

(1) 质量方针和质量目标的宣贯。质量负责人负责制订宣贯计划，并组织实施宣贯工作，使全体公司员工熟悉、理解质量方针和目标，并自觉执行。对新招聘拟安排工作岗位的人员，上岗前应做好宣贯工作。

(2) 分解与策划。与质量相关的部门应根据本部门的职责和特点，对方针和目标进行细化和分解，转化为部门的工作目标，同时为了保证目标的顺利完成，应进行相应的质量策划。

(3) 管理体系的持续改进。本公司的质量管理体系应符合本公司的发展情况，同时满足顾客的需求。通过内部审核和管理评审，对管理体系的适宜性、充分性和有效性进行分析评价和持续改进。

(4) 明确质量职责，加强质量监督。本公司明确与质量活动相关的所有部门与人员的质量职责，严格按照质量手册和程序文件执行；质量负责人全面负责质量管理，对本公司管理体系的有效运行和重要的质量活动实施监督。

4.5.3　文件控制(FS/A-12)

4.5.3.1　管理体系文件是管理和技术活动的依据，为确保本公司及有关场所使用的文件及资料为现行有效的版本，本公司建立了文件的控制程序，对检测活动文件的编制、审核、批准、发布、标识、变更和废止等各个环节进行有效的控制。

4.5.3.2　文件范围。

(1) 内部文件：本公司内部编制发布的管理体系文件，包括质量手册、方针声明、承诺、程序文件、作业指导书、质量/技术记录等。

(2) 外部文件：与检测有关的法律法规、规章制度、检测标准、技术规范、标准方法、仪器设备使用说明、产品图纸、软件、指导书、合同等。

(3) 本公司实施和保持管理体系所形成的相关记录、文件：检测结果报告、原始记录、检测方法实施细则，设备操作规程，核查、比对与能力验证资料，内审和管理评审报告等涉及质量和技术活动记录的文件。

4.5.3.3 文件编制应按以下要求进行：

(1) 本公司的质量手册和程序文件由质量负责人组织相关人员编制和修订。

(2) 检测方法实施细则、仪器设备操作规程、质量计划记录、技术记录等一般技术类作业指导书，由检测生产部门负责人组织专业技术人员编制。

(3) 相关标准、规范和法律法规等外部文件由综合室归集、管理。

4.5.3.4 文件批准发布按以下规定进行：

(1) 质量手册和程序文件由质量负责人审核，本公司总经理批准发布。

(2) 各类检验检测报告和原始记录的校核和审批按行业管理要求执行。

(3) 文件编制完成后，发布使用前应得到授权人员的审核和批准，以确保其适宜性和充分性。

(4) 文件发布后，对管理体系有效运行起重要作用的各个场所，均应做到及时发放到位，保证有关人员使用现行有效文件。文件发放应建立发放记录，并注明受控状态。

(5) 建立受控文件清单和文件分发控制清单。受控文件清单应易于检索并根据文件的修改情况及时更新，以防止在实际工作中误用失效或作废的文件。文件分发控制清单记录文件去向，便于监督、核查及文件变化及时更新。

(6) 本公司制定发布的管理体系文件均应有唯一性标识，其唯一性标识，可包括文件的发布日期、编制人、审核人、批准人、修订状态标识、页码、总页数、文件结束标记、发布日期和发放机构的名称及发放编号。

(7) 本公司为确保文件的持续适宜性和可操作性，建立文件审查程序，包括对文件名称、方式、年查新频次时间、规范变化的分析，评估及处理建议的情况与结果记录。对于评审发现不适宜或不满足使用要求的，及时修订并重新批准。

4.5.3.5 文件控制管理应按以下要求实施：

(1) 质量负责人负责质量手册和程序文件的控制和维护，各部门在与管理体系有关的重要场合，必须使用现行有效的管理体系文件。

(2) 检测报告、原始记录及客户提供的产品合格证等技术文件连同报告和原始记录一起装订，由综合室统一登记、编号发放、存档。

(3) 各专业检测室提出标准规范的采购申请，综合室负责采购和管理，保证相关人员能及时使用现行有效的标准、技术规范。

(4) 质量手册和程序文件、内部审核报告、管理评审报告、纠正预防措施记录等质量记录，以及检验检测有关的法律法规和行业规章管理制度等外部文件，应保持清晰、唯一的标识，由综合室负责统一管理，并建立清单。

(5) 外部人员借阅质量手册和程序文件需经质量负责人审核，最高管理者批准。内部文件的借阅应向综合室办理借阅手续。

(6) 各部门和个人使用的受控文件应妥善保管，不得私自外借或复制，并应保持文件的清晰、易于识别。

(7) 检验检测工作场所应及时撤除并回收无效或作废的文件，防止误用。根据需要而保留的已作废的文件，需办理申请手续后方能继续留用，并加盖“作废”章作标记。

4.5.3.6　电子文件的控制。保存在电子媒体中或在网络上传输的文件，应进行控制，保证数据采集、输入、存储、传输、加密、加权、处理的完整和安全。

4.5.3.7　文件的保存应按以下要求进行：

(1) 检验检测原始记录、报告的归档留存，保证其具有可追溯性。检验检测原始记录、报告等技术资料的保存期限不少于6年。

(2) 内审和管理评审报告、监督报告、标准更新确认等质量资料，保存期限不少于6年。

支持文件

《文件控制管理程序》(FS/B-11)

《记录控制程序》(FS/B-20)

4.5.4　合同评审(FS/A-13)

4.5.4.1　概述。为了满足客户的要求，与客户充分沟通，真正准确地了解客户需求，并对本公司的技术能力是否能够满足客户的要求进行评审。

4.5.4.2　客户要求评审应按以下要求实施：

(1) 客户要求的识别。相关部门人员根据不同的情况，采取相应的识别方式。当客户向公司提出具体要求时，相关部门人员应进行相应的识别，同时应确认客户的隐含要求。综合室必须定期与客户沟通，以问卷调查、当面拜访、电子邮件、电话联络等形式，主动了解客户要求。

(2) 客户要求评审的内容。客户对检验检测项目是否有明确的技术要求，有无特别的要求(如保密、保护所有权等)，要求是否合理。公司有无足够的能力与资源，如满足客户的要求是否需要特殊的检验检测方法和设备、检验检测所需时间、人员能力、设备状况、后勤保障能力等。客户的要求有无及时响应，是否充分理解并确定客户的需求和期望，是否加强与客户的沟通，并达到客户满意。

4.5.4.3　标书评审按以下要求进行：

(1) 招标信息的收集与分析。综合室通过网络查询、接受邀请等方式收集招投标信息，对项目信息进行汇总、分析，明确项目概况、检验检测要求、招标单位、对投标人资质资格要求等，提出投标建议提交分管招标工作的领导确认。

(2) 标书评审的内容主要包括：

① 初步评审，包括符合性评审、技术性评审、商务性评审；

② 详细评审即终审，包括技术性评审和商务性评审。

(3) 标书管理。综合室总体负责检验检测业务的投标工作，各相关检验检测生产部门协助完成。投标文件由综合室制作、管理。技术负责人负责组织部门对标书内容进行评审，并记录评审结果。

4.5.4.4　合同评审的管控要求如下：

(1) 合同的类型主要包括：

① 试验检测业务类合同；

② 设备购置合同；

③ 其他类别合同。

(2) 合同评审的内容。合同评审的主要内容有人员与设备技术要素、财务要素、合同交付时间、利益与风险、法律责任要素、样品要素、保密和保护所有权要素、传送检测结果的要求、根据检测结果提供评价意见和建议的要求、合同变更或偏离时的要求、报告中给出测量不确定度的要求等。

① 试验检测委托单的评审内容。收样人员负责指导客户填写试验检测委托单，对委托单上的信息，如试验项目、使用标准及其他要求予以评审，如果本公司的能力和资源能满足客户提出的试验检测要求，即在委托单上签字确认。

② 正式合同的评审内容及其管控要求如下：

(a) 当客户有大宗的、特殊要求的检测项目时，相关人员应向客户了解要求，记录有关检测依据、对象、目的、时间、数量、结果等要求，经双方同意，综合室草拟合同初稿。

(b) 合同初稿完成后，技术负责人组织合同评审小组对公司的技术能力和检测资源进行评审。

(c) 报本公司总经理批准后的合同，由本公司与客户双方盖章，合同正式生效，职能部门应在合同生效后立即组织实施。

(3) 合同偏离的管控。评审结果应及时与客户沟通，并得到其认可。当评审结果与客户要求有差异时，应在检验检测工作开始前与客户协商解决。合同执行中如遇到对合同要求的任何偏离，综合室应与客户做充分的沟通，保证能得到客户同意，将变更事项通知相关检验检测人员。

(4) 合同的修改。合同发生修改时，应按以下要求实施管控：

① 在执行合同过程中，任何一方提出需要修改合同时，公司应采取有效的措施，并及时与客户进行沟通，避免造成双方的利益损失；

② 若修改后的合同有重大的变化，应重新组织有关人员对变更后的合同进行评审，评审结果应作为检测合同的附件并由双方授权人签字；

③ 合同修改的内容应及时通知所有受到影响的人员，避免出现工作差错给双方造成损失。

(5) 记录管理。协议、合同和合同修改件应以书面的形式予以记录，合同、合同评审表以及相关文件一并归档，由财务部负责日常管理及存档。

支持文件

《客户要求、标书和合同评审程序》(FS/B-12)

《检测方法的选择确认及变更程序》(FS/B-23)

《允许偏离的控制程序》(FS/B-35)

4.5.5 分包(FS/A-14)

本公司因工作量大，以及关键人员、设备设施、技术能力等原因，可以将项目分包给依法取得检验检测机构资质认定并有能力完成分包项目的检验检测机构。分包时应按以下要求实施管控：

4.5.5.1 分包的范围。分包项目不得涉及国家相关法律法规、标准规范强制性规定的禁止分包的项目。分包范围为：

(1) 短期性的原因(如工作量大、无法按约定期限完成)造成无法按合同期限完成的项目。

(2) 持续性的原因(如关键人员、设备设施、技术能力等欠缺)造成无法按合同期限完成的项目。

4.5.5.2　分包的原则。优先选择同时有资质和质量保证的检验检测机构:

(1) 选择经过评估合格并依法取得检验检测机构资质认定或认可有能力完成分包项目的检验检测机构。

(2) 在进行分包时,以书面形式通知客户,并得到客户的书面同意。

(3) 在所出具的检验检测报告中,必须清晰标明哪些是分包方的结果。

(4) 本公司应保存检测中使用的所有分包方的资料,并保存其工作符合标准的证明记录。

4.5.5.3　分包的质量责任。分包方负责向公司报告检测结果,承担分包部分的检测质量责任。除客户或管理机构指定的分包方外,公司应对分包方的检测工作质量向客户负责。

支持文件

《分包控制程序》(FS/B-13)

《客户要求、标书和合同评审程序》(FS/B-12)

4.5.6　采购(FS/A-15)

选择、购买服务和供应品是保障公司检测工作正常开展不可缺少的因素,也是关系到检验结果质量的环节之一。本公司对外部供应仪器设备、标准物质、消耗性材料以及采购服务做出必要的规定。通过相关程序的控制,保证所采购的供应品或服务符合规定的质量要求,以确保检测工作的质量。

4.5.6.1　服务及供应品采购范围:

(1) 服务包括:检测仪器设备的检定/校准、设施和环境的设计、搬运、安装、维修、保养;计算机服务系统(含硬件、软件)、标准服务、检测设施设备维护服务、人员培训教育等。

(2) 供应品采购包括:仪器设备、试剂、消耗性材料的购买、接收、检定/校准、维修、存储、服务等。

4.5.6.2　服务及供应品的选择:

(1) 本公司在采购供应品以及接受服务时,应事先编制详细的采购计划。采购计划中应详细列出服务和供应品的技术要求,采购计划发出前,由相关部门办理审批手续。检验检测人员应记录所使用供应品的质量状况,为评价、选择合格供应商提供信息。

(2) 在实施采购前,由本公司组织对拟选用的服务单位和供应品生产厂家进行评价,并将评价合格的服务单位和供应商列入合格供应商名册,以供作为选择的依据。保留评价记录及服务单位和供应商的资质能力等材料。

(3) 应将对服务单位和供应商的评价资料及其资质能力等材料归档,供应商的信誉证明文件应充分有效。

4.5.6.3 服务和供应品的验收。与检测结果质量有关的服务和供应品，按《外部服务和供应品管理程序》(FS/B-14)的规定验收，确保所采购的设备、材料和服务均符合规定的要求。

支持文件

《外部服务和供应品管理程序》(FS/B-14)

4.5.7 服务客户(FS/A-16)

为了解客户对检验检测的要求和及时得到客户对检测活动的意见与建议，本公司应与客户或其代表沟通和合作，并在确保其他客户机密的前提下，允许客户到本公司观看与其工作有关的检验检测活动或验证所需的检测物品的准备、包装和发送，以便有利于双方理解，避免认识的不一致造成的偏差；通过向客户提供满意的服务维护本公司的公正性和良好的信誉。

服务客户：

(1) 当客户要求与本公司保持技术方面的良好沟通并获得建议和指导时，本公司应客户的要求可以给予客户根据检测结果得出的意见和解释。

(2) 公司在为客户提供检验检测服务及结果解释的整个过程中应加强与客户的联系，注意检验检测结果在报告上的正确表达；注意评价意见和结果解释向客户传达的方式，并将检测过程中的任何延误和主要偏离活动通知客户。

(3) 本公司应积极从客户处搜集其他反馈信息，无论是正面的还是反面的反馈，都可用于改进管理体系、检测工作及对客户的服务。

(4) 在确保其他客户机密的情况下，经批准后可允许客户或其代表合理进入公司的相关区域，监视和观看自己委托的检验工作的进行过程，客户可以对检验工作提出意见，公司应认真听取，并予以记录。

(5) 建立客户满意度调查制度，主动收集客户的意见和建议。每年至少一次通过发放调查表等形式调查客户对本公司工作质量的意见和期望，并通过使用和分析客户的反馈意见，改进管理体系、检测活动及对客户的服务。

支持文件

《服务客户程序》(FS/B-15)

4.5.8 投诉(FS/A-17)

投诉是客户的合法权益，正确对待及妥善处理投诉是提高本公司信誉、工作质量和服务质量的重要环节，也是开展管理体系审核和评审的依据之一。明确对投诉的接收、确认、调查和处理职责，跟踪和记录投诉，确保采取适宜的措施，并注重人员的回避。

4.5.8.1 范围。适用于所有来自客户或其他方面的投诉的处理。

4.5.8.2 受理和处理：

(1) 受理登记。由综合室负责，投诉电话：(略)，邮箱：(略)。

(2) 处理的分工：

① 质量负责人负责检测工作公正性的维护和质量服务方面的投诉；

② 技术负责人负责技术方面的投诉。

(3) 本公司将通过各种渠道，利用与客户接触的机会收集客户的各类投诉信息。耐心接待来访投诉客户，并做好详细记录。同时受理投诉信函、电话，经阅读、分类、整理成相应记录以供核实，并保留投诉信函及电话记录。

(4) 接收到客户投诉后，应尽快组织调查是否为有效投诉，并根据调查结果分别处理：

① 确认为无效投诉的，通过与客户的沟通、解释进行处理；

② 如确认为有效投诉，应及时进行处理，并要求责任部门实施纠正和制定纠正措施、预防措施；

③ 如果投诉的事实较严重，会引起对公司质量管理和技术运作的质疑，由质量负责人组织进行附加内部审核；

④ 涉及投诉事项的当事人不得参与投诉的调查和处理。

(5) 相关责任部门在确认投诉事实后，应查找原因，并实施纠正或预防措施。

(6) 如果确属本公司原因，造成客户的投诉和不满意，本公司应组织相关岗位人员按《不符合检测工作的处理程序》(FS/B-17)进行原因分析，确定纠正措施并实施。客户要求时，本公司应安排复检，并承担复检的所有费用和相应的客户损失。

(7) 受理、处理过程形成记录文件，归档保存，妥善保管。

(8) 质量负责人负责投诉信息的统计分析，确定委托方及上级行政主管部门的需求和期望及需改进的方面，并提交管理评审。

支持文件

《投诉处理程序》(FS/B-16)

《管理评审程序》(FS/B-22)

《不符合检测工作的处理程序》(FS/B-17)

《应对风险和机遇的措施和改进程序》(FS/B-19)

4.5.9　不符合工作控制(FS/A-18)

为确保本公司管理或技术活动符合管理体系文件、检验检测规范标准的要求，对在检验检测过程中可能发生的不符合工作及时予以纠正，并采取纠正措施，保证检测结果的质量，不断完善管理体系。

4.5.9.1　不符合工作的来源。不符合的信息通常来源于监督员的监督工作、客户意见、内部审核、管理评审、外部评审、设备的期间核查、检验检测结果质量监控、实验室间比对、能力验证、仪器设备采购的验收、报告的审查、数据的校核等。

4.5.9.2　不符合工作的处理和控制：

(1) 质量负责人和内审员通过内审识别不符合工作，跟踪纠正活动和措施的实施。

(2) 各专业检测室负责人和监督员识别检测过程中的不符合工作，对一般不符合工作及时予以纠正，对较严重或会造成不良后果的不符合工作必要时可暂停其工作并上报技术负责人。

(3) 技术负责人对不符合工作的严重性(包括对以前结果的影响)和可接受性作出评估，区分严重不符合或一般不符合，分析不符合工作再度发生的可能性以及是否影响质量管理体系的符合性。

(4) 技术负责人负责对不符合工作进行评价和对以前结果的影响分析，当已经影响到为客户提供的服务质量，可能影响到检验检测数据和结果时，立即通知客户，并取消不符合时所产生的相关结果。

(5) 当技术负责人确认不符合现象已经消除并且不再影响检测工作的质量时，技术负责人审批纠正措施和批准恢复工作。

(6) 当评价表明不符合工作可能再度发生，或者是影响到质量管理体系运行时，要开展原因分析，采取相应的纠正措施，切实消除不符合工作发生的根本原因，杜绝其再度发生。

4.5.9.3 记录管理：

(1) 质量负责人每年汇集有关纠正措施的信息，将纠正措施实施情况及效果提交管理评审。

(2) 综合室负责保存不符合工作及纠正措施活动全过程的记录。

支持文件

《不符合检测工作的处理程序》(FS/B-17)

《应对风险和机遇的措施和改进程序》(FS/B-19)

《内部审核程序》(FS/B-21)

《管理评审程序》(FS/B-22)

4.5.10 纠正措施、应对风险和机遇的措施和改进(FS/A-19)

纠正措施是为了消除已发现的不合格或其他不期望情况的原因所采取的措施，以及消除潜在不合格或其他潜在不期望情况的原因所采取的措施。预防措施是事先主动识别改进机会的过程。

4.5.10.1 纠正措施的管控：

(1) 纠正措施的选择：

① 采取纠正措施的目的在于消除不符合工作或偏离发生的根本原因，所以纠正措施的实施过程首先从分析问题发生的根本原因开始。原因分析是纠正措施程序中最为关键和困难的部分。根本原因通常并不明显，因此需要仔细分析产生问题的所有潜在原因。

② 潜在原因可包括：客户要求是否合理明确并得到落实、样品的本身属性和流转过程是否满足要求、样品的规格是否满足检测方法的要求、检测方法和工作程序是否科学合理、员工的技能水平和培训效果是否满足工作要求、设备状态及其量值是否能够溯源到国家标准和国际单位制等。

③ 根据分析调查的结果，确定问题发生的根本原因后，专业检测室负责有针对性地制定纠正措施。

(2) 纠正措施的实施：

① 纠正措施的制定应切实有效，采取的纠正措施还要考虑到成本、效果，并与问题造成的风险大小相适应，选择修改程序简单、环节最少、效果最佳的方案；

② 对确定的纠正措施，在规定的期限内执行实施；

③ 纠正措施实施过程中引起管理体系文件变更或者政策法规变更时，按照《文件控制管理程序》(FS/B-11)的要求制定成文件并发布实施。

(3) 纠正措施的监控：

① 监督员对纠正措施的实施过程、纠正措施的实施结果进行监控，认真检查纠正措施是否切实消除了问题发生的原因，以便验证纠正措施的有效性；

② 针对发现的比较严重的不符合项，经评价，其确实已经严重危害了本公司的检测业务，影响了本公司的实际运作情况；

③ 当需要进一步对其是否符合管理体系、《检验检测机构资质认定能力评价　检验检测机构通用要求》(RB/T 214—2017)或其他相关认证认可准则的要求进行评价时，应当立即报告最高管理者，由其决定是否需要采取附加审核，并安排质量负责人按照管理体系《内部审核程序》的要求对不符合项所涉及的相关活动区域进行审核。

4.5.10.2　预防措施的管控：

(1) 全体员工主动寻求工作中潜在的质量、环境和安全管理方面问题的各类信息，对本部门工作范围内各项工作情况进行分析和总结，以发现是否存在潜在的问题；

(2) 当发现潜在问题时，各部门负责人应安排有关人员对潜在问题的原因进行调查分析，并针对原因制定相应的预防措施，对预防措施计划、实施、监控过程进行控制，确保预防措施的有效性；

(3) 质量负责人负责组织人员对预防措施的实施情况进行督促、检查，并对其是否达到预期的效果进行验证和记录，填写《纠正/预防措施实施验证表》；

(4) 专业检测室拟采取的预防措施如果涉及其他部门，或本部门无法独立完成预防措施计划，专业检测室应将信息报综合室，由综合室负责组织制定和实施预防措施；

(5) 本公司制定了《应对风险和机遇的措施和改进程序》(FS/B-19)，包含了预防措施启动和控制，以确保其有效性。

4.5.10.3　持续改进的管控：

(1) 本手册方针目标(FS/A-11)中规定了公司的质量方针和质量目标，同时给出了质量方针的含义、贯彻要求和质量目标实施的统计方法，通过对质量方针和质量目标的宣贯，质量方针和质量目标深入全体员工的内心，确保各项质量要求得到有效保证。通过对质量方针、目标的评审，改进质量方针、目标。

(2) 通过收集客户意见，并对客户意见进行评审分析，对公司客户所提出的问题及时进行改正。

(3) 通过每年度定期的内部审核和不定期接受外部机构对本公司管理体系的审核，全面检查管理体系的运行情况，对审核中发现的问题，及时制定相应的纠正措施、采取预防措施，持续改进管理体系的运行情况。

(4) 公司最高管理者于每年的年末组织对本年工作组织开展管理评审，组织公司管理职责部门分析和评价管理体系和检测活动对公司实际运行情况和发展趋势的适宜性、充分性和有效性，总结存在的问题，并确定改进的事项，认真落实改进事项，持续改进管理体系。

4.5.10.4　记录。综合室负责保存纠正措施及其执行、跟踪、监控的记录。

支持文件

《不符合检测工作的处理程序》(FS/B-17)

《结果有效性管理程序》(FS/B-28)

《应对风险和机遇的措施和改进程序》(FS/B-19)

《内部审核程序》(FS/B-21)

《管理评审程序》(FS/B-22)

《文件控制管理程序》(FS/B-11)

4.5.11 记录控制(FS/A-20)

记录是管理体系有效运行、管理体系文件执行结果及检测技术能力的客观证据,是可溯源的证据,是采取纠正和预防措施的依据。因此,对记录应加强管理、完整收集、归档,并注意保密和安全。

4.5.11.1 记录的分类:

(1) 记录分为质量记录和技术性记录两类。

(2) 质量记录为管理体系活动中的过程和结果记录,包括:管理评审记录、管理体系内部审核记录、纠正措施和预防措施记录、投诉记录、合同评审记录、分包控制记录和采购记录等。

(3) 技术性记录是进行检测活动的信息记录,包括:原始观察、导出数据和建立审核路径有关信息的记录,检验检测、环境条件控制、人员、方法确认、设备管理、样品和质量监控记录及检验检测报告等。

4.5.11.2 记录的要求:

(1) 记录要编制合理、填写真实、更改规范、标识清晰、收集及时、检索方便、存取有序、归档分类、贮存防损、维护得力、清理合法,保证检测工作的再现。记录应包含充分的信息,以便在需要时,识别不确定度的影响因素,并确保该检验检测在尽可能接近原始条件情况下能够重复。

(2) 不同的检测项目应有不同的记录格式,记录的格式应清晰明了,记录的内容要包含过程的全部信息,用钢笔或签字笔填写,在工作中即时记录,不允许补记、追记、重(誊)抄。

(3) 记录不得随意涂改或删除,如有错误,应采用杠改方式,且将改正后的数据填写在杠改处并加盖实施记录改动人员的印章或签名。对电子记录的更改也应采取同等措施。

(4) 采用电子形式存储的记录,应及时打印并签名确认,也要采取与书面记录同等措施,并加以保护及备份,防止未经授权的侵入及修改,以避免原始数据的丢失或改动。

(5) 检验检测原始记录必须有抽样人员、检验检测人员及结果校核人员的签名。

(6) 所有的记录均要归档保存,予以安全保护和保密,确保不损坏、丢失或改动。

4.5.11.3 记录的保存和保密:

(1) 档案(记录)应存放于适宜环境,防潮、防火、防水、防盗、防霉、防虫蛀等并应有安全保护措施。

(2) 档案(记录)的保存年限。技术性记录和质量记录的保存年限不少于6年。

(3) 采用电子形式存储的记录,计算机设备的操作实行专管制,禁止无关人员接触,并加设密码,防止越权存取或修改,或者未经授权的侵入或修改;同时将所有的检测数据文件都进行备份,以避免原始数据的丢失或改动。

(4) 为保证委托方的权益,资料员应严格遵守有关技术保密制度,做好原始记录的保密工作。不允许无关人员查阅，不允许用任何方法进行复制和传播。因工作需要查看原始记录时，需经技术负责人批准，并办理有关手续。未经批准，不得出借技术资料。

支持文件

《文件控制管理程序》(FS/B-11)

《记录控制程序》(FS/B-20)

4.5.12　内部审核(FS/A-21)

通过对管理体系进行内部审核，确定本公司的管理体系及其要素是否符合《检验检测机构资质认定能力评价　检验检测机构通用要求》(RB/T 214—2017)和实验室管理相关规矩的要求，对公司管理体系运行的符合性进行自我评价。

4.5.12.1　内部审核计划。管理体系内部审核计划由质量负责人制订，计划要覆盖管理体系的所有要素、全公司所有部门和检测场所，报本公司总经理批准。

4.5.12.2　内部审核实施：

(1) 内部审核由质量负责人负责组织实施，每年进行一次，必要时追加审核。

(2) 内审员必须经过培训，具备内审员的资格并经过授权，在安排审核工作时，内审员应独立于被审核的活动。

(3) 内审要依据有关过程的重要性、对检验检测机构产生影响的变化和以往的审核结果，策划、制定、实施和保持审核方案，审核方案包括频次、方法、职责、策划要求和报告。

(4) 内审要规定每次审核的准则和范围。

(5) 管理体系内部审核的结果由质量负责人汇报给公司总经理。

(6) 内审中发现的问题和采取的措施应进行记录。相关部门应在限定时间内完成纠正措施，并由内审员跟踪验证纠正措施实施的有效性。

(7) 当审核中发现的问题导致对运作的有效性或对检测结果的正确性或有效性产生怀疑时，应及时采取纠正措施。如果调查表明所出具的结果可能已受到影响，则应以书面方式通知客户。

(8) 管理体系内部审核工作的有关记录和文件由质量负责人整理后，由综合室统一归档保管，作为下次内部审核的重要参考资料。

(9) 当日常的监督管理或投诉的结果涉及公司工作是否符合质量方针或程序，是否符合标准要求，或是对检测质量提出疑问时，应根据《内部审核程序》(FS/B-21)，立即对有关领域的工作和职责进行临时追加审核。

支持文件

《文件控制管理程序》(FS/B-11)

《应对风险和机遇的措施和改进程序》(FS/B-19)

《记录控制程序》(FS/B-20)

《内部审核程序》(FS/B-21)

4.5.13　管理评审(FS/A-22)

为了保证公司质量方针得到贯彻、质量目标得以实现和管理体系的持续有效性、适应性，对管理体系的运行情况和适用性做出客观正确的评价，确保符合《检验检测机构资质认定能力评价　检验检测机构通用要求》(RB/T 214—2017)和实验室管理相关规矩的要求。

4.5.13.1　职责分工：

(1) 公司总经理负责主持管理评审。

(2) 质量负责人协助经理做好管理评审前、后的各项准备工作。

(3) 各室主任负责实施评审中提出的改进要求。

(4) 资料员收集、整理、保存管理评审资料。

4.5.13.2　管理评审的输入。管理评审输入应包括以下信息：

(1) 以往管理评审所采取措施的情况。

(2) 与管理体系相关的内外部因素的变化。

(3) 客户满意度、投诉和相关反馈。

(4) 质量目标实现程度。

(5) 政策和程序的适用性。

(6) 管理和监督人员的报告。

(7) 内外部审核的结果。

(8) 纠正措施和预防措施。

(9) 检验检测机构间比对或能力验证的结果。

(10) 工作量和工作类型的变化。

(11) 资源的充分性。

(12) 应对风险和机遇所采取措施的有效性。

(13) 改进建议。

(14) 其他相因素，如质量控制活动、员工培训。

4.5.13.3　管理评审的输出。管理评审输出包括以下内容：

(1) 管理体系及其过程的有效性和所需的变更。

(2) 资源需求。

(3) 改进措施。

4.5.13.4　管理评审的形式。管理评审的形式一般分为两种：

(1) 完整评审：由最高管理者在计划时间内，集中组织召开一次评审会议，对所有应当进行评审的内容进行全面评审。

(2) 专题评审：由最高管理者按照计划，在一段时间内，召开多次评审会议，每次会议就某个或几个专题实施评审，12 个月内完成所有输入和输出。

4.5.13.5　管理评审的管理和控制：

(1) 本公司规定管理体系管理评审 12 个月组织一次，特殊情况下，可根据实际状况增加评审的次数。

(2) 质量负责人负责将评审中提出的问题、结论及建议整理编写成评审报告，并根据评审情况对质量手册进行修订。针对发现的问题和由此采取的纠正或预防措施，组织责任部门、岗位落实各项决定的改进措施，确保在规定的期限内得到有效实施。

(3) 对评审中发现的问题，对提出的改进措施，负有管理职责的部门或岗位人员应在限定时间内启动有关的工作程序组织实施。

(4) 应将管理评审报告中提出的相关措施纳入改进，并验证改进结果。

(5) 管理体系评审工作的有关记录和文件由质量负责人整理完毕后，由综合室统一归档保存。

支持文件

《文件控制管理程序》(FS/B-11)

《管理评审程序》(FS/B-22)

4.5.14 方法的选择、验证和确认(FS/A-23)

本公司对开展的检测项目应选择的方法都做了明确规定，用以确保所进行的检测工作，包括被检测物品的送样、处理、运输、存储和准备、检验检测、结果分析或对比、结果和符合性判断。

4.5.14.1 检测方法的选择。

(1) 本公司应满足客户需求，并满足检验检测方法的要求。应优先使用标准方法，本公司应确保使用标准的有效版本。必要时，应采用附加细则对标准加以说明，以确保应用的一致性。

(2) 当客户指定的检测方法在本公司资质认定范围内，且在保证本公司配置的技术资源满足检测需求时，优先采用客户指定的标准。

(3) 当客户未对检测项目指定方法时，本公司选择方法的原则是：优先使用国家、行业、地方颁布的标准方法。

(4) 当选用非标准方法时，应经合同评审并保留记录，并取得客户的同意后，且在检测工作开展前完成了3家或以上同行机构验证，由行业技术专家评定，保留验证记录，并经省市场监督管理局备案后才可使用，同时要确保检测人员都能正确使用此检测方法。

(5) 当客户提出的方法不适合或已过期时，应及时通知客户进行协商。

(6) 本公司所有与检测工作有关的标准、手册、指导书和参考数据都应是现行有效的版本，且便于操作人员查阅。如果缺少指导书可能影响检验检测结果，应制定指导书。

4.5.14.2 非标准方法的选择(包括自制方法)。检验检测方法包括标准方法和非标准方法，非标准方法包含自制方法。本公司根据检测工作的需要自己制定检验检测方法，制定检验检测方法的过程要有计划性，并指定资深的、有资格的技术人员按以下要求进行：

(1) 技术负责人负责公司检验检测方法的制定计划，并按照《检测方法的选择确认及变更程序》(FS/B-23)进行，明确分工，合理配置资源，严格控制实施过程，并保留相关的记录和数据。

(2) 在检验检测工作中因为检验检测需要而必须使用公司自制的检验检测方法时，应遵守与客户达成的检验检测协议、客户的检验检测要求和检验检测目的。在使用公司自制的检验检测方法前，组织相关专业技术专家按照《检测方法的选择确认及变更程序》(FS/B-23)对该方法的适用性和有效性进行验证，同时对检验检测人员应用该方法的能力进行审查、确认，验证和确认符合后方可使用。

4.5.14.3 方法的确认：

(1) 本公司需要对非标准方法、本公司自行制定的方法、超出其使用范围使用的标准方法、自行扩充和修改过的标准方法进行确认,以证实该方法能实现特定检测目的。确认过程应尽可能全面,并记录确认过程中所获得的结果、使用的确认程序以及该方法是否适合预期用途的声明。

(2) 用于方法确认的技术可以是下列一种或多种组合形式:

① 使用参考标准或标准物质进行校准;

② 与其他方法所得的结果进行比对;

③ 检验检测机构间比对;

④ 对影响结果的因素作系统性评审;

⑤ 根据对方法理论原理和实践经验的科学理解,对所得结果不确定度进行评定。

4.5.14.4　检测方法偏离控制。检测方法的偏离控制,必须在《允许偏离的控制程序》(FS/B-35)规定内执行。该偏离已有文件规定的前提下,征得客户的书面同意,提出允许偏离的申请,阐明偏离的原因和理由,经过技术负责人审核和总经理的批准后方能使用,偏离情况必须在报告中予以注明。

支持文件

《文件控制管理程序》(FS/B-11)

《结果有效性管理程序》(FS/B-28)

《抽样工作程序》(FS/B-26)

《检测方法的选择确认及变更程序》(FS/B-23)

《允许偏离的控制程序》(FS/B-35)

4.5.15　测量不确定度(FS/A-24)

测量不确定度是检测工作的重要组成部分,测量不确定度表征赋予被测量值的分散性,表示一个区间。

4.5.15.1　测量不确定度的来源。测量中可能导致测量不确定度的来源一般有以下几种:

(1) 被测量的定义不完善。

(2) 复现被测量的测量方法不理想。

(3) 取样的代表性不够,即被测样本不能代表所定义的被测量。

(4) 对测量过程受环境影响的认识不恰如其分或对环境的测量与控制不完善。

(5) 对模拟式仪器的读数存在人为偏移。

(6) 测量仪器的计量性能(如最大允许误差、灵敏度、鉴别力、分辨力、死区及稳定性等)的局限性导致的不确定度,即仪器的不确定度。

(7) 测量标准或标准物质提供的量值的不确定度。

(8) 引用的数据或其他参量的不确定度。

(9) 测量方法和测量程序中的近似和假设。

(10) 在相同条件下重复观测中测得的量值的变化。

测量不确定度的来源必须根据实际测量情况进行具体分析。

4.5.15.2　测量不确定度评定的管理:

(1) 由技术负责人制订完整详细的不确定度评定工作计划，组织检验检测部门负责人和检测员对各种定量结果开展测量结果不确定度的评定工作。

(2) 在客户有要求、检测方法有要求或测量不确定度影响产品是否合格时，在检测报告中注明结果的测量不确定度。

(3) 列出所有可能对测量结果有影响的不确定度分量，并给出其测量模型。

(4) 评估每一个不确定度分量的标准不确定度。

(5) 根据测量原理或测量模型的不同，所有影响量的标准不确定度全部以绝对标准不确定度，或全部以相对标准不确定度来表示。

(6) 将影响量的标准不确定度乘以相应的灵敏系数得到不确定度分量。

支持文件

《测量不确定度评定程序》(FS/B-24)

4.5.16　数据信息管理(FS/A-25)

对检验检测数据或信息进行有效管理，采用计算机或自动化设备对测量数据进行采集、处理、记录、报告、存储或检索，以保护检验检测数据的完整性、正确性和保密性。

4.5.16.1　检验检测数据的处理：

(1) 原始记录校核人应对原始数据进行认真校核。

(2) 采用检测软件对检测数据进行自动化处理的，应在使用前、使用过程中定期随机抽取不同试验项目通过对人工计算和电脑计算结果进行对比，确认其适用、稳定。

(3) 用计算机进行数据处理，应设置密码，制定和执行保证数据安全的适当程序，防止原始信息或数据丢失或改动。

(4) 检测数据的变更必须得到有效的控制，检测数据的借阅必须按相关程序申请，并得到相关负责人的批准。

4.5.16.2　计算机和自动化检测设备的处理。当使用计算机和自动化检测仪器设备进行数据的采集、处理、记录、报告、存储或检索时，应符合《数据信息管理程序》(FS/B-25)，以确保数据的完整性和安全性。

支持文件

《数据信息管理程序》(FS/B-25)

4.5.17　抽样(FS/A-26)

抽样是检测工作的重要内容，抽样的代表性、有效性和完整性直接影响到检测结果的准确性。抽样检测是取出物质、材料或产品的一部分作为其整体的代表性样品进行检测的一种形式。当抽样作为检测工作的一部分时，抽样检测是一种风险检测，为了将检测的风险降到最低，应当从抽样开始对涉及样品的所有工程实施严格的控制和管理。

4.5.17.1　抽样分类：

(1) 本公司承担的检验检测通常由本公司派人直接参与抽样。为使抽样过程具有科学性和合理性，抽取样品具有代表性，制定并执行抽样计划和程序，详见《抽样工作程序》(FS/B-26)。

(2) 对普通送检的情况本公司仅对来样负责，当客户要求对整批样品负责时，本公司应按规定要求进行抽样。

(3) 随机监督抽检按委托机构要求,由本公司抽样或参与抽样。

4.5.17.2 抽样管理。当客户要求对物质、材料、产品进行抽样时,公司应建立和保持抽样的计划和程序。检测生产部门应组织制订抽样计划,计划应包含以下内容:

(1) 抽样计划应根据适当的统计方法制订,或采用相应的国家标准制订。

(2) 抽样过程中应注意需要控制的因素,以确保检测结果的有效性。

(3) 抽样计划应包括样品的缩分及制备。

(4) 除委托方送样外,抽样是检测工作的一部分。

4.5.17.3 抽样记录。抽样应进行完整的记录和描述,包括:

(1) 当客户对文件规定的抽样程序有偏离、添加或删节的要求时,应审视这种偏离可能带来的风险。根据任何偏离不得影响检验检测质量的原则,要对偏离进行评估,经批准后方可实施偏离。应详细记录这些要求和相关的抽样资料,并记入包含检验检测结果的所有文件中,同时告知相关人员。

(2) 与抽样有关的资料和操作方法,包括:

① 抽样程序、标准和方法;

② 抽样部位、份数和地点;

③ 样品状态、环境条件;

④ 抽样人、监制人的识别;

⑤ 必要时应有抽样地点的图示或其他等效的方法。

支持文件

《抽样工作程序》(FS/B-26)

《记录控制程序》(FS/B-20)

4.5.18 样品处置(FS/A-27)

检验样品的代表性、真实性、有效性和完整性将直接影响检测结果的准确性。为了向客户提供高质量的检测报告,必须对样品的接收、识别、管理、保密、储存、处置等各个环节进行有效的质量控制。

4.5.18.1 样品的接收:

(1) 收样员在接收样品时,必须与送检人员共同清点验收样品,检查、记录样品状态,确认样品有无异常或者是否与相应的检验方法中所描述的标准状态有所偏离,确认样品是否与“委托协议书”上的样品描述相一致。对于不符合标准要求的样品,应退还给委托方。

(2) 如对样品是否适合检验检测有任何疑问,或者样品与“检验委托单”的内容不符,或对要求的检验检测规定不明确,收样员应询问委托方,取得进一步说明并记录、确认。

(3) 收样员应检查并确认样品是否已经完成了所有必要的检测前处理,或委托方是否要求本公司对样品进行检测前处理。

(4) 收样员应在“检验委托单”上签名对样品进行判定确认。确认后在检测协议书上给出唯一识别编号,发放样品编号或盲样编号并标示在样品上。

(5) 样品的交接应进行登记,整个过程应保留样品标识。

4.5.18.2 样品的识别。样品的标签是样品的唯一性识别标识。样品标签上包括有样品编号和状态标识，不同样品通过样品编号予以区分识别，同一样品通过“待检”“在检”“已检”“留样”的状态标识区别不同的状态，保证在任何时候对样品的识别都不会发生混淆，实现样品的可追溯性。

4.5.18.3 样品的管理：

(1) 本公司按照相关技术规范或者标准实施样品的抽取、制备、传送、储存、处置等。

(2) 本公司建立并实施《样品管理程序》(FS/B-27)，保证样品在储存、传递、处置、前期处理、检验过程中不会丢失、变质或损坏，并遵守随样品提供的任何有关说明书的要求。

(3) 如果样品必须在特定的环境条件下保存或进行前处理，则应对这些条件加以维持、监控和记录(如有必要)，当样品或其中一部分须妥善保存时，应有防火、防盗等安全措施，以保护这些需要妥善保存的样品或其部分状态的完整性。

4.5.18.4 样品的保密。与检验无关的人员不得查看或出借样品，留样期内的样品不得以任何理由挪作他用，对客户的样品和有关资料信息予以保密，必要时，制定相应的保密措施实施控制。

4.5.18.5 样品的储存。所有样品应存放在合适的环境，并指定专人负责。

4.5.18.6 样品的处置：

(1) 一般的样品经试验后可直接处置。

(2) 需要保留的样品或退还的样品，收样员应按规定或要求处理。

4.5.18.7 分包样品的管理。执行《分包管理程序》(FS/B-13)和《样品管理程序》(FS/B-27)。

支持文件

《样品管理程序》(FS/B-27)

《抽样工作程序》(FS/B-26)

4.5.19 结果有效性(FS/A-28)

为了确保检验检测结果有效性，本公司制定结果有效性的监控方法，对检验检测前过程、检验检测过程、检验检测后过程进行有效监控，不断提高检验检测结果的准确性和稳定性。

4.5.19.1 影响检测结果有效性的因素：

(1) 检验检测人员技术能力和职业道德水平。

(2) 设备和场所环境设施。

(3) 采用的检验检测方法。

(4) 量值的溯源。

(5) 样品的流转和保存等。

4.5.19.2 结果有效性监控的方法。应根据有证标准物质的来源情况、检验检测或校准的特性和范围以及公司人员的多少来制订内部质量控制计划，该计划须包括可疑结果的判断准则。适当时，内部质量控制计划所采用的技术可包括，但不限于：

(1) 内部质量监控：

① 定期使用有证标准物质进行检测，考核人员技术技能，判断设备的状态，验证检测结果可靠性；

② 采用对留存样品进行再检的方法对检测结果质量进行控制；

③ 仪器设备的期间核查；

④ 使用相同方法或不同方法进行重复检验检测。

(2) 外部质量监控。参加能力验证、机构间比对，借助外部力量验证检验检测结果的稳定性和可靠性。

4.5.19.3　质量监控的实施：

(1) 技术负责人根据具体情况、专业范围、技术特点，制订年度质量监控计划并实施。

(2) 技术负责人根据年度质量监控计划的安排，组织监督员等相关人员在日常工作中对检测过程中的影响因素与检测结果质量进行监控，定期或不定期对本公司的数据记录进行分析。

(3) 分析质量控制的数据资料，在发现质量控制数据超出预定的判据时，应采取有计划的纠正措施或预防措施，并防止报告错误的结果。具体可执行《不符合检测工作的处理程序》(FS/B-17)和《应对风险和机遇的措施和改进程序》(FS/B-19)。

(4) 技术负责人组织相关人员对质量监控计划实施情况和有效性开展评审，相关记录和报告作为管理评审报告的输入。

4.5.19.4　能力验证或比对的分类：

(1) 能力验证和机构间比对：

① 省级、市级有关机构开展的能力验证或检验检测机构间的比对试验；

② 本公司与其他机构间开展的相互比对试验；

③ 上级有关部门下达的比对。

(2) 公司内部比对试验：

① 留样再试：在保留样品上进行复测，验证检验检测结果的再现性。

② 同一样品相关项目测试结果比较。

4.5.19.5　计划的编制与审批：

(1) 专业检测室在每年的第一季度提出本室比对试验计划报技术负责人审批。比对项目可从以下方面考虑：重点项目、有技术难度的项目、长期未开展的项目、新扩展项目、客户曾有投诉的项目、由于设施和环境的变化可能对数据工作有影响的项目等。

(2) 对省内和市内外以及有关上级部门组织的能力验证或检验检测机构间比对试验，统一由综合室下达到相关检测室后实施。

4.5.19.6　能力验证或比对的实施：

(1) 各专业检测室的比对试验按年度计划及时安排实施。

(2) 留样再试所用样品应注意其性能指标的稳定性。

(3) 检验检测人员负责对检验检测结果进行处理、计算、分析并编制试验报告。

(4) 能力验证、比对试验结果材料由综合室存档。

4.5.19.7　能力验证或比对的结果评价：

(1) 比对结束后，写出比对总结报告。报告内容包括：比对方式、检验检测人员、时间、比对数据、误差(不确定度)分析、结果评价等。

(2) 检测室向综合室提交比对材料，内容包括：比对试验报告、原始记录、总结报告(需要时)等。

支持文件

《不符合检测工作的处理程序》(FS/B-17)

《应对风险和机遇的措施和改进程序》(FS/B-19)

《结果有效性管理程序》(FS/B-28)

《能力验证和比对试验管理程序》(FS/B-34)

《记录控制程序》(FS/B-20)

4.5.20　结果报告(FS/A-29)

检验检测报告是检验检测的结果，公司按照标准技术规范的规定进行检验检测工作，按照《检验检测机构资质认定能力评价　检验检测机构通用要求》(RB/T 214—2017)和地方政府主管部门的有关要求，采用法定计量单位，准确、清晰、明确、客观地出具报告并提供与检验检测有关的足够信息。

4.5.20.1　报告内容：

(1) 报告信息应准确、清晰、全面，特别是采用方法和对结果予以说明的信息。

(2) 报告的内容应包括对检验结果的表达所必需的全部信息，并符合有关标准、规范的规定，包括以下内容：

① 标题、检测报告名称；

② 标注资质认定标志，加盖检验检测专用章；

③ 公司的名称和地址、检验检测的地点(如果与公司地址不同)；

④ 报告的唯一性标识(如系列号)和每页及总页数的标识；

⑤ 委托单位及工程名称和地址；

⑥ 被检样品的说明、明确标识、特性和状态；

⑦ 样品接收日期或抽样日期、检测检测的日期；

⑧ 试验人、审核人、批准人签名或等效的标识和签发日期；

⑨ 对所采用检验方法的标识，或者对所采用的任何非标准方法的明确说明；检测结果的测量单位(适用时)；

⑩ 对检验方法的任何偏离、增加或减少以及其他任何与特定的检验有关的信息，如环境条件；

⑪ 抽样的日期、方法、抽样人、程序、标准、规范和抽样的位置或简图等(如果涉及抽样检测时适用)；

⑫ 测量、检查和导出的结果(适当地辅以表格、简图和照片加以说明)以及对结果失效的证明；

⑬ 对估算的检验结果不确定度的说明(如果适用)；

⑭ 有效性声明。

(3) 客户委托送样的报告，可在报告备注处声明结果仅适用于客户提供的样品。

(4) 应在报告显眼处(如封面、扉页等)做出“未经本机构批准,不得部分复制报告”的声明,以确保报告不被部分摘用。

4.5.20.2 报告的编制、审核和批准:

(1) 报告在校核无误的原始记录基础上编制,要求客观地反映检测结果,参考上级主管部门的统一表格,做到内容完整、信息量足够、签名或等效标识齐全、数据可靠、结论正确、文字简洁、字迹清晰,并进行统一编号。

(2) 报告执业现行国家标准或行业标准,检测数据均采用法定的计量单位。

(3) 当不确定度对检测结果的有效性或应用有影响时,或当客户有要求时,或当不确定度对国家标准及规范极限有影响时,检测报告中需有不确定度的信息。

(4) 报告和原始记录格式由专业检测室组织编制。检验检测操作、校核、审核、批准原则上按照三级审核制度执行,签发人员必须持证上岗,非授权签字人不得批准报告。需加盖检测专用章、资质认定标识章、检测类型标识章。

4.5.21 结果说明(FS/A-30)

检验检测过程中出现某种情况或客户需要对检验检测结果做出说明的,本公司本着对客户负责的精神和对自身工程的完备性要求,对结果报告给出必要的附加信息。

检测结果解释。当需对检测结果做出解释时,检测报告中还应包括下列内容:

(1) 对检测方法的偏离、增添或删减,以及特定检测条件的信息(如环境条件)。

(2) 相关时,符合(或不符合)要求、规范的声明。

(3) 适用时,评定测量不确定度的声明。例如,当不确定度与检测结果的有效性或应用有关,或客户的指令中有要求,或不确定度影响到对规范限度的符合性时,检测报告包括有关不确定度的信息。

(4) 适用且需要时,提出意见和解释。

(5) 特定方法、客户和客户群体要求的附加信息。

(6) 报告或证书涉及使用客户提供的数据时,应有明确的标识。

(7) 当客户提供的信息可能影响结果的有效性时,报告或证书中应有免责声明。

4.5.22 抽样结果(FS/A-31)

抽样是取出具有整体代表性的样品的过程,过程按照有效的统计方法,本公司将完整、充分的抽样信息反映在检验检测报告中。

抽样报告结果信息应包括以下方面:

(1) 抽样日期。

(2) 抽取的物质、材料或产品的清晰标识(适当时,包括制造者的名称、标示的型号或类型和相应的系列号)。

(3) 抽样位置,包括任何简图、草图或照片。

(4) 列出所用的抽样计划和程序。

(5) 抽样过程中可能影响检测结果的环境条件的详细信息。

(6) 与抽样方法或程序有关的标准或规范,以及对规范的偏离、增加或删减。

4.5.23 意见和解释(FS/A-32)

当检验检测结果不合格时,应客户的要求,本公司会针对结果提供意见和解释的附加服务，具备相应能力并且经过授权的检测人员针对结果作出指导或建议，并把意见和解释的依据制定成文件。

意见和解释。意见和解释应与检测报告一样被清晰注明，意见和解释应包括：

(1) 关于结果符合(或不符合)要求的声明意见。

(2) 合同要求的履行情况。

(3) 如何使用结果的建议。

(4) 改进的建议。

4.5.24 分包结果(FS/A-33)

4.5.24.1 当检验检测报告包含了由分包方所出具的检验检测结果时，应予以清晰表明。

4.5.24.2 分包检测的数据、结果，由承担分包的另一检验检测机构单独出具检验检测报告或证书；也可将分包结果纳入自身检验检测报告或证书，注明分包检验检测机构的名称和资质认定许可编号。

支持文件

《分包控制程序》(FS/B-13)

4.5.25 结果传送和格式(FS/A-34)

4.5.25.1 结果传送：

(1) 检测室负责对检验检测结果、数据进行审核，综合室负责检验检测结果的发放。

(2) 应建立报告发放台账，对于不合格报告，应同时列入不合格台账。报告发放时，检验委托方代表(报告领取人) 应携带“委托书第二联”，根据委托书上的检测项目领取检测报告，并在报告领取登记表上签名确认。

(3) 检测结果原则上应当以书面报告的形式传送。当检验委托方要求用电话、图文传真或电子手段传送检测结果时，检验委托方一定要提供由委托方负责人签字并盖公章的书面申请，经本公司领导批准同意后，方可进行传送。本公司必须保证数据的完整性并为客户保密。

4.5.25.2 结果报告的格式。结果报告应采用省工程主管部门规定的统一格式或者客户要求的格式。

支持文件

《结果报告管理程序》(FS/B-29)

4.5.26 报告的修改(FS/A-35)

4.5.26.1 如公司对已签发的检测报告需作更正或增补，应按《结果报告管理程序》(FS/B-29)执行，详细记录更正或增补的内容，重新编制新的更正或增补后的检验检测报告，并注意区别于原检验检测报告的唯一性标识。

4.5.26.2 若原检验检测报告不能收回，应在发出新的更正或增补后的检验检测报告的同时，在新报告中作出“编号为×××报告全部作废”或“本报告完全取代编号为×××报告”的声明。

4.5.26.3 原检验检测报告可能导致潜在其他方利益受到影响或者损害的，公司要通过公开渠道声明原检验检测报告作废。

支持文件

《结果报告管理程序》(FS/B-29)

4.5.27 记录和保存(FS/A-36)

4.5.27.1 本公司应当对检验检测原始记录、报告、证书归档留存，保证其具有可追溯性。检验检测原始记录、报告、证书的保存期限不少于6年。

4.5.27.2 根据《检验检测机构资质认定能力评价 检验检测机构通用要求》(RB/T 214—2017)，对以下个别记录作出明确的规定：

(1) 所有技术人员档案，长期保存。

(2) 设备档案，长期保存。已从机构调离或报废的除外。

(3) 内部审核报告、管理评审报告、纠正措施、应对风险和机遇的措施和改进等记录，保存期不少于资质认定的有效期。

4.5.27.3 超过保存期的记录需要销毁时，应报经总经理审批，在授权人员的监督下销毁，以免出现泄密和造成无可挽回的损失。

支持文件

《记录控制程序》(FS/B-20)

3.1.2 程序文件的制订

程序文件是实验室管理体系文件中起到主体或骨架作用的重要组成部分，是具有严肃性和权威性的内部规矩，是开展实验室活动必须遵循的依据。程序文件的主要功能是针对国家实验室管理相关规矩的强制性要求、通用要求和特殊要求中，可能影响实验室结果的各项工作(活动)过程，作出规范和管控的具体要求。通俗点来说，就是明确实验室管理过程中每一项工作(活动)由谁来做、做什么、如何做等问题，以及对这些问题的管理和控制提出具体、明确的要求。

(一) 程序文件的制订依据

制订程序文件的主要依据有以下几个方面。

1. 质量手册

程序文件的制订，必须把实验室质量手册中所明确的组织机构和岗位职责，管理体系中各部门、人员的责任和相互关系，实验室的质量方针、目标、公正性措施，实验室活动应该遵从的各项要求，以及对客户和社会作出的郑重承诺等，贯穿到实验室管理的每一项工作(过程)的程序文件之中，使质量手册所明确、所承诺的东西更加直观、更可操作、更易于实现，为质量手册提供坚强有力的支撑，与质量手册融为一体，成为管理体系文件的主体(或骨架)且不可或缺的有机组成部分。

2. 国家实验室管理相关规矩的强制性要求、通用要求和特殊要求

程序文件应根据国家实验室管理相关规矩的强制性要求、通用要求和不同专业领域的特殊要求等相关规定来制订。常用的程序文件名称及其依据如表3.3所示。

表 3.3　常用程序文件名称及其依据

序号	程序文件名称	依据文件	对应条款/章节号
1	保证公正性和诚实性程序	（1）《通用要求》；（2）《检验检测机构资质认定管理办法》；（3）《检验检测机构监督管理办法》	(1)4.1.3、4.1.4;(2)第十三条、第十四条
2	保密和保护所有权程序		4.1.5
3	人员培训和管理程序		(1)4.2.1、4.2.3、4.2.5、4.2.6、4.2.7
4	场所环境条件控制程序		(1)4.3.2、4.3.3、4.3.4
5	内务管理程序		(1)4.3.4
6	仪器设备的控制与管理程序		(1)4.4.2、4.4.3、4.4.4、4.4.5
7	量值溯源管理程序		(1)4.4.3
8	期间核查管理程序		(1)4.4.3
9	标准物质管理程序		(1)4.4.6
10	文件控制管理程序		(1)4.5.3
11	客户要求、标书和合同评审程序		(1)4.5.4
12	分包控制程序		(1)4.5.5
13	外部服务和供应品管理程序		(1)4.5.6
14	服务客户程序		(1)4.5.7
15	投诉处理程序		(1)4.5.8
16	不符合检测工作的处理程序		(1)4.5.9
17	监督工程程序		(1)4.5.9、4.5.10
18	应对风险和机遇的措施和改进程序		(1)4.5.10
19	记录控制程序		(1)4.5.11、4.5.27
20	内部审核程序		(1)4.5.12
21	管理评审程序		(1)4.5.13;(2)第十八条
22	检测方法的选择确认及变更程序		(1)4.5.14
23	测量不确定度评定程序		(1)4.5.15
24	数据信息管理程序		(1)4.5.16
25	抽样工作程序		(1)4.5.17
26	样品管理程序		(1)4.5.18
27	结果有效性管理程序		(1)4.5.19
28	结果报告管理程序		(1)4.5.20、4.5.21、4.5.22、4.5.23、4.5.24、4.5.25、4.5.26
29	化学试剂管理程序	《检测和校准实验室能力认可准则》(CNAS-CL01-A002)	6.4.3
30	检验检测用章管理程序	《检验检测机构监督管理办法》	第十一条
31	数据上传、上报监管系统管理程序		第十六条

续表

序号	程序文件名称	依据文件	对应条款/章节号
32	安全生产管理控制程序	《安全生产法》	第四条
33	能力验证和比对试验管理程序	GB/T 27025—2019，能力验证规则 CNAS-RL02	(1)7.7.1；(2) 4.2.1
34	允许偏离的控制程序	《通用要求》	4.5.14
35	新项目评审程序		
36	电子签名管理程序		

注：表中仅列出常用的程序文件名称及其依据文件，不同领域的实验室还应根据其特殊要求，增加相关的程序文件。

（二）程序文件的主要内容

程序文件一般应包括以下主要内容。

1. 程序文件的名称

程序文件的名称就是给所制订的程序文件所起的标题或名字。

2. 制订程序文件的目的

制订程序文件时，要明确制订该程序文件的目的和意图。如《保证公正性和诚实性程序》的目的就是："确保本实验室作为第三方检验检测机构的独立性、公正性和诚实性方面的可信度，规范员工的行为，保证检测数据和结果的公正、科学和准确。"

3. 适用范围

制订程序文件时，应明确指出该程序文件适用的范围，如适用于哪些工作、哪些部门或岗位和哪些人员等。如《保证公正性和诚实性程序》的适用范围是："适用于本实验室公正性、诚实性措施的制定、宣贯、监督和维护，以及本实验室所有场所的室内检测和现场检测工作。"

4. 职责

职责就是明确程序文件所管控工作（活动）涉及的相关部门、岗位和人员的责任分工及其管控要求等。《保证公正性和诚实性程序》对检测人员的职责如下。

（1）检验检测人员必须严格遵守职业道德准则和工作程序，讲廉洁、拒腐败、不徇私，独立客观开展检验检测工作，不受任何可能干扰其技术判断因素的影响，保证检验检测数据和结果的真实、客观、公正、准确。不造不实和虚假数据，不出不实和虚假结果报告。

（2）检验检测人员不得参与对检验检测结果和数据判断产生不良影响的商业或技术活动，保证工作的独立性和数据、结果的诚实性。

（3）检验检测人员必须取得上岗证方能从事检验检测工作；不得同时受聘于两家以上（含两家）检验检测机构或挂靠个人证件，对因个人违规行为给公司造成损失的，须承担相应的责任。

（4）检验检测人员不定期参加继续教育，不断学习新知识、新技术、新法规，努力提高管理、技术和职业道德水平。

5. 工作程序

工作程序就是明确程序文件对所管控工作的每一个步骤(过程)、方面的管理和控制的具体要求。《保证公正性和诚实性程序》的工作程序如下。

(1) 独立性、公正性和诚实性行为政策的制定。

① 最高管理者(总经理)主持制定公正性声明、措施和检验检测人员行为规范准则,并带头贯彻执行。

② 质量负责人负责宣贯有关公正性声明、措施和检验检测人员诚实性行为规范准则的程序。

③ 综合事务部负责在收样大厅明显的位置张贴公正性声明,接受客户和社会各方的监督。

(2) 实验室组织机构的公正性。

① 本公司是具有独立法律地位的机构,并建立满足法定管理机构和认证机构需求的质量体系来开展业务,欢迎法定管理机构和认证机构监督。

② 本公司的经营业务范围为仅从事资质认定能力范围的检验检测活动,没有参与和检验检测有竞争利益关系产品的设计、研制、生产、供应、安装使用或维护活动。

③ 本公司出具给客户的检测数据和结果,坚持检测、审核、批准三级签字确认,杜绝个人行为,杜绝不实或虚假检测数据和结果报告。

(3) 人员的公正性、诚实性。

① 检验检测人员不得在其他单位兼职,与检测有利益冲突的人员及与检测无关的人员和部门不得介入实验室的检测活动。未经总经理批准,不得带外单位的人员(包括委托方)观看检验检测过程和查阅资料。

② 实验室对外窗口人员执行的制度是:样品接收、检验检测报告的发放与检验检测活动分离。对内检验检测过程设监督员进行过程监督,检验检测结果经授权签字人批准生效。

③ 检验检测人员对客户均提供相同的检验检测质量服务。

④ 检验检测人员要抵制各种形式的商业贿赂,不得参与任何由客户邀请的有违公正性的娱乐性活动。

⑤ 现场检验检测活动不允许单人完成,在安排现场工作任务时,应注意人员交叉使用。

⑥ 不得向非委托方提供检验检测项目的进展情况、结果等信息。

(4) 检验检测活动的公正性、诚实性。

① 检验检测人员执行的检验检测和判断依据是现行国家或行业标准、规范、规程和有关的实施细则,对所出具的数据和报告负责。

② 各岗位人员从送样登记或抽样、检验检测、记录、计算到报告编制都必须以数据说话,作独立、公正的判断,不弄虚作假,信誉第一,并保护客户所有权和机密。

③ 不对受检物品和结果进行公开评价,不留用、试用受检物品和技术资料,承诺为客户保守秘密。

④ 不向客户投资参股牟取经济利益,坚持公开、合理的收费,不暗示客户接受任何不合理的附加要求。

⑤ 公正性措施的落实情况是质量管理体系内部审核和管理评审的重要内容,质量负责人负责跟踪和落实相关纠正和预防措施。

(5) 接受监督。

对任何的申诉、投诉均作出调查处理和答复，并主动接受社会各界的监督。

6. 相关支持文件

列出本程序文件相关的支持文件名称和编号。《保证公正性和诚实性程序》的支持文件如下。

(1)《监督工程程序》(FS/B-18)。

(2)《应对风险和机遇的措施和改进程序》(FS/B-19)。

(3)《内部审核程序》(FS/B-21)。

(4)《管理评审程序》(FS/B-22)。

制订程序文件应用示例

1. 封面。封面一般应包括名称、文件编号、版本号、受控状态标识、分发号、发布日期和实施日期等信息。示例如下：

> **程　序　文　件**
>
> (封面)
>
> 文件编号:FS/B
>
> 版 本 号： K　版
>
> 受控状态： □受控　□非受控
>
> 分 发 号：
>
> 2022-12-01 发布　　　　2023-01-01 实施

2. 扉页。扉页一般应包括名称，文件编号，版本号，编写、审核和批准人签名标识，颁布日期等信息。示例如下：

> FS 工程质量检测有限公司
>
> **程　序　文　件**
>
> (扉页)
>
> 文件编号:FS/B
>
> (K 版)
>
> 编　　写：
>
> 审　　核：
>
> 批　　准：
>
> 颁布日期：2022 年 12 月 01 日

3.目录。目录的内容主要包括文件编号、名称及其依据的文件名称及对应条款或章节号。示例如下：

程序文件目录

文件编号	文件名称	依据文件及其对应条款或章节号
FS/B-00	目录	—
FS/B-01	修订页	—
FS/B-02	保证公正性和诚实性程序	(1)4.1.3、4.1.4;(3)第十三条、第十四条
FS/B-03	保密和保护所有权程序	(1)4.1.5
FS/B-04	人员培训和管理程序	(1)4.2.1、4.2.3、4.2.5、4.2.6、4.2.7
FS/B-05	场所环境条件控制程序	(1)4.3.2、4.3.3、4.3.4
FS/B-06	内务管理程序	(1)4.3.4
FS/B-07	仪器设备的控制与管理程序	(1)4.4.2、4.4.3、4.4.4、4.4.5
FS/B-08	量值溯源管理程序	(1)4.4.3
FS/B-09	期间核查管理程序	(1)4.4.3
FS/B-10	标准物质管理程序	(1)4.4.6
FS/B-11	文件控制管理程序	(1)4.5.3
FS/B-12	客户要求、标书和合同评审程序	(1)4.5.4
FS/B-13	分包控制程序	(1)4.5.5
FS/B-14	外部服务和供应品管理程序	(1)4.5.6
FS/B-15	服务客户程序	(1)4.5.7
FS/B-16	投诉处理程序	(1)4.5.8
FS/B-17	不符合检测工作的处理程序	(1)4.5.9
FS/B-18	监督工程程序	(1)4.5.9、4.5.10
FS/B-19	应对风险和机遇的措施和改进程序	(1)4.5.10
FS/B-20	记录控制程序	(1)4.5.11、4.5.27
FS/B-21	内部审核程序	(1)4.5.12
FS/B-22	管理评审程序	(1)4.5.13 ;(2)第十八条
FS/B-23	检测方法的选择确认及变更程序	(1)4.5.14
FS/B-24	测量不确定度评定程序	(1)4.5.15
FS/B-25	数据信息管理程序	(1)4.5.16
FS/B-26	抽样工作程序	(1)4.5.17
FS/B-27	样品管理程序	(1)4.5.18

续表

文件编号	文件名称	依据文件及其对应条款或章节号
FS/B-28	结果有效性管理程序	(1)4.5.19
FS/B-29	结果报告管理程序	(1)4.5.20、4.5.21、4.5.22、4.5.23、4.5.24、4.5.25、4.5.26
FS/B-30	化学试剂管理程序	(2)6.4.3
FS/B-31	检验检测用章管理程序	(3)第十一条
FS/B-32	数据上传、上报监管系统管理程序	(3)第十六条
FS/B-33	安全生产管理控制程序	(6)第四条
FS/B-34	能力验证和比对试验管理程序	(5)4.2.1
FS/B-35	允许偏离的控制程序	(1)4.5.14
FS/B-36	新项目评审程序	
FS/B-37	电子签名管理程序	

说明:依据文件主要包括:

(1)《检验检测机构资质认定能力评价　检验检测机构通用要求》(RB/T 214—2017);

(2)《检验检测机构资质认定管理办法》;

(3)《检验检测机构监督管理办法》;

(4)《检测和校准实验室能力认可准则》(CNAS-CL01-A002);

(5) 能力验证规则 CNAS-RL02;

(6)《安全生产法》

4. 修订页。当需要进行局部修订时,在对相关内容进行修改的同时,还应将对应的章、节、条号,修订内容,批准人,批准日期依次填进修订页中。其示例如下:

FS/B-01 修订页

修订序号	对应的章、节、条号	修订内容	批准人	批准日期

5. 各主要工作程序文件应用示例。各主要工作的程序文件应用示例如下：

FS/B-02　保证公正性和诚实性程序

1　目的

为确保本公司作为第三方检验检测机构的独立性、公正性和诚实性方面的可信度，规范员工的行为，保证检测数据和结果的公正、科学和准确，制定本程序。

2　范围

适用于本公司公正性、诚实性措施的制定、宣贯、监督和维护，以及本公司所有场所的室内检测和现场检测工作。

3　职责

3.1　总经理

3.1.1　主持制定并发布公正性声明，组织制定公正性措施。

3.1.2　组织制定检验检测人员行为准则，制定有关奖惩规定。

3.2　技术负责人

3.2.1　协助总经理制定确保独立性、公正性和诚实性的具体措施并监督实施。

3.2.2　保证检测全过程分阶段运作、相互监督，负责检验检测数据和结果报告逐级审批制度的实施。

3.3　质量负责人

3.3.1　负责公正性措施的宣贯，把本程序文件的执行情况纳入内审计划，组织内审员审核公正性措施和员工行为准则的贯彻实施情况；对审核中出现的问题提出预防和纠正措施并组织跟踪检查。

3.3.2　负责安排日常监督、检查，落实公正性措施和员工行为准则；带头抵制来自内外部的压力和影响。

3.4　监督员

3.4.1　负责监督检验检测的关键过程及检测人员诚实出具检测数据，确保检验检测的独立性、公正性和诚实性，严格按照相关文件操作和执行。

3.4.2　及时制止违反独立性、公正性和诚实性的行为，并如实向技术负责人或质量负责人报告。

3.5　检验检测人员

3.5.1　检验检测人员必须严格遵守职业道德准则和工作程序，讲廉洁、拒腐败、不徇私，独立客观开展检验检测工作，不受任何可能干扰其技术判断因素的影响，保证检验检测数据和结果的真实、客观、公正、准确。不造不实和虚假数据，不出不实和虚假结果报告。

3.5.2　检验检测人员不得参与对检验检测结果和数据判断产生不良影响的商业或技术活动，保证工作的独立性和数据、结果的诚实性。

3.5.3　检验检测人员必须取得上岗证方能从事检验检测工作；不得同时受聘于2家以上(含2家)检验检测机构或挂靠个人证件，对因个人违规行为给公司造成损失的，须承担相应的责任。

3.5.4　检验检测人员不定期参加继续教育，不断学习新知识、新技术、新法规，努力提高管理、技术和职业道德水平。

4 工作程序

4.1 独立性、公正性和诚实性行为政策的制定

4.1.1 总经理主持制定公正性声明、措施和检验检测人员行为规范准则，并带头贯彻执行。

4.1.2 质量负责人负责宣贯有关公正性声明、措施和检验检测人员诚实性行为规范准则的程序。

4.1.3 综合事务部负责在收样大厅明显的位置张贴公正性声明，接受客户和社会各方的监督。

4.2 公司组织机构的公正性

4.2.1 本公司是具有独立法律地位的机构，并建立满足法定管理机构和认证机构需求的质量体系来开展业务，欢迎法定管理机构和认证机构监督。

4.2.2 本公司的经营业务范围为仅从事资质认定能力范围的检验检测活动，没有参与和检验检测有竞争利益关系产品的设计、研制、生产、供应、安装使用或维护活动。

4.2.3 本公司出具给客户的检测数据和结果，坚持检测、审核、批准三级签字确认，杜绝个人行为，杜绝不实或虚假检测数据和结果报告。

4.3 人员的公正性、诚实性

4.3.1 检验检测人员不得在其他单位兼职，与检测有利益冲突的人员及与检测无关的人员和部门不得介入实验室的检测活动。未经总经理批准，不得带外单位的人员（包括委托方）观看检验检测过程和查阅资料。

4.3.2 本公司对外窗口人员执行的制度是：样品接收、检验检测报告的发放与检验检测活动分离。对内检验检测过程设监督员进行过程监督，检验检测结果经授权签字人批准生效。

4.3.3 检验检测人员对客户均提供相同的检验检测质量服务。

4.3.4 检验检测人员要抵制各种形式的商业贿赂，不得参与任何由客户邀请的有违公正性的娱乐性活动。

4.3.5 现场检验检测活动不允许单人完成，在安排现场工作任务时，应注意人员交叉使用。

4.3.6 不得向非委托方提供检验检测项目的进展情况、结果等信息。

4.4 检验检测活动的公正性、诚实性

4.4.1 检验检测人员执行的检验检测和判断依据是现行国家或行业标准、规范、规程和有关的实施细则，对所出具的数据和报告负责。

4.4.2 各岗位人员从送样登记或抽样、检验检测、记录、计算到报告编制都必须以数据说话，作独立、公正的判断，不弄虚作假，信誉第一，并保护客户所有权和机密。

4.4.3 不对受检物品和结果进行公开评价，不留用、试用受检物品和技术资料，承诺为客户保守秘密。

4.4.4 不向客户投资参股牟取经济利益，坚持公开、合理的收费，不暗示客户接受任何不合理的附加要求。

4.4.5 公正性措施的落实情况是质量管理体系内部审核和管理评审的重要内容，质量负责人负责跟踪和落实相关纠正和预防措施。

4.5　接受监督

对任何的申诉、投诉均作出调查处理和答复，并主动接受社会各界的监督。

5　相关支持文件

5.1　《监督工程程序》(FS/B-18)

5.2　《应对风险和机遇的措施和改进程序》(FS/B-19)

5.3　《内部审核程序》(FS/B-21)

5.4　《管理评审程序》(FS/B-22)

FS/B-03　保密和保护所有权程序

1　目的

为确保客户及本公司的合法权益不受侵害，维护本公司的公正形象，防止客户信息泄密，特制定本程序。

2　范围

本程序适用于本公司所有涉及委托方的机密信息和所有权(如国家秘密、商业秘密、技术秘密等)。

2.1　国家秘密

本实验室活动中涉及的国家法律法规规定需要保护(守)的秘密信息、数据。如涉及国家国防科技项目、国家重大科技技术项目、国家重大科技成果和国家技术秘密等。

2.2　商业秘密

2.2.1　合同、产品价格等涉及本公司经营的商业秘密。如需要保密的涉及商务活动的合同文件、资料和记录等信息、数据。

2.2.2　客户提供的要求保密的文件、资料及检测样品和技术资料。如检验检测原始记录、报告结果和客户声明需要保密的其他内容。

2.2.3　本公司和客户的专利权、知识产权等所有权信息、资料。

2.3　技术秘密

本公司和客户的新材料、新工艺、新技术、新方法、新产品等开发应用技术秘密资料、信息。如技术图纸、工艺技术方案等资料、信息。

3　职责

3.1　质量负责人

负责对本程序执行情况的检查和监督。

3.2　综合事务部

3.2.1　负责档案资料的保密工作。

3.2.2　负责接受委托和报告发放过程中的保密工作。

3.2.3　负责对违反保密性措施的调查判定。

3.3　专业检测部门

负责承担检验检测任务的样品保管和检验检测过程中数据结果的保密措施。

3.4　全公司员工

承担保护本职工作涉及的委托方及本公司机密信息和所有权的责任。

4 工作程序

4.1 保密教育培训

4.1.1 加强本公司员工的客户机密和所有权保护意识教育。

4.1.2 通过培训、宣传等方式提高本公司员工的保密防范技术。

4.2 样品的保密控制

4.2.1 收样员在接收客户委托时,要询问客户对样品保密是否有特殊要求,严格按照与委托方签订的协议或有关规定进行样品的贮存、处置和检验检测。在样品接收、保管、传递、测试、处理的全过程中保证样品的接触人能知晓并按照其要求执行。

4.2.2 样品在检验检测过程中应该由负责的检验检测人员实时控制,不得较长时间脱离检验检测人员的监控范围,以免为无关人员获得导致泄密。

4.2.3 与检验检测无关的人员不得查看或出借样品,留样期内的样品任何人不得以任何理由挪作他用或出借。如确有特殊理由,必须填写《样品查看(外借)申请书》,详细说明理由并经技术负责人审核,总经理批准方可查看或外借。

4.3 委托方信息的保密控制

本公司应保护委托方有关机密信息(设计图纸、新工艺或其他技术资料)和所有权(专利权、知识产权、商业机密等),需要保护的信息应该在公司与委托方签订的委托协议书中明确指出。

4.4 检验检测过程和检验检测结果的保密控制

4.4.1 涉及需保密的检验检测项目,由技术负责人指定特定检验检测员,其他人员不得过问该项目。

4.4.2 与检验检测任务无关的人员,不得打听委托方的机密信息,承担检验检测任务的专业检测部门以外的本公司人员,因工作需要接触委托方机密信息需经技术负责人批准。

4.4.3 本公司员工不得向外界透露检验检测结果、样品信息和有关委托方的其他资料。

4.4.4 非本公司人员未经批准不得进入检验检测工作区域。若委托方或其代表确需观察检验检测区域的环境或检验检测过程,须填写《非工作人员进入检验检测区域申请书》,并报技术负责人审核,总经理批准,由本公司人员陪同参观,但不得观看与申请无关的内容。

4.5 记录和报告的保密控制

4.5.1 检验检测过程中的原始数据应记在原始记录上,在检验检测项目的流转过程中,相关人员不得将原始记录信息泄露给无关人员。

4.5.2 检验检测过程中所涉及的电子资料信息在流转过程中,须由相关检验检测人员严格控制,未经允许,不得擅自转发、打印及提供给无关人员浏览,检验检测人员在离开电脑前需对其电脑显示的信息进行关闭或者保密处理,以免无关人员擅自浏览导致泄密。

4.5.3 所有检验检测资料统一汇总并由综合事务部资料员保管存档,无关人员未经允许不得查阅,如需查阅,须经技术负责人批准。

4.6　检验检测报告或数据传输的保密控制

4.6.1　当委托方要求用电话、传真、电子邮件或其他方式传送检验结果时，传送前必须认真确认委托方身份，传送后与客户核对传送的检验结果数据与原报告或记录是否相符。

4.6.2　计算机中的检验检测数据属于本公司的保密资料，不得对外复制，按《记录控制程序》中记录的保密条款执行。

4.7　泄密处置

4.7.1　监督员负责对程序执行情况进行监督。本公司任何人员发现他人有泄密行为，均有义务且有权报告给质量负责人，质量负责人组织调查，并根据实际情况提出处理意见，由公司总经理或其授权人员处理。

4.7.2　对泄密情况的调查及处理，质量负责人需根据《记录控制程序》(FS/B-20)做好相关的记录，交由综合事务部整理归档。

4.7.3　本公司全体人员都必须自觉遵守保密规定，对违反规定的行为要立即制止、纠正，对严重违反保密规定者，本公司将追究其相关责任。

5　相关支持文件

5.1　《文件控制管理程序》(FS/B-11)

5.2　《记录控制程序》(FS/B-20)

5.3　《数据信息管理程序》(FS/B-25)

5.4　《样品管理程序》(FS/B-27)

5.5　《结果报告管理程序》(FS/B-29)

6　记录表格

6.1　《非工作人员进入检测区域申请书》(FS/B-03-01)

6.2　《样品查看(外借)申请书》(FS/B-03-02)

FS/B-04　人员培训和管理程序

1　目的

规范检验检测人员录用、培训及考核评价、资格确认、监督等工作，保证检验检测人员符合规定要求，为管理体系的有效运行提供足够的人力资源。

2　范围

本程序适用于与检验检测人员的录用、培训及考核评价、资格确认、监督等有关的管理工作。

3　职责

3.1　总经理

3.1.1　负责批准人力资源录用配备及外部培训。

3.1.2　负责管理体系的整体运作。

3.1.3　授权发布质量方针声明。

3.2　技术负责人

3.2.1　负责技术运作、提供检验检测所需的资源、质量监督和质量控制。

3.2.2　负责制定本公司与技术相关的年度培训计划。

3.2.3　负责组织开展有关技术方面的人员培训工作。

3.2.4　负责批准、组织检验检测人员考核评价及资格确认工作。

3.3　质量负责人

3.3.1　负责制定本公司与管理体系有关的年度培训计划。

3.3.2　负责组织开展有关管理体系方面的人员培训工作。

3.3.3　负责配合技术负责人开展检验检测人员考核评价及资格确认工作。

3.4　人力资源部

3.4.1　负责人力资源总体策划、执行工作，包括人员的录用和职称申报等工作。

3.4.2　负责专业技术人员上岗证、资格证、培训等相关技术资料及记录的归档和保管。

3.5　技术部

负责人员专业技术培训计划的具体实施、报名及考核工作。

3.6　专业检测部门

负责检验检测人员技术能力考核评价与资格确认及监督工作的具体实施。

4　工作程序

4.1　人员录用、配备

4.1.1　本公司应配备足够从事检验检测活动的专业技术人员和管理人员，其中专业技术人员应具备相应资历、资格证、上岗证等，保证公司满足资质运行的人员条件要求。

4.1.2　本公司使用合同制人员及其他的技术人员及关键支持人员时，应确保这些人员胜任工作且受到监督，并按公司管理体系要求开展工作。

4.1.3　本公司领导班子成员由总经理任命，技术负责人、质量负责人、各部门负责人、质量监督员、内审员等关键岗位由总经理任命。人员的录用、任命由人力资源部按公司人事管理规定操作。

4.1.4　人力资源部在录用检验检测人员时，应要求对方签署书面承诺书，内容包括恪守职业道德和诚信规范，自觉执行检验检测公正性、诚实性、保密性规定；本公司从事检验检测活动的人员，不得同时在两个及以上检验检测机构从业，违反者将按照相关法律法规和本公司规定进行处理。

4.2　人员的履历档案

人力资源部负责建立人员履历档案并动态更新信息，档案须记录人员的个人信息（教育、工作经历、当前工作的描述等）、继续教育、技术能力考核及资格确认等信息情况；附上人员的身份证、学历证、上岗证、资格证书、任命文件、技术能力考核及资格确认表、年度考核等证明资料。

4.3　人员的培训

4.3.1　各部门根据工作发展和岗位需求向技术负责人和质量负责人提出培训需求，填写《人员外部培训申请表》和《人员内部培训申请表》，培训需求可包括岗前培训、在职培训、方法标准培训、设备操作培训、法律法规培训等。

4.3.2　相关负责人根据各部门所提出的需求，于每年年初制订公司年度培训计划，填写《______年度工作人员培训计划》，经总经理审批后开始实施执行。

4.3.3　当出现新的检测规范、标准及新检测项目等情况时，对急需培训的人员，相关负责人可临时补充培训计划，加入《______年度工作人员培训计划》中，总经理批准后即可实施执行。

4.3.4　内部培训：为确保本公司人员理解工作的相互关系和重要性，以及如何为管理体系质量目标的实现做出努力，公司将定期或不定期组织进行管理体系文件、相关现行有效的法律法规、标准规范、作业指导书、企业规章制度、有关检验检测方法原理及操作技能、计量学基本知识、防火、用电等安全生产知识的学习。组织培训的部门应提前安排好培训地点和培训材料，并填写《人员内部培训记录表》提交至人力资源部归档。

4.3.5　外部培训：根据有关培训机构的培训计划、本公司现有资质能力及日后发展的需要，在征集职能部门意见的基础上，选派合适的人员参加外部单位组织的培训活动，并填写《人员外部培训记录表》。外部培训内容包括各类上岗证、资格证的考取，相关现行有效的法律法规、新检测方法的学习，期间核查等培训班。外部培训所取得的有关资质及学习证书交由人力资源部归入个人技术档案。

4.4　人员的考核评价及资格确认

4.4.1　对所有从事抽样、检验检测、审核、签发检测报告以及操作设备等检测活动的人员，在技术负责人的组织下，各专业检测部门应结合其相应的教育、培训、资历、持证等情况，对其进行考核评价及资格确认。

4.4.2　检验检测人员通过培训机构考试取得相关证书的可视为培训效果较好，技术部需及时向技术负责人反馈人员的培训效果。

4.4.3　各部门负责对本部门人员开展考核评价及资格确认工作，考核评价方式包括书面考试、现场考核、口头提问、现场操作演示等。检验检测人员通过考核评价和资格确认后方可独立开展检验检测工作(标明准许操作的大型仪器设备和检测项目)。

4.4.4　总经理会同技术负责人、质量负责人等负责人员年度考核评价和关键岗位技术人员资格确认工作。年度考核评价由人事部门负责组织实施，考核评价的程序(方式)包括个人提交书面总结(述职)、部门考核评价、公司考核评价；年度考核评价结果纳入个人履历档案，作为职务、薪酬升降的参考依据。

4.5　人员的监督

4.5.1　为保证检验检测结果的质量，本公司根据人员的资历任命质量监督员，定期或不定期地开展质量监督工作。应保存监督活动记录。

4.5.2　质量监督员对重点监督对象进行适当监督。重点是在培的、新上岗的、转岗的、机构间比对或能力验证结果可疑或不满意的、发生客户投诉的员工以及操作新标准或新方法检验检测项目的员工，确保他们的初始能力和持续能力能够胜任岗位要求并按管理体系要求开展工作。

4.5.3　质量监督员对公司及检验检测人员的独立性、公正性、保密性进行监督。确保检验检测人员不参与任何对检验检测的结果和数据的判断产生不良影响的商业或技术活动，不以检验检测活动、数据和结果牟取不当利益。

4.6 关键岗位人员的任职资格和工作描述

关键岗位人员的任职资格和工作描述详见《质量手册》“人员”章节内容。

5 相关支持文件

《不符合检测工作的处理程序》(FS/B-17)

6 记录表格

6.1 《______年度工作人员培训计划》(FS/B-04-01)

6.2 《人员外部培训申请表》(FS/B-04-02)

6.3 《人员内部培训申请表》(FS/B-04-03)

6.4 《人员内部培训记录表》(FS/B-04-04)

6.5 《上岗前培训考核记录表》(FS/B-04-05)

6.6 《技术人员工作履历表》(FS/B-04-06)

6.7 《人员外部培训记录表》(FS/B-04-07)

6.8 《人员一览表》(FS/B-04-08)

6.9 《上岗考核及资格确认记录表》(FS/B-04-09)

6.10 《人员年度考核记录表》(FS/B-04-10)

FS/B-05 场所环境条件控制程序

1 目的

为确保检验检测结果的准确有效,加强对场所环境条件的控制,保证设施和环境条件符合检测工作的要求,制定本程序。

2 范围

本程序规定了检测环境条件控制、维护的目的、要求及措施,适用于各检测项目检测所处环境条件的控制和维护。

3 职责

3.1 技术负责人、总经理

技术负责人负责审核环境条件监控设施的配置申请,总经理负责批准。

3.2 专业检测部

3.2.1 专业检测室负责人根据检测工作需要,提出环境条件监控设施的配置要求。

3.2.2 检测人员负责检测过程中环境条件的监控、控制和记录,并确保检测的各个过程在规定的环境条件下进行。

3.3 综合事务部

负责采购环境条件监控设施,负责职业健康、安全、环保方面的管理工作。

3.4 设备管理员

设备管理员负责对环境监控设备进行必要的检定和样品室的环境监控。

3.5 质量监督员

负责对场所环境条件监控与记录情况进行检查。

4　工作程序

4.1　场所环境条件的要求

4.1.1　环境条件与监控设施的配置应能够使检验检测工作顺利进行，且不会使检验检测结果失准、无效或受到影响。

4.1.2　满足健康、安全、环保等相关法律法规和标准规范的要求。

4.1.3　与检验检测活动有关的设施包括：

（1）工作场所：办公场所、检测室、样品室、留样室等。

（2）运行设施：配电、照明、水供应等。

（3）检测工作的安全和防护救护设施。

4.2　场所环境条件的配置和监控

4.2.1　对检测结果的准确性和有效性产生重要影响的环境条件为受控环境条件。确定受控环境条件的依据是：

（1）检测方法中规定的检测过程对环境条件的要求。

（2）检测方法中规定的样品、试剂、试验用品的保管和处理过程对环境条件的要求。

（3）检测仪器设备使用时对环境条件的要求。

4.2.2　各检测部门根据以上要求，对影响检测的环境因素（如温度、湿度、电流、电压、水压、通风、噪声、振动、防尘、无菌、健康、安全、环保等）提出控制要求与监控设施配置方案，参照《仪器设备的控制与管理程序》（FS/B-07）与《外部服务和供应品管理程序》（FS/B-14）填写申请表，经技术负责人审核，总经理批准后实施。

4.2.3　实验室应合理布局，按项目特点采取有效隔离措施，防止相邻工作区间交叉影响，同时应充分考虑实验室能源、采光、通风的要求。检测区域（包括样品制备和存放区域）应与办公场所分离。

4.2.4　检测标准对环境监控有要求的应配备相应的监控设备，并按《量值溯源管理程序》（FS/B-08）的规定定期校准/检定，应保留环境监控的持续记录。

4.2.5　消耗性材料的储存对环境条件有要求时，应有措施予以满足，避免耗材的损坏和变质。化学试剂应存放在干燥、洁净、通风、阴凉、避光的房间，固体试剂与酸类、有机类液体试剂隔离存放；标准溶液和标准物质的储存应满足相应要求，并应符合《化学试剂管理程序》（FS/B-30）的规定。

4.2.6　对有温度、湿度要求的实验室（包括保证仪器仪表测量准确度对使用环境温度、湿度的要求），应有温度、湿度调节措施，如安装空调设备、抽湿机等相应设施。

4.2.7　检验检测人员必须正确使用环境条件监控设施（设备），只有在环境条件满足法律法规、标准规范要求时，方能进行检测。对环境条件的监控应记录在《环境参数记录表》中，于每年年末交综合事务部存档。

4.2.8　工程现场检测时，也应按法律法规、标准规范的要求监控环境条件并记录。

4.2.9　监督员负责受控环境条件的日常监督检查工作，一经发现受控环境条件不完全符合要求，应提出纠正和整改措施，必要时责成检测人员停止试验，并执行《不符合工作控制和纠正措施程序》（FS/B-17）。

5 相关支持文件

5.1 《内务管理程序》(FS/B-06)

5.2 《仪器设备的控制与管理程序》(FS/B-07)

5.3 《量值溯源管理程序》(FS/B-08)

5.4 《外部服务和供应品管理程序》(FS/B-14)

5.5 《不符合检测工作的处理程序》(FS/B-17)

5.6 《化学试剂管理程序》(FS/B-30)

5.7 《安全、健康与环保控制程序》(FS/B-33)

6 记录表格

《环境参数记录表》(FS/B-05-01)

FS/B-06 内务管理程序

1 目的

为建立良好的检验检测环境，确保检验检测工作的安全、有效，制定本程序。

2 范围

适用于对本公司的设施、工作区域、能源、照明、通风、防火等环境设施的控制，以及与之相配套的安全、文明卫生等管理要求。

3 职责

3.1 总经理

负责批准检测工作所需的资源配置(环境、设施、人员等)申请。

3.2 技术负责人

3.2.1 向总经理提出改进内务管理的建议。

3.2.2 对各部门提出的设施和环境配置申请进行审核。

3.3 质量负责人

负责本程序实施情况的监督。

3.4 监督员

对实验室的安全、环保与卫生实施不定期监督检查。

3.5 各检测部门

3.5.1 负责所辖区域的内务管理，包括安全防护及危险化学品采购申请、使用与管理工作。

3.5.2 负责执行检验检测区域内的环境控制以及安全、卫生管理，组织对其实效性进行定期检查。

3.6 综合事务部

3.6.1 负责消防、安全防盗、危险化学品贮存等监督检查工作，并定期向总经理提出管理建议。

3.6.2 负责收样大堂和公共区域的文明卫生管理。

4　工作程序

4.1　工作区域环境管理

4.1.1　办公区域与检验检测区域应合理布局，按项目特点采取有效隔离措施，防止相邻工作区间交叉影响，同时应充分考虑实验室能源、采光、通风的要求。检测区域（包括样品制备和存放区域）应与办公场所分离，设置明显的“受控”标识，严格控制非检验检测人员在检验检测工作进行时进入检验检测区域。

4.1.2　检验检测区域应保持通风，采光良好，无较大噪声及振动干扰。

4.1.3　监督员应做好环境安全设施的日常监督检查，有权力制止一切违反安全的检测活动。

4.1.4　检验检测人员应按要求做好环境记录。

4.1.5　养护室要求温度、湿度用空调机控制、恒温恒湿仪监控，相关检测人员每天查看至少两次，并进行记录。

4.1.6　对环境有特殊要求的检验检测项目，应按要求进行环境监控，并做好记录。

4.1.7　在检测区内严禁进行与检验检测无关的活动。

4.2　设备的管理

仪器应摆放整齐，保持清洁，任何人不得随意动用他人仪器、设备和计算机；仪器设备应根据使用范围以及防腐蚀、防振、抗干扰等要求进行安放。

4.3　人员的控制

外来人员必须经技术负责人或质量负责人审核，总经理批准，方可进入本公司检测受控区域，其参观过程必须在由技术负责人或质量负责人指定的本公司工作人员的陪同下进行，填写《外来人员登记表》。

4.4　文明卫生要求

4.4.1　检验检测区域应文明卫生、整洁有序，检验检测人员应于检验检测结束后及时打扫卫生，保持清洁。

4.4.2　废弃的样品应及时处理，不得随意堆放，应设立专门的堆放场。

4.4.3　检测区域不得摆放与检测无关的物品，工作人员禁止在检测区域内就餐。

4.5　保密与安全

4.5.1　本公司所采用的设备、试验操作工艺、记录形式、检测结果等均属于本公司机密，所有人员应遵循保密和保护委托方机密原则，不得向无关人员透露。

4.5.2　技术负责人会同专业室负责人确定各种安全要求，制定相应安全措施和安全事故应急预案，对实验室相应设施的完好性和环境条件的符合性、安全性进行落实和检查。

4.5.3　相关人员要经常定期检测水管和下水道，防止漏水、浸水；电器装置应有必要的防触电措施，如可靠的安全接地、绝缘、醒目的警示标志灯。试验结束后，检查相应的水、电设备，全部关闭后，方可离开。

4.5.4　易燃、易爆化学试剂及有毒和强腐蚀性物品等的控制必须按照国家相应规定采取有效的隔离防护措施，保证人员健康和符合环境保护的要求。

4.5.5　公司应配备符合要求的形式和数量的手提式灭火器，综合事务部指定人员对消防设施定期进行检查及记录，在走廊通道的显眼地方设置失火指示器及消防应急灯。

4.5.6 实验室应配备紧急处理意外伤害的医药箱、消毒药水、清洗液、包扎用品等。

4.5.7 当环境条件危及检验检测结果时,检验检测人员应停止检验检测作业直至环境条件恢复至检验检测环境,并及时向部门负责人及设备管理员汇报情况。

4.5.8 进行室外检验检测的项目,安全人员应对现场的设施与设备进行检查,对可能发生危险的各因素采取相应的安全措施。

4.5.9 综合事务部负责执行、监督、检查安全,切实保证制度的实施。

4.6 监督检查

各部门按职责对其内务管理情况进行检查,对于检查过程中发现的问题应予以记录,及时处理。

5 相关支持文件

5.1 《保密和保护所有权程序》(FS/B-03)

5.2 《仪器设备的控制与管理程序》(FS/B-07)

5.3 《化学试剂管理程序》(FS/B-30)

5.4 《安全、健康与环保控制程序》(FS/B-33)

6 记录表格

6.1 《消防器材状态一览表》(FS/B-06-01)

6.2 《会议室使用登记表》(FS/B-06-02)

6.3 《外来人员登记表》(FS/B-06-03)

FS/B-07 仪器设备的控制与管理程序

1 目的

为确保仪器设备的技术性能满足检验检测的需要,使仪器设备的检定、校准、使用、维护、维修等环节始终处于受控条件下的完好状态,保证检验检测结果的准确性、有效性,特编制本程序。

2 范围

所有与检测活动有关的仪器设备(包含测量软件)的采购、验收、使用、维护保养、维修、降级与报废以及仪器设备的标识和档案管理。

3 职责

3.1 总经理

负责批准设备的购置、处置申请。

3.2 技术负责人

3.2.1 负责审核检测仪器设备的购置、降级、维修、停用、报废的申请。

3.2.2 负责批准仪器设备的操作规程作业指导书。

3.2.3 当发现仪器设备存在缺陷时,负责组织对可能产生的影响进行追溯。

3.3 质量负责人

负责监督本程序的执行。

3.4　专业检测部

3.4.1　负责仪器设备的购置(改造)申请,并参与验收。

3.4.2　负责组织编写和审核仪器设备的操作规程作业指导书。

3.4.3　负责提出仪器设备降级报废的处理意见。

3.4.4　负责组织人员协助采购部门采购仪器设备。

3.5　综合事务部

负责组织实施仪器设备的采购。

3.6　设备管理员

3.6.1　负责组织完成仪器设备的验收。

3.6.2　负责建立仪器设备档案。

3.6.3　负责仪器设备的故障处理与维修、检定/校准和标识管理。

3.7　检验检测员

负责检验检测仪器设备的使用、保管和日常维护。

4　工作程序

4.1　仪器设备的购置与验收

4.1.1　仪器设备的购置。

(1) 专业检测部负责人根据检测工作的要求(数量和技术性能),提出仪器设备购置申请,并填写《仪器设备购置申请表》,写明仪器设备的功能、测量范围、允许误差或精度等技术参数。

(2) 综合事务部根据检测生产部门的需求,对申购仪器设备进行市场调查(包括至少调查两个品牌设备的品质、价格等),按分析调查情况经技术负责人审核后,报总经理批准。

(3) 经批准后,综合事务部应尽快向合格供应商采购;对于大宗大件设备涉及合同签订的则需由财务部办理合同手续后再行采购。

4.1.2　仪器设备的验收。

仪器设备到货后,设备管理员组织相关人员和供货商按购货合同及技术指标进行验收,验收内容:

(1) 仪器设备包装是否完好,整机完整性与外观检查。

(2) 出厂合格证、使用说明书等技术资料是否齐全。

(3) 配件、附件与合同及装箱单是否一致。

(4) 对设备的功能和技术性能进行一般性验收。

(5) 凡对检测结果、抽样结果的准确度和有效性有影响的测量仪器设备,包括辅助测量设备(例如用于测量环境条件的设备),在投入使用前必须经过计量检定或校准。根据检定或校准结果与相关检测标准要求进行确认,确认后设备验收才算完成。

(6) 验收不通过的设备应由综合事务部负责及时退货或置换。

4.1.3　新购置设备未通过验收前不得正式投入使用。

4.2 仪器设备的管理

4.2.1 设备验收合格后，由设备管理员填写《仪器设备验收记录表》，将有关设备的使用说明书、检定证书等技术资料一同建立设备档案。

4.2.2 设备管理员对验收合格的仪器设备根据《仪器设备的控制与管理程序》(FS/B-07)的要求进行编号，并贴上检定或校准及管理标识。

4.2.3 根据检测范围、工艺流程以及防腐蚀、防振、抗干扰等要求安放检测设备，以便于操作及维护。

4.2.4 设备管理员每年应制订仪器设备的检定和校准计划、仪器设备的维护计划和仪器设备的核查计划。

4.2.5 仪器设备每次进行保养及维护时，应及时进行记录。

4.2.6 重要的计算机应配置稳压电源及远离电磁干扰，以防止贮存数据丢失。计算机的使用应符合《数据信息管理程序》(FS/B-25)的相关规定。

4.2.7 设备因故脱离本公司的直接控制，在设备送回后，设备管理员应对其功能和校准状态进行核查，确保可以正常使用。

4.3 仪器设备使用、维护、保养

4.3.1 仪器设备使用。

(1) 仪器设备安装使用环境条件应符合要求，仪器设备应摆放整齐，周围不得堆放有碍操作和影响正常保养的其他物品。

(2) 当使用说明书不够详细、不足以指导操作，或会对检测工作带来危害时，由专业检测室负责编写仪器设备操作规程。

(3) 设备使用前应进行检定或校准，校准的仪器设备应由技术负责人对其校准结果进行确认后方能投入使用。

(4) 贵重、关键、操作技术复杂的大型仪器设备应经过授权，由经过培训考核且取得上岗证的专门的操作人员操作。

(5) 检验检测人员在操作仪器设备之前，应先查阅《仪器设备使用说明书》或《仪器设备操作规程》，熟悉仪器设备结构功能后才能操作，严禁在不熟悉仪器设备结构性能的情况下盲目操作。

(6) 仪器设备使用前检测员应先进行调试，确认仪器性能、各项技术指标符合检测要求后才能进行检测。

(7) 外出检测时检测员需填写《仪器设备出入库登记表》。

4.3.2 设备维护、保养。

(1) 仪器设备使用后，使用人应对仪器设备进行维护，进行加油防锈等日常保养工作，并做好使用记录，确保检测活动过程仪器设备都处于正常状态。

(2) 仪器设备应进行定期维护保养，主要(重要) 设备要有专人维护，并填写《仪器设备维护保养记录表》。

(3) 设备管理员应对仪器设备的日常保养进行监督、检查。

4.3.3 现场检测使用的仪器设备应满足要求，携带时应注意路途及使用现场的防振、防潮、防尘。

4.4　仪器设备标志

4.4.1　计量检验检测仪器设备应贴上表明其检定或校准状态的检定标识；非计量的辅助设备应贴上表明其功能的功能标识。

4.4.2　仪器设备实施“绿、黄、红”三色标识管理。

(1) 合格标识(绿色)：

① 计量检定(包括自检)合格；

② 设备不必检定，经检查其功能正常(如计算机)；

③ 设备无法检定，经对比和检定适用。

(2) 准用标识(黄色)：

① 检测仪器设备某些功能不合格，但检测工作所用功能经校核合格；

② 降等降级后使用的仪器设备。

(3) 停用标识(红色)：

① 检测仪器设备发生故障或已损坏性能无法确定；

② 仪器设备目前状态不能使用，但经校准、检定或核查证明合格或修复后可以使用；

③ 检测仪器设备经计量检定不合格或超过检定周期。

4.5　仪器设备故障处理

4.5.1　仪器设备发生故障、显示的检验检测结果可疑，以及通过检定(验证) 或其他方式表明有缺陷时，由使用人提出申请报部门负责人，经设备管理员审核后报总经理批准，由设备管理员安排维修。

4.5.2　待修设备由设备管理员负责贴上停用标识。

4.5.3　使用人应对仪器设备出现故障前所做的检验检测工作进行检查，判定是否对检验检测工作造成影响，如有影响，应重新进行检验检测，对以前的检验检测数据进行追溯，并执行《不符合工作控制和纠正措施程序》(FS/B-17)，必要时应采取纠正措施加以处理。

4.5.4　仪器设备维修后，设备管理员应做好维修情况记录，并及时整理存入设备档案。

4.5.5　修复后应经过检定或校准，根据计量结果确认其功能指标恢复正常后，方可重新投入使用。

4.6　仪器设备降级、报废处理

4.6.1　检验检测仪器设备出现下述情况时，应作设备降级处理：

(1) 设备部分功能失效。

(2) 设备部分量程精度不合格。

4.6.2　降级处理的设备应在规定的范围内使用。

4.6.3　出现下列情况的仪器设备应作报废处理：

(1) 因严重损坏而无法修复或失去修理价值的仪器设备。

(2) 达到或超过规定使用年限，且精度无法达到使用要求的仪器设备。

(3) 修理后经计量部门检定仍然不合格且不能降级使用的仪器设备。

4.6.4 降级、报废设备应由设备管理员负责填写《降级、报废申请表》，技术负责人确认，报公司总经理审批。

4.7 设备档案管理

4.7.1 应建立仪器设备及标准物质的档案，其内容包括：

(1) 仪器设备名称。

(2) 制造商名称、型号、系列号或其他唯一性标识。

(3) 购置日期及启用日期。

(4) 目前放置地点(如果适用)。

(5) 购置时的状态及验收记录。

(6) 制造商的使用说明书(原件、复印件)。

(7) 所有的检定或校准报告和证书的日期、结果(原件、复印件)，设备调整、验收准则和下次检定或校准日期。

(8) 维护记录和设备维护计划。

(9) 故障、改装或修理的历史情况。

4.7.2 大型及关键设备的档案和相关资料(如保修卡、图纸、合格证等)单独归档，同类型或小型仪器设备的档案及相关资料可合并整理归档，由设备管理员按《文件控制管理程序》(FS/B-11)整理归档和管理。

5 相关支持文件

5.1 《文件控制管理程序》(FS/B-11)

5.2 《内务管理程序》(FS/B-06)

5.3 《量值溯源管理程序》(FS/B-08)

5.4 《不符合工作控制和纠正措施程序》(FS/B-17)

5.5 《外部服务和供应品管理程序》(FS/B-14)

6 记录表格

6.1 《仪器设备购置申请表》(FS/B-07-01)

6.2 《仪器设备验收记录表》(FS/B-07-02)

6.3 《仪器设备管理标识》(FS/B-07-03)

6.4 《仪器设备/标准物质档案卡》(FS/B-07-04)

6.5 《仪器设备使用记录表》(FS/B-07-05)

6.6 《仪器设备出入库登记表》(FS/B-07-06)

6.7 《仪器设备维护保养记录表》(FS/B-07-07)

6.8 《仪器设备运行故障情况记录表》(FS/B-07-08)

6.9 《仪器设备故障维修申请表》(FS/B-07-09)

6.10 《仪器设备处置申请表》(FS/B-07-10)

6.11 《借用外部仪器设备登记表》(FS/B-07-11)

6.12 《仪器设备维护计划》(FS/B-07-12)

6.13 《检验检测仪器、设备一览表》(FS/B-07-13)

FS/B-08　量值溯源管理程序

1　目的

为使本公司测量结果或标准的量值能溯源到国家计量基准或国际计量基准，即SI单位的复现值，确保检验检测结果的准确性、可靠性，且具有可比性，特制定本程序。

2　范围

本程序适用于本公司依法强制检定/校准的仪器设备和非强制检定/校准的仪器设备，同时适用于无法进行检定/校准的仪器设备开展的自校验工作。

3　职责

3.1　技术负责人

3.1.1　负责批准仪器设备的检定周期计划。

3.1.2　负责组织编制计量器具自校规程、比对方法。

3.2　质量负责人

3.2.1　负责审核仪器设备的检定周期计划。

3.2.2　负责测量结果或标准的量值的溯源监督管理工作。

3.3　设备管理员

3.3.1　负责编制仪器设备、参考标准的检定/校准计划，并按计划组织实施。

3.3.2　负责检定/校准记录和证书的保存和管理。

3.3.3　负责检定/校准标识的管理。

3.3.4　负责组织仪器设备自校验及期间核查计划的实施。

3.4　专业检测部部长

3.4.1　负责审核确认检测员提交的《仪器设备计量检定/校准参数申请表》。

3.4.2　组织本室人员协助设备管理员完成仪器设备、参考标准的检定/校准工作。

3.4.3　负责组织实施本部门管理、使用的属非国家强制性检定或校准的仪器设备的校准、比对工作。

3.5　检测员

3.5.1　按检测规范对设备技术参数的要求，认真填写《仪器设备计量检定/校准参数申请表》。

3.5.2　协助设备管理员完成仪器设备、参考标准的检定/校准工作。

3.5.3　协助仪器管理员完成仪器设备自校验及期间核查工作。

4　工作程序

4.1　量值溯源的识别

4.1.1　强制性检定。

强制性检定设备必须由能溯源到国家或国际基准的部门进行检定，以保证能溯源到国家基准，通过选择和联系合格的计量检定机构，对到期的设备进行检定。

4.1.2 非强制性检定。

对于计量部门有能力检定/校准的非强制性检定设备，通过选择和联系合格的计量检定机构，对到期的设备进行检定/校准。

4.2 计量检定、校准计划的编制与实施

4.2.1 设备管理员每年年终编制下一年仪器设备检定/校准计划表、仪器设备检定情况年度统计表，并组织制订仪器设备周期检定/校准计划，报技术负责人审批。

4.2.2 设备管理员应提前15天将检定/校准计划通知仪器设备使用部门，各专业检测部部长做好计划实施准备工作。

4.2.3 设备管理员根据检定/校准计划，将仪器设备送至国家法定的计量检定机构或经批准授权的检定机构进行检定/校准，并取回检定证书/校准报告，做好确认记录。

4.2.4 新购进且有计量要求的仪器设备必须经过检定/校准合格后方可投入使用，使用中的仪器设备按周期检定/校准计划送检。

4.2.5 仪器设备的检定或校准结果，应对照相关检测标准要求进行满足性的确认，最终确认仪器设备计量性能的符合性。

4.2.6 使用频率高、漂移性较大的测量设备和试验设备可在两次校准（检定）之间进行期间核查，并做好记录。

4.2.7 当仪器设备有过载或错误操作，或显示的结果可疑，或通过其他方式表明有缺陷时，应立即停止试验，并加明显标识，如可能，应将其储存在规定的地方直至修复。

4.2.8 修复的仪器设备必须经检定/校准等方式证明其功能指标已恢复，并追溯这种缺陷对过去检验检测所造成的影响。如发现检测报告中数据可疑或结果不可靠，应书面通知委托方，并按《不符合工作控制和纠正措施程序》（FS/B-17）的规定进行处理。

4.2.9 仪器设备经检定或校准合格后，设备管理员需及时组织相关检测人员对其检定或校准结果进行确认。

4.3 自校验计划的编制与实施

4.3.1 检验检测仪器需要内部校准时，应确保：

（1）设备满足计量溯源要求。

（2）限于非强制检定的仪器设备。

（3）环境和设施满足校准方法要求。

（4）优先采用标准方法，非标准方法使用前应确认。

（5）可不出具内部校准证书，但应对校准结果予以汇总。

（6）质量控制和监督应覆盖内部校准工作。

4.3.2 由设备管理员制订自校计划，并按计划组织实施工作。

4.3.3 设备管理员编写自校验程序，经技术负责人批准后实施。

4.3.4 开展仪器自校验时，检测员应做好记录，仪器经过自校验证明符合使用要求后，方可投入使用。

4.4　仪器设备修正值/修正因子的管理

4.4.1　当仪器设备经检定、校准或自校产生一组或一个修正值/修正因子时，由设备管理人员将修正值/修正因子的生成和更新情况记录在《仪器设备修正值/修正因子登记台账》中。

4.4.2　设备管理人员及时更新涉及修正值/修正因子的数据，包括计算机软件的更新。将新修正值/修正因子的证书和报告备份(复制或电子建档)，并及时通过书面形式传送至检测生产部门。

4.4.3　修正值/修正因子必须在有效期内使用。

4.4.4　专业检测室监督员定期或不定期检查修正值/修正因子的管理和使用。

4.5　量值溯源资料的保管

仪器设备进行检定、校准、自校、比对验证、运行检查记录等量值溯源资料由设备管理员统一归档和管理。

5　相关支持文件

5.1《仪器设备的控制与管理程序》(FS/B-07)

5.2《不符合工作控制和纠正措施程序》(FS/B-17)

6　记录表格

6.1《仪器设备计量检定/校准参数申请表》(FS/B-08-01)

6.2《仪器设备周期检定、校准计划》(FS/B-08-02)

6.3《检验检测仪器、设备一览表》(FS/B-08-03)

6.4《仪器设备确认表》(FS/B-08-04)

6.5《仪器设备修正值/修正因子登记台账》(FS/B-08-05)

FS/B-09　期间核查管理程序

1　目的

通过仪器设备、标准物质在两次检定/校准间隔时间内，对仪器设备、标准物质进行核查，检查仪器设备在日常运行中的技术性能是否存在超出其允许变化的情况、能否满足检验检测工作的需要，确保本公司的测量结果的准确性和量值的可溯源性。

2　范围

适用于与检测相关的仪器设备和标准物质在两次检定、校准之间的期间核查活动。

3　职责

3.1　技术负责人

负责仪器设备和标准物质期间核查计划、作业指导书的批准。

3.2　质量负责人

负责监督本程序的执行。

3.3 专业检测部部长

3.3.1 负责审核期间核查计划、作业指导书，并组织实施，组织核查不符合设备的整改活动。

3.3.2 负责收集核查期间的相关文件和记录。

3.4 设备管理员

3.4.1 负责编制期间核查计划及组织编制作业指导书。

3.4.2 负责期间核查记录的归档整理工作。

3.5 检测员

协助设备管理员做好期间核查工作，并做好核查记录。

4 工作程序

4.1 仪器设备和标准物质期间核查的范围

4.1.1 使用频率高、漂移性较大的仪器设备。

4.1.2 仪器设备在使用中，有可疑现象出现。

4.1.3 当对数据进行统计发现不利趋势时，其设备应列入核查范围。

4.1.4 所有的标准物质应列入核查范围。

4.2 期间核查方法

4.2.1 仪器设备期间核查方法。

(1) 期间核查的主要内容包括检测仪器设备的仪表按钮、安全性能、响应时间、检出限，直读式检测仪器可使用标准物质直接进行核查，计算示值误差是否符合技术要求。

(2) 其他检测仪器可采用高精度等级或同等精度的计量标准使用仪器比对、能力验证等方法进行期间核查。

4.2.2 标准物质期间核查方法。

(1) 标准样品：对有证标准样品保存条件、有效期、量值及标识进行期间核查；量值可通过不同时间段，或是不同人员对有证标准物质进行测定，计算测定结果的误差是否在允许范围内。

(2) 标准溶液：通过测定有证标准样品来对自配或稀释的标准溶液进行期间核查，同时检查保存条件、有效期、量值及标识，如果浓度值有明显改变，超出允许误差范围，应重新配制标准溶液。

4.3 期间核查计划的制订

设备管理员每年应制订仪器设备期间核查计划，由各专业检测部部长审核，技术负责人批准。其计划的内容包括：

4.3.1 计划期间核查日期和检查项目。

4.3.2 针对不同的设备确定核查频次(一般情况下，至少一项)。

4.3.3 需进行核查的仪器设备名称、规格型号、编号。

4.3.4 期间核查方法和评定依据。

4.4　仪器设备期间核查的方案

根据仪器设备期间核查的计划，在计划实施前，设备管理员应先制定仪器设备期间核查的实施方案，具体内容包括：

4.4.1　实施期间核查的仪器设备名称。

4.4.2　实施期间核查的方法、内容（期间核查规程对应文件编号）。

4.4.3　实施日期。

4.4.4　实施期间核查的负责人。

4.5　仪器设备期间核查的实施

4.5.1　专业检测部部长组织检验检测人员按计划实施期间核查，记录核查结果，核查工作一般由仪器负责人与设备管理员共同完成，并填写《仪器设备期间核查记录表》。

4.5.2　如评定仪器设备状态不符合使用要求时：

（1）相关人员应按照《不符合工作控制和纠正措施程序》（FS/B-17）的要求，分析原因，及时采取纠正措施。

（2）设备管理员应及时贴上不合格标识，进行调试、维修，重新检定/校准后方能重新投入使用。

（3）应对上次检定/校准后的所有检验检测数据进行追溯分析。

（4）若对检验检测结果的有效性产生疑问，应组织复检。

（5）经复检，确定检验检测结果存在问题时，如对客户造成影响，应及时通知客户。

4.5.3　期间核查使用的标准计量器具应定期校准、检定。

4.6　标准物质的期间核查

4.6.1　使用部门按要求对标准物质进行期间核查，可能时，标准物质应溯源到SI测量单位或有证标准物质。

4.6.2　有证标准物质的核查：

（1）从国家标准物质中心、环境保护部标准样品研究所等单位购买的有证标准物质，对于未开封并且在有效期内的，可以免于核查。

（2）对于已开封的标准物质，应检查其包装是否完好无损，是否严格按照标准物质证书上规定的条件和方法保存，是否被玷污和变质，若发现有任何异常现象，应立即停止使用该标准物质并做好记录。

4.7　记录的管理

仪器设备和标准物质的期间核查的有关记录和设备修正因子的相关资料由设备管理员进行归档整理和保管。

5　相关支持文件

5.1　《量值溯源管理程序》（FS/B-08）

5.2　《不符合工作控制和纠正措施程序》（FS/B-17）

5.3　《结果有效性管理程序》（FS/B-28）

6　记录表格

6.1　《仪器设备期间核查计划》（FS/B-09-01）

6.2　《仪器设备期间核查记录表》（FS/B-09-02）

FS/B-10　标准物质管理程序

1　目的

为使标准物质始终处于受控状态并保持完好，保证检验检测结果的有效性和可追溯性，制定本程序。

2　范围

适用于本公司标准物质的采购、验收、储存、验证、使用、标识和记录管理。本程序标准物质包括直接购买的标准样品和标准溶液及自配标准溶液三种。

3　职责

3.1　总经理

负责批准标准物质的采购、使用、降级和报废申请。

3.2　技术负责人

3.2.1　负责标准物质申购、降级、报废的审核。

3.2.2　发现标准物质存在缺陷时组织对可能产生的影响进行追溯。

3.3　专业检测部

3.3.1　负责提出标准物质的采购申请和使用保管。

3.3.2　协助设备管理员做好标准物质的质量验收和期间核查。

3.4　综合事务部

负责标准物质的采购。

3.5　设备管理员

负责标准物质的验收、发放、登记及档案管理。

4　工作程序

4.1　标准物质的采购

4.1.1　各专业检测部根据本部门的检测项目和工作进度，提出采购申请，并填写《仪器设备、标准物质购置申请表》，交综合事务部。购置申请应包括标准物质的名称、规格和技术指标。

4.1.2　综合事务部对专业检测部采购申请进行确认，经技术负责人审核，总经理批准后实施。

4.1.3　综合事务部根据《合格供应商名单》确定供应商，选择有质量保证的标准物质进行采购。质量保证参考因素：

（1）有证标准物质。

（2）有计量部门出具证书证明其级别、不确定度或误差范围。

（3）生产日期和保质期。

（4）符合国家或行业标准，能溯源到SI测量单位。

4.2　标准物质的验收

4.2.1　标准物质到货后，设备管理员协同专业检测部人员进行质量验收，验收内容包括：标准物质名称、编号、技术特性（均匀性、稳定性、标准值及不确定度），并填写《标准物质验收记录表》。

4.2.2　验收合格的标准物质由设备管理员在包装容器上粘贴绿色合格标识，按照标准物质说明书中的要求和规定、级别等进行入库登记。

4.3　标准物质的管理

4.3.1　设备管理员应建立在用标准物质档案，档案内容包括：

(1) 标准物质的名称和编号。

(2) 生产制造商和说明书。

(3) 标准物质的等级、量值和准确度。

(4) 购买日期及有效期。

(5) 标准物质更新替换时的验证和比对记录。

(6) 保管人员及其他使用信息。

4.3.2　标准物质由专业检测部指定人员负责保存，保存环境应根据标准物质的特点配置相应的设施，对有危害的标准物质应实施安全隔离。

4.3.3　专业检测部根据《场所环境条件控制程序》(FS/B-05)对标准物质保存环境进行监控，以保证标准物质不变质、不损坏、不降低性能。

4.4　标准物质的使用

4.4.1　专业检测部人员在使用标准物质、溶液时，应严格按照相应的技术要求进行，保持标识清晰完整，严禁使用超过检定有效期或保质期的标准物质。

4.4.2　检测人员应正确使用标准物质，消耗性标准物质(如标准溶液)在使用完毕后，若有剩余，不得放回原瓶，以免影响标准物质的质量。

4.4.3　自配标准溶液由检测人员按照标准规范要求(GB 601)进行配制、标定，使用的天平、容量器具等必须经过计量检定合格。盛装标准溶液的试剂瓶应贴有标签，标签内容包括：溶液名称、配制日期、标定日期、标定浓度、配制人员、有效期等技术参数。

4.4.4　标准溶液的保存时间和保存条件按分析方法中的规定执行。

5　相关支持文件

5.1　《场所环境条件控制程序》(FS/B-05)

5.2　《量值溯源管理程序》(FS/B-08)

5.3　《化学试剂管理程序》(FS/B-30)

6　记录表格

6.1　《标准物质验收记录表》(FS/B-10-01)

6.2　《标准物质报废审批表》(FS/B-10-02)

6.3　《标准物质一览表》(FS/B-10-03)

6.4　《参考标准和标准物质使用登记、记录表》(FS/B-10-04)

FS/B-11　文件控制管理程序

1　目的

对质量体系文件和与检测工作有关的技术文件、法规、资料进行有效控制，确保质量体系运行有可靠依据。

2 范围

适用于本公司所有质量体系文件，与检测工作有关的技术标准、技术规范、技术资料和外来法规文件的控制管理。

3 职责

3.1 总经理

负责组织制定并颁布质量方针和质量目标，批准质量手册和程序文件。

3.2 技术负责人

负责批准作业指导书等第三层次文件。

3.3 质量负责人

质量负责人负责组织人员编写、审核、修订质量手册和程序文件，并维护其有效性。

3.4 各专业检测部

负责组织编写并审核本部门第三层次文件。

3.5 人力资源部

负责公司内部标准、规范、法规文件、质量体系文件、外来文件的统一收发控制。

3.6 综合事务部

负责公司检测资料(记录、报告)的发放、更改、回收、销毁及归档管理工作。

4 工作程序

4.1 质量体系文件的组成

第一层次：质量手册。

第二层次：程序文件。

第三层次：其他管理性和技术性文件(管理制度、作业指导书、操作规程、记录和报告的表格等)。

4.2 质量体系文件的要求

4.2.1 各层次质量体系文件内容要相互衔接，下层次文件对上层次文件规定的原则加以具体的描述。

4.2.2 质量体系文件分为受控版本和非受控版本。实验室在用的质量体系文件都是受控版本。

4.3 质量体系文件的编写与审批

4.3.1 总经理组织领导层制定质量方针和质量目标后向员工颁布。

4.3.2 质量手册。

质量负责人组织编写小组成员编写质量手册并审核，总经理批准。

4.3.3 程序文件。

质量负责人组织编写小组成员编写程序文件并审核，总经理批准。

4.3.4 质量文件(作业指导书和操作细则)。

各检测部部长组织相关人员编写并审核本部门的质量文件，技术负责人批准。

4.4　质量体系文件编码规定

4.4.1　通用格式：

FS/□－□□

文件顺序号
文件分类号
本公司拼音简称

4.4.2　标准规范格式：

FS/□－×□□－□□□

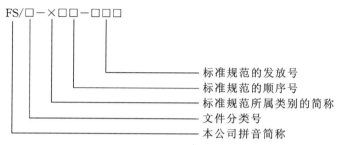

标准规范的发放号
标准规范的顺序号
标准规范所属类别的简称
文件分类号
本公司拼音简称

标准规范所属类别的简称：

骨(砂石类)；砼(混凝土类)；砌(砌体材料)；钢(金属材料)；塑(塑料类)；土(土工类)；掺(掺合料)；公(公路类)；现(现场类)；其(其他类)。

4.4.3　质量体系文件分类号：

文件类型	分类号	文件类型	分类号	文件类型	分类号
质量手册	A	仪器设备自校规程	F	现场原始记录	L-X
程序文件	B	校核方法	G	不确定度分析	K
管理制度	C	仪器设备校准流程图	H	标准规范	L
作业指导书(室内检测)	D-J	行政管理文件	I	自编试验报告	M
作业指导书(室外检测)	D-X	建材力学原始记录	L-J-样品代码	检测协议书	N
仪器设备操作规程	E	沥青土工原始记录	L-L-样品代码	其他	O～Z

4.4.4　质量计划、质量记录编号格式：

FS/□－□□－□□

表格顺序号
表格所属文件序号
表格所属文件分类号

4.5　文件受控状态及管理

文件资料由资料员负责管理，分为“受控”与“非受控”，在规定的范围内发放。所有受控文件资料都应在封面上加盖“受控”印章以标明其受控状态，并填写《受控文件资料清单》。

4.6　受控文件发放

资料员编制《受控文件发放记录》，由经理批准后发放，文件领取人办理签收手续。

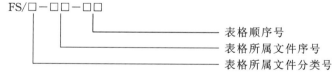

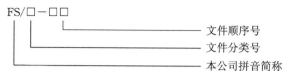

4.7　文件资料的更改

4.7.1　当文件需要更改时，由部门负责人填写《文件更改申请表》，经原文件批准人同意后进行更改；在更改后由原编写人、审核人、批准人签字。

4.7.2　所有更改换版、换页的"受控"文件必须收回，盖上"作废"标识，以保证有效文件的唯一性，并在《受控文件回收记录》登记。更改后的文件由资料员按原"受控"文件领出人员发放。作废文件需要销毁时，可填写《文件销毁申请表》报总经理批准后销毁。

4.7.3　用于知识积累和延续历史所保留的任何已作废的文件，需经技术负责人批准后，资料员对其加盖"历史资料"进行标识，单独存放。

4.8　文件资料的使用

4.8.1　质量监督员应经常检查使用的受控文件是否为有效版本。

4.8.2　检测场所应留有适用的标准、操作规程、作业指导书，方便检测人员查阅使用。

4.8.3　当文件破损而影响使用时，应到资料员处办理更换手续，交回相应破损文件资料，换出的文件资料的分发号不变；由于文件遗失的，应给予新的分发号，并在《受控文件发放记录》《受控文件回收记录》中注明。

4.8.4　质量体系文件原则上不得出借和转赠他人，非发放范围内的人员不得外借或复印质量体系文件。

4.8.5　本公司内部人员需要查阅有关文件和记录时，必须办理借阅手续，应填写《文件资料借阅清单》。

4.8.6　对于提供给客户、上级主管机关、省市场监督管理局的文件资料，不加盖"受控"印章，不作更改控制，但必须做好发放记录。

4.9　文件的保管

4.9.1　所有文件资料由资料员保管，存放在干燥通风和安全的地方，并做好保密工作。

4.9.2　资料员必须把所有文件、资料进行编目，以便存取。

4.10　外来文件资料的控制

4.10.1　资料员收到外来文件资料后，填写《外来文件资料清单》，需要时填写《收文用笺》，根据领导批阅意见办理。

4.10.2　技术负责人必须及时寻找标准、规程和规范的最新有效版本，交由资料员统一编号，加盖"受控"印章，分发到各室，并回收旧的版本，加盖"作废"印章，在《受控文件发放记录》《受控文件回收记录》中做好记录。

4.10.3　检测工作中用到委托方提供的其他标准和技术资料，在发出报告后，应随同报告一起归档保管。

4.10.4　资料员编制《现行国家、行业标准规范一览表》，并应每年根据新旧标准的更替进行相应修改。

4.11　文件资料的保存年限

4.11.1　本程序产生记录保存六年。

4.11.2　各种标准、规范和规程保存至有效期过后一年。

4.12　文件资料的评审

质量负责人在本公司管理评审前应对本公司现有质量体系文件进行评审；当本公司内部运作、标准规范或操作规程有所变更时，应及时更改相应体系文件，评审和更改结果要作为管理评审的输入。

5　相关支持文件

5.1　《记录管理程序》(FS/B-18)

5.2　《保护委托方机密和所有权程序》(FS/B-09)

6　记录表格

6.1　《受控文件资料清单》(FS/B-11-01)

6.2　《受控文件变更记录》(FS/B-11-02)

6.3　《受控文件发放记录》(FS/B-11-03)

6.4　《受控文件回收记录》(FS/B-11-04)

6.5　《文件销毁申请表》(FS/B-11-05)

6.6　《外来文件资料清单》(FS/B-11-06)

6.7　《文件资料借阅清单》(FS/B-11-07)

6.8　《现行国家、行业标准规范一览表》(FS/B-11-08)

6.9　《收文用笺》(FS/B-11-09)

6.10　《存底资料目录表》(FS/B-11-10)

FS/B-12　客户要求、标书和合同评审程序

1　目的

规范对客户的要求、合同、本公司标书的评审，选择适当的检测方法，提供正确的检测报告，满足客户的要求。

2　适用范围

本程序适用于本公司所有委托要求、标书和合同的评审及履行合同期间客户提出变更合同的评审。

3　职责

3.1　技术负责人

负责组织编制与执行与合同有关的技术文件；组织对特殊服务合同(协议)中技术内容的审核。

3.2　质量负责人

负责监督合同、标书评审流程。

3.3　综合事务部

3.3.1　与具体职能部门共同承担起草所有合同、协议或标书。

3.3.2　负责组织相关合同、标书的评审，办理合同评审程序，及时与客户沟通相关信息。

3.3.3　负责接受客户的委托，收集和记录客户的要求，对普通的检验检测任务进行评审，并在委托单上确认。

3.4 技术部

负责核对合同所需的仪器设备和环境设施的配置。

3.5 各专业检测部

负责评审相关专业的合同履行能力，执行合同所实施的检验检测活动。

3.6 人力资源部

负责合同、标书等相关评审记录文件的归档管理。

4 工作程序

4.1 客户要求、标书和合同的形式

4.1.1 检测协议书形式的简单合同。

4.1.2 复杂的、大宗的、新的、有特殊要求的正式合同。

4.2 客户要求、标书和合同评审内容

4.2.1 人员、设备、技术能力和资源。

4.2.2 分包项目。

4.2.3 样品是否符合检验检测要求。

4.2.4 交付合同的期限。

4.2.5 保密和保护所有权。

4.2.6 标准规范和相关的法律法规。

4.2.7 合同变更或偏离时的要求。

4.2.8 报告中给出测量不确定度的要求。

4.2.9 传送检验检测结果的要求。

4.2.10 价格及付款方式等相关事宜。

4.2.11 当识别本公司不具备开展客户要求的活动的能力或因相关因素原有能力暂时不能满足客户要求时，应告知客户不能受理业务。

4.3 客户要求、标书和合同评审程序

4.3.1 检测协议书(合同)评审。

(1) 对于常规检验检测的委托，当客户提出检验检测要求时，综合事务部收样人员应指导客户填写检测协议书的有关内容。

(2) 收样人员在收样时，应对样品的名称、数量、状态、检验检测项目以及其他要求等给以评审，当公司具有足够的能力和资源满足客户的要求时，在检测协议书(合同)上签字确认，并要求客户在检测协议书上签名确认。

4.3.2 正式合同评审。

(1) 当客户有大宗的、特殊的检验检测要求时，综合事务部人员应及时向客户了解要求，并记录客户有关检验检测的依据、对象、目的、时间、数量、结果等细节要求，会同专业检测部起草检验检测合同草案。

(2) 技术部根据合同草案核对所需的设备和环境要求是否满足要求。

(3) 综合事务部组织相关人员对合同草案进行评审，确定公司的资质能力和资源是否满足客户的要求，并与客户沟通。

(4) 当客户表示可以接受合同评审的最终结果时,本公司与客户正式签署检验检测合同,合同应明确与客户要求相一致的双方的责任、义务和权利,并在合同生效后认真组织实施。

4.3.3 当合同执行中涉及分包项目时,应将分包的内容写入双方签署的检验检测合同,分包项目的合同评审按《分包控制程序》执行。

4.4 客户要求、标书和合同的修改

4.4.1 合同执行中如遇到对合同要求的任何偏离,综合事务部应与客户作充分的沟通,保证得到客户的书面同意,并将变更事项通知相关的检验检测人员。

4.4.2 在执行合同过程中,任何一方提出需要修改或补充合同时,本公司应采取有效的措施,综合事务部应及时与客户进行沟通,防止偏离后给双方的利益造成损失。

4.4.3 若修改后的合同有重大的变化,综合事务部应重新组织有关人员对变更后的合同进行评审,评审结果应作为检验检测合同的附件并由双方授权人签字。应将修改后的内容通知所有受到影响的人员,防止出现工作差错给双方造成损失。

4.4.4 本公司的所有正式合同,如投标合同、检验检测收费合同、仪器设备购买合同、分包合同等由综合事务部组织进行评审,评审结果交给公司总经理审批。

4.5 合同的管理

合同评审过程中相应的记录、合同和合同修改件以及相关文件应进行整理归档,由人力资源部保存。

5 相关支持文件

5.1 《分包控制程序》(FS/B-13)

5.2 《外部服务和供应品管理程序》(FS/B-14)

6 记录表格

《合同评审表》(FS/B-12-01)

FS/B-13 分包控制程序

1 目的

为了对检验、检测分包工作进行控制管理,确认分包方的技术能力和管理水平能满足分包检验、检测项目的要求,保证分包检验、检测项目的质量,特制定本程序。

2 适用范围

本程序适用于本公司所有分包检测项目。

3 职责

3.1 技术负责人

负责分包检验检测机构的审批,签订分包合同。

3.2 质量负责人

负责分包检验检测机构的资格和能力评估。

3.3 质量监督员

协助对分包检验检测机构的资格评估,对分包项目实施质量监督。

3.4 专业检测部

3.4.1 负责检验检测项目分包的申请。

3.4.2 负责同分包检验检测机构办理样品和检测报告交接手续。

3.5 综合事务部

负责保存检测项目分包的所有资料。

4 工作程序

4.1 分包说明

4.1.1 分包方：因自身工作量大，以及关键人员、设备设施、技术能力等原因，需将检验检测项目分包出去的检验检测机构。

4.1.2 承包方：依法取得检验检测机构资质认定并有能力完成分包项目的检验检测机构。

4.1.3 分包行为：分包方将因自身原因需将检验检测项目分包出去给有能力完成的承包方的行为。

4.2 分包原则

当本公司自身具备检验检测资质项目能力，由于工作量大，以及关键人员、设备设施、技术能力等原因，需分包该检验检测项目时，应分包给依法取得检验检测机构资质认定并有能力完成分包项目的检验检测机构。

4.3 承包方的选择、评审确认

4.3.1 本公司首选经过公司评估合格，并依法取得检验检测机构资质认定或认可有能力完成分包项目的检验检测机构。

4.3.2 由技术负责人组织技术小组成员对其进行管理体系和技术能力的审核评价，确认其能够遵守并符合《检验检测机构资质认定能力评价　检验检测机构通用要求》(RB/T 214—2017)等文件的要求。经技术负责人审核，总经理批准后，承包方方可成为本公司有意向选用的合格检验检测机构，评审过程需建立书面评审记录。

4.3.3 分包单位至少应满足以下条件：

(1) 持有国家等级证书或相应资质。

(2) 设备与人员情况能满足要求。

(3) 能按期交付。

(4) 能参照国家收费标准执行。

4.4 分包合同的签订

分包合同的主要内容包括：

4.4.1 分包方对所提供的样品代表性负责。

4.4.2 分包方需在检验检测报告中真实注明分包情况。

4.4.3 如果检验检测报告中涉及分包的项目出现争议问题或导致其他后果，分包方有权追究承包方的相应责任。

4.4.4 分包方有权对承包方所提供的检测数据质疑或要求重新测试，并保留追溯权。

4.4.5 承包方对所出具的检测数据负责，承担分包部分的检验检测质量责任。

4.4.6　承包方负责检测数据的保密，不得告知分包方以外的任何单位或个人。

4.4.7　承包方应在商定的时间内出具具有法律效力的检测报告正本。

4.5　分包过程的控制

4.5.1　本公司因工作量大以及关键人员、设备设施等原因需要将检验检测工作分包时，由专业检测部负责对拟分包项目提出申请，填写《分包申请表》，报技术负责人审核、总经理批准。

4.5.2　综合事务部在受理客户检验检测业务时，应将相关的分包安排书面告知客户，并取得客户的书面同意。

4.5.3　选择经评审合格的检验检测机构作为分包项目的承包方。

4.5.4　分包项目的样品由综合事务部提供，送承包方检验检测。

4.5.5　技术负责人组织技术委员会成员对承包方的检验检测数据进行审核，确认无误后，可在公司的检验检测报告中予以引用，并且注明该结果为分包检验检测结果。

4.5.6　综合事务部应记录每次分包情况，如分包检验检测机构名称、分包项目、分包日期、检测物品的相关信息（名称、编号等）等，并将分包记录定期送总工室备案。

4.5.7　综合事务部与承包方应保持密切的联系和技术方面的良好沟通，当承包方的能力发生变化时，应及时对承包方的能力重新进行评审，如承包方无法继续承担分包工作，报技术负责人审核、总经理批准后，取消其分包资格，终止分包协议。分包方若无变化，只须进行初次评审。

4.6　分包责任

除客户或管理机构指定的承包方外，本公司对分包的检验检测工作质量向客户负责。若发生问题，按公司《不符合工作控制和纠正措施程序》(FS/B-17)的有关规定采取必要的措施。

4.7　分包资料管理

综合事务部对承包方的能力资格评审、考核报告及检测分包协议书等所有资料应妥善保存。

5　相关支持文件

5.1　《不符合工作控制和纠正措施程序》(FS/B-17)

5.2　《客户要求、标书和合同评审程序》(FS/B-12)

5.3　《结果报告管理程序》(FS/B-29)

6　相关记录

6.1　《合同评审表》(FS/B-12-01)

6.2　《检测分包情况登记表》(FS/B-13-01)

FS/B-14　外部服务和供应品管理程序

1　目的

为对提供外部服务的供应商及采购物品的质量进行控制，规范本公司的采购验收工作，确保检验检测结果的质量，特制定本程序。

2 适用范围

适用于本公司选择和购买检测仪器设备、标准物质、消耗性材料和外部服务等对检测质量有影响的服务和供应品。

3 职责

3.1 总经理

批准外部服务和供应品采购的申请。

3.2 各部门负责人

负责审核外部服务和供应品采购的申请和意见补充。

3.3 申购人(专业检测部)

3.3.1 提出外部服务和供应品的购买申请,并提供具体的技术指标和质量要求等。

3.3.2 协助采购部门对外部支持服务和供应品进行验收。

3.4 综合事务部

3.4.1 负责供应品采购计划的审核,报总经理批准。

3.4.2 负责组织对外部服务和供应商的调查、评价、选择,选定合格供应商。

3.4.3 负责外部服务、供应品、试剂和消耗性材料的采购管理,建立《合格供应商名录》。

3.5 设备管理员

负责组织仪器设备和标准物质的验收、存储和发放。

4 工作程序

4.1 外部服务和供应品的识别

4.1.1 外部服务:包括仪器设备的计量检定和校准服务,采购仪器设备时环境设施的设计、施工,设备设施的运输、安装、保养,人员培训服务,标准查新,样品加工,废物处理等服务。

4.1.2 供应品:检验检测机构所需仪器设备、化学试剂、检验检测用水(用油)、标准物质、洗涤剂和消耗性材料等。

4.2 外部服务和供应品的申购

各相关部门根据实际需要填写《物资购入申请表》,并提供拟购外部服务和供应品的数量、规格、技术指标、性能、质量要求及申购理由,由部门负责人补充确认,交由综合事务部进行市场调查。

4.3 供应商选择和评价

4.3.1 综合事务部根据相关部门申请采购外部服务和供应品的性能指标和规格,进行市场调查,分析供应商的能力,建立合格供应商和服务提供者的调查资料。

4.3.2 经审批后,由综合事务部从《合格供应商名录》中选择产品质量稳定、售后服务好的供应商进行采购。

4.3.3 当没有合格供应商时,综合事务部组织人员寻找能够满足采购需求的供应商,对所寻找到的供应商进行评价,并填写《供应商评审记录表》,报总经理批准,批准后方可加入《合格供应商名录》。

4.3.4　对供应商的评价，应遵循优质、优价的原则，要求其具备相应的资质、良好的质量信誉和资信情况。对供应商的评价至少包括如下内容：

（1）供应商的资信能力。

（2）供应商的供货业绩及质量保证能力。

（3）价格。

（4）交付情况。

（5）售后服务情况。

4.3.5　为确保供应商所提供的服务或供应品能够持续满足本公司检验检测工作的需求，综合事务部需定期对合格供应商进行复评审，未通过复评审的供应商应从《合格供应商名录》中移除。

4.3.6　在评价过程中，还应将设备和消耗性材料的验收情况、使用（试用或验证）情况、溯源情况作为评价的输入，三废处理机构是否存在接受过环境处罚的情况也应作为评价的输入。

4.3.7　当供应商提供的服务和产品存在质量问题时，应暂停合作，待其恢复服务质量；当不能恢复时，可立即召集相关人员进行评审，必要时撤销其服务资格。

4.4　采购的实施

4.4.1　根据《物资购入申请表》确认供应商，报总经理审批通过后综合事务部方可执行采购。

4.4.2　综合事务部负责采购的具体执行，并签订采购合同。采购合同中针对服务的采购，应明确服务的内容、时间要求、质量要求、服务的方式、验收标准及其他要求，明确双方的责、权、利等。

4.4.3　针对供应品的采购，应明确供应品的名称、规格、型号、类别、等级、明确的标识、图纸、检查说明、质量要求、质量标准及其他技术资料、验收时间和验收方式等。

4.5　验收

4.5.1　检验检测仪器设备应按《仪器设备的控制与管理程序》（FS/B-07）的规定，由综合事务部牵头，与使用部门一起按合同和使用要求组织验收。

4.5.2　仪器设备检定/校准服务，按《量值溯源管理程序》（FS/B-08）进行验收。

4.5.3　标准物质投入使用前，按《标准物质管理程序》（FS/B-10）进行验收。

4.5.4　用于检验检测试验的物品要求有产品合格证，采购量较少的消耗品可采用逐个验收的方法，采购量大的消耗品可实施抽查验收的方法，由综合事务部分别与使用部门共同组织抽样检验或委托检验验收。

4.5.5　验收合格的消耗品应由综合事务部指定经办人办理入库登记，验收不合格的设备或消耗性材料应及时退货。

4.6　存放

4.6.1　库房内的物品要有明确标识，应按物品说明书中的要求和规定进行分区贮存。

4.6.2　对有危害的消耗品应实行安全隔绝，对怕挤、怕压的物品应限制叠放层数和放置间隔。

4.6.3　对有温度、湿度要求的物品应建立贮存环境以及对贮存环境的监控手段和设施，必要时应规定环境记录的要求。

4.6.4　对贵重或特殊性能的设备、物品应单独存放，由专人负责保管。

4.7　记录管理

采购完成后，综合事务部需要将《物资购入申请表》等相关表格统一归档管理。

5　相关支持文件

5.1　《仪器设备的控制与管理程序》(FS/B-07)

5.2　《标准物质管理程序》(FS/B-10)

6　记录表格

6.1　《供应商评审记录表》(FS/B-14-01)

6.2　《合格供应商名录》(FS/B-14-02)

6.3　《供应商质量反馈表》(FS/B-14-03)

6.4　《物资购入申请表》(FS/B-14-04)

FS/B-15　服务客户程序

1　目的

与客户建立良好的协作和沟通，为客户提供更加优质的服务，收集客户反馈的信息，为采取纠正措施、预防措施和改进措施提供依据。

2　适用范围

适用于本公司对客户提供服务的各个环节及对客户要求的处理。

3　职责

3.1　技术负责人

对客户在检测前、中、后所提出的有关检测工作的技术问题进行解答，提供相应的技术支持。

3.2　质量负责人

3.2.1　对客户进入检测活动区域的要求进行批准，并安排人员陪同。

3.2.2　针对客户所提出的要求，组织相关人员对其进行审批，并安排实施。

3.3　综合事务部

3.3.1　负责本公司的客户服务工作，负责客户接待、客户满意度的调查与分析、制订提高服务质量计划。

3.3.2　负责确定满足客户要求的服务方式和服务内容。

3.3.3　负责客户服务资料的归档管理。

3.4　各专业检测部

配合客户到现场开展检验检测或考察工作。

4　工作程序

4.1　客户接待

4.1.1　综合事务部负责接待前来公司办理业务的客户，办理内容包括：

(1) 检验检测业务咨询。

(2) 常规业务委托协议办理。

(3) 领取检验检测报告。

(4) 接受客户口头及书面的意见和投诉。

(5) 当遇到大型、专业性强或综合性检验检测业务的接洽时,应报业务部,由职能部门与客户洽谈。

4.1.2　设立综合事务部客户服务专线,专门收集客户信息和接受客户电话咨询。

4.1.3　当客户要求前往现场洽谈时,由综合事务部安排、组织人员(可组织各相关专业的检验检测人员)进行接洽,满足客户要求。

4.2　允许、邀请客户参观检验检测过程

4.2.1　室内检验检测。

(1) 客户或其代表如需观看其委托项目的检验检测过程,需填写《非工作人员进入检验检测区域申请书》,并报质量负责人审批后,由综合事务部办理进入受控区域的登记手续,再由本公司指定人员陪同参观。陪同人员应根据《保密和保护所有权程序》(FS/B-03)的要求,注意在客户活动过程中对其他客户机密信息的保护,并积极主动满足客户的合理要求,保持良好的沟通。

(2) 当客户对检验检测结果提出异议时,专业检测部负责组织相关专业人员进行分析。必要时,对样品进行复检。

(3) 客户委托检验检测项目的参观,应确保不影响检验检测结果和其他客户的机密不被泄露。

4.2.2　现场检验检测项目。

所有现场检验检测项目,可根据现场情况邀请客户或其代表全程见证检验检测过程。

4.3　方便客户查询检验检测结果

检验检测完成且检验检测结果经确认(报告已经由授权签字人批准)后,客户如需查询检验检测结果,前台工作人员可告知,但要同时说明最终结果以报告为准。

4.4　检验检测延误和检验检测方法偏离时及时通知客户

当由于不可抗力或其他特殊情况使检验检测出现延误和对检验检测方法有偏离时,专业检测部应第一时间通知前台工作人员,由前台工作人员通知客户。

4.5　征求客户意见

4.5.1　综合事务部日常工作中应主动收集有关客户对公司检测工作的正面的、负面的意见和建议,填写《客户满意度调查表》,并进行分析整理,适时将分析结果上报公司领导,以改进公司的管理、检验检测和服务工作。

4.5.2　综合事务部每年不少于一次开展客户满意度的调查。

4.5.3　综合事务部应建立重点客户档案,定期沟通联系客户,为客户邮寄关于公司资质变化的宣传资料,协助公司进行检验检测服务质量的回访、信息反馈以及满意度调查等工作,提出扩项和改进检验检测服务质量的建议。

4.5.4　管理评审时，综合事务部应提交有关客户意见和建议方面的资料作为管理评审的输入资料。

4.6　资料整理

客户满意度调查、客户提出的意见和建议，以及处理结果留有的书面材料，由综合事务部负责整理归档保存。

5　相关支持文件

5.1　《保密和保护所有权程序》(FS/B-03)

5.2　《管理评审程序》(FS/B-22)

5.3　《投诉处理程序》(FS/B-16)

6　记录表格

6.1　《客户满意度调查表》(FS/B-15-01)

6.2　《客户满意度年度汇总表》(FS/B-15-02)

FS/B-16　投诉处理程序

1　目的

为不断提高检验检测工作质量和管理水平，维护本公司的良好形象和信誉，及时处理客户的投诉问题，防止因本公司的失误造成客户利益的损害，特编制本程序。

2　适用范围

适用于本公司有关检验检测过程、检验检测质量、检验检测报告及时性以及服务等的投诉处理。

3　职责

3.1　质量负责人

3.1.1　负责检验检测工作公正性的维护和质量服务方面投诉的调查、处理、反馈、纠正措施的检查。

3.1.2　必要时组织质量体系的内部审核。

3.2　技术负责人

负责有关技术方面投诉的调查、处理、反馈、纠正措施的检查。

3.3　综合事务部

3.3.1　负责投诉的受理和登记。

3.3.2　按照规定的时间答复客户调查和处理结果。

3.4　监督员

3.4.1　协助质量负责人和技术负责人对投诉技术部分的核查。

3.4.2　发现不符合检验检测工作时，应及时报告质量负责人。

3.5　内审员

参与质量负责人组织的质量体系内部审核。

4　工作程序

4.1　投诉的受理

4.1.1　综合事务部或其他员工接收到有关客户投诉的信息后，尽可能地询问具体情况或索取充分的资料，接收人应填写《投诉处理记录》以书面方式详细记录投诉情况，检测工作公正性的维护和质量服务方面的投诉记录的信息内容交由质量负责人实施处理，技术方面的投诉交由技术负责人实施处理。

4.1.2　任一部门在与客户沟通的过程中，如客户提出需要进行投诉，应将本公司的投诉受理部门和联系电话告知客户。若因信息不畅造成严重后果，应追究当事部门和当事人员的相关责任。

4.1.3　与客户投诉相关的人员、被客户投诉的人员，应采取回避措施，不能参与投诉处理工作。如果涉及对质量负责人的投诉，则应由公司技术负责人主持对投诉的调查、处理工作；如果涉及对技术负责人的投诉，则应由质量负责人主持对投诉的调查、处理工作。

4.2　投诉的调查

4.2.1　质量负责人/技术负责人应对投诉的内容和要求进行调查分析，确定答复客户的方式，向客户说明调查结果或处理情况。

4.2.2　对于非有效的投诉，质量负责人/技术负责人应向客户说明不能接受投诉的原因并作耐心解释。

4.3　投诉的处理

4.3.1　当投诉涉及检验检测报告和检验检测数据时，技术负责人组织核查，如果是公司检验检测失误造成的，应执行《不符合检测工作的处理程序》(FS/B-17)，分析失误原因，制定纠正措施，重新组织检验检测，并承担产生的经济损失。

4.3.2　当投诉涉及公司的服务质量、收费价格、报告质量、样品处理等问题时，质量负责人应通知相关部门查找原因，制定相应的纠正措施，加强对人员的行为准则和服务质量意识的培训。

4.3.3　当客户的投诉涉及公司的管理体系时，质量负责人应制定和实施纠正或预防措施，对公司的管理体系进行改进。

4.3.4　当投诉涉及人员职责或公司的质量方针和质量目标时，质量负责人应及时制订内审计划，按照《内部审核程序》(FS/B-21)，开展公司质量体系和程序的审核。

4.3.5　当投诉反映出的问题涉及公司的质量方针或管理体系的结构时，质量负责人应尽快将内审结果报告给公司总经理，由公司总经理主持管理体系评审。管理评审按《管理评审程序》(FS/B-22)执行。

4.3.6　由质量负责人/技术负责人组织对投诉处理、预防措施的验证。

4.3.7　如果投诉的事实较严重，会引起客户对公司质量管理和技术运作的质疑，由质量负责人组织进行附加内部审核。

4.4　投诉的答复及回访

4.4.1　客户投诉的处理、改善情况，经质量负责人/技术负责人确认后，由综合事务部答复客户。

4.4.2 质量负责人/技术负责人在完成对客户投诉的调查和处理后，应起草一份复函正式答复客户的投诉，复函应由公司总经理批准后签发。如客户的投诉不成立，质量负责人/技术负责人应向客户做耐心的解释和说明。

4.5 投诉的应用

4.5.1 内审员在内审中应对是否存在投诉情况进行核查，当存在投诉情况时，应对申诉和投诉的处理活动的有效性、处理记录的完整性和充分性进行审核。

4.5.2 质量负责人在管理评审中应输入年度活动中投诉活动处理的总结，并根据投诉情况实施必要的体系要求的改进。

4.6 投诉的记录

4.6.1 综合事务部应将对客户投诉涉及事项的调查结论以书面的形式向顾客进行反馈。

4.6.2 综合事务部应收集客户对投诉处理最终结果的反馈，并形成记录，同时和相关的投诉记录、调查记录、处理记录一同存档。

5 相关支持文件

5.1 《内部审核程序》(FS/B-21)

5.2 《管理评审程序》(FS/B-22)

5.3 《不符合工作控制和纠正措施程序》(FS/B-17)

6 记录表格

6.1 《投诉处理记录》(FS/B-16-01)

6.2 《回访客户记录表》(FS/B-16-02)

FS/B-17 不符合工作控制和纠正措施程序

1 目的

为确保检测公司管理或技术活动符合管理体系文件、检验检测规范标准的要求，对在检验检测活动的过程中可能发生的不符合工作及时予以纠正，并采取纠正和预防措施，确保管理体系运行有效性，特制定本程序。

2 适用范围

适用于检测公司管理体系运行中不符合工作控制和出现不符合工作时采取的纠正措施。

3 职责

3.1 技术负责人

3.1.1 负责对不符合工作的严重性作出评估。

3.1.2 对不符合工作可接受性和是否需扣发或追回报告甚至通知客户取消工作作出决定。

3.1.3 负责批准纠正措施和批准恢复工作。

3.2 质量负责人

负责组织对不符合工作纠正措施实施有效性的验证。

3.3　监督员

负责日常检验检测质量工作的监督，填写不符合工作记录，提出纠正要求，对纠正措施进行跟踪验证。

3.4　责任部门

不符合工作发生的责任部门提出并落实纠正措施。

3.5　技术部

协助技术负责人查证不符合工作的原因。

3.6　人力资源部

负责不符合工作记录资料的归档整理。

4　工作程序

4.1　不符合工作的来源和识别

4.1.1　从整个检测的过程来识别，主要是通过识别检测前、检测中、检测后这些过程中的不符合：

(1) 检测前：

① 合同评审：现有资源能力的不符合，包括资质能力、人员和设备资源等不符合。

② 样品：包括检测样品信息与委托单信息不一致，样品采集、保存和处理不规范等。

③ 信息保密：在与客户沟通时泄露其他客户信息和资料的不符合。

(2) 检测中：

① 人员：检测人员资质水平、技术能力、经验不足导致检测不准确；对新上岗的检验检测员缺乏有效监管。

② 仪器设备：包括仪器设备性能异常、未定期校准或核查、无标准操作规程、无使用维护记录、无准入资质证件、无档案和状态标识。

③ 试剂耗材：包括无竞争性招标资料、无管理记录、无资质证件、无性能评价；使用无证、过期、变质、失效的标准物质。

④ 检测方法：未识别样品对检测方法带来的干扰，使用错误或不合适的检测方法；标准变更后未及时进行能力确认。

⑤ 文件和记录：包括缺乏内部质量控制审核资料等。

⑥ 检验检测场所、环境条件、设施不满足标准要求。

⑦ 检验检测过程质量缺乏有效控制：检验和计算粗心大意、对可疑数据不敏感、临界值的处理有偏差、对标准理解有偏差。

(3) 检测后：

① 数据结果风险：人为更改或伪造检测结果等。

② 报告编制过程：原始记录资料不规范、缺少可追溯性，报告结论判断错误、报告漏签名或签错名、非授权签字人签字或授权签字人超出授权范围签字等风险。

③ 信息安全和保密：泄露客户信息、报告和数据信息。

④ 其他：留样样品未按留样要求妥善保管处理。

4.1.2　本公司人员在发现不符合检验检测工作时，应及时向质量负责或技术负责人报告，并填写《不符合工作记录表》。

4.2　不符合工作的评价

根据不符合工作可能造成的后果，将不符合分为两种：一般不符合和严重不符合。

4.2.1　一般不符合：个别、少量偏离文件，尚未影响管理体系运行，在技术操作方面未给客户造成损失和影响，属于偶发事件，在实施纠正措施后不再发生的不符合工作。

4.2.2　严重不符合：严重偏离了体系文件，影响管理体系的运行，造成了涉及法律、安全和客户利益的严重不符合，或采取纠正措施后可能再次发生的不符合工作。

4.3　不符合工作的处理

4.3.1　本公司全体员工有责任及时发现检测前中后全过程或管理体系运行中存在的不符合或潜在不符合。

4.3.2　本公司成员发现不符合工作后，应及时做好相关记录，并向技术负责人报告。

4.3.3　一般不符合的处理：

(1) 当在日常监督、内审、外审等工作中发现检测活动或管理体系运行活动中已经偏离了管理体系文件和其他相关文件并形成了不符合工作，应立即向技术负责人报告，由技术负责人采取以下措施：

① 立即暂停不符合工作，向相关责任人员了解发生不符合工作的背景和原因，当确认不符合工作为一般不符合，且没有涉及法律、安全和重大经济责任，对客户的利益没有构成损害时，由责任部门负责人及时向技术负责人汇报；

② 由技术负责人及技术部组织相关部门和人员分析原因，对不符合工作的后果进行评价，与相关责任部门负责人共同确定处置方案，实施纠正措施。

(2) 对于需紧急处理的一般不符合，技术负责人针对不符合发生的原因现场采取相应纠正措施，经确认不符合关闭后可继续开展检测工作。

4.3.4　严重不符合的处理：

当在日常监督、内审、外审等活动中发现检测活动或管理体系运行活动中已经严重偏离了管理体系文件和其他相关文件，造成了涉及法律、安全的严重不符合，对客户利益造成损害时，应当立即向技术负责人报告，由技术负责人采取以下措施。

① 立即暂停正在进行的检测活动，向相关责任人员了解发生不符合工作的背景和原因。

② 组织有关人员分析原因，对可能造成的法律、安全和客户经济利益的后果以及客户的可接受性进行评价，与责任部门负责人协商后提出处置意见。当分析认为事态较为严重时，应立即停止一切相关的检测活动和工作，扣发尚未发出的检测报告或采用书面通知客户方式追回已发出的报告。必要时由质量负责人协同组织专项审核，以防止不符合工作造成更严重的不良后果。

③ 当不符合工作导致公司能力在相当一段时间内不能满足用户要求时，技术负责人应通知客户取消检测工作。

4.4　纠正措施

4.4.1　相关责任部门负责人负责制定相应的纠正措施，经技术负责人批准后组织相关责任人员实施纠正措施。

4.4.2　质量负责人组织专业技术人员对纠正措施实施的有效性进行验证，对达不到预期效果的，责成其再次整改，直到纠正措施的实际运行情况和效果达到要求。

4.4.3　对内部审核中发现的不符合项的处理，按《内部审核程序》(FS/B-21)的要求执行。

4.4.4　对管理评审中发现的不符合项的处理，按《管理评审程序》(FS/B-22)的要求执行。

4.4.5　由纠正措施所引起的对管理体系文件的任何修改，按《文件控制管理程序》(FS/B-11)的要求执行。

4.4.6　质量负责人在《纠正/预防措施实施验证表》上做好验证记录，并将验证结果报告技术负责人。

4.4.7　技术负责人在核实纠正措施实施到位后批准恢复工作。

4.5　记录管理

4.5.1　质量负责人每年汇集有关纠正措施的信息，将纠正措施实施情况及效果提交管理评审。

4.5.2　人力资源部负责保存不符合工作及纠正措施活动全过程的记录。

5　相关支持文件

5.1　《文件控制管理程序》(FS/B-11)

5.2　《内部审核程序》(FS/B-21)

5.3　《管理评审程序》(FS/B-22)

6　记录表格

6.1　《不符合工作记录表》(FS/B-17-01)

6.2　《纠正/预防措施实施验证表》(FS/B-17-02)

FS/B-18　监督工作程序

1　目的

为确保公司检验检测工作的有效实施和检验检测结果的可靠性及准确性，对所有检验检测人员的检验检测工作全过程进行监督，使检验检测过程处于受控状态，特制定本程序。

2　适用范围

适用于所有检验检测工作的监督管理，监督内容含技术、质量、安全要素。

3　职责

3.1　质量负责人

3.1.1　负责组织制订年度质量监督计划。

3.1.2　负责组织年度质量监督计划的审核。

3.2　技术负责人

3.2.1　负责年度质量监督计划的批准。

3.2.2　负责对质量监督工作实施的总体控制。

3.2.3　负责对监督结果的有效性进行分析评价。

3.2.4　组织检测异常、不符合或质量问题的调查和处理工作。

3.3　监督员

负责日常检验检测工作的监督实施，在其监督专业领域内对与检验检测工作相关的人员、设备、材料、方法、环境所涉及的技术、质量及安全等方面工作进行监督，监督范围覆盖公司的所有专业领域。

3.4　技术部

协助技术负责人开展检测异常、不符合或质量问题的调查和处理工作。

3.5　人力资源部

3.5.1　负责对监督工作中不符合项纠正措施的验证。

3.5.2　负责监督计划、监督记录等相关资料的日常管理和归档。

4　工作程序

4.1　选择任命监督员

4.1.1　监督员由公司统一授权或任命。

4.1.2　监督员应覆盖公司现有专业领域，且必须由熟悉检验检测方法、程序、目的和结果评价的检验检测人员担任监督员。

4.2　制订和实施监督计划

4.2.1　质量负责人于年初制订本年度质量监督计划表，监督员按计划实施监督。

4.2.2　监督员的监督工作包括从受理委托开始，直至检测结束的全过程。

4.2.3　监督过程中，发现任何不符合检测方法、仪器设备的操作、标准的工作程序，以及检测数据和结果不能正确、全面地反映检测实际情况，监督员有权责令具体检测人员重新或补充进行检测，具体执行《不符合工作控制和纠正措施程序》(FS/B-17)和《应对风险和机遇的措施和改进程序》(FS/B-19)。

4.2.4　监督员在监督过程中应认真填写《监督工作记录表》，详细记录问题并及时处理。当发现检测工作发生严重偏离，影响检测数据和结果时，应当令其中止检测工作，及时报告技术负责人。

4.3　监督工作的方法

4.3.1　监督员按照监督计划或结合实际检验检测工作量的变化随机开展监督工作，监督形式可以根据不同的检验检测项目的性质采用目视、巡视、个别交谈、抽取样品、检查记录等方法。

4.3.2　监督员实施监督时，为确保其充分性、有效性，应选择及确定检测工作中的重点、难点、疑点和易出错的关键环节。

4.3.3　监督员可随时对委托的产品(材料)检测工作进行监督，有权对整个过程或一个或多个环节进行抽查监督。

4.3.4　监督员对工程现场的检验检测应按项目进行监督。

4.3.5　监督员应按有关规定，加强对在培的、新上岗的、转岗的检验检测人员及检验检测机构间比对或能力验证结果可疑的或不满意的、发生客户投诉的员工，以及操作新标准或新方法和允许方法偏离的、检验检测对环境条件有严格要求的工作的监督。

4.4 监督工作的内容

监督员应根据仪器设备状况、试验环境要求、检测人员水平，采取重点监督和抽查监督相结合的方式实施监督，具体内容包括：

4.4.1 检验检测人员。

(1) 检验检测人员配置是否满足工作的需要。

(2) 检验检测人员的资格是否符合相应工作的要求。

(3) 是否对所有的检验检测人员实施监督，重点是在培及检测辅助人员、新上岗和转岗人员、比对或能力验证结果可疑或不满意人员、被客户投诉人员、使用新标准或新方法的人员等。

(4) 监督员是否在本专业范围内，对检测人员的检测工作实施全面监督。

4.4.2 仪器设备。

(1) 仪器设备的选用、量程和精度的选用是否合适。

(2) 仪器设备的使用是否在检定校准的有效周期内，状态标识是否完整。

(3) 仪器设备的运行情况是否良好，运转使用记录是否齐全。

4.4.3 工作环境。

(1) 从事检验检测工作的环境条件是否能够满足工作本身的需要以及仪器设备、材料对环境条件的要求。

(2) 检测环境条件是否能够保证人员、设备的安全。

(3) 当有要求时，是否对检验检测环境进行记录。

4.4.4 检验检测方法。

(1) 选用的检验检测方法及是否正确及现行有效。

(2) 检测全过程是否按已批准的作业指导书执行。

(3) 检测过程中发生的偏离或问题，是否做到及时记录和处理，是否书面上报。

4.4.5 样品。

(1) 样品的制备、标识是否符合要求。

(2) 样品是否适合于要进行的检测。

4.4.6 检测记录和结果报告。

(1) 检测过程的各种原始记录是否按《记录控制程序》(FS/B-20)中的要求执行。

(2) 检测原始记录中的各种数据计算、转移是否正确。

(3) 检测执行标准是否正确。

(4) 检测结果是否准确，对可疑结果，监督员要进行核查。

(5) 检测报告编写是否做到规范化、标准化。

(6) 检测报告的编号是否是唯一性标识。

4.4.7 其他活动的监督。

(1) 能力验证、比对、测量审核的开展过程。

(2) 新项目开展、新标准适用性评价、新设备投入使用前符合性评价。

(3) 发生客户投诉涉及的技术活动的复检和验证。

(4) 检测数据有异议或数据处于临界状态的验证。

(5) 偏离体系规定进行的技术活动。

(6) 委托方对检测活动或样品有保密要求的活动。

4.5 监督的实施

4.5.1 监督员在实施监督的过程中不得误导、干扰被监督工作的正常开展。

4.5.2 当监督员在监督过程中发现存在影响检验检测结果的情况时，有权暂停被监督的工作，结束监督活动，并将情况反馈给被监督工作的主管人员和质量负责人。

4.5.3 发现监督中有不符合事实，监督员应及时予以纠正，对检验检测人员偏离程序要求的行为进行控制，必要时有权中止检验检测工作，及时向质量负责人报告监督过程中发现的问题。同时填写不符合工作报告，并按《不符合工作控制和纠正措施程序》(FS/B-17)采取纠正措施并验证，相关记录与监督记录一并归档。

4.5.4 被监督人员如对监督的记录描述有疑义，交由质量负责人进行判断，质量负责人在不违背公正性要求的情况下，确认监督描述情况属实的，则被监督人应予以确认。

4.5.5 每次监督均应进行书面记录并提交质量负责人审核，记录资料由人力资源部归档。

4.6 质量监督的分析与评价

4.6.1 质量监督描述后，被监督活动的实施责任部门负责人应组织人员分析造成描述中的不符合产生的原因，并提出纠正措施，根据《不符合工作控制和纠正措施程序》(FS/B-17)执行。

4.6.2 识别出不符合活动的监督员负责对纠正措施进行跟踪验证，以确认纠正措施的有效性。

4.6.3 在确认纠正措施的有效性后，监督员将最终结果汇报给质量负责人，由质量负责人批准恢复或重新启动被暂停的工作。

4.6.4 监督员对监督过程中发现的问题进行统计分析，以便在每年的管理评审中提交监督工作总结，作为对监督有效性评价的输入内容。必要时，应配合公司有关部门及人员处理检测中的异常、不符合情况或质量问题，并开展调查工作。

5 相关支持文件

5.1 《不符合工作控制和纠正措施程序》(FS/B-17)

5.2 《应对风险和机遇的措施和改进程序》(FS/B-19)

6 记录表格

6.1 《年度监督员监督工作计划表》(FS/B-18-01)

6.2 《监督工作记录表》(FS/B-18-02)

6.3 《年度监督工作计划》(FS/B-18-03)

FS/B-19 应对风险和机遇的措施和改进程序

1 目的

为了在检验检测工作中持续进行风险和机遇识别，分析并消除潜在不符合工作的原因,减少类似不符合工作发生的可能性,使本公司的管理体系持续改进、运行有效,保证检验检测质量,特制定本程序。

2　适用范围

适用于本公司管理体系运行中不符合工作风险控制,以及预防措施的制定、实施、验证和改进。

3　职责

3.1　总经理

批准预防措施和改进建议。

3.2　技术负责人

组织预防措施的实施。

3.3　质量负责人

3.3.1　负责预防措施及改进措施有效性的评价。

3.3.2　汇集有关预防措施和改进措施的信息,编写预防和改进措施情况及效果报告,建议进行管理评审。

3.4　各职能部门

负责预防措施的制定,落实预防措施的实施工作,对改进活动提出建议,执行经批准的改进建议。

3.5　监督员

负责收集检验检测质量信息,分析潜在的不符合工作。

3.6　人力资源部

负责预防措施和改进的记录资料的归档管理。

4　工作程序

4.1　“潜在风险(不符合项)”信息的识别

4.1.1　信息收集途径:

(1) 客户投诉信息和客户调查信息。

(2) 监督员的日常监督工作报告。

(3) 检验检测记录、报告反映的质量信息。

(4) 检验检测过程和检验检测现场得到的质量信息。

(5) 参加能力验证或机构间比对试验的结果信息。

(6) 内外部的管理体系审核报告和管理评审报告。

(7) 纠正、改进措施执行记录。

4.1.2　本公司全体员工均有权利且有义务在日常工作中对潜在不符合项进行识别,发现潜在不符合项,应及时上报质量负责人。

4.1.3　质量负责人应对所收集的记录和信息进行分析,确认潜在的不符合工作。

4.2　预防和改进措施计划的制订

4.2.1　相关负责人负责组织有关人员根据潜在风险原因进行分析,并根据分析结果制订预防措施计划,计划中应考虑如下内容:

(1) 潜在风险原因的严重程度。

(2) 对体系其他要素的影响。

(3) 采取措施所需的资源和时间。

(4) 选择能从根本上消除产生风险的潜在原因的措施。

(5) 负责实施的责任人员和岗位。

(6) 措施有效性的验证和验证方法。

(7) 措施完成的时限。

4.2.2 相关负责人制订预防措施计划,并组织相关人员对其进行评审,通过评审后方可批准实施。

4.3 预防和改进措施的实施

4.3.1 一旦发现有潜在的不符合项,质量负责人应及时通知技术负责人,由技术负责人组织相关部门,对"潜在风险"因素进行原因分析,并对此采取预防性的措施。

4.3.2 责任部门落实预防措施,对潜在的原因加以消除,避免不符合工作的出现。

4.3.3 预防和改进措施由责任部门制定,技术负责人审核,总经理批准。

4.4 预防和改进措施验证及记录

4.4.1 质量负责人组织对预防措施的实际运行情况和效果进行跟踪验证,直至预防措施的实际运行情况和效果达到要求。

4.4.2 预防和改进措施的信息应及时记录。

4.4.3 质量负责人按时汇集预防和改进措施的信息,提交预防和改进措施实施情况及效果报告,建议进行管理评审。评审后需按要求采取进一步的预防和改进措施。

4.4.4 由预防措施引起的管理体系文件的任何更改,按《文件控制管理程序》(FS/B-11)文件控制要求执行。

4.4.5 预防和改进措施的各种记录由人力资源部整理归档保存。

5 相关支持文件

5.1 《文件控制管理程序》(FS/B-11)

5.2 《内部审核程序》(FS/B-21)

5.3 《管理评审程序》(FS/B-22)

5.4 《不符合工作控制和纠正措施程序》(FS/B-17)

5.5 《结果有效性管理程序》(FS/B-28)

6 记录表格

《改进措施评审报告》(FS/B-19-01)

FS/B-20 记录控制程序

1 目的

为了加强本公司的记录管理,保证记录的真实、完整、安全,并具有良好的可追溯性,特制定本程序。

2 适用范围

适合于本公司的检测工作和质量管理活动。

3　职责

3.1　检验检测人员

负责所承担项目检验检测记录的填写、收集、整理和定期移交。

3.2　审核人员

负责对检验检测记录的真实性、完整性和有效性进行校核。

3.3　监督员

负责监管记录及时移交人力资源部存档。

3.4　技术部

负责仪器设备质量记录的存档管理。

3.5　综合事务部

负责检验检测原始记录、检验检测委托书、检验检测报告、采购记录、客户满意度调查记录、投诉记录的保管和存档管理。

3.6　人力资源部

3.6.1　负责检测原始记录、报告等技术类表格的受控管理及存档。

3.6.2　负责内部审核、管理评审、能力验证、纠正和预防措施、质量监控等质量记录的保管和存档管理。

3.6.3　负责人员培训及资格确认记录的保管和存档管理。

3.6.4　负责合同评审记录的保管和存档管理。

4　工作程序

4.1　记录分类

4.1.1　质量记录：本公司质量管理体系活动的相关记录，如合同评审、分包控制记录、采购记录、内部审核、管理评审、培训、能力验证、纠正和预防措施、投诉记录等。

4.1.2　技术记录：本公司进行检验检测所得数据和信息记录，包括原始观察、导出数据和建立审核路径有关信息的记录，检验检测、环境条件控制、人员培训考核记录、方法确认、设备管理、抽样记录、样品管理、质量控制、检验检测原始记录、检验检测委托书、检验检测报告等。

4.2　记录的编制及要求

4.2.1　检验检测原始记录应统一规范，应至少包含下列信息：

(1) 抬头。

(2) 标题(原始记录的名称，如：××检验原始记录)。

(3) 检测样品的名称(现场检测还应包括工程名称、检测部位等信息)。

(4) 样品编号(或检测编号)。

(5) 环境条件(标准/规范有要求时)。

(6) 检测依据(或检验依据、试验依据等)。

(7) 检测使用的主要仪器设备名称、设备编号、状况。

(8) 观察结果、原始观测数据、计算和导出数据(包括原始观测数据、图谱、计算过程中用到的修正量等)。

(9) 异常情况。

(10) 检测日期。

(11) 原始记录的页码和总页数。

(12) 抽样人员(必要时)、检测人员、校核/审核人员的标识(签名)。

4.2.2 记录格式发生更改、修订或作废处理后,相关检测部门应及时发布信息,确保本公司各场所人员均能及时了解到相关信息并使用最新有效格式的记录表格,严禁擅自变更记录表格的格式或使用无效的记录表格。

4.3 交通项目原始记录编号格式

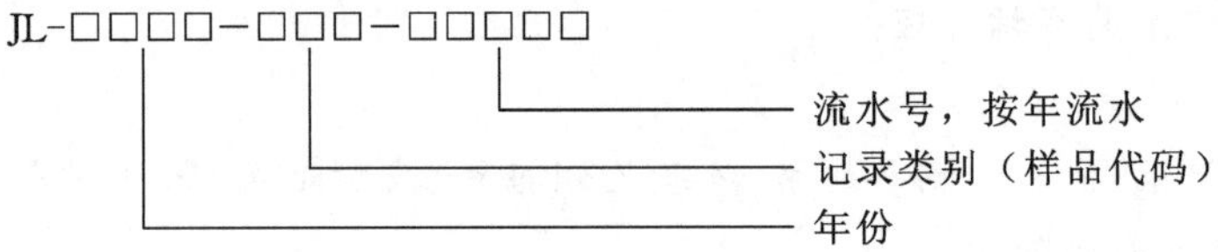

注:记录编号按照不同的类别号进行统一流水。

4.4 记录的填写及要求

4.4.1 记录应填写完整,并应在检验检测过程中即时记录,不允许事后补记、追记、重抄。

4.4.2 记录的填写应正确、完整、清晰、明了。用钢笔或签字笔进行填写,不得使用铅笔、圆珠笔填写原始记录。

4.4.3 记录更改,由原记录人员采用“杠改”方式更正,并签名确认。

4.5 记录的保管、查阅和存档

4.5.1 综合事务部负责检验检测相关技术记录的保管和存档管理;人力资源部负责质量记录的保管和存档管理;技术部负责仪器设备质量记录的保管和存档管理。

4.5.2 检验检测记录应安全贮存,防潮、防虫、防遗失,编号登记保管;采用电子媒介形式保存的记录(如软盘),应注意防潮、防压、防光、防磁,以免造成储存内容丢失,必要时可复制备份。

4.5.3 当采用计算机保管档案时,计算机设备的操作实行专管制,禁止不相关人员接触,并加设密码,防止越权存取及修改;同时将所有的检验检测数据文件都进行备份。

4.5.4 所有检验检测记录的保管年限按国家规定,未经批准不得自行销毁。

4.5.5 检验检测人员需查阅检测数据记录时,应向综合事务部办理借阅手续,并经批准方可查阅。

4.5.6 超过保存期的记录、报告,由综合事务部填写文件销毁申请,报技术负责人审批,并在技术负责人监督下销毁。

4.6 记录的安全和保密

4.6.1 所有原始记录未经质量负责人批准不得复制、转抄、外借。

4.6.2 所有原始观测记录、计算和导出数据、检验检测记录等资料均应为客户保密。

4.6.3 计算机的数据必须是原始的、不可改变的,以作为可信的档案数据。计算机数据、磁盘、磁带、光盘等应有备份,并在计算机上加设密码,能使数据安全并可恢复。

5　相关文件

5.1 《文件控制管理程序》(FS/B-11)

5.2 《保密和保护所有权程序》(FS/B-03)

5.3 《内部审核程序》(FS/B-21)

5.4 《管理评审程序》(FS/B-22)

5.5 《不符合工作控制和纠正措施程序》(FS/B-17)

5.6 《应对风险和机遇的措施和改进程序》(FS/B-19)

5.7 《投诉处理程序》(FS/B-16)

5.8 《外部服务和供应品管理程序》(FS/B-14)

5.9 《仪器设备的控制与管理程序》(FS/B-07)

5.10 《数据信息管理程序》(FS/B-25)

6　附件

交通项目类别代码表

序号	类型名称	类别号	序号	类型名称	类别号
1	粗集料	CJL	19	石灰	SHJ
2	细集料	XJL	20	配合比	PHB
3	水泥	SNJ	21	锚具、夹具	MJJ
4	水泥混凝土拌和物	TBH	22	岩石	YSJ
5	土工	TGJ	23	钢渣粉	GZF
6	无机结合料	WJL	24	磷渣粉	LZF
7	砂浆	SYH	25	砖	ZJ
8	压浆剂	YJJ	26	混凝土(试件、芯样)	TYH
9	钢筋	GJJ	27	现场	XCJ
10	钢筋焊接网	HJW	28	交安设施	JAJ
11	波纹管	BWG	29	管道的闭水	SGD
12	沥青混合料	LQL	30	结构钢	GCJ
13	沥青原材料	LQJ	31	隧道	SDJ
14	外加剂	WJJ	32	地基基础	DJJ
15	沸石粉	FSF	33	桩基	ZJJ
16	矿粉	KFJ	34	桥梁	QLJ
17	掺合料	CHL	35	混凝土结构	JGT
18	粉煤灰	FMH	36	通用试验检测报告	TYJ

FS/B-21 内部审核程序

1 目的

为确保本公司检验检测质量活动符合管理体系、《检验检测机构资质认定能力评价 检验检测机构通用要求》(RB/T 214—2017)和实验室管理相关规矩的要求,保证本公司管理体系能有效运行和持续改进,特制定本程序。

2 适用范围

适用于本公司各部门、各要素的内部审核工作。

3 职责

3.1 总经理

批准年度审核计划、内部审核报告。

3.2 质量负责人

3.2.1 组织审核活动,组建内审组、确定内审组长。

3.2.2 组织制定年度审核计划、编写管理体系内部审核报告。

3.2.3 审核年度审核计划,实施计划和内部审核报告。

3.2.4 监督不符合工作的纠正措施的实施和有效性的评定。

3.2.5 组织内审员对纠正措施的完成情况进行跟踪验证。

3.2.6 向管理评审会议报告在内部审核中发现的主要问题及纠正措施完成情况。

3.3 内审员

3.3.1 按年度审核计划安排,编制审核检查表、实施具体审核活动计划,对审核进行记录,报告审核结果。

3.3.2 对审核记录的真实性负责。

3.3.3 负责不符合工作的纠正措施的跟踪验证。

3.4 各部门

积极配合内审员的现场审核,制订不符合工作纠正措施,及时采取有效纠正、预防措施,部门负责人填写纠正预防措施的完成情况。

3.5 人力资源部

3.5.1 审核各内审员移交的内审记录资料。

3.5.2 整理管理体系内部审核工作的有关记录和文件并统一归档保存。

4 工作程序

4.1 年度审核计划的确定

4.1.1 质量负责人于每年年初组织编制年度审核计划,报总经理审批。

4.1.2 内部审核每年至少进行一次,审核面要覆盖本公司管理体系的所有要求和过程(要素)。

4.1.3 特殊情况下可增加临时审核,出现下列情况之一时,质量负责人可考虑申请增加临时审核:

(1) 质量手册、程序文件或其他相关法律法规、标准、文件有重大修改。

(2) 本公司的质量方针和目标、组织架构、人员、检验检测场所等有较大变动。

(3) 客户质量投诉增多或本公司质量信息反馈涉及某些重要质量要素。

4.2　审核准备

4.2.1　组成审核组。

(1) 由质量负责人选定审核组组长及组员，内审员须经过培训及具备相应资格。

(2) 审核组组长组织成员按照《年度内部审核计划》编制内审的具体计划，内容包括：审核目的与范围、审核依据、审核组成员、审核日期及日程安排等。经质量负责人审核，总经理批准后实施。

4.2.2　审核组成员按分工编写检查表，检查表经组长审核后实施。

4.2.3　审核活动包括审核准备、首次会议、现场检查、末次会议、审核报告的编制与分发、纠正措施跟踪检查。

4.3　审核的实施

4.3.1　首次会议：由审核组组长主持首次会议。

(1) 参加人员：审核组全体成员、技术负责人、质量负责人、各部门部长、监督员、资料员。

(2) 宣布审核组成员，明确审核目的、范围及宣布审核日程计划，建立审核组与受审部门的正式联系。

4.3.2　现场审查。

(1) 内审员根据审核检查表的内容，对被审部门进行逐项检查，通过面谈及查看有关文件、质量和技术记录、实物以及实际操作等取得客观证据，填写检查表。

(2) 对不符合工作现场审核后内审员应与被评审部门的负责人交换意见，进行确认，并做好不符合工作记录。

(3) 对检查中发现重大的可能导致不符合的线索，应予以注意和调查，必要时审核组组长应调整审核计划。

(4) 审核时要重视上次审核中的不合格工作纠正措施的情况。

(5) 审核中发现检验检测结果的正确性和有效性存在问题时，立即反映到技术负责人，由技术负责人与质量负责人沟通，采取纠正措施，并书面通知可能受到影响的客户。

4.3.3　汇总分析。

(1) 现场审核后，审核组长召开审核组内部会议，对发现的不符合工作进行分类：

① 体系性不符合；

② 实施性不符合；

③ 效果性不符合。

(2) 内审员根据审核发现的不符合工作，填写不符合工作相应内容，内审组长对所有不符合项报告进行汇总分析并确认，对受审核部门质量管理工作进行综合评价，审核组组长编写审核报告。

(3) 审核报告的内容：

① 审核的目的和范围；

② 审核的依据；

③ 审核组成员；

④ 审核计划实施情况及上次审核中重要不符合工作纠正情况；

⑤ 不符合工作内容汇总；

⑥ 对管理体系运行符合性、有效性做出结论，提出纠正措施建议。

4.3.4　末次会议。

(1) 末次会议由审核组组长主持，参加人员与首次会议人员一致。

(2) 主要内容：

① 重申审核目的和范围，说明不符合数量和分布，宣布审核结果，宣读不符合报告；

② 提交《纠正预防措施表》。

(3) 审核组组长向质量负责人汇报审核的实施情况，送交审核报告，作为提交管理评审的输入资料。

4.4　纠正措施及跟踪验证

4.4.1　各责任部门接到不符合工作通知后，应在十五日内实施各项不符合工作的纠正措施。

4.4.2　内审员对纠正措施的完成情况进行跟踪验证。

4.4.3　纠正措施完成后，内审员填写纠正措施执行情况，由质量负责人确认。

4.4.4　各部门负责人对未纠正或纠正不彻底的不符合工作，应重新出具不符合工作纠正报告，指出纠正措施的有效性，提出整改期限。

4.4.5　各部门负责人应制定预防和改进措施，预防不符合工作再次出现。

4.5　审核资料管理

4.5.1　质量负责人汇总审核资料并形成书面报告，整理后由人力资源部归档保存，按《记录控制程序》(FS/B-20)执行。

4.5.2　归档内容主要包括：年度审核计划、审核实施日程计划、质量体系现场检查表、不符合工作纠正报告、内审报告等。

5　相关支持文件

5.1　《不符合工作控制和纠正措施程序》(FS/B-17)

5.2　《应对风险和机遇的措施和改进程序》(FS/B-19)

6　记录表格

6.1　《年度内部审核计划》(FS/B-21-01)

6.2　《内部审核实施计划》(FS/B-21-02)

6.3　《内部审核表》(FS/B-21-03)

6.4　《内审不符合项/缺此项/观察项记录表》(FS/B-21-04)

6.5　《纠正预防措施表》(FS/B-21-05)

6.6　《内部审核报告》(FS/B-21-06)

6.7　《内部审核文件资料清单》(FS/B-21-07)

6.8　《会议签到表》(FS/B-21-08)

FS/B-22　管理评审程序

1　目的

为了保证本公司质量方针得到贯彻、质量目标得以实现和管理体系的持续有效性、适应性，以及对管理体系的运行情况和适用性做出客观正确的评价，确保符合《检验检测机构资质认定能力评价　检验检测机构通用要求》(RB/T 214—2017)和实验室管理相关规矩的要求，特制定本程序。

2　适用范围

本程序适用于本公司管理体系的管理评审活动。

3　职责

3.1　总经理

主持管理评审活动，评审现行质量体系适应性和有效性，签发会议纪要，做出相应改正措施。

3.2　技术负责人

3.2.1　负责编写公司技术管理工作年度总结并在评审前提交。

3.2.2　负责组织检查落实评审会议决议和纠正预防措施。

3.3　质量负责人

3.3.1　负责制订年度管理评审计划，由总经理审批后实施。

3.3.2　协助总经理策划组织管理评审工作，编写公司质量管理工作年度总结并在评审前提交，记录评审结果。

3.3.3　组织各部门收集管理评审的输入信息。

3.3.4　整理评审有关的记录，并编写管理评审报告。

3.4　各部门部长

3.4.1　提供管理评审相关的文件资料。

3.4.2　负责制定、实施管理评审提出的质量改进工作。

3.5　综合事务部

负责保管、管理评审活动有关的记录资料。

4　工作程序

4.1　管理评审的时间

4.1.1　原则上管理评审每年组织一次，一般在年末举行且两次的时间间隔不超过 12 个月。评审对象是管理体系以及质量方针和质量目标。

4.1.2　在发生下列情况时，经公司总经理批准，可即时安排管理评审活动。

(1) 当管理体系标准发生变换时。

(2) 当公司质量方针、目标发生较大改动时。

(3) 当公司领导管理层发生重大变动时。

(4) 当发生重大的质量事故时。

4.2　管理评审方式

管理评审的方式可由总经理确定，一般可采用以下两种方法进行：

4.2.1 专题研讨法。

4.2.2 会议讨论法。

4.3 管理评审的主要内容

4.3.1 评审的内容主要是依据质量方针对管理体系的适宜性、有效性、充分性进行的系统评价来确定。根据本公司的具体情况，管理评审应包括管理评审输入和管理评审输出两个方面的内容。

4.3.2 管理评审输入应包括以下信息：

(1) 检验检测机构相关的内外部因素的变化。

(2) 目标的可行性。

(3) 政策和程序的适用性。

(4) 以前管理评审采取措施的情况。

(5) 近期内部审核的结果。

(6) 纠正措施。

(7) 由外部机构进行的评审。

(8) 工作量和工作类型的变化或本公司活动范围的变化。

(9) 客户反馈。

(10) 投诉。

(11) 实施改进的有效性。

(12) 资源配备的合理性。

(13) 风险识别的可控性。

(14) 结果质量的保障性。

(15) 其他相关因素，如监督活动和培训。

4.3.3 管理评审输出包括以下内容：

(1) 管理体系及其过程的有效性。

(2) 符合《通用要求》和相关管理规矩要求的改进。

(3) 提供所需的资源。

(4) 变更的需求。

4.4 管理评审的实施

4.4.1 依据年初制定的管理评审计划，总经理年底组织开展管理评审会议。质量负责人做好会议召开的相关配合工作，包括发布会议通知、评审计划和确定会议议题，提前收集相关文件资料。

4.4.2 评审会议由总经理主持召开，技术负责人、质量负责人、各部门负责人及相关管理人员参加并按要求汇报年度相关工作的开展情况：

(1) 技术负责人汇报技术运营情况（新拓展项目的操作、作业指导书的编制、技术的疑难问题、期间核查、报告审核等工作）、质量控制活动情况（日常监督、报告审核、设备校准能力确认情况）、人员资格考核确认、不符合工作整改措施的落实情况、标准规范的变更情况、工作量和工作类型的变化、市场的现状分析及未来拓展的方向等。

(2) 质量负责人汇报管理体系运行情况、质量目标的实现情况、内(外)审中出现的不符合情况、政策和程序的适用性、国家行业法律法规更新、行业主管部门监管要求情况、计量认证和行业检测资质的变化、检验检测机构间比对和能力验证结果等。

(3) 各检测部部长汇报部门检测任务生产情况、技术拓展、内(外)审中出现的不符合情况及整改措施的落实情况等。

(4) 综合事务部部长汇报仪器设备及检测软件系统的运作情况(含监管联网的实时上传、关键页信息填报、检测异常情况及延时上传报告等内容)、员工培训考核和人力资源配备、技术记录归档情况、客户投诉情况分析、报告准确率、及时率情况、客户反馈意见等情况。

4.4.3　评审人员根据评审内容进行讨论、分析,最后由总经理对管理体系现状的适宜有效性、充分性作出结论和决议。

4.4.4　质量负责人根据评审会议内容整理、编制管理评审报告,经总经理审批后发布。

4.4.5　评审会议决议执行、落实情况,由质量负责人组织跟踪验证,填写管理评审决议验证记录,并向总经理报告。

4.4.6　评审活动有关的记录资料整理后由综合事务部归档保存。

4.5　纠正措施及跟踪验证

4.5.1　质量负责人负责组织相关部门落实管理评审中提出的质量改进和纠正措施,管理评审中提出的潜在质量问题组织实施预防措施,相关部门负责人按照《不符合工作控制和纠正措施程序》和《应对风险和机遇的措施和改进程序》规定执行。

4.5.2　质量负责人负责协调落实纠正、预防和改进工作,确保纠正、预防和改进措施在规定的时间内实施,并跟踪验证其有效性,并向公司总经理汇报。

4.6　管理评审资料管理

质量负责人汇总管理评审资料并形成书面报告,整理后由综合事务部归档保存,并执行《记录控制程序》。

5　相关支持文件

5.1 《内部审核程序》(FS/B-21)

5.2 《不符合工作控制和纠正措施程序》(FS/B-17)

5.3 《应对风险和机遇的措施和改进程序》(FS/B-19)

6　记录表格

6.1 《管理评审计划》(FS/B-22-01)

6.2 《管理评审通知》(FS/B-22-02)

6.3 《管理评审报告》(FS/B-22-03)

6.4 《管理评审记录》(FS/B-22-04)

6.5 《管理评审文件资料清单》(FS/B-22-05)

FS/B-23 检测方法的选择确认及变更程序

1 目的

为保证检验检测结果的准确性和有效性，对检验检测活动中所采用的检验检测方法进行有效控制。

2 范围

适用于检验检测活动中检验检测方法的选择和确认。

3 职责

3.1 技术负责人

3.1.1 负责批准检验检测作业指导书等文件。

3.1.2 技术负责人负责检测方法的批准。

3.2 质量负责人

负责标准规范变更手续的确认。

3.3 各专业检测部门

3.3.1 检测方法的选用、制定、验证和分析。

3.3.2 负责组织检验检测人员编制检验检测作业指导书。

3.3.3 检测项目负责人负责对无法托管的标准规范进行查询。

3.3.4 部门负责人审核检验检测作业指导书。

3.4 综合事务部

负责本公司资质能力范围内使用的标准规范的托管管理。

4 工作程序

4.1 检测方法的选择

4.1.1 本公司所有的检验检测都应选择合适的能满足客户要求的方法，包括抽样、样品的准备、检测和测量不确定度的评定，使用统计技术分析检测数据。

4.1.2 在受理业务、对客户的要求、标书进行合同评审时，应选择满足客户需要并适用于所进行的检验检测的方法。

(1) 在本公司资质认定能力范围内选定国家、行业和地方标准。

(2) 客户指定的检测标准或方法(双方洽商)。

4.1.3 当客户未指定所用方法时，可由本公司在资质认定能力范围内优先选择国家、行业、地方颁布的标准规范及方法。

4.1.4 当客户提出的方法不适合或已过期时，应与客户进行协商并征得其书面同意。由检测项目负责人提出允许偏离的申请，阐明偏离的原因和理由，经过技术负责人审核和总经理的批准后方能使用，且偏离情况必须在报告中予以注明。所有对检测方法的偏离应按《允许偏离的控制程序》(FS/B-35)执行。

4.1.5 当选择的标准规规定的方法时，若标准方法中步骤不够明确或详细，可能造成理解不同而导致操作、判定上的因人而异时，检测部门负责人要组织人员编写检测操作细则，以确保应用的一致性。

4.1.6　产品检测标准、检测方法标准中没有清晰明确的检测步骤及方法，需制定试验检测操作细则。

4.1.7　仪器设备说明书没有清晰明确的操作步骤及方法，检测部部长组织人员制定仪器设备操作规程。

4.1.8　当选用非标准方法时，应经合同评审并保留记录，并取得客户的同意后，且在检测工作展开前完成了3家同行机构验证，由行业技术专家评定，保留验证记录，并经省市场监督管理局备案后才可使用，同时要确保检测人员都会使用此检测方法。

4.1.9　本公司所有与检测工作有关的标准、手册、指导书和参考数据都应是现行有效的版本。

4.1.10　如有新增加的检测方法，应做好扩项工作，执行《新项目评审程序》(FS/B-36)。

4.2　新方法开发程序

4.2.1　基本要求。

(1) 本公司要指定资深的、有资格的、熟悉检测目的和检测结果的人员。

(2) 应根据新方法制定工作进展实时更新相应的计划，并确保有关人员之间能有效沟通。

4.2.2　准备工作。

(1) 技术负责人收集、分析相关资料，结合本公司的资源配置情况，人员、仪器设备、环境、资金等，确定开发设计新方法的可行性，并制定相应的工作计划，报总经理批准。

(2) 应重视客户明确的要求、潜在的需求和检测方法的目的并加以分析。

(3) 设计开发新方法是否有以前类似的方法设计可提供借鉴的信息。

(4) 工作开始前所进行的检查。

(5) 检查设备工作是否正常。需要时，在每次使用之前对设备进行校准和调整。

4.2.3　开发设计过程。

(1) 按照已批准的工作计划开展检测工作。

(2) 在开发设计过程中，做好相应的记录，在设计开发过程中每个阶段所做的工作能完整有效的保存。

(3) 给出新方法的安全使用措施。

4.2.4　新方法的评审。

(1) 新方法开发设计完成后，确定其是否符合相关要求，并编写评审报告。

(2) 为确保新方法的可靠性，公司对新方法进行必要的验证，验证结果及必要的改进措施记录应予以保存。

4.3　检测方法的确认

4.3.1　本公司需要对非标准方法、自行制定的方法、超出其使用范围使用的标准方法、自行扩充和修改过的标准方法进行确认，以证实该方法能实现特定检测目的。确认过程应尽可能全面，并记录确认过程中所获得的结果、使用的确认程序以及该方法是否适合预期用途的声明。

4.3.2 用于方法确认的技术可以是下列一种或多种组合形式：

(1) 使用参考标准或标准物质进行校准。

(2) 与其他方法所得的结果进行比对。

(3) 检验检测机构间比对。

(4) 对影响结果的因素作系统性评审。

(5) 根据对方法理论原理和实践经验的科学理解，对所得结果不确定度进行评定。

4.3.3 对特定委托方要求的检验检测，可采用非标准方法，该方法应经合同评审并保留记录，并取得客户的同意后，且在检验检测工作展开前完成了3家同行机构验证，由行业技术专家评定，保留验证记录，并经省市场监督管理局备案后才可使用，同时要确保检验检测人员都会使用此检验检测方法。本公司原则上不采用非标准方法，均采用标准方法。

4.3.4 当按预期用途进行检验检测方法的确认时，所得值的范围和准确度应满足客户的要求。

4.4 标准规范的查新及变更

4.4.1 本公司将资质认定能力范围内的标准技术规范委托FD标准信息有限公司。综合事务部根据标准规范的查新结果组织检验检测人员开展变更工作。

4.4.2 检测项目负责人就新标准的要求，对公司现有设备、环境、人员等资源是否满足新要求做出初步判断，对不符合要求的提出整改建议，检测部部长根据项目负责人的判断提出意见，质量负责人负责审核，技术负责人负责批准。

4.4.3 对于人员、设备、环境设施满足检测要求的，检测部部长组织相关人员进行培训学习；对于设备、环境设施等资源未能满足检测要求的，应提出整改建议，解决落实检测所需的资源后，再安排相关人员进行学习及开展实操演练，资源满足新标准要求后才可开展检测活动。

4.4.4 综合事务部负责将半年内发生标准变更的标准规范申报资质认定变更。

4.4.5 办理标准变更过程中产生的书面资料由综合事务部负责保管。

5 相关支持文件

5.1 《文件控制管理程序》(FS/B-11)

5.2 《客户要求、标书和合同评审程序》(FS/B-12)

5.3 《允许偏离的控制程序》(FS/B-35)

6 记录表格

6.1 《新旧标准变更评估报告》(FS/B-23-01)

6.2 《新标准培训记录表》(FS/B-23-02)

6.3 《应用新标准规范能力验证表》(FS/B-23-03)

6.4 《标准查新登记表》(FS/B-23-04)

FS/B-24　测量不确定度评定程序

1　目的

为了对检测结果的分散性进行合理评估，使检测结果处于合理的不确定度范围内，特制定本程序。

2　适用范围

本程序适用于需给出测量不确定度以及判断测量结果是否处于合理的不确定度范围内的情况，其中包括：

2.1　公司的内部校准设备(需要时)

2.2　检测方法要求给出测量不确定度

2.3　客户要求给出测量不确定度

2.4　检测结果处于某一窄限，需确认满足某些规范的规定

2.5　能力验证试验

3　职责

3.1　技术负责人

负责组织测量不确定度的评定。

3.2　各检测部部长

负责测量不确定度的具体评定。

3.3　综合事务部

负责有关测量不确定度资料的存档。

4　工作程序

4.1　评定依据

4.1.1　GB/T 27418—2017《测量不确定度的评定与表示》。

4.1.2　GUM《测量不确定度表述指南》。

4.2　定义

4.2.1　测量不确定度：表征合理地赋予被测量之值的分散性，与测量结果相联系的参数。

4.2.2　标准不确定度：以标准[偏]差表示的测量不确定度。

4.2.3　不确定度的A类评定：用对观测列进行统计分析的方法来评定标准不确定度的一种方法。

4.2.4　不确定度的B类评定：用不同于对观测列进行统计分析的方法来评定标准不确定度。

4.2.5　合成标准不确定度：当测量结果是由若干个其他的值求得时，按其他量的方差或(和)协方差算得的标准不确定度。

4.2.6　扩展不确定度：确定测量结果区间的量，合理赋予被测量之值分布的大部分可望含于此区间。

4.2.7　包含因子：为求得扩展不确定度，对合成不确定度所乘之数字因子。

4.2.8　影响量：不是被测量但对测量有影响的量。

4.3　分类

$$\text{测量不确定度}\begin{cases}\text{标准不确定度}\begin{cases}\text{A 类标准不确定度}\\ \text{B 类标准不确定度}\\ \text{合成标准不确定度}\end{cases}\\ \text{扩展不确定度}(U\text{、}U_p)\end{cases}$$

4.4　评定程序

4.4.1　适用时，按照国家标准《测量不确定度评定与表示》(GB/T 27418—2017)的规定，评定所进行测量的标准不确定度。评定方法包括：统计分析(A 类评定)和非统计分析(B 类评定)。

4.4.2　针对有关检测项目，按照该项目的检测作业指导书，选定相关资源，确定计算公式，建立数学模型进行不确定度的评估。

$$y=f(x_1,x_2,x_3,\cdots,x_n)$$

4.4.3　A 类标准不确定度的评估。

用统计方法评定出的不确定度称为 A 类不确定度。根据实际情况，选择以下四种方法中的某一种进行计算：

(1) 单次测量结果平均值实验标准差 $S(x)$。

(2) 合并样本标准差 S_P。

(3) 极差 $S(x_i)$ 。

(4) 最小二乘法。

4.4.4　B 类标准不确定度的评估。

B 类标准不确定度是根据过去的实验、经验或相对可靠的信息来求得。一般按以下步骤估算：

(1) 检定或校准证书传递的不确定度。

(2) 最大允许误差产生的不确定度。

(3) 测量设备分辨力导致的不确定度。

(4) 数字修约导致的不确定度。

(5) 重复性限或复现性限产生的不确定度。

(6) 根据校准证书中的“等”或“级”信息，查找其扩展不确定度。

4.5　进行测量不确定度评定的具体步骤

4.5.1　找出不确定度产生的原因，建立数学模型。

$$Y=f(X_1,X_2,\cdots,X_n)$$

式中：Y 为被测量(输出量)；X_i 为影响量(输入量) 。

不确定度的来源主要包括所用的参考标准和标准物质(参考物质)、方法和设备、环境条件、被测物品的性能和状态以及操作人员等。

4.5.2　给出每个影响量 X_i 的灵敏系数 C_i：

$$C_i=\frac{\partial f}{\partial X_i}$$

4.5.3　计算每个影响量 X_i 的标准不确定度 $U(X_i)$ 和自由度 V_i。

对于标准不确定度 $U(X_i)$ 的评定有两种类型：一是 A 类评定，二是 B 类评定。

A 类评定是对观测列进行统计分析，其 $U(x)=S(x)$。

如重复测量下得出 n 个观测结果 x_k，则：

单个样本 x_k 的标准差：

$$s(x_k)=\sqrt{\frac{\sum_{k=1}^{n}(x_k-\overline{x})^2}{n-1}}$$

平均值 $\overline{x}$ 的标准差：

$$s(\overline{x})=\frac{s(x_k)}{\sqrt{n}}=\sqrt{\frac{\sum_{k=1}^{n}(x_k-\overline{x})^2}{n(n-1)}},\quad v_i=n-1$$

如被测量 x_i 在重复条件下进行了 n 次独立测量 $x_{i1},x_{i2},\cdots,x_{in}$，其平均值为 $\overline{x}_i$，标准差为 s_i。如有 m 组这样的被测量，则合并样本标准差：

$$s_P(x_i)=\sqrt{\frac{\sum s_i^2}{m}}=\sqrt{\frac{\sum_{i=1}^{m}\sum_{j=1}^{n}(x_{ij}-\overline{x}_i)^2}{m(n-1)}},\quad v_i=m(n-1)$$

对于 B 类评定，按不同分布，找出其等价标准差 $u(x_i)$。

4.5.4　计算每个影响量 x_i 的标准不确定度 $u_i(y)$：

$$u_i(y)=c_iu(x_i)$$

4.5.5　建立不确定度分量一览表。

不确定度分量一览表

序号	不确定度来源	符号	标准不确定度	自由度

4.5.6　合成标准不确定度 $u_c(y)$ 及其有效自由度 v_{eff}。

$$u_c(y)=\sqrt{\sum_{i=1}^{N}u_i^2(y)+2\sum_{i=1}^{N-1}\sum_{j=i+1}^{N}u_i(y)u_j(y)r(x_i,x_j)}$$

当各影响量 X_i 独立无关时，相关系数 $r=0$，则：

$$u_c(y)=\sqrt{\sum_{i=1}^{N}u_i^2(y)}$$

当被测量接近于正态分布时，计算有效自由度 V_{eff}。

$$v_{eff}=\frac{u_c^4(y)}{\sum_{i=1}^{N}\frac{u_i^4(y)}{v_i}}$$

4.5.7　给出扩展不确定度 U 或 U_P。

根据输出量(被测量)的分布情况和有效自由度，求出所要求的置信概率 P 下的包含因子 k，则 $U=ku_c(y)$。多数情况下取 $P=95\%$。

如果 Y 接近于正态分布，则 $U_P=k_Pu_c(y)$。

若不能判断 Y 的分布，则取 $k=2$ 或 3（一般取 $k=2$），$U=ku_c(y)$。

4.5.8　给出测量不确定度报告

（1）遇到下述情况之一时，应在检测报告中提供测量不确定度的信息：

① 当委托人有要求时；

② 当不确定度对检测结果的有效性或应用有影响时；

③ 当不确定度对满足某规范极限有影响时。

（2）不确定度的结果表示为A类不确定度和B类不确定度组成的合成不确定度，不确定度乘以 k 值得到的扩展不确定度。

（3）报告一般包括以下内容：被测试值的最佳估计值 X（测试结果），测试结果的扩展不确定度（U、U_P）及其单位，包含因子，对 U 应给出 k 值，对 U_P 应明确 P 值及自由度。一般测量不确定度取2位有效数字。当采用同一测量单位来表述测量结果和其不确定度时，它们的末位应该对齐。

4.5.9　必要时有关检测人员应在相应的检测记录上记录测量不确定度的评估过程或结果。

5　相关支持文件

5.1　《结果报告管理程序》（FS/B-29）

5.2　《检测方法的选择确认及变更程序》（FS/B-23）

FS/B-25　数据信息管理程序

1　目的

为了对检测数据或信息进行有效管理，采用计算机或自动化设备对测量数据进行采集、处理、记录、报告、存储或检索，以保护检验检测数据的完整性、正确性和保密性，特制定本程序。

2　适用范围

适用于计算机或自动化设备对进行检测数据采集、处理、存储、记录、报告等检测数据信息管理工作。

3　职责

3.1　技术负责人

负责批准自动化设备测量技术文件，组织对自动测量软件的验证。

3.2　各检测部部长

负责组织编制自动化测量技术文件，制定自动化设备的操作规程。

3.3　综合事务部

负责有关技术资料的存档。

4　工作程序

4.1　计算机的管理

技术负责人应对公司所有用于检测的计算机以及计算机所用的软件和网络文件实施统一有效的管理，确保其功能正常，并提供保护检测数据完整性所需要的环境和影响条件。

4.2　测量软件的编制和验证

4.2.1　技术负责人应组织编制本公司检测用计算机或自动测量设备的应用软件以及计算机网络文件。

4.2.2　测量软件应由技术负责人组织对其使用的适用性和有效性进行验证，以保证其准确性和有效性。

4.2.3　经验证合格的测量用软件和网络上发布使用的网络文件应形成书面文件，经技术负责人审核，报总经理批准后控制使用。形成书面文件的测量软件和网络文件应由资料员保存。

4.2.4　经安装调试合格后的测量软件和网络文件，应由技术负责人组织加密码锁，实施文件控制管理。未经技术负责人的批准或授权不得随意调整、变动测量软件和网络文件。

4.2.5　技术负责人应组织各使用自动化设备的管理人员制定自动化设备的操作程序，对自动化设备规定使用和维护要求。

4.3　计算机软件的保存和变动

4.3.1　自编的计算机软件应形成书面文件和磁盘备份保存。备份保存的磁盘文件应考虑以下安全性。

(1) 妥善保存，防止磁盘对磁盘数据的破坏。

(2) 防止因操作系统或硬件配置升级使磁盘文件不能兼容和继续使用。

(3) 防止未经授权改动磁盘文件。

(4) 防止磁盘丢失和未经批准使用。

4.3.2　计算机软件和网络文件的变动应由授权人员实施，未经授权的人员一律不得变动计算机文件。

4.3.3　如操作人员认为确有必要进行文件变动时，应向检测部部长提出申请，报技术负责人批准。

4.3.4　获准变动的计算机软件，应由执行人负责删除旧的文件，安装新的文件，经验证合格审批后方可运行使用，不允许新旧文件同在一台机器上运行。

4.3.5　计算机中不得保存保密文件。如确有需要，保存人应设置密码锁。

4.3.6　上网公布文件应有技术负责人负责把关。涉及检测结果、客户和公司的保密信息的文件不得在网上运行和保存。本公司的保密应执行《保密和保护所有权程序》(FS/B-03)。

4.4　计算机设备及其软件保管的环境

4.4.1　计算机及自动化设备的运行应能保证在相对干燥、恒温、无烟尘、无强大磁场干扰、防止静电和相对安静的条件下。对要求较为严格的使用环境，应建立环境监控手段、设施和记录，环境监控应执行《场所环境条件控制程序》(FS/B-05)。

4.4.2　计算机软件的保管应参照本程序文件4.3.1条款的要求。防止霉变和数据的丢失。必要时也应建立环境监控手段、设施和记录。

4.4.3　读取外部磁盘文件时应首先检查磁盘病毒，在采取安全预防措施并保证能够安全运行后，再读取磁盘文件。

4.4.4　非专用报告打印计算机不得保存检测数据和检测报告。

4.4.5　检测用的计算机禁止运行游戏和其他非检测用程序软件。

4.5　商业软件的使用

4.5.1　用于检测的各类商业软件必须采购正版软件。此类软件应当作为受控文件归档保管。

4.5.2　采购的正版软件经验证合格后直接使用。

4.5.3　上述装机软件必须随仪器附件或随机文件妥善保管，并经常检查装机软件在机器上的运行状况。

5　相关支持文件

5.1　《场所环境条件控制程序》(FS/B-05)

5.2　《保密和保护所有权程序》(FS/B-03)

6　记录表格

6.1　《计算机维护申请/实施情况记录表》(FS/B-25-01)

6.2　《计算机(软、硬件)升级申请表》(FS/B-25-02)

FS/B-26　抽样工作程序

1　目的

对抽样过程的控制进行规定，以确保后续检测结果的代表性、正确性和有效性。

2　适用范围

适用于抽样过程管理。

3　职责

3.1　技术负责人

负责审批抽样计划。

3.2　综合事务部

填写抽样计划表，下达抽样任务。

3.3　各检测部部长

接受抽样任务，组织编写和实施抽样方案。

3.4　检测员

负责实施抽样工作。

4　工作程序

4.1　抽样任务的下达

综合事务部根据检测协议书要求填写《抽样计划表》后交检测部部长。

4.2　抽样准备

4.2.1　检测部部长接到《检测协议书》和《抽样计划表》后，按国家标准或有关规范/规程、作业指导书规定的抽样方法，确立抽样方案，详细填写《抽样计划表》交技术负责人审批。

4.2.2　检测部部长按计划组成抽样小组赴现场抽取样品。

4.2.3　抽样人员应准备抽样文件，包括检测协议书、抽样计划表、抽样工作程序、作业指导书、抽样记录表格等带到抽样现场，并注意保密。

4.2.4　按技术标准/规范/规程，或作业指导书的规定，准备所需的抽样设备和工具、量具。

4.3　做好与客户(委托方)的沟通

4.3.1　《抽样计划表》应与客户充分沟通，取得一致。

4.3.2　如果客户对文件规定的抽样方法有偏离和增删要求时，应在《抽样计划表》中的双方约定事项内详细记录客户要求和相关的方法。

4.3.3　《抽样计划表》应由客户(委托方)签字和加盖公章后实施。

4.4　抽样的实施

4.4.1　抽样小组由2人以上组成，抽样人员在现场填写完成《抽样计划表》。抽样人员及供样单位有关责任人分别签字，并加盖委托单位公章。计划表一式三联，第一联随样品封存于样品封装箱(容器)中，第二联给予委托单位，第三联由抽样人员带回存档。《抽样计划表》中的抽样依据、方法、抽样人员签名、环境条件等所有栏目内容必须仔细填写，与本次抽样无关的栏目用单划线填写，不得空缺。

4.4.2　抽样时要求委托方有关责任人在场，现场抽样人员应积极与委托方沟通，并争取其配合帮助。

4.4.3　抽样应严格执行抽样程序，结果应由抽样人员独立判断，不受委托方或其他人员的影响和干预，保证判断的独立性和抽样的公正性。

4.4.4　已抽的样品应妥善封存，封条应有样品编号，抽样人员签署姓名和日期。

4.4.5　封存后的样品必须妥善送至本公司，并执行《样品管理程序》(FS/B-27)。

4.5　检测报告声明

4.5.1　当抽样是检测工作的一部分时，应当在检测报告中给出有关抽样信息的声明。不管如何严格的抽样技术，都是具有风险的。因此，翔实地报告抽样过程及相关的抽样技术标准/规范，对客户和公司双方都是有利的。特别要注意，如果客户对文件规定的抽样方法有偏离和增删要求，应在检测报告中加以注明。

4.5.2　在某些检测项目中，当本公司不从事抽样活动，或者不直接负责抽样，或者不能保证从批量产品中抽取的样品的代表性时，应在检测报告上明确声明“本检测结果仅与所收到的样品有关”。

5　相关支持文件

《样品管理程序》(FS/B-27)

6　记录表格

《抽样计划表》(FS/B-26-01)

FS/B-27　样品管理程序

1　目的

为了保证检测工作的公正性，确保样品保密性、有效性，维护公司诚实性与委托方利益，保证样品在接收、传递、检测、处置过程实施盲样管理。

2 适用范围

适用于客户委托本公司检测的所有样品，包括检测样品的交接、传递、保管、处理、状态识别、制备、保密。

3 职责

3.1 样品收发员

3.1.1 负责受理客户委托检验检测，核对送检样品有关信息，对送检样品的完整性，是否符合检验检测要求进行验收、记录、确认。

3.1.2 负责检验检测样品的编号、唯一性标识。

3.1.3 负责接收与传递检验检测样品相关资料，对委托资料进行录入。

3.1.4 负责对样品贮存、传递、保管过程中的质量控制。

3.2 专业检测部部长

3.2.1 负责分派检验检测任务给检验检测人员。

3.2.2 负责批准对留样样品的处置。

3.3 检测员

3.3.1 负责样品制备、测试、传递过程中样品的有效性和安全性的保护。

3.3.2 按标准规范要求完成样品的检验检测工作。

3.3.3 负责留样的记录及保管工作。

3.4 监督员

负责监督样品是否符合检验检测要求及在检验检测过程中发生异常情况的处理及日常监督管理工作。

4 工作程序

4.1 样品的接收

4.1.1 样品收发员在接收客户送来或寄来的样品时，应根据客户的检验检测需求及标准规范的要求，查看样品状况(如：包装、外观、型号、规格、等级等)，清点样品的数量、配件及相关资料，确定样品的性质、状态以及相关的资料是否满足检验检测要求；如果满足检验检测要求，应在《检测协议书》签名确认，如果未满足检验检测要求，应及时与委托方沟通，要求其提供符合要求的样品或相关的资料。

4.1.2 样品性质的注明：送检样品根据取样和送检验检测方式不同可分为见证取样送检样品、监督抽检样品和普通送检样品三种类型。

(1) 对于见证送检的样品，应核对见证员证书、见证取样记录和样品性质相关信息，经确认后，在《检测协议书》上填上监理单位及见证人信息。

(2) 对于监督抽检样品，应核对监督抽检和样品性质相关信息，经确认后，在《检测协议书》上注明样品的性质为监督抽检。

(3) 对于普通送检验检测样品，确认其满足检验检测要求后，在《检测协议书》上不需要填上监理单位及见证人信息。

4.1.3 对于封装方式送达的样品，应检查封签是否完整有效以及流转过程中有无损坏。

4.1.4 如对样品是否适合于检验有任何疑问，或者样品与委托单的内容不符，或对所要求的检验规定不明确，收样员应询问委托方，取得进一步说明并记录确认。

4.1.5 对于复检样品，收样员应要求送样人在委托单的备注栏中注明原检验报告编号并核对所填信息的正确性。

4.1.6 样品收发员收到样品后，在未流转到专业检测部前，应对样品的有效性和完整性负责，确保样品处于安全状态。

4.2 协议书及样品的编号

4.2.1 检测样品、检测委托协议书和检验报告的编号确保唯一性。

4.2.2 收样委托编号格式：

(1) 市政工程项目试验委托：试验类型＋年份＋流水号，L代表土工、沥青项目试验；X代表现场检测类项目试验；J代表建材类项目试验。

(2) 房建工程项目试验委托：试验类型＋年份＋流水号，试验类型：FL代表土工、沥青项目试验；FX代表现场检测类项目试验；FJ代表建材类项目试验。

4.2.3 交通工程项目试验委托：WT＋年份＋流水号(委托编号是室内委托和现场委托统一流水管理)。

4.2.4 室内样品编号格式：

(1) 市政工程试验项目：样品代码＋年份＋流水号(流水号按送样先后顺序累加)，如：委托单1委托试验为混凝土抗压试验3组样品，则样品编号为hy2018-00001～hy2018-00003；委托单2委托试验为混凝土抗压试验2组样品，则样品编号为hy2018-00004～hy2018-00005；盲样编号格式：S＋年份＋五位不重复随机数＋样品代码＋流水号。

(2) 房建工程试验项目：F＋样品代码＋年份＋流水号(流水号按送样先后顺序累加)，如：委托单1委托试验为混凝土抗压试验3组样品，则样品编号为Fhy2018-00001～Fhy2018-00003；委托单2委托试验为混凝土抗压试验2组样品，则样品编号为Fhy2018-00004～Fhy2018-00005；盲样编号格式：F＋年份＋四位不重复随机数＋样品代码＋流水号。

(3) 交通检测试验项目：样品编号格式：YP＋年份＋样品类别(样品代码)＋流水号(样品编号按照不同样品类别，按年进行分类流水)，如：委托单1委托试验为混凝土抗压试验3组样品，则样品编号为YP2018-Jhy00001～YP2018-Jhy-00003；委托单2委托试验为混凝土抗压试验2组样品，则样品编号为YP2018-Jhy00004～YP2018-Jhy-00005；盲样编号格式：MY＋年份＋流水号(所有样品按年进行统一流水)。

4.2.5 现场检测试验编号：

(1) 市政工程和房建工程检测试验点根据项目施工资料和实际情况进行自编号(如标记)。

(2) 交通检测试验项目：检测编号(JC＋年份＋流水号)＋测点序号，流水号按年流水。

4.3 抽样样品的管理

产品抽检等抽样检测时，按有关规定抽取样品，抽样人负责按《抽样工作程序》(FS/B-26)的规定进行抽样，并在运输过程中对样品进行防护，确保样品的完整性。抽样回来后，按本程序4.1条的规定与收样员进行交接，做好抽样信息和样品状态的确认。

4.4　样品的标识

4.4.1　样品收发员接到样品后，应对样品进行核对、确认，然后对样品进行分类、编号、状态识别，对“检测样品状态标识卡”予以标注，将样品存放于待检样品室，将流转卡（检验检测任务单）交予检测生产部门。

4.4.2　“检测样品状态标识卡”上应注明样品编号、品种规格、送检日期，以及“待检□　已检□　留样□”的状态标识，状态标识由样品收发员和流转过程中的检验检测人员在状态标识栏处打上相应的钩（“√”）予以注明样品的检定状态。

4.5　样品的流转

4.5.1　收样员在接收的样品上贴上样品标签并在标签检验状态“待检”栏打“√”，并填写“样品流转登记表”，然后移交给检验检测项目负责人，检验检测项目负责人确认样品的规格尺寸、型号、物理、化学指标等信息后，交接双方共同在样品流转登记表上签字确认。未满足检验检测要求，检验检测项目负责人应及时通知样品收发员，与客户联系，提供符合要求的样品或相关的资料。

4.5.2　样品在检验、流转过程中应加以防护，保证样品的安全，避免受到非检验性损坏，并防止丢失。如遇意外损坏，应记录样品的异常情况对检验检测方法的偏离，并在原始记录中说明，向公司技术负责人报告，必要时立即与客户联系。

4.5.3　检验检测人员在检验检测过程中要做好样品标识的转移及完整性工作，保证样品编号的唯一性及内容的清晰。检验检测工作结束后，对需要保留的样品，要在标识上做好记录。

4.6　样品的存放

4.6.1　样品应分类、安全存放，存放环境应符合相应的要求，搬运时应小心谨慎、防止损坏，无关人员不得随意搬动样品。

4.6.2　若有要求在特定环境条件下养护的样品，应严格控制环境条件，并由检验检测人员做好定期监控和记录。

4.7　样品的处置

4.7.1　留样样品按要求填妥《留样记录表》，留样期除有明确规定外（水泥样品留样期为3个月），一般样品以完成检验检测工作起至15天内，特殊样品确需留样大于15天的，应在委托书中明确指出。

4.7.2　若客户要求退样处理的，需在委托协议书上注明，留样期满后，由样品管理员通知客户领取（未交检验检测费用的暂不退样品）。保管期限已过，委托方不领取样品的，公司可自行处理样品。

4.7.3　破损性试验的样品检验完毕后原则上不再保存，如在检验过程中试件出现异常情况的，应保留并标识，召集公司技术委员会及技术负责人研究商定如何处置。

4.7.4　非破损性检验检测的样品及留存未检的样品，均应妥善保管并标识，待留样期过后才能处理。

4.7.5　检验检测人员应在检验检测完毕5个工作日内对检验检测剩余样品进行处理。

4.8　现场检验检测样品的管理

4.8.1　现场检测部接到现场检验检测委托书后，及时安排相关检验检测人员携带《现场检测协议书》到委托方指定的地点进行检验检测。

4.8.2　检验检测人员按协议书的检验检测要求进行检验检测，检验检测完毕后，检验检测人员对现场抽取的样品进行编号、封样，并注明样品的详细情况。

4.8.3　委托方代表及见证员均需在《检测协议书》上签字确认，检验检测人员确定样品的性质、状态以及相关的资料满足要求后，在《检测协议书》的收样员栏签名确认，再将委托书客户联交客户，作为领取检验检测报告的凭证；检验检测员及时将已取样信息通知综合事务部，由收样员签名确认。

4.8.4　现场检验检测人员对样品在运输途中的安全性及完整性负责。

4.8.5　需要先把样品移交综合事务部的，回公司后，检验检测人员要立即将样品及《检测协议书》交给样品收发员，样品收发员凭《检测协议书》验收样品，确认无误后，对样品进行标识、存放。

4.9　样品的异常情况处理

自接受客户送检样品起，如检验检测样品出现不正常失效、损坏、变质、污染和丢失等情况，责任人员应填写“检验检测样品异常情况处理单”报综合事务部，综合事务部按《不符合工作控制和纠正措施程序》(FS/B-17)的规定处理，情况严重时，应报告质量负责人，由其组织调查分析，提出处理意见。必要时，综合事务部应及时通知客户，本公司承担相应的客户的损失。

4.10　样品的保密与安全

4.10.1　本公司严格按与委托方的协议或有关规定进行样品的检验检测、存放与处置，严格执行保密制度，对委托方的样品、附件及有关信息保密。留样期内的样品不得以任何理由挪作他用。

4.10.2　对客户要求保密的样品，应根据客户的特殊要求做出相应安排，包括样品接收、流转、存放、处置及附件资料的管理，采取安全防护措施，保护样品的完好性和机密性。

4.10.3　与检验检测无关人员不得查看或借出样品，若委托方确有需要，必须按《保密和保护所有权程序》(FS/B-03)中有关规定执行。

4.11　盲样管理

为保证检测数据的公正性，必要时需对样品采用盲样管理。盲样管理可借助检测管理软件实现。盲样管理的基本原则：委托方拿到的委托单或委托回执中只出现委托编号，不出现样品编号。而检测人员拿到的委托单或检测任务单中不出现委托编号和工程相关信息(如工程名称、委托单位、委托人等)，检测人员凭样品编号及样品信息(如材料的名称、规格、型号、物理、化学指标等)进行检测。实现盲样管理，确保检测数据公正。

5　相关支持文件

5.1　《保密和保护所有权程序》(FS/B-03)

5.2　《不符合工作控制和纠正措施程序》(FS/B-17)

5.3　《记录控制程序》(FS/B-20)

5.4 《抽样工作程序》(FS/B-26)

5.5 《允许偏离的控制程序》(FS/B-35)

6 记录表格

6.1 《检测样品状态标识》(FS/B-27-01-02)

6.2 《样品登记表》(FS/B-27-03)

6.3 《退样登记表》(FS/B-27-04)

6.4 《样品代码表》(FS/B-27-05)

6.5 《留样记录表》(FS/B-27-06)

7 附件

样品代码表

收样类别	样品名称	市政代号	交通代号	房建代号
建材类	混凝土抗压	hy	Jhy	
	混凝土抗折	hz	Jhz	Fhz
	混凝土抗渗	hs	Jhs	Fhs
	砂浆试块抗压	sy	Jsy	Fsy
	建材用砂	shz	Jshz	Fshz
	建材用石	stz	Jstz	Fstz
	建材用水泥	ni	Jni	Fni
	外加剂	wj	Jwj	Fwj
	粉煤灰	fm	Jfm	Ffm
	砂浆配合比	sp	Jsp	Fsp
	混凝土配合比	hp	Jhp	Fhp
	压浆配合比	np		Fnp
	钢筋原材	gy	Jgy	Fgy
	钢筋原材复检	gyf	Jgyf	Fgyf
	钢筋焊接	gh	Jgh	Fgh
	钢筋焊接复检	ghf	Jghf	Fghf
	钢筋机械连接	gjjx	Jgjjx	Fgjjx
	钢筋机械连接复检	gjjxf	Jgjjxf	Fgjjxf
	钢板	gb		Fgb
	钢板焊接	gbh		Fgbh
	钢板复检	gbf		Fgbf
	钢板焊接复检	gbhf		Fgbhf
	钢绞线	gjx		Fgjx

续表

收样类别	样品名称	市政代号	交通代号	房建代号
建材类	钢绞线复检	gjxf		Fgjxf
	蒸压灰砂砖	zz		Fzz
	普通烧结砖	pz		Fpz
	路缘石	cb		Fcb
	路面砖、混凝土实心砖	lz		Flz
	岩石	yy		Fyy
	橡胶支座	xj		Fxj
	井盖	jg		Fjg
	塑料管材	sg		Fsg
	塑料管材复检	sgf		Fsg
	水泥净浆	nij		Fnij
	高强度螺栓	gqlx		Fgqlx
	防水涂料	ft		Fft
	防水卷材	fj		Ffj
	弹性模量	txml		Ftxml
	金属硬度	yd		Fyd
	砼芯样	xy	Jxy	Fxy
	建材用矿粉	kf	Jkf	Fkf
	建材用矿粉(不做试验)	bkf	Jbkf	Fbkf
	橡封圈	jq		
	阳极氧化型材	XC		
土工类	土工用砂	lshz	Jlshz	FLshz
	土工用石	lstz	Jlstz	FLstz
	土工用水泥	lni	Jlni	FLni
	无侧限配合比	wp	Jwp	Fwp
	土	tg	Jtg	Ftg
	种植土	tr		Ftr
	石屑	sx	Jsx	Fsx
	无机结合料	wx	Jwx	Fwx
	沥青	lq	Jlq	Flq
	沥青配合比	lp	Jlp	Flp
	沥青混合料	lh	Jlh	Flh
	土工合成材料	th		Fth

续表

收样类别	样品名称	市政代号	交通代号	房建代号
土工类	混凝土用水	js		Fjs
	有机肥	yjf		Fyjf
	灌溉用水	ggs		Fggs
	石灰膏	sh		Fsh
	止水带	zsd		Fzsd
	沥青芯样	lxy	Jlxy	FLxy
	水泥搅拌桩	nit		Fnit
	矿粉	lkf	Jlkf	FLkf
	土工用水泥(不做试验)	blni	Jblni	FbLni
	土工用外加剂(不做试验)	blwj	Jblwj	FbLwj
交安类	路面标线涂料	bt		
	玻璃珠	bl		
	道路交通反光膜	fgm		
	道路交通标志板	bz		
现场检测	现场检测项目	X	XCJ	FX

FS/B-28　结果有效性控制程序

1　目的

为确保提供给客户的检验检测结果的质量,检验检测的有效性,及时发现问题的存在,有针对性地采取纠正措施或预防措施,避免或减少不符合工作的发生,确保检验检测结果的稳定性和准确性,特制本程序。

2　适用范围

适用于本公司检验检测结果监控方法的选择,计划和方法有效性的评审。

3　职责

3.1　各专业检测部门

3.1.1　制定检验检测内部质量控制计划。

3.1.2　根据年度计划及时安排实施有关检验检测项目的内部质量控制。

3.2　质量负责人

3.2.1　负责审核质量监控计划。

3.2.2　协助技术负责人开展检验检测质量控制工作。

3.2.3　督促相关部门实施质量监控计划方案。

3.2.4　监督纠正措施的落实情况。

3.3　技术负责人

3.3.1　负责策划检验检测工作质量监控工作。

3.3.2　负责批准质量监控计划、监控方法。

3.3.3　负责组织监控有效性的评审。

3.4　综合事务部

3.4.1　负责收集各项目监控实施计划和评审结果。

3.4.2　负责质量监控资料的整理归案管理。

4　工作程序

4.1　检验检测质量监控的内容

4.1.1　影响检验检测结果质量的因素：

（1）检验检测人员技术技能和职业道德。

（2）设备、环境设施。

（3）采用的检验检测方法。

（4）测量的溯源。

（5）抽样及样品的处理等。

（6）一个物品的不同特性结果的相关性。

4.1.2　检验检测内部质量控制计划编制的内容一般包括：

（1）质量控制方法。

（2）检测项目。

（3）检测依据。

（4）实施日期。

（5）实施负责人。

4.2　检验检测质量监控计划的制定

4.2.1　在技术负责人的组织下，检测部门负责人根据本部门的具体情况，专业范围、技术特点选择适宜的监控方法，确定责任人，制定年度的质量监控计划，并报给质量负责人审核、技术负责人批准。

4.2.2　外部监控计划由技术负责人编制总的监控原则和主要运行程序。当外部监控计划的项目涉及检测生产部门时，则由检测部门负责人制详细计划内容。

4.3　检验检测质量监控实施

4.3.1　日常的监督工作。

质量监督员在日常工作中，根据质控计划对检验检测结果质量进行监督、记录，对监督结果分析评价，发现异常的，找出影响质量的原因，及时上报技术负责人，采取相应的改进措施：

（1）为保证检验检测结果的质量，本公司根据人员的资历任命了质量监督员，定期或不定期地开展质量监督工作。监督活动记录要保留。

（2）质量监督员对重点监督对象进行适当监督。重点是在培的、新上岗的、转岗的、机构间比对或能力验证结果可疑或不满意的、发生客户投诉的员工以及操作新标准或新方法和允许方法偏离的、环境条件危及检验检测结果的检验检测项目的员工，确保他们的初始能力和持续能力能够胜任岗位要求并按管理体系要求开展工作。

(3) 质量监督员对公司及检验检测人员的独立性、公正性、保密性进行监督。确保检验检测人员不参与任何对检验检测的结果和数据的判断产生不良影响的商业或技术活动,不以检验检测活动、数据和结果牟取不当利益。

4.3.2 内部质量监控。

检测生产部门可根据需要,选择以下的方法实施检验检测结果的质量控制:

(1) 定期使用有证标准物质进行检测,考核检验检测人员技术技能,判断设备的状态、验证检测结果可靠性。

(2) 采用对存留样品进行再检方法对检验检测结果质量进行控制。

(3) 组织人员、设备之间内部比对或参加检测机构间的比对或能力验证,验证检验检测工作的可靠性。

(4) 分析同一样品不同特性检验检测结果的相关性进行质量监控。

(5) 采取不同人员、不同设备进行同一项目的检测。

(6) 使用适合的数理统计技术于内部质量控制。

4.3.3 外部质量监控。

参加检验检测机构间比对活动和检验检测机构间能力验证活动,借助外部力量进行比对试验,以验证检验检测结果的可靠性。如果在检验检测结果分析中存在离群的,技术负责人负责组织相关部门,进行综合评价,找出影响检验检测结果的原因,采取相应的纠正措施,消除造成不可以接受结果的影响因素。

4.3.4 对质量控制结果反映出来的问题,检测部应制订纠正措施,报技术负责人批准后实施。监督员监督纠正措施的落实情况。

4.4 检验检测质量监控有效性评审

4.4.1 技术负责人应组织组织有关部门人员对质量控制计划内容、监控措施、质量控制报告等进行评审,评价仪器设备、试验环境、检测人员等是否满足有关规定的要求,保证计划实施的有效性。

4.4.2 对质量控制结果反映出来的不符合问题,检测部门制订纠正措施,报技术负责人批准后实施,质量监督员验证纠正措施的落实情况。

4.4.3 质量控制结果作为内部质量体系审核和管理评审的输入,其结果提交管理评审。

5 相关支持文件

5.1 《不符合工作控制和纠正措施程序》(FS/B-17)

5.2 《应对风险和机遇的措施和改进程序》(FS/B-19)

FS/B-29 结果报告管理程序

1 目的

为规范报告的管理,对报告的编写、审核、签发等过程进行质量控制,确保向客户提供及时的、准确可靠的报告,特制定本程序。

2　适用范围

适用于本公司所有的检验检测报告的编写、审核、批准、发放、更改、增发、存档等的管理工作。

3　职责

3.1　综合事务部

负责委托单信息的编号、录入;报告盖章、发放、存档、查阅工作。

3.2　检验检测人员

负责具体开展检验检测工作,根据检验检测数据编制检验检测报告,并对检验检测数据的真实性、准确性和可靠性负责。

3.3　报告审核人

负责检验检测报告的审核工作。

3.4　授权签字人

负责对检验检测报告的批准工作。

4　工作程序

4.1　报告的编制及要求

4.1.1　检验检测报告执行现行国家标准或行业标准,检验检测数据采用法定的计量单位。

4.1.2　报告应内容完整、数据可靠、结论正确、文字简洁、字迹清晰。

4.1.3　检验检测报告编号规则:

(1) 检测报告编号按工程类别和项目分类流水编号。属市政工程项目:试验类型+年份+流水号。属房建工程项目:F+试验类型+年份+流水号。属交通工程项目:BG+年份+报告类别(参数)+流水号(报告编号按照不同的类别进行统一流水)。

(2) 试验类型:L代表土工、沥青项目试验;X代表现场检测类项目试验;J代表建材类项目试验;流水号按报告编制先后顺序累加。

(3) 纳入"三和"监管平台的试验项目,如混凝土、砂浆的抗压强度试验、钢材力学性能试验、水泥物理性能试验等试验项目的检测报告编号由"三和"检测系统自动生成不重复的报告编号。

4.1.4　检验检测报告信息内容:

(1) 标题:"检验报告"或"检验检测报告"。

(2) 盖公司检验检测专用章。

(3) 检验检测机构的名称和地址。

(4) 报告编号和每一页上的标识,以及报告结束的清晰标识。

(5) 委托单位名称、地址信息和工程名称。

(6) 检验方法及评定依据。

(7) 检验检测样品的状态描述。

(8) 样品的接收日期和检验检测日期。

(9) 样品编号及有关样品的详细说明(工程部位、生产厂名、规格等)。

(10) 对检验方法的任何偏离、增加或减少以及其他任何与检验有关的信息(如环境、设备等)。

(11) 注明检验检测类别:"有见证送检""有见证检验""普通送检""监督抽检",凡涉及"有见证送检"、"有见证检验"或"监督抽检"必须注明见证人/监督人及单位名称。

(12) 必要时,抽样的信息(抽样人、抽样日期、抽样计划、抽样位置等)。

(13) 当客户有要求或不确定度与检验检测结果的有效性或应用有关,或不确定度影响到对结果符合性的判定时,报告中还需要包括不确定度的信息。

(14) 结果的描述或判定结论。

(15) 需对检验检测结果做出说明的,需有检验检测方法的偏离、增添或删节,以及特定检验检测条件信息、符合(或不符合)要求和(或)规范的声明或特定方法、客户要求的附加信息。

(16) 必要时,结果仅与被检验检测和/或校准样品有关的声明。

(17)未经本公司书面同意,不得部分复制报告的声明。

4.1.5 若建设行政主管部门对报告有格式要求,按相关要求执行;公司编制的报告格式由检验检测员按照规定设计,检验检测生产部门负责人审核,技术负责人批准后才可使用,综合事务部进行文件受控管理。

4.1.6 当委托方提出要求时,检验检测报告应给出检验检测结果不确定度的说明。

4.1.7 当客户要求对检验检测结果进行解释和说明时,应由技术负责人组织技术委员会成员和项目负责人商讨如何做好结果的解释和说明,形成书面记录,并将意见和解释在检测报告中清晰标注。

4.1.8 当检验报告中含有分包方所进行的检验检测结果时应明确标明,并将分包方出具的书面报告或检验检测数据附在报告和原始记录中。

4.2 检验检测报告的校核、审核、批准

4.2.1 检验检测员根据试验原始记录信息,按固定的报告模板格式编制生成检测报告。

4.2.2 审核人员对报告数据与原始记录的一致性、检验检测规范的现行有效性等信息内容进行审核,审核确认后,交授权签字人在其授权范围内批准签字。

4.2.3 检验检测报告应有检验检测员、审核人、批准人的签名。

4.3 报告的发放

4.3.1 检验报告一式三份,其中原件公司留底存档,另外两份发给委托方;委托方要求增加报告份数的,经双方协商,公司在适当收回纸张成本的原则上可满足委托方的要求。

4.3.2 委托方凭委托书第二联领取报告。资料员做好报告领取登记填写工作。

4.3.3 如果委托书中的报告一次不能全部领取,收发员可在报告领取登记记录上做好备注说明。

4.3.4 当委托方要求使用电话传送检验检测结果时,按《保密和保护所有权程序》(FS/B-03)执行。

4.3.5 当委托方要求使用邮寄方式发放报告，报告发放人员负责报告的保密性和完整性，并在发放登记“备注”中注明邮寄方式。

4.3.6 当委托方要求使用电子方式、传真或其他方式传送检验结果时，资料员应做好传送记录。

4.3.7 资料员应建立检验检测报告发放台账，并由发放人、领取人签名确认。

4.4 不合格报告的管理制度

4.4.1 本公司根据本行业监管部门的要求，不合格报告要及时(一般为24小时内)报委托单位、建设单位及该工程的质量监督机构。

4.4.2 凡检测结论为不合格的检测记录，检测员应立即报检测室主任，检测室主任审核后交综合事务部编制签发报告。整个流程应控制在24小时以内。

4.4.3 不合格报告要另设台账。

4.5 检验检测报告意见和解释

4.5.1 当需要对报告意见和解释时，应限制在本公司有获得省资质认定部门对“意见和解释”授权的相关技术人员的领域(范围)内，由技术负责人组织获得授权的相关技术人员进行讨论，取得一致意见后由获得“意见和解释”授权的人员签署“意见和解释”。

4.5.2 意见和解释应清晰明了，不被使用者误解。

4.6 检验检测报告更改

4.6.1 审核人、批准人或资料员发现原始记录或报告出现错误信息需要修改时，由资料员认真核对、修改后重新打印。

4.6.2 已发出的检验检测报告需要做实质性修改或补充内容时，应填写《报告更改审批表》，办理报告更改手续，做好报告修改记录和存档管理。

4.6.3 检验检测人员凭《报告更改审批表》，对原报告进行更改。当报告已签发给客户，需要重新出具报告，新的报告编号原则如下。属市政、房建工程项目：G＋年份＋流水号(流水号按报告编制先后顺序累加)。属交通工程项目：BG＋年份＋报告类别(参数)＋流水号(报告编号按照不同的类别进行统一流水)。并在报告中注明原报告编号作废，且回收原报告。

4.7 报告增发

4.7.1 对已发出的报告，若委托方需增加报告份数的，应向本公司申请增发。

4.7.2 申请增发报告，需填写《报告增发审批表》，委托方签章确认，经批准后，交综合事务部资料员。

4.7.3 资料员凭《报告增发审批表》，调出原始记录及原报告正本进行核对，经确认后，按要求打印发放，并将增发报告和《报告增发审批表》归档。

4.8 复检报告

属于复检的报告，需在报告备注栏中注明此份报告为复检报告，注明原报告编号信息。

4.9 报告及原始记录的存档和借阅

4.9.1 委托书留档联、见证记录(监督抽检通知书)、现场记录、取(送)样记录、数据分析原始记录、报告由综合事务部负责归档保存，保存时执行《记录控制程序》(FS/B-20)。

4.9.2　涉及结构安全的试块、试件及结构建筑材料的检验检测报告和有关地基基础、主体结构、钢结构、市政基础设施主体结构检验检测报告的保管期限为20年,其他检验检测报告的保管期限不少于6年。检验检测报告保管期满后经公司技术负责人批准后可销毁。

4.9.3　报告及记录借阅人员未经许可不得复制、摘抄或将报告带离指定场所,不得查阅其他无关报告。

4.9.4　未经允许本公司人员不得透露报告内容及相关信息。

5　相关支持文件

5.1　《保密和保护所有权控制程序》(FS/B-03)

5.2　《不符合工作控制和纠正措施程序》(FS/B-17)

5.3　《样品管理程序》(FS/B-27)

5.4　《记录控制程序》(FS/B-20)

5.5　《投诉处理程序》(FS/B-16)

6　记录表格

6.1　《报告更改审批表》(FS/B-29-01)

6.2　《报告增发审批表》(FS/B-29-02)

6.3　《检测结果不合格/无效通知工作流转表》(FS/B-29-03)

FS/B-30　化学试剂管理程序

1　目的

为了加强公司化学试剂的使用管理,确保本公司采购、搬运、储存与使用化学试剂的各种活动处于受控状态,特制定本程序。

2　适用范围

适用于化学试剂的采购、搬运、储存与使用的各个环节。

3　职责

3.1　总经理

负责化学试剂的采购、报废的批准。

3.2　专业检测部部长

3.2.1　负责本部门化学试剂采购申请的审核。

3.2.2　根据本部门生产活动所涉及化学试剂的环境影响制定相应的作业指导书;负责对本部门从事化学试剂的搬运、储管或使用等作业人员进行必要的安全教育。

3.3　综合事务部

3.3.1　负责化学试剂的采购工作。

3.3.2　协助检测部门进行化学试剂安全使用的安全教育。

3.4　检验检测人员

3.4.1　提出化学试剂的采购申请,配合采购部门进行验收。

3.4.2　化学试剂的使用登记及日常管理。

4 工作程序

4.1 定义

化学危险物品：国家标准《危险货物分类与品名编号》(GB 6944—2012)规定的分类标准中的爆炸品、压缩气体和液化气体、易燃液体、易燃固体、自燃物品氧化剂和有机过氧化物、毒害品和腐蚀品等。

4.2 化学试剂的采购

4.2.1 使用部门在申请采购化学品时，应尽量用非危险物品代替化学危险物品的使用。

4.2.2 对易制毒和危险化学试剂的采购申请，经部门负责人确认，由总经理批准。对于管制药品，应经公安机关审批、备案。

4.2.3 采购化学试剂时，应优先从具有正规资质的供应商或生产厂采购在有效期内、标示齐全且具有出厂合格证明的化学试剂，并对供应商进行合格性评价。

4.2.4 严格控制腐蚀性、剧毒、易燃、易爆危险化学试剂的采购量。

4.3 化学试剂的搬运、验收

4.3.1 化学试剂到货后，设备部应组织检验检测人员对化学试剂进行验收，包括：容器的密封性、药品名称、技术指标、等级、生产厂家、有效期等，然后移交给化学试剂储存室，入库前应及时编制或更新《化学试剂入库登记表》相关内容。

4.3.2 化学试剂检查不符合要求的应拒绝入库或放入单独区域，并及时通知供货商更换，同时在单独区域进行明确标识等待处理。

4.3.3 化学试剂在运输中应轻拿轻放，防止撞击、拖拉和倾倒。入库后，应安全存放，存放场所应依其特性采取适当的标示与防护措施。

4.4 化学试剂的储存和保管

4.4.1 化学试剂的储存场所严禁烟火并配备灭火设施。

4.4.2 化学试剂入库后应按其种类、性质、数量进行分区摆放，并作区分标识，相互间有化学作用的药品存放应采取隔离措施。储存室保持阴凉、干燥、通风。

4.4.3 配制的化学溶液，应放在具塞、洁净的适宜容器中，贴好标签，注明名称、浓度、配制日期、使用期限、配制者等信息。见光易分解的试剂要装于棕色瓶，挥发性试剂其瓶塞要密封，见空气易变质的试剂应用蜡封口。

4.4.4 遇热、遇潮容易引起燃烧、爆炸或产生有毒气味的危险化学试剂，在装运时应采取隔热、防潮措施。

4.4.5 化学储存室应放置《物质目录及入库登记表》和制定管理制度。

4.4.6 危险化学试剂的保管应实行“双人双匙”保管原则。

4.5 化学试剂的领用

4.5.1 化学试剂由专人进行使用，严格按要求控制领取数量，在领取和搬运过程中，充分考虑撒落、泄漏等不良因素，防止对环境产生影响。

4.5.2 作业场所尽量不储存危险化学试剂，对危险化学试剂的领用实行当天领取，当天使用。

4.6 化学危险品的使用

4.6.1 化学试剂的使用应严格按试验要求的化学试剂名称、规格、数量领用，领用时需登记《化学试剂领用登记表》。

4.6.2 化学试剂受到污染或品质变化或超过保质期时不能使用时，及时向部门负责人提出报废申请，当作化学试剂废弃物处置。

4.6.3 使用化学危险品时根据需要配备必要的安全防护用具，如口罩、防护眼镜、防护手套等。

4.6.4 盛装化学危险品的容器要正确标识、检查，消除隐患，防止火灾、爆炸、中毒等事故发生。

4.6.5 使用后的废料、废液不得随意倾倒，应妥善存放在专门容器中，由指定协作单位回收。

4.6.6 化验室内化学试剂按毒品类、常用类、试剂类、标准物分类分柜存放；腐蚀性危险化学品应尽量放在试剂柜的底层。由专人保管，并定期巡视检查使用及保管情况，以防变质泄漏。

4.6.7 取用化学试剂的器皿应洗涤干净，分开使用。使用时应遵守"只出不回、量用为出"的原则，严禁将用后的余下化学试剂倒回原盛装容器内。

4.6.8 挥发性强的试剂必须在通风橱内取用。使用挥发性强的有机溶剂时要注意避免明火，绝不可用明火加热。

4.6.9 过期、失效的化学试剂和化学试剂在使用过程中产生的废液、废物等，不得随意倾倒，应集中存放，并要有明确标识；及时交由具有相关资质的机构处置，并保留交接记录。在交接过程中不得造成二次污染。

4.6.10 强碱液不得长期保留在玻璃瓶中。

4.7 应急措施

4.7.1 火灾、爆炸：

(1) 不能确信能扑灭火灾应立即向公安消防机关报警，将易燃物质搬离该场所，疏散人员。

(2) 火势不大时，可用公司配置的灭火设备进行初期灭火，控制火势。

4.7.2 泄漏：

(1) 尽量减小漏出面积的扩散。

(2) 液体要用抹布、拖布等拭去或用应急沙吸附，放在专门的容器中；固体要收集到指定容器中。

(3) 隔断火源或热源，大量泄漏时，要迅速报告。

(4) 作业人员要根据需要使用口罩、防护眼镜、防护手套等用具。一旦酸、碱溅到身体上应尽快用大量清水冲洗，但不得擦拭。

5 相关支持文件

5.1 《外部服务和供应品管理程序》(FS/B-14)

5.2 《标准物质管理程序》(FS/B-10)

5.3 《安全生产管理控制程序》(FS/B-33)

6 记录表格

6.1 《危险化学试剂管理台账》(FS/B-30-01)

6.2 《化学试剂入库登记表______年》(FS/B-30-02)

6.3 《化学试剂领用登记表______年》(FS/B-30-03)

FS/B-31 检验检测用章管理程序

1 目的

为加强本公司检测用章使用和管理的规范化,规范检验检测行为,保证各项工作的正常开展,特制定本程序。

2 适用范围

适用于工作中各类印章的使用和管理。

3 职责

3.1 总经理

负责批准使用本公司的行政公章。

3.2 综合事务部

3.2.1 负责本公司所有用章的监印。

3.2.2 负责保管、登记、使用和各类印章。

4 工作程序

4.1 用章的类别

4.1.1 报告用章:包括资质认定标志章、检测专用章、交通行业标识章、有效见证章、监督抽检章。资质认定标识章、检测专用章用于各类检测报告;交通行业报告在资质认定标志章、检测专用章的基础上加盖交通行业标识章。有效见证章、监督见证章按报告的送检性质加盖。

4.1.2 行政用章:包括行政公章(合同用章)。

4.2 用章的使用

4.2.1 资质认定标志章、检测专用章、交通行业标识章的使用需建立相关使用记录存档备查。

4.2.2 检测专用章加盖在检验检测报告的机构名称或结论位置,多页报告应加盖骑缝位置;资质认定标志章应加盖在检验检测报告封面上部的适当位置;交通行业标识章应加盖在检验检测报告封面的右上角。

4.2.3 通过资质认定检验检测项目的报告需经"授权签字人"签字批准后方可加盖资质认定标志章及其他用章。未通过资质认定的项目的检测报告,不得加盖资质认定标志章,不属于交通行业的检验检测项目的报告不得加盖交通行业标识章。

4.2.4 行政公章用于公司的公文、公函,行政用章须经总经理或其授权人签字批准后使用;行政公章也用于签署合同,检测合同必须经总经理或其授权人签字批准后才能加盖。

4.3 用章记录

印章保管人负责使用印章的登记使用记录。

FS/B-32　数据上传、上报监管系统管理程序

1　目的

为规范工程质量检测行为，保证工程质量检测的真实性和可靠性，确保检测数据实时上传至建设行政主管部门检测监管系统，特制定本程序。

2　适用范围

适用于本公司监管系统数据的实时上传、关键页信息的上报及数据的修改活动。

3　职责

3.1　综合事务部

3.1.1　负责客户委托信息的录入和关键页信息上报。

3.1.2　负责市属各区的监督站、建设单位或施工单位关于检测不合格、异常信息的报送。

3.1.3　负责服务器、计算机网络和互联网接入的正常运作。保证检测管理系统和上传软件的正常运行。执行检测系统的权限分配工作。

3.1.4　负责向市工程质量监督机构报送检测异常情况的书面报告及相关证明材料。

3.1.5　负责系统中仪器设备信息的动态更新。

3.1.6　负责系统中公司概况、人员信息的动态更新。

3.2　检测部门负责人

负责试验检测数据修改的审核。

3.3　检验检测人员

根据相应的职责负责试验检测数据的录入、校核、审核、批准以及数据实时上传至监管系统。

3.4　技术负责人

负责试验检测数据修改的批准。

4　工作程序

4.1　实时上传报告

各检测部门应严格按照建设工程质量检测管理办法的要求出具报告，将真实数据实时上传至检测监管系统(监管系统指定要求实时上传的项目)。

4.2　结果异常或结果不合格处理

检验检测过程中出现结果异常或结果不合格的，检验检测人员应及时填写《问题记录表》，经检测部部长审核、技术负责人批准后，才可修改数据并上传修改日志。

4.3　监管系统数据的监督核查

监督员负责对监管系统数据进行监督核查，主要内容如下。

4.3.1　检测监管系统运转是否正常。

4.3.2　试验室区域加装的摄像头视频能否监控试验过程和试验数据。

4.3.3　检验检测数据采集是否采用计算机自动采集系统。

4.3.4　检验检测能力是否满足建设行政主管部门的要求。

4.3.5　检测机构、人员、设备等基本信息是否按要求录入检测监管系统，并动态更新维护：

(1) 在监管网提供的人员、设备、计量认证项目等资料是否真实。

(2) 相关人员是否有相应岗位的上岗证、是否同时受聘于两个或两个以上工程质量检测机构或存在证件挂靠行为。

(3) 设备是否在检定或校准周期内。

(4) 开展的检测项目是否通过计量认证，省住建厅有资质要求的项目是否有资质，是否已纳入检测监管平台。

4.3.6　要求实时上传的力值检测检测项目的数据是否能实时上传至检测监管网络系统（完成检验检测后的 2 小时内必须上传）。

4.3.7　报告信息是否齐全和满足相关要求，提交报告后，是否生成报告标识。

4.3.8　检测数据的修改是否按《结果报告管理程序》(FS/B-29)执行，修改日志、采集日志是否上传。

4.3.9　报告及原始记录修改是否经室部长、负责人审核和技术负责人的批准。

4.3.10　上报关键页信息的项目是否能及时上报关键页信息。

4.3.11　工程质量检测具体操作和报告结论是否符合相关标准技术规范的要求。

5　相关支持文件

5.1　《不符合工作控制和纠正措施程序》(FS/B-17)

5.2　《应对风险和机遇的措施和改进程序》(FS/B-19)

FS/B-33　安全生产管理控制程序

1　目的

为了加强本公司的安全生产管理，贯彻执行国家“预防为主、安全第一”的安全生产方针，保证检测管理工作的正常进行，规范职工行为，保障本公司全体职工的安全和健康，根据国家的有关法律、法规，结合本公司的实际，制定本制度。

2　适用范围

适用于本公司的安全生产、职业健康和环境保护工作。

3　岗位职责

为维护本公司安全秩序，防止和减少事故，规范安全奖惩管理，由本公司领导、各部门负责人组成安全生产管理小组。

3.1　组织机构

成立公司安全生产管理小组，组长须由本公司领导担任，副组长由管理层成员或部门负责人担任，组员由各部门管理人员组成。

3.2　职责

3.2.1　组长。

(1) 负责本公司的安全生产工作，并定期召开安全生产会议。

(2) 落实安全生产所需的资金，保证安全生产所需资源充足。

(3) 负责与安全生产监督部门联络。

3.2.2 副组长。

(1) 监督日常安全生产工作,组织开展安全生产大检查,及时消除生产安全事故隐患。

(2) 遇有特别紧急的不安全情况时,有权指令停止生产,制定并实施本公司的生产安全事故应急救援预案,并立即报告上级研究处理。

3.2.3 组员。

(1) 具体落实安全生产工作,对本公司安全设施进行定期检查、保养。

(2) 检查本公司可能发生的安全事故隐患及时上报、整改。

(3) 对于实验室所用的危险化学品进行性能评估,并告之员工。

3.2.4 综合事务部。

(1) 负责对公司员工进行安全生产、健康和环保知识的宣传培训。

(2) 负责防护、安全、消防用品的采购。

4 工作程序

4.1 日常安全生产管理

4.1.1 必须严格执行国家有关劳动安全和劳动卫生规定、标准,为职工提供符合要求的劳动条件和试验场所。

4.1.2 试验室走廊、楼梯、出口应保持畅通,每楼层应配备消防器材,消防器材不得随意移位、损坏和挪用。

4.1.3 在办公楼内应设置安全警示标志,紧急通道和出入口应设指示牌。

4.1.4 试验、使用、储存、运输化学危险品应根据化学危险品的种类,设置相应的通风、防火、防爆、防毒、监测、报警、防潮、避雷、防静电、隔离操作等安全设施。

4.1.5 不得将试验场所与职工宿舍混为一体,实验室、后勤仓库严禁住人。

4.1.6 生产设备及其安全设施,必须符合如下要求:

(1) 试验仪器设备必须进行正常维护保养,定期检修,保持安全防护性能良好。

(2) 发生强烈噪声或震动的试验过程及试验设备,应采取隔噪、隔震、屏蔽等有效防护措施。

(3) 各类电气设备和线路安装必须符合国家标准和规范;电气设备要绝缘良好,其金属外壳必须具有保护性接地或接零措施;在有爆炸危险的气体或粉尘的工作场所,要使用防爆型电气设备。

(4) 对可能发生职业中毒、人身伤害或其他事故的,应视实际需要,配备必要的抢救药品、器材,并定期检查更换。

(5) 试验室内的用电线路和配电盘、板、箱、柜等装置及线路系统中的各种开关、插座、插头等均应经常保持完好可用状态,熔断装置所用的熔丝必须与线路允许的容量相匹配,严禁用其他导线替代。室内照明器具都要经常保持稳固可用状态。

(6) 有毒、易燃、易爆物品及强酸、强碱等化学品的存放、使用处理应符合国家安全规程的规定。

4.1.7 公司每年组织对全体职工进行安全教育培训,将按实验室安全生产法规、试验仪器安全操作规程、实验室劳动纪律、消防等作为安全教育的重要内容,并保证职工有检测员证,持证上岗。

4.2 试验室安全生产检查

公司和各部门领导应按职责分工组织试验室生产岗位检查、日常办公安全检查、专业性试验仪器安全生产检查。部门负责人对本部门所使用的仪器设备、安全防护工具及试验操作环境进行安全检查,检查次数不少于1次/月,在发现问题立即采取改进措施,并将问题报备安全小组。

4.2.1 试验人员进行试验检测前,应对自己的岗位或者将要进行的工作进行自检,确认安全可靠后才进行操作。内容包括:

(1) 试验仪器设备的安全状态是否完好,安全防护装置是否有效。

(2) 规定的安全措施是否落实。

(3) 所用的仪器、设备、工具是否符合安全规定。

(4) 试验场地以及物品的堆放是否符合安全规范。

(5) 个人防护用品、用具是否准备齐全,是否可靠。

(6) 试验仪器操作要领、操作规程是否明确。

4.2.2 每个员工必须遵守劳动纪律,服从领导和安全检查小组的指挥工作,思想集中坚守工作岗位,不得从事非本工作试验,不得擅自离岗。

4.2.3 试验人员严格执行试验仪器操作规程,不得违章指挥和违章试验作业,对违章试验作业的指令有权拒绝,并有责任制止他人违章试验作业,发生工伤事故要立即向安全小组或上一级部门报告。

4.2.4 试验室各仪器设备使用地点、场所应设置安全警示标志,严格履行出入人员登记手续,安全管理人员、试验操作人员,一律按规定登记进入。凡进入试验场所其他人员(包括领导检查、外来参观、设备维保、设备检测人员)进入,应由总经理或部门主任批准,并在安全管理人员、操作人员等陪同下进入,进入后严格遵守相关制度,不得操作试验设备。其他与该试验无关人员不得进入上述试验场所。

4.2.5 严禁试验人员赤膊、赤脚或穿拖鞋进入试验场所。不准在试验场所和办公室内吸烟,擅自进行明火作业。不准占用疏散通道。不准在安全出口或疏散通道上安装栅栏等影响疏散的障碍物。不准在工作期间将实验室安全出口大门上锁或关闭。不准随便动用消防器材。非机修专业人员不准擅自拆装试验仪器设备。不准无证上岗操作实验室试验仪器。故障设备立刻进行标示,在未修好前,严禁使用。上班时间不准怠工、滋事、打架或擅离职守。如发生上述问题,引起火灾、安全事故的,由当事人负全责。

4.2.6 正确使用防护装置和防护设施,对实验室各种防护装置,防护设施和警告、安全标志等不得任意拆除或随意挪动。在进行各类强度试验时,应安装防护罩或防护栏,防止试件飞溅伤害人员及设备。

4.2.7 试验仪器设备使用安全管理要求:

(1) 试验仪器设备使用部门应按照试验仪器安全技术规范的定期检验要求,在仪器安全检验合格有效期满前30天,向计量检验检测机构提出年检要求。各试验仪器设备使用部门应予以积极地配合、协助计量检验检测机构做好检验工作。

(2) 未经定期检验或检验不合格的试验仪器设备,不得继续使用,用黄色或红色标签做标示。

(3) 根据试验仪器设备检验结论,通知各使用部门做好试验仪器设备及安全附件的维修、维护工作,以保证试验仪器设备的安全状况等级和使用要求。

(4) 对试验仪器设备进行的安全检验检测报告以及整改记录,应建立档案记录留存。

4.2.8 公司安全生产管理小组根据试验仪器设备使用情况,定期(至少每季度进行一次)组织小组成员进行安全检查和巡视,并做出相应的记录。对实验仪器设备的使用状况进行检查(每季度不少于一次),发现问题或异常情况应立即处理;情况紧急时,可以决定停止使用试验仪器设备并及时报告上级部门。

4.2.9 试验仪器设备如存在严重事故隐患,或无维修价值,或超过安全技术规范规定使用年限,应及时予以报废,并由部门负责人向综合事务部报备进行注销报废。

4.2.10 公司每年组织对试验仪器年检、试验配套设备、机械设备、危险物品、消防设施、办公车辆、办公区域、防尘防毒、防暑降温等分别进行检查,总体安全生产检查每季度一次。组织安全活动,开好安全试验生产会,做好安全试验活动记录。

4.3 危险品管理制度

4.3.1 认真贯彻执行《危险化学品安全管理条例》,试验危险品保管员和试验技术人员应对自己分管的危险化学品安全负责。

4.3.2 试验危险品必须储存在专用仓库、专用场地或专用储存室(柜)内。储存室采取双人双管制,即化学用品保管员与项目负责人须同时到场方能开启储存室。

4.3.3 危险品入库前,必须进行检查登记,入库后应当定期检查。储存危险化学品的仓库内严禁烟火,并配备灭火设施以及报警通信装置。

4.3.4 盛装危险品的容器,在使用前后,必须进行检查,消除隐患,防止火灾、爆炸、中毒等事故发生。销毁、处理有燃烧、爆炸、中毒和其他危险的废弃危险化学品时,应采取安全措施,并征得所在地公安和环境保护等部门同意。

4.3.5 对于易燃、毒害性较大的危险化学药品应上锁保管,应执行"双人双锁"管理方式,由使用人领取使用,保管人员应建立记录,记录内容应有试剂名称、试剂厂家、规格、入库数量、存放数量、领用人、领用日期、领用量、保管人等内容。使用的危险化学品当天如有剩余,应在使用当天归库,严禁随意丢弃、倾倒或私自保存,更不准转送其他部门和个人,否则后果由领用人自负。

4.3.6 使用危险化学品的部门和个人,必须严格遵守各项安全制度和操作规程,必须有安全防护措施和用具。按照环境保护法的规定,妥善处理废水、废气、废渣。严禁把危险化学品带出试验室,因此造成危险化学品的流通渠道不明的,后果由领用人自负。

4.3.7 新进员工在使用危险化学品时带组人员应详细指导,不得擅自离开,部门负责人应对试验安全、废弃物的处理负责,防止污染环境。

4.3.8 危险品保管员调离工作时,要分管领导监督下,办理交接手续,开列清单,交接清单至少保存三年。

4.4　消防安全管理制度

4.4.1　新职工入试验室前，须进行消防安全的职前培训，培训内容包括：消防安全基本常识、灭火器及消火栓的操作使用等。

4.4.2　公司每年对全体职工进行疏散演习，进行灭火演习专门培训，使每个员工都能熟练使用灭火器材。

4.4.3　公司的消防安全责任人、消防安全管理人、实验室仪器操作人员等有关人员应接受消防安全专门培训。公司定期开展消防安全教育、培训；通过多种形式开展经常性的消防安全宣传教育。

4.4.4　消防设施、消防器材应定点存放、定人保养、定期检查，并将检查情况记录存档。对全公司职工进行教育，要求员工爱护消防设施器材，对刻意破坏损坏消防设施、器材的行为，将要求赔偿，并提出惩处。

4.4.5　安全生产管理小组每月一次对各部门进行防火检查，对所发现的问题以书面形式责令其限改，并督察整改到位。

4.4.6　公司各部门收到火灾隐患整改通知后，应抓紧督促有关人员落实整改措施，一时无法整改的部门应落实防范措施，保障消防安全。

4.4.7　火灾隐患整改完毕，负责整改的部门或有关负责人应将整改情况记录报送公司安全生产管理小组组长签字，确认后存档备查。

4.4.8　公司严格实行用火用电的消防安全管理规定。用电安全管理：

(1) 严禁随意拉设电线，严禁超负荷用电。

(2) 电气线路、设备安装应由持证电工负责。

(3) 各部门下班后，该关闭的电源应予以关闭，否则安全生产管理小组将对责任人提出处分罚款，因不关取暖设备和电脑引起的火灾，由当事人负全责及赔偿。

4.4.9　节假日实验室加班时的动火作业需安全生产管理小组组长签字和核准。

4.4.10　实验室和办公区域内严禁吸烟，因吸烟引起的火灾，由肇事者负全部责任和赔偿。

4.5　外业检测安全管理制度

为了进一步提高施工现场取样或现场试验安全生产工作的管理水平，保障员工的生命安全和试验作业的顺利进行，特制定以下制度：

4.5.1　贯彻执行“预防为主，安全第一”的方针，按照试验作业要求，正确穿戴安全防护用具、个人防护用品。进入施工现场取样必须戴安全帽，在没有防护设施的高空，悬崖和陡坡施工前必须系好安全带，高空作业不得往下投掷物料。

4.5.2　进入工地进行试验检测时，司机应按行驶规定和章程进行操作，遵守交通规则，注意行车安全；严禁酒后驾车、疲劳驾车。试验检测前在检测路段应设置明显标志，提醒过往车辆注意，防止意外发生。

4.5.3　认清取样施工现场安全标志，入口设置的施工现场平面布置图，安全生产记录牌、工程概况牌等有关安全的设备，正确使用防护装置和防护设施，对各种防护装置，防护设施(如安全网、护杆、各种限制保险装置等)和警告、安全标志等不得任意拆除或随意挪动。

4.5.4　进入施工现场取样必须戴安全装备、凭出入证入场，不得在施工现场取样时追逐打闹，以免引发安全事故。

4.5.5　预制构件检验或现场结构试验，必须采取符合要求的安全措施：

（1）进入有高处坠物危险的场所进行检测作业时须佩戴安全帽。

（2）登高（离地面超过 2 m）作业时，应正确使用符合安全标准的安全带（绳）。

4.5.6　现场取回的试验材料必须按要求做标示，分类堆放整齐，试验作业中产生的垃圾或剩余材料应及时清理。

4.5.7　施工现场取样需用的配电、保护装置、避雷保护、用电安全措施、用火等要严格按照安全规定进行，不得麻痹大意。

4.5.8　严禁赤脚或穿高跟鞋、拖鞋进入施工现场，在施工现场，行走要注意安全，不得攀登脚手架、井子架、龙门架和随吊盘上下。

4.6　安全生产事故隐患排查、整改制度

为加强安全生产事故隐患的排查和管理，确保安全生产，保护职工在生产过程中的安全与健康，全面实现公司安全生产目标，特制定以下事故隐患整治制度。

4.6.1　对查出的安全隐患，做到“四定”，即定人员、定项目、定时间、定经费，确保隐患整改落实，并将整改落实情况报公司安全生产管理小组验收备案。

4.6.2　对暂时不能立即整改的隐患，要采取强制性防护措施，并分别纳入技术措施安排和检查计划内，落实限期整改。

4.6.3　对安全事故隐患整改不力的部门和个人，安全生产管理小组要发出隐患限期整改指令书，上报主管部门安全生产检查组，限期进行整改，因拖延整改时间而造成事故的要按规定追查责任，严肃处理。

4.6.4　对个别重大隐患，因多方原因暂时不能整改的，要及时上报主管部门安全生产检查组，争取上级部门的帮助尽快落实解决。

4.6.5　凡不按要求及规定标准落实隐患整改任务的工作人员，因此而酿成不良后果的，将依照有关法律法规进行处理，直至追究法律责任。

4.6.6　公司安全生产管理小组及试验仪器操作检测员发现隐患，要认真对待，及时整改。任何部门、任何人不能以任何借口推诿。

4.6.7　安全隐患能够立即整改的应当立即完成整改；不能立即完成整改的，一般隐患必须在当日整改；重大隐患视情况，在最短时间内整改到位，重大隐患未排除前应暂停检测作业。

4.6.8　隐患整改所需资金必须全额保证。所需原料设备物质采购部门必须全力配合采购。

4.7　意外事故的应急管理

4.7.1　当发生安全生产事故时，现场人员应立即采取有效措施防止事故扩大，保护事故现场，报警并立即通知公司领导（安全生产管理小组长）。

4.7.2　在外部救援到达前应积极开展自救工作，有人员伤亡事故发生时要马上送往医院救治。当需要移动现场物品时，应做好标记和书面（影像）记录，妥善保管有关物证。

4.7.3　当出现诸如火灾、环境污染等蔓延性灾害时，实验室的任何人员都有责任、义务和权利采取防止灾害蔓延的一切措施：

(1) 应立即呼叫其他人员帮助，在确保自身安全的前提下开展扑救行动。如由电器、易燃气体引发的火灾、触电事故时，应立即切断电、气源。

(2) 判断现场火势再分别采取措施：当火势不大时，立即就近采用消防设备展开扑救行动；当火势较大或造成人员受伤较严重无法自行处置时，立即拨打“119”火警和“120”医疗紧急救助电话求助，同时根据自身的救灾能力全力展开扑救，并立即报告室主任做好善后处理，室主任应立即报告公司领导。

4.7.4　当检测中出现停电、停水、停气等影响检测的故障时，检验人员应首先对仪器设备和被检物品实施保护措施，防止仪器设备和物品损坏，及时做好现场记录，同时向室主任或公司领导报告。

4.7.5　按照“四不放过”的原则对事故原因进行调查处理，对于因违反安全生产管理规定而造成的安全责任事故，将依法追究相关责任人的责任。

4.8　安全培训教育制度

4.8.1　全体员工必须接受相关的安全培训教育，牢固树立“预防为主、安全第一”的思想，不断培养和提高自我安全防护、安全生产意识和防灾减灾的能力，熟悉本岗位的安全生产作业程序，掌握各种安全生产方法和技能。

4.8.2　公司新招员工上岗前必须进行实验室安全知识和试验仪器操作规范教育。实验员在公司内调换试验工作岗位或离岗半年以上重新上岗者，应进行相应的实验室安全知识和试验仪器操作规范教育。

4.8.3　综合事务部每年组织对全体职工进行安全培训教育环节，应将按实验室安全生产法规、试验仪器安全操作规程、实验室劳动纪律作为安全教育的重要内容，并保证职工有检测员证，持证上岗。

5　相关支持文件

5.1　《场所环境条件控制程序》(FS/B-05)

5.2　《内务管理程序》(FS/B-06)

5.3　《化学试剂管理程序》(FS/B-30)

6　记录表格

《日常安全管理巡查记录表》(FS/B-33-01)

7　附件

化学室危险化学品清单

序号	存放位置	属性	试剂名称	纯度/规格	生产厂家	主要用途
1	G	易制毒	乙醚	AR，500 mL	天津大茂	外加剂
2	G	易制毒	丙酮	AR，500 mL	新茂	标线涂料
3	B	易制毒	硫酸	500 mL	—	种植土、有机肥
4	B	易制毒	盐酸	500 mL	—	种植土、有机肥
5	B	易制爆	硝酸	AR，500 mL	广试	氯离子、钾、钠

续表

序号	存放位置	属性	试剂名称	纯度/规格	生产厂家	主要用途
6	A	易制爆	硝酸银	AR,100 g	金珠江	氯离子
7	A	危险品	硝酸汞	AR,100 g	环球	外加剂
8	A	危险品	氯化钡	AR,500 g	福晨	外加剂
9	A	危险品	汞	250 g	环球	水泥比表面积
10	A	危险品	硫酸银	AR,100 g	国药	种植土
11	A	易制爆	重铬酸钾	AR,500 g	广试	种植土、有机肥
12	A	易制爆	重铬酸钾	基准试剂,250 g	天新	种植土、有机肥
13	A	易制爆	2,4二硝基酚	指示剂,25 g	西亚	有机肥
14	A	易制爆	硝酸钾	AR,500 g	西陇、福晨	总氮
15	A	易制爆	30%过氧化氢	AR,500 mL	广试	有机肥
16	A	易制爆	高锰酸钾	AR,500 g	—	试验用水

FS/B-34　能力验证和比对试验管理程序

1　目的

参加能力验证和机构间比对试验,以及开展本公司内部比对试验,是检查、考核检验检测人员能力以及控制内部检验检测工作质量的有效方法,从而确定本单位的检验检测能力。因此,应对该项工作的计划、组织与实施做出明确规定。

2　适用范围

本公司参加的能力验证和机构间比对试验以及本公司为实施质量控制而组织的各类比对试验的管理。

3　职责

3.1　各专业检测部门

负责实施验证比对计划,上报能力验证、比对结果。

3.2　技术负责人

技术负责人负责机构间比对、能力验证活动的结果分析、整改。

3.3　质量负责人

负责监督能力验证比对活动的实施及效果。

3.4　人力资源部

负责实验室间比对、能力验证计划的制订、记录、报告等资料的保存和归档。

4　工作程序

4.1　能力验证和比对分类

4.1.1　外部机构组织的实验室间能力验证考核或实验室间的比对活动。

4.1.2　本公司组织的实验室间比对。

4.1.3　本公司组织的内部比对。

4.2　比对和能力验证计划的编制和审批

4.2.1　每年年末，检测部门应根据本年度检验检测结果、资源配置及新开展项目等具体情况，提出本部门应参加的实验室间比对项目，并形成计划建议书后报技术部。

4.2.2　每年年初，技术部根据检测部门上报的计划建议书和收集到的本行业政府主管部门或协会举办的实验室比对与能力验证的信息，编制本公司年度比对与能力验证计划书。

4.3　能力验证计划申报

4.3.1　技术部根据公司所承担检测项目的实际情况，与外部组织能力验证的单位联系，落实参加能力验证计划。

4.3.2　技术部根据能力验证计划制订公司参加能力验证的实施计划。计划由技术负责人批准后执行。

4.3.3　原则上本公司必须参加本行业政府主管部门组织的能力验证活动，因特殊原因不能参加的，技术部报请总经理批准后，并以书面形式向组织机构提出暂不参加能力验证计划的申请，在申请获得组织机构批准后，方可放弃参加。

4.4　能力验证计划实施

4.4.1　根据实施计划安排，部门负责人组织实施，安排项目实施负责人检测。

4.4.2　检测过程中质量负责人应组织安排监督员对整个检验检测过程进行监督检查。

4.4.3　项目负责人根据有关检测方法的要求，按预定方案在规定的实施时间完成检测工作，按《结果报告管理程序》(FS/B-29)出具报告。

4.4.4　原始记录应按《记录控制程序》(FS/B-20)的规定执行。

4.4.5　样品的留存和处理应按《样品管理程序》(FS/B-27)的规定执行。

4.4.6　技术部应及时将报告上报组织能力验证的单位。

4.5　结果评价

4.5.1　比对和能力验证试验中出现不满意结果(离群)时，应由技术负责人组织审核、整改，审核活动按《内部审核程序》(FS/B-21)的有关规定执行。

4.5.2　当发现结果已影响以前已发出检测报告的正确性和有效性时，综合部门应立即书面通知以前可能受到影响的所有委托方。

4.5.3　审核中发现的问题和采取的纠正措施应形成文件。对质量负有责任的人员应保证纠正活动在商定的时间范围内完成，并进行跟踪验证，记录检查结果。

4.5.4　产生偏离或结果不满意项目的整改按照《不符合工作控制和纠正措施程序》(FS/B-17)和《应对风险和机遇的措施和改进程序》(FS/B-19)的要求执行。整改活动完成后，技术部将详细的整改报告以书面形式在规定期限内提交组织机构。

4.6　本公司组织的比对

4.6.1　比对要求。

(1) 比对单位应在具有相当检验检测水平并已通过省级或以上资质认定或在其他行业水平相当的通过认证的实验室中选择。

(2) 每次比对原则上至少应有3个或以上实验室参加。

(3) 比对可按年初计划定期进行，也可根据检测需要临时安排。

4.6.2　技术负责人根据生产和质量技术工作的需要，联合技术部确定拟开展的实验室间比对检测项目，联系有意参与本次比对活动的同行单位，编制"实验室间比对试验检测活动方案"。方案应包括：

(1) 参加比对的检测项目。

(2) 检测方法依据、使用的仪器设备。

(3) 参与比对的检测机构名称、联系人。

(4) 结果统计的方法等。

(5)“实验室间比对试验检测活动方案”须经总经理批准后才可实施。

4.6.3 比对活动的开展程序按《样品管理程序》(FS/B-27)、《记录控制程序》(FS/B-20)、《结果报告管理程序》(FS/B-29)等程序执行。

4.6.4 根据比对结果分析情况,技术部编制比对与能力验证结果分析报告并发放至参与的同行单位,必要时组织结果分析交流会。

4.6.5 如在比对中结果产生偏离或结果不满意时,技术负责人应组织人员分析原因。

4.6.6 产生偏离或结果不满意项目的整改由技术负责人组织相关人员按照《不符合工作控制和纠正措施程序》(FS/B-17)和《应对风险和机遇的措施和改进程序》(FS/B-19)的要求开展整改工作。

4.6.7 内部组织的比对活动可参照上述程序执行。

4.7 能力验证或比对结果的应用

4.7.1 当显示参加的能力验证或比对结果合格时,本结果可以作为本公司各项资质认定、认可申报中能力证明材料。

4.7.2 每次管理评审前,根据管理评审的要求,技术部统计本年度的比对和能力验证的情况形成报告,并作为管理评审报告的输入。

4.8 资料的归档

技术部负责收集、管理、保存所有的比对试验和能力验证的计划、记录、报告等技术文件。

5 相关支持文件

5.1 《量值溯源管理程序》(FS/B-08)

5.2 《不符合工作控制和纠正措施程序》(FS/B-17)

5.3 《应对风险和机遇的措施和改进程序》(FS/B-19)

5.4 《记录控制程序》(FS/B-20)

5.5 《结果报告管理程序》(FS/B-29)

6 记录表格

6.1 《年度能力验证与比对计划表》(FS/B-34-01)

6.2 《能力验证和比对结果分析及纠正记录表》(FS/B-34-02)

FS/B-35 允许偏离的控制程序

1 目的

为确保检验检测工作在偏离环境条件,或检验检测规程或检验检测仪器设备的特殊情况下的检验检测质量,使任何对管理体系文件或标准规范的偏离都处于受控状态,确保检验检测工作的有效性,特制定本程序。

2　适用范围

本程序适用于在检验检测标准、环境条件、委托方要求、样品状态、抽样程序等特殊情况下允许偏离本公司管理体系文体或标准规范的管理。

3　职责

3.1　检测员

申请允许偏离。

3.2　监督员

协助审核允许偏离。

3.3　技术负责人

审核允许偏离。

3.4　总经理

批准允许偏离。

3.5　综合事务部

负责允许偏离的记录资料的存档。

4　工作程序

4.1　允许偏离方法的识别

4.1.1　在检测过程中，当检测样品、环境、仪器设备等处于特殊情况下，无法正常执行标准规范或质量体系要求时。

4.1.2　当进行连续、周期较长的检测工作时，仪器设备由于不便中间拆卸等原因而无法按检定/校准周期检定时。

4.1.3　当检测项目没有相应的标准规范为依据，只能提供其他类似的检测方法时。

4.1.4　客户对标准、规范规定的检验检测方法提出偏离要求时。

4.1.5　其他特殊情况偏离。

4.2　允许偏离方法的申请

检验检测人员在检验检测工作中遇到需要允许偏离时，应按要求填写《允许偏离审批表》。

4.3　允许偏离方法的审批

4.3.1　偏离的申请由监督员协助审核，技术负责人根据《允许偏离审批表》的内容和相应的资料，组织相关人员对其审核，确认需要按照本程序执行时，由总经理批准实施。对于申请的评审应考虑以下内容：

(1) 不得违反有关法律法规。

(2) 不能违背本公司的质量方针。

(3) 不能损害客户(委托方)的利益。

(4) 允许偏离所产生的风险程度。

(5) 不能影响本公司的公正性和检验检测数据的准确性、真实性、有效性。

(6) 允许偏离后的检验检测工作应是可纠正的、可追溯的。

4.3.2　重要检验检测方法的偏离须有相关技术单位验证其可靠性或经有关主管部门核准。

4.3.3　通过审批的允许偏离申请，由检验检测人员联同市场部向客户说明，由客户在委托单签字确认后方可执行。有关情况应在原始记录和检测报告中注明。

4.4　允许偏离方法的实施

4.4.1　相关检验检测人员依据审批后的允许偏离方法程序开展相应的检验检测工作，应详细记录相关数据、信息。

4.4.2　在工程现场检验检测中，针对不满足检验检测规范要求的环境条件，检验检测人员应根据相应的现行有效标准、规程，分析其对检验检测结果可能造成的影响，视其偏离程度大小，判断能否进行允许偏离的检验检测。如确需偏离检验检测，用电话向技术负责人说明偏离标准和程序的原因以及拟采取的措施，经技术负责人审核、公司总经理批准同意后可实施偏离。检验检测人员应做好电话记录，事后及时完成正式审批手续。

4.4.3　因仪器设备或检验检测条件所限，需临时使用外部设备或在检验检测现场使用外单位试验仪器设备进行检验检测时，检验检测人员应确定其设备的计量检定及使用状态是否符合规定要求；监督员填写《允许偏离审批表》，经技术负责人审核，公司总经理批准后方可使用。有关事项应在原始记录中注明。

4.4.4　当用户委托的检验项目没有相应的国家或行业标准为依据，只能提供其他类似的检验方法时，由检测员填写《允许偏离审批表》，经技术负责人审核，公司总经理批准后，方可进行该项目的检验检测。

4.4.5　在抽样过程中、接收检验样品或检验过程中发现样品状态与有关标准规范所描述的标准状态有所偏离时，应与委托方联系取得进一步说明和认可。如委托方坚持要对不符合标准要求的样品进行偏离检验检测，检验检测员则应填写《允许偏离审批表》，经技术负责人审核，公司总经理批准后，方可继续进行该项的检验。有关情况应在原始记录和检验检测报告中注明。

4.4.6　对于已批准的允许偏离项目，质量负责人负责跟踪。

4.4.7　监督员应对允许偏离方法程序的实施情况给予必要的监督，并做相应的记录。

4.4.8　当发现允许偏离方法程序实施失控或存在缺陷时，应立刻执行《不符合工作控制和纠正措施程序》(FS/B-17)。

4.4.9　当检测条件恢复正常或客户要求停止偏离时，则原有的正在使用的允许偏离措施自动停止使用。

4.5　允许偏离记录的管理

4.5.1　所有与允许偏离有关的记录与资料由综合事务部负责保管。

4.5.2　本程序产生的记录和表格保存6年。

5　相关支持文件

《不符合工作控制和纠正措施程序》(FS/B-17)

6　记录表格

《允许偏离审批表》(FS/B-35-01)

FS/B-36　新项目评审程序

1　目的

为规范新增检测项目(包括扩大检测能力)的评审，确保新增检测项目有足够的设施与资源，有可靠的质量管理体系，使新增的项目能满足公司管理体系和客户的要求，制定本程序。

2 适用范围

本程序适用于本公司开展新检测项目（标准更新、新增检测方法、新增检测项目）准备、申请、评审和批准。

3 职责

3.1 总经理

负责主持新检测项目的评审工作。

3.2 技术负责人

3.2.1 负责组织制订开展新项目计划。

3.2.2 落实新项目开展所需设备的配置。

3.2.3 组织开展人员培训和考核工作。

3.2.4 组织新项目的评审工作。

3.3 质量负责人

3.3.1 审批新项目相关的质量文件。

3.3.2 调整、补充、完善管理体系的文件。

3.3.3 督促新旧文件进行更新替换。

3.3.4 组织对与新工作相关的管理体系进行审核。

3.4 各专业检测部门

3.4.1 根据市场需求和发展方向提出开展新项目的申请，并实施新项目检测工作。

3.4.2 参与仪器设备的订购、设备到货时的验收、标识、建档。

3.5 设备管理员

负责新项目实施所需仪器设备的验收、检定或校准等工作。

3.6 综合事务部

3.6.1 收集各部门需开展新增检测项目的建议，编制开展新检测项目计划，组织实施工作。

3.6.2 负责新项目实施所需仪器设备的采购。

4 工作程序

4.1 开展检测新项目的依据

4.1.1 客户要求与产品质量有关的项目。

4.1.2 上级要求建立的新检测项目。

4.1.3 有市场开拓前景的项目。

4.1.4 新标准规范强制性指标要求。

4.2 开展新检测项目的计划

4.2.1 检测部门根据上级要求、市场需求、客户的要求和新标准规范要求，及时检索和收集相关的检测标准，结合本公司现有的资源，提出拟开展的新检测项目申请，填写《新检测项目申请报告》。申请报告的内容应包括：

(1) 项目名称。

(2) 检测依据。

(3) 市场需求。

(4) 效益分析。

(5) 主要技术要求。

(6) 仪器设备、设施与环境要求。

(7) 公司现有的能力和资源。

(8) 项目负责人以及参加筹建人员等。

4.2.2 综合事务部根据提交的申请报告,组织相关部门对申请的项目进行可行性的评审,填写《新检测项目评审报告》,经技术负责人审核,呈公司总经理批准。

4.3 开展新项目的实施工作

4.3.1 技术负责人组织相关部门制定新项目开展的技术性文件;落实新项目开展所需设备的配置;组织相关人员进行培训和考核工作。

4.3.2 综合事务部根据《新检测项目评审报告》的要求,组织新项目所需的仪器设备、供应品采购,设备管理员按要求进行检定/校准;落实开展新项目所需的设施和环境条件:

(1) 进行仪器设备采购的市场调查。

(2) 研究公司环境的布置,确定新项目仪器的摆放位置;

(3) 呈请公司领导审批。

(4) 制定仪器设备和消耗材料的采购计划并实施。

(5) 建立仪器设备的补充档案。

(6) 负责仪器设备的检定/校准。

4.3.3 检测部门策划开展新项目的实施工作,并组织新项目的人员进行培训。

4.3.4 检测部门组织相关检测人员研习新项目检测标准、规范,在充分研究的基础上编制记录表格(检测委托书、原始记录表、报告格式)检测细则、仪器设备操作规程等,并进行试验。

4.3.5 参加新检测项目的人员:

(1) 熟悉有关技术标准和仪器设备的操作应用,必要时制订检测细则。

(2) 确定配置的仪器设备、消耗品,以及相应的数量和技术性能指标的要求。

(3) 当相关法规有要求时,参加人员按《人员培训和管理程序》(FS/B-04)规定,参加培训并取得新项目的上岗证。

(4) 按标准规范进行新项目试验性检测,并做好记录,出具检测报告。

4.3.6 必要时组织人员间比对、使用标准物质,或组织与其他试验室比对验证新检测项目的能力。

4.3.7 监督员负责对新项目检测工作的技术、质量及安全整个过程进行监督管理。

4.4 评审和验收

新项目试验结束后,新项目负责人将检测报告、技术表格等资料提交综合事务部,由技术负责人组织评审小组对新检测项目进行评审和验收。

4.5 批准和资质认定

新开展检测项目经验收符合要求的,经公司总经理批准后,综合事务部正式向省市场监督管理局申请新项目资质认定评审。

5　相关程序

5.1 《文件控制管理程序》(FS/B-11)

5.2 《样品管理程序》(FS/B-27)

5.3 《记录控制程序》(FS/B-20)

5.4 《仪器设备的控制与管理程序》(FS/B-07)

5.5 《能力验证与比对试验管理程序》(FS/B-34)

5.6 《量值溯源管理程序》(FS/B-08)

5.7 《人员培训和管理程序》(FS/B-04)

6　记录表格

6.1 《新检测项目申请报告》(FS/B-36-01)

6.2 《新检测项目评审报告》(FS/B-36-02)

6.3 《新检测项目实施文件清单》(FS/B-36-03)

FS/B-37　电子签名管理程序

1　目的

为保证本公司签发报告使用电子签名时,确保签发检验检测报告的安全性,特制定本程序。

2　适用范围

本程序适用于本公司资质认定范围内的各检测项目所签发的检验检测报告。

3　职责

3.1　批准人

由授权签字人在限定的授权签字领域内批准检验检测报告。

3.2　审核人

审核人根据自身的持证及能力,结合政府主管部门管理文件对各检验检测类别项目签审人的要求审核检验检测报告。

3.3　检测员、校核人

由具备本项目上岗证及能力的检验检测员试验或校核。

4　工作程序

4.1　技术准备

检验检测员、校核人、审核人、批准人登录检验检测软件的账号与初始密码由公司计算机主管部门分配,该账号的使用权限根据检验检测员的岗位设置,并通过扫描方式把检验检测员的亲笔签名扫描保存到检验检测软件(电子签名样式见附件)。

4.2　数据输入

检验检测员完成检验检测工作后,使用经修改后的密码与账号登录检验检测软件,输入检验检测数据并保存,检验检测软件将根据登陆的账号自动记录检验检测员的名字。

4.3　数据校核

校核人接到检验检测员的通知后,使用经修改后的密码登录检验检测软件,找出样品编号进行检验检测数据的校对,检验检测软件将根据登陆的账号自动记录校核人的名字。

4.4　审核和批准

审核人、批准人接到通知后(凭委托书),使用账号、密码登录检验检测软件,找出委托编号或样品编号进行原始数据与报告的审核和批准,检验检测软件将根据登录的账号自动记录审核人的名字,经审核或批准后软件会自动上锁,检验检测员与校核人不能对审核或批准后的数据进行修改。

4.5　保密要求

检验检测员、校核人、审核人和批准人必须对自身使用的账号与密码予以保密,不得告知或转借他人,否则出现问题的公司将依照保密程序追究相关责任。

4.6　修改

原始数据录入检验检测软件并经校核后,如在审核、批准过程中发现错误信息需要修改的,检验检测员需填写《报告更改审批表》报部门负责人审核,技术负责人批准开通修改权限后检验检测员才可予以修改。

4.7　账号撤销

对于离职的检验检测员、校核人、审核人、批准人,计算机主管部门要立即撤销该人员的账号。

5　相关支持文件

5.1　《保密和保护所有权程序》(FS/B-02)

5.2　《结果有效性管理程序》(FS/B-28)

5.3　《结果报告管理程序》(FS/B-29)

6　记录表格

《报告更改审批表》(FS/B-29-01)

7　附件

《人员电子签名样本》(略)。

3.1.3　作业指导书的制订

作业指导书是检测活动过程有效实施的基础,是规范检测人员检测工作(活动或过程)行为的指导性文件,是实验室管理体系文件的有机组成部分。作业指导书(含检验检测操作实施细则、仪器设备操作规程等,下同)的主要功能就是解决如何做检验检测的问题。也就是对每一项检验检测工作(活动)的目的、要求、方法、步骤等作出详细、清晰的规定。具体内容如下。

(一)需要制订作业指导书的情形

(1)当选择的标准规规定的方法时,若标准方法中步骤不够明确或详细,可能造成理解不同而导致操作、判定上的因人而异,应编写检验检测操作实施细则,以确保标准方法应用的一致性。

(2)当产品质量检验检测标准、检验检测方法标准中没有清晰明确的检验检测步骤及方法指引时,应制定检验检测操作实施细则。

(3)仪器设备说明书没有清晰明确的操作步骤及方法,实验室应制定仪器设备操作规程。

(4)其他需要制订作业指导书的情形。

（二）制订作业指导书的依据

制订作业指导书的依据主要有以下几个方面。

（1）需要制定作业指导书的检验检测项目所涉及的相关检验（检测）方法标准、技术规范。

（2）需要制定作业指导书的检验检测项目所涉及的相关产品质量检验（检测）标准、技术规范。

（3）需要制定作业指导书的检验检测项目所涉及的相关检验检测仪器设备说明书。

（4）自主开发的检验检测技术方法、计划和方案。

（5）其他需要制定作业指导书的检验检测方法、方案。

（三）作业指导书的主要内容

作业指导书的主要包括以下内容。

（1）检验检测的目的。明确通过本检验检测想要取得什么样的参数、指标。

（2）检验检测人员。明确对检验检测人员资格和能力要求。

（3）仪器设备。列出检验检测所使用的主要仪器设备和辅助仪器设备、工具等。

（4）准备工作。包括样品准备（如试样的数量、制备、预处理和养护）、检测环境与设施（场所）准备等工作。

（5）检验检测步骤。明确检验检测工作过程的操作方法和操作步骤。如准备工作、环境条件、试验过程控制、数据读取、注意事项等。

（6）结果计算及判断评定。明确检验检测结果的计算范式（公式）、判断（评定）标准、数据修约等要求。

（7）检验检测记录和结果报告。明确检验检测记录的要求和结果报告的格式、内容、制发程序等要求。

制订作业指导书的应用示例

1.作业指导书应用示例如下。

FS/D-X 13　结构实体钢筋保护层厚度及钢筋间距检测作业指导书

1. 目的

混凝土中钢筋配置检测（包括混凝土结构及构件中的钢筋间距、公称直径及保护层厚度检测）。

2. 范围

本方法用于对混凝土结构及构件中钢筋间距、公称直径、锈蚀性状及保护层厚度的现场检测。检测结果为施工质量验收、设计复核、鉴定及加固设计等提供依据。

不适于含有铁磁性物质的混凝土检测。

3. 检验依据

GB 50204—2015《混凝土结构工程施工质量验收规范》;

GB/T 50344—2019《建筑结构检测技术标准》;

JGJ/T 152—2019《混凝土中钢筋检测技术规程》。

4. 方法和步骤

4.1 准备工作

4.1.1 技术要求

依据《混凝土结构工程施工质量验收规范》(GB 50204—2015),对于纵向受力钢筋保护层厚度的允许偏差,梁类构件为+10 mm,−7 mm;板类构件允许偏差为+8 mm,−5 mm。受力钢筋的间距允许偏差为+10 mm,−10 mm。

4.1.2 现场协作

(1) 工程名称、结构及构件名称以及相应的钢筋设计图纸;

(2) 建设、设计施工及监理单位名称;

(3) 混凝土中含有的铁磁性物质(如形状、大小、数量、预埋的位置或部位等);

(4) 检测部位钢筋品种、牌号、设计规格、设计保护层厚度和间距,结构构件中预留管道、金属预埋件等;

(5) 施工记录等相关资料;

(6) 检测原因。

4.2 方法和步骤

4.2.1 检测部位和数量的确定

(1) 检测部位:钢筋保护层厚度检验的结构部位,当有明确方案时,按方案要求进行,如需根据现场随机确定时,应由监理(建设)、施工等各方根据结构构件的重要性共同选定。

(2) 对选定的梁类构件,应对全部纵向受力钢筋的保护层厚度进行检验;对选定的板类构件,应抽取不少于6根纵向受力钢筋的保护层厚度进行检验。

(3) 对每根钢筋,应选择有代表性的不同部位测量3点取平均值。

(4) 在测定钢筋保护层厚度时须标记检测范围内设计间距相同的连续钢筋轴线位置,连续量测构件钢筋的间距。

(5) 当遇到下列情况之一时,应选取不少于30%的已测钢筋且不应少于6处(当检测数量不到6处时应全部选取),采用钻孔、剔凿等方法验证,并填写相应的记录表:

① 认为相邻钢筋对检测结果有影响时;

② 钢筋公称直径未知或有异议;

③ 钢筋实际根数、位置与设计有较大偏差;

④ 钢筋以及混凝土材质与校准试件有显著差异。

(6) 结合设计资料了解检测构件的钢筋及金属预埋件布置状况。避开钢筋接头、绑丝、金属预埋件,适当选择清洁、平整的检测面;对于具有饰面层的结构及构件,应清除饰面层后在混凝土面上进行检测;钢筋间距应满足钢筋探测仪的检测要求。对于具有饰面层的结构及构件,应清除饰面层后在混凝土面上进行检测。

4.2.2　仪器操作

（1）开机。

长按【Θ/Fn】键，可启动或关闭，启动后进入功能界面，按（▲▼）键选择不同功能选项。

（2）模式选择。

进入功能界面，选择“开始检测”，按（▲▼）键从上到下依次为厚度检测、波形检测、JGJ 检测、网格检测和剖面检测五种模式选择，进行检测。

（3）仪器标定。

有两种标定界面模式，一种是主界面进入“系统设置”界面，然后按（▲）键选择“仪器标定”功能，进入标定界面；另一种是测量界面标定，按（▲▼）键选择测量界面，即“厚度检测”和“JGJ 检测”界面下使用，通过按（▲）键弹出标定界面。标定时将仪器拿到空中，确保探头在空气中离开混凝土构件表面和金属等导磁介质区域至少 30 cm，按【OK】键，等待仪器检测界面返回显示“完成标定”即可。

（4）钢筋位置及保护层厚度测定。

开始检测时进入检测界面后，填写“钢筋直径”“构件编号”“箍筋间距”参数设置。现场检测时，需要预扫描箍筋间距，若箍筋间距＜125 mm，则根据实际情况设置参数，测试主筋时需要将仪器两侧的“向下箭头”放置到其中 1 根箍筋的正上方，此时仪器会进行相应的补偿修正。若箍筋间距＞125 mm 时，则需要将参数设置成箍筋间距【＞125 mm】，测试主筋时需要将仪器两侧的“向下箭头”放置到 2 根箍筋之间的正中间位置进行测量。

在厚度检测界面，向右缓慢匀速移动小车开始测量，当小车靠近钢筋时出现绿色瞄准框，此时需要缓慢移动小车，当瞄准框和中心线重合，中心线变为红色，瞄准框变黄色，红色指示灯变亮，并有蜂鸣音提示，表示小车正下方检测到钢筋，且在瞄准框右下角显示保护层厚度。继续向右移动小车，检测到下一根钢筋后，还会有红色灯亮及蜂鸣提示。同时显示保护层厚度和钢筋间距。扫描结束后，液晶屏右上角显示当前位移值。按【OK】键存储测点数据，按【Θ/Fn】键清除以前测量数据，重新量测。

厚度检测面应避开钢筋接头和绑丝，同一位置重复检测一次，读取两次检测值。当读取两个检测值相差大于 1 mm 时，该组检测数据无效，并查明原因重测。同时，将钢筋的轴线位置标记出来。在测试完该测区钢筋保护层厚度后，依次量测出已经标记的相邻钢筋的间距。

5. 检测过程中注意事项

（1）操作过程中仪器要轻拿轻放，严格按照仪器操作规程检测。

（2）检测人员在检测过程中要注意安全，戴好安全帽。尤其在顶板检测等较高位置检测时，必须保证爬梯等辅助工具的稳固安全。

6. 数据处理和结果判断

应分别对梁类、板类构件纵向受力钢筋的保护层厚度以及对梁类、板类构件纵向受力钢筋的钢筋间距进行评定。

当全部钢筋保护层厚度检验的合格率为 90%及以上时，钢筋保护层厚度的检验结果应判为合格。

当全部钢筋保护层厚度检验的合格率小于90%但不小于80%时，可再抽取相同数量的构件进行检验，当按两次抽样总和计算的合格点率为90%及以上时，仍判为合格。

每次抽样检验结果中不合格的最大偏差均不应大于技术指标规定允许偏差的1.5倍。

检测钢筋间距时，可根据实际需要采用绘图方式给出结果。当同一构件检测钢筋不少于7根钢筋（6个间隔）时，也可给出被测钢筋的最大间距、最小间距，并按下式计算钢筋平均间距：

$$s_{m,i}=\frac{\sum_{i=1}^{n}s_i}{n}$$

式中：$s_{m,i}$ 为钢筋平均间距，精确至1 mm；

s_i 为第 i 个钢筋间距，精确至1 mm。

2. 仪器操作规程应用示例如下。

FS/E-13　一体式钢筋扫描仪操作规程

（1）开机。

长按【Θ/Fn】键启动，启动后进入功能界面，按（▲▼）键选择不同功能选项。

（2）模式选择。

进入功能界面，选择“开始检测”，按（▲▼）键从上到下依次为厚度检测、波形检测、JGJ检测、网格检测和剖面检测五种模式选择，进行检测。

（3）仪器标定。

有两种标定界面模式，一种是主界面进入“系统设置”界面，然后按（▲）键选择“仪器标定”功能，进入标定界面，另一种是测量界面标定，按（▲▼）键选择测量界面，即“厚度检测”和“JGJ检测”界面下使用，通过按（▲）键弹出标定界面。标定时将仪器拿到空中，确保探头在空气中离开混凝土构件表面和金属等导磁介质区域至少30 cm，按【OK】键，等待仪器检测界面返回显示“完成标定”即可。

（4）钢筋位置及保护层厚度测定。

开始检测时进入检测界面后，填写“钢筋直径”“构件编号”“箍筋间距”参数设置。现场检测时，需要预扫描箍筋间距，若箍筋间距＜125 mm，则根据实际情况设置参数，测试主筋时需要将仪器两侧的（▼）放置到其中1根箍筋的正上方，此时仪器会进行相应的补偿修正。若箍筋间距＞125 mm时，则需要将参数设置成箍筋间距【＞125 mm】测试主筋时需要将仪器两侧的“向下箭头”放置到2根箍筋的正中间位置进行测量。

在厚度检测界面，向右缓慢匀速移动小车开始测量，当小车靠近钢筋时出现绿色瞄准框，此时需要缓慢移动小车，当瞄准框和中心线重合，中心线变为红色，瞄准框变黄色，红色指示灯变亮，并有蜂鸣音提示，表示小车正下方检测到钢筋，且在瞄准框右下角显示保护层厚度。继续向右移动小车，检测到下一根钢筋后，还会有红色灯亮及蜂鸣提示。同时显示保护层厚度和钢筋间距。扫描结束后，液晶屏右上角显示当前位移值。按【OK】键存储测点数据，按【Θ/Fn】键清除以前测量数据，重新量测。

厚度检测面应避开钢筋接头和绑丝，同一位置重复检测一次，读取两次检测值。当读取两个检测值相差大于 1 mm 时，该组检测数据无效，并查明原因重测。同时，将钢筋的轴线位置标记出来。在测试完该测区钢筋保护层厚度后，依次量测出已经标记的相邻钢筋的间距。

(5) 数据浏览。

在功能界面，按(▲▼)键切换各功能，选择“浏览数据”进入数据浏览界面。按(▲▼)键切换不同工作模式下的存储数据，右侧区域显示已存储的构件数量。按【OK】键或【Θ/Fn】键进入选择的数据浏览界面。

(6) 试验结束。

长按【Θ/Fn】键，关闭仪器。

(7) 注意事项。

① 删除的数据无法恢复；

② 不要靠近有金属的位置进行标定，否则会导致检测结果严重失真；

③ 建议关机充电，用厂家原装 USB 连接线。

3.1.4　记录表格的制(修)订

《通用要求》规定：“检验检测机构应建立和保持记录管理程序，确保每一项检验检测活动技术记录的信息充分，确保记录的标识、贮存、保护、检索、保留和处置符合要求。”为了保证实验室能够对其所有活动相关信息进行清晰、真实、完整、准确的记录，并保证其安全和具有良好的可追溯性，以便在可能时识别影响测量结果及其测量不确定度的因素，并确保能在尽可能接近原条件的情况下重复该实验室活动，在制订或设计记录表格时，应确保每一项实验室活动的记录包含完整的工作过程、结果、报告和足够的信息，并全程确保样品与报告的对应性。为此，在制订记录表格时，应注意以下几个方面。

(一) 记录表格的分类

记录表格一般可分为质量记录、技术记录两大类。

1. 质量记录

质量记录是指实验室质量管理体系活动形成的相关记录、信息和数据。如合同评审、分包控制、采购、内部审核、管理评审、人员教育培训、能力验证、纠正和预防措施、投诉等活动(过程)形成的记录、信息和数据。

2. 技术记录

技术记录是实验室进行检验检测活动所得到的数据和信息，以及开展检验检测活动形成的相关记录、信息和数据，包括原始观察数据、导出数据和建立审核路径等有关信息的记录。如检验检测设施管理、环境条件控制、人员技术资格与能力的考核和确认、方法确认、设备管理、抽样记录、样品管理、质量控制、检验检测原始记录、检验检测委托书、检验检测报告等检验检测活动所形成的相关记录或得到的信息、数据或结果。

（二）记录表格的内容

记录表格的内容一般应符合下列要求。

（1）记录表格的内容应能够充分证明实验室所有活动满足《通用要求》和不同专业领域的特殊要求（如建设工程领域检测技术记录的内容可参阅附录三）。

（2）技术记录表格的内容应确保能方便获得所有的原始记录和数据，应至少包括以下内容信息：

① 样品描述；

② 样品唯一性标识；

③ 所用的检测和抽样方法；

④ 环境条件，特别是实验室以外的地点实施的实验室活动；

⑤ 所用设备和标准物质的信息，包括使用客户的设备；

⑥ 检测过程中的原始观察记录以及根据观察结果所进行的计算；

⑦ 实施实验室活动的人员；

⑧ 实施实验室活动的地点（如果未在实验室固定地点实施）；

⑨ 检测报告的副本，即实验室发给客户的报告版本的副本，可以是纸质版本或不可更改的电子版本，其中应包含报告的签发人、认证标识（如使用）等信息；

⑩ 其他重要信息。

（三）记录表格的依据

记录表格的依据如下。

（1）实验室的质量手册、程序文件和作业指导书等管理体系文件。

（2）实验室活动相关的法律、行政法规、规章、标准、规范、规范性文件等相关规矩。

（3）实验室活动相关的合同文件、设计（图纸）文件、检测工作方案等。

（四）记录表格的形式

记录表格可以是手工填写书面形式和计算机信息管理系统自动生成的电子表格形式。其中书面形式的记录表格可以采用单张表格（如室内检验检测项目）或装订成册记录手簿（如室外或生产/施工现场进行的检验检测项目）的方式。

3.1.5 实验室管理体系文件制订的责任分工

在制订实验室管理体系文件过程中，质量手册和程序文件应当由实验室管理层负责组织各内设机构（部门）相关人员制订。通常的责任分工如下。

（一）质量目标和质量方针的确定

质量目标和质量方针应由实验室最高管理者负责确定。

（二）质量手册的制订

质量手册可由最高管理者或其指定的熟悉实验室管理体系建立和运行管理的管理层成员（如质量负责人或技术负责人）负责组织相关管理人员和技术人员制订。

（三）程序文件的制订

程序文件可由管理层的技术负责人或质量负责人负责组织相关管理人员和检测技术人员制订。

（四）作业指导书和记录表格的制订

作业指导书和记录表格一般由实验室相关检验检测业务部门负责人组织相关检验检测技术人员制订。

3.2　实验室管理体系文件的批准和发布

3.2.1　质量手册和程序文件的批准和发布

质量手册和程序文件完成制订工作后，需提交实验室的管理层集体研究审定，通过管理层审定后再呈实验室最高管理者以签发颁布令或批准页的方式批准后发布施行。

3.2.2　作业指导书和记录表格的批准和发布

作业指导书和记录表格完成制订工作后，由实验室相关检验检测项目的部门负责人审核，然后交由实验室技术负责人批准后发布施行。

3.3　实验室管理体系文件的管理

实验室管理体系文件的一经审批和发布施行，就是实验室及其工作人员开展实验室活动必须遵守的内部规矩和行为准则，是确保每一项实验室活动结果正确有效的重要保障。为此，实验室应从以下几个方面对实验室管理体系文件实施有效的管理。

3.3.1　管理体系文件管理的职责和权限

管理体系文件管理的职责权限一般按以下要求实施。

（一）管理体系文件制订的职责和权限

管理体系文件的制订的职责和权限参见第 3.1 节。

（二）管理体系文件批准和发布的职责和权限

管理体系文件批准和发布的职责和权限，按前面第 3.2 节所述实施。

（三）管理体系文件管理的职责和权限

管理体系文件管理的职责和权限，一般可按以下要求进行划分。

（1）一般由技术管理部门负责实验室检验检测技术活动相关管理体系文件（如方法标准、规范、规范性文件、质量体系文件等）的统一收发控制管理工作。

（2）由综合管理部门负责实验室检验检测经营管理活动相关管理体系文件（如合同管理、投诉、分包、外部支持与技术服务等）的控制管理和所有管理体系文件归档管理工作。

（3）负责管理体系文件管理的部门应指定专人负责管理体系文件的标识、发放、登记、回收、存档和销毁等管理控制工作。

（4）管理体系文件持有人负责其持有受控管理体系文件的保管工作。

3.3.2 管理体系文件的发放和管理

（一）管理体系文件的发放范围

1. 质量手册的发放范围

（1）受控版本的质量手册应发放至管理层成员、各内设机构（部门、分支机构或分设检验检测点）负责人。

（2）非受控版本的质量手册主要提供给客户、实验室资质认证认可机构组织资质认定使用和实验室行业监管部门监督检查使用。

2. 程序文件的发放范围

（1）受控版本的程序文件一般应发放至管理层成员、各内设机构（部门、分支机构或分设检验检测点）及其负责人。

（2）非受控版本的程序文件发放范围与质量手册相同。

3. 作业指导书和记录表格的发放范围

（1）受控版本作业指导书和记录表格应发放到相关检验检测部门、分支机构或检验检测点，并便于其服务对象（项目）的检验检测工作人员随时取用。

（2）非受控版本的作业指导书和记录表格一般应与质量手册和程序文件配套使用，发放范围可与前者相同。

（二）管理体系文件的控制管理

管理体系文件分为受控版本和非受控版本，其管理控制一般按下列要求进行。

1. 受控版本管理体系文件的控制管理

实验室内部使用的管理体系文件都是受控版本，其控制管理要求如下。

（1）负责管理体系文件管理的工作部门应按实验室文件控制管理程序的要求，对经最高管理者批准发布的管理体系文件（含质量手册、程序文件、作业指导书）进行打印、装订（活页式）成册。

(2) 按以下规定对质量体系文件进行编码，给每一本(套)管理体系文件赋予唯一性的标识(编码)。

① 文件通用格式。

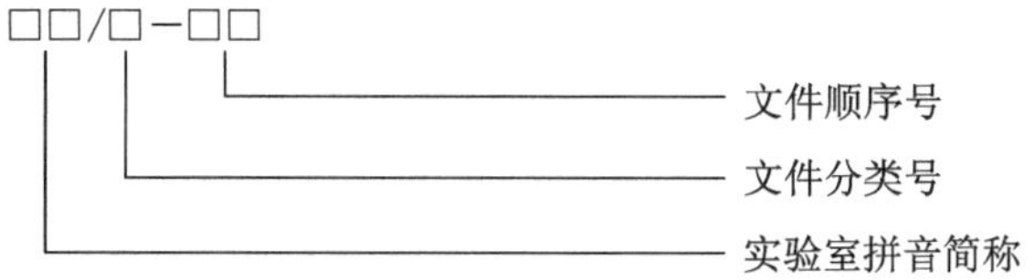

② 标准规范格式。

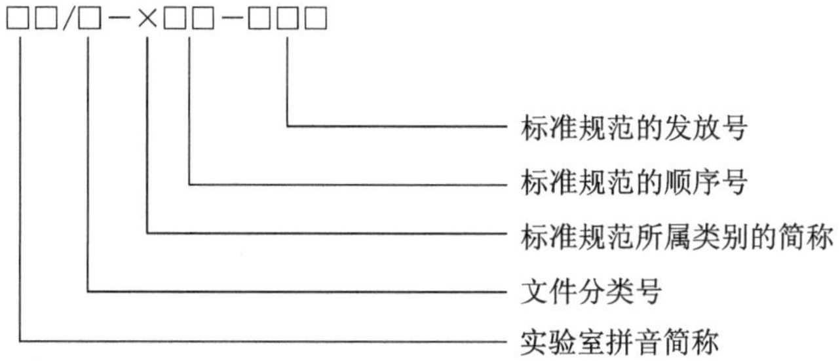

其中，建筑工程检测领域实验室标准规范所属类别的简称可按以下规定采用：骨(砂石类)；砼(水泥混凝土类)；砌(砌体材料)；钢(金属材料)；塑(塑料类)；土(土工类)；掺(掺合料)；公(公路类)；现(现场类)；其(其他类)。

管理体系文件分类号可按表 3.4 的规定采用。

表 3.4　质量体系文件分类号

文件类型	分类号	文件类型	分类号	文件类型	分类号
质量手册	A	仪器设备自校规程	F	现场原始记录	L-X
程序文件	B	校核方法	G	不确定度分析	K
管理制度	C	仪器设备校准流程图	H	标准规范	L
作业指导书(室内检测)	D-J	行政管理文件	I	自编试验报告	M
作业指导书(室外检测)	D-X	建材力学原始记录	L-J-样品代码	检测协议书	N
仪器设备操作规程	E	沥青土工原始记录	L-L-样品代码	其他	O～Z

文件(标准规范)的顺序号和发放号一般可按自然流水号来编码。

(3) 管理体系文件受控状态标识及其管理。管理体系文件管理人员负责在所有受控文件的封面上加盖“受控文件”印章以标明其受控状态，并填入受控管理体系文件清单。

(4) 受控管理体系文件的发放。管理体系文件管理员编制受控管理体系文件发放记录，报实验室最高管理者或其授权的管理层成员批准后发放，文件领取人应办理签收手续。

(5) 受控管理体系文件的更改。当管理体系文件需要更改时，由相关部门负责人填写管理体系文件更改申请表，经原管理体系文件批准人同意后进行更改；整份换版的管理体系文件在更改后须由原编写人、审核人、批准人签字。

(6) 受控管理体系文件的回收。所有更改换版、换页后的文件，原“受控”管理体系文件必须收回，盖上“作废”标识，以保证有效文件的唯一性，并在受控文件回收记录中登记。更改后的受控管理体系文件的发放范围和程序与原“受控”管理体系文件的相同。

(7) 受控管理体系文件的销毁。作废后的受控管理体系文件需要销毁时，管理人员填写文件销毁申请表，报最高管理者或其授权的管理层成员批准后方可销毁。

(8) 用于知识积累和延续历史所保留的任何已作废的文件，经技术负责人批准后，资料员对其加盖“历史资料”进行标识，单独存放。

(9) 管理体系文件的使用管理，应按以下要求进行：

① 管理体系文件的使用者应在使用前确认受控文件为有效版本，质量监督员应经常检查在用的受控文件是否为有效版本。

② 检测场所应保留现行有效版本适用的标准、操作规程、作业指导书，以方便检测人员查阅使用。

③ 当管理体系文件破损而影响使用时，应到文件管理人员处办理更换手续，交回相应破损文件，换出的文件的分发号不变；由于文件遗失而要重新发放的，应给予新的分发号，并在受控管理体系文件发放记录和受控管理体系文件回收记录上注明。

④ 管理体系文件原则上不得借出和转赠他人，非发放范围内的人员不得外借或复印管理体系文件。

⑤ 实验室工作人员需要查阅有关管理体系文件时，应办理借阅手续，应填写管理体系文件资料借阅单(记录)。

2. 非受控管理体系文件的控制管理

(1) 对于提供给客户、上级主管机关(监管部门)、省市场监督管理局的管理体系文件加盖“非受控文件”印章，以示区别。

(2) 非受控管理体系文件可不作更改控制，但必须做好发放记录。

(三) 管理体系文件的保管

管理体系文件的保管应按以下要求进行：

(1) 管理体系文件的原始版本由文件资料管理员保管，存放在干燥通风和安全的地方，并做好保密工作。

(2) 管理体系文件的保存年限至少一个评审周期(6 年)。

(3) 对于作为实验室历史资料保存的管理体系文件，应长期保存。

(4) 受控版本管理体系文件由持有人负责保管。

(四) 管理体系文件的评审与保持

实验室应按以下要求开展管理体系文件的评审与保持工作。

(1) 实验室管理层应在管理评审前对现行管理体系文件进行评审。

(2) 当实验室内部运作(组织机构、关键管理人员等)和法规、规章、标准、规范或操作规程等实验室管理规矩有所变更时，应及时修订(更改)相应管理体系文件。

(3) 管理体系文件的评审和修订(更改)结果要作为管理评审的输入。

(4) 管理评审应关注管理体系文件的适用性、符合性和有效性，当发生偏离时，应予以纠正，以保证所制订的管理体系文件持续有效且适用于实验室的运行管理。

第4章　实验室管理体系的运行管理

“抓落实”就是实验室管理体系的运行管理，是实验室管理“三部曲”中最关键的一部。大家都知道，制度、规矩的生命力在于执行和落实。国家对实验室管理相关规矩明确规定，实验室必须依法取得资质认定后，方可从事相关检验检测活动。实验室获得资质认定后，其所建立的管理体系能否持续保持有效的运行，其依据国家关于实验室管理相关的法规规矩、管理规矩制定的内部规矩——管理体系文件能否在实验室管理的全过程中得到全面的贯彻执行，不仅直接决定了实验室的检验检测能力和管理水平，而且更加决定了实验室的生存能力、核心竞争力和发展潜力。为此，本章依据国家实验室管理相关的法规规矩、管理规矩的相关要求，以及前面所介绍实验室应当制定的内部规矩的规定，从实验室的机构、人员、场所环境、设备设施、管理体系等几方面，介绍实验室管理体系的运行管理。

4.1　机构的管理

4.1.1　机构的合法性管理

国家市场监督管理总局《检验检测机构监督管理办法》(下简称《管理办法》)规定：检验检测机构及其人员应当对其出具的检验检测报告负责，依法承担民事、行政和刑事法律责任。

检验检测机构应是依法成立并能够承担相应法律责任的法人或者其他组织。检验检测机构或者其所在的组织应有明确的法律地位，对其出具的检验检测数据、结果负责，并承担相应法律责任。不具备独立法人资格的检验检测机构应经所在法人单位授权。因此，应采取以下措施来保证实验室机构的合法性。

(一)应是依法成立的法人或者其他组织

实验室(或其母体机构)应是依法经过法定机构登记注册的法人机构。一般可以为企业法人、机关法人、事业单位法人或社会团体法人。在实际管理过程中，实施时应注意以下几点。

(1) 实验室为独立注册法人机构时，资质认定的实验室名称应为其法人注册证明文件上所载明的名称；实验室为注册法人机构的一部分时，资质认定的实验室名称中应包含注册的法人机构名称。后者一般可按法人机构(企业、机关、事业单位、社团法人)名称＋实验室(公司、机构)名称＋主要业务的(行业或领域)名称的方式来命名。

政府或其他部门授予实验室的名称如果不是法人注册名称，原则上不能作为资质认定的实验室名称。

(2) 实验室为独立法人机构时，检验检测业务应为其主要业务，检验检测活动应在法人注册核准的经营范围内开展。

(3) 实验室是某个组织(机构)的一部分时,申请的检验检测能力应与法人机构核准注册的业务范围密切相关。否则,需要另行单独申请检验检测能力的资质认定,取得开展检验检测业务活动的合法地位。

(二) 应是能够承担相应法律责任的法人或者其他组织

具体管理时应注意以下两点:

(1) 实验室或者其所在的组织(机构)应有明确的法律地位,对其出具的检验检测数据、结果负责,并能够承担相应的民事、行政和刑事法律责任。

(2) 不具备独立法人资格的实验室应经其所在法人单位授权。

① 授权一般以书面方式或法律、行政法规允许使用的其他方式。

② 未经所在法人单位授权,该类实验室不得承担检验检测业务和出具检验检测数据、结果。

(三) 应明确对实验室活动全面负责的人员

具体实施时应注意以下方面。

(1) 严格按《通用要求》的以下规定设置管理层的职责权限。

《通用要求》规定:检验检测机构应确定全权负责的管理层,管理层应履行其对管理体系的领导作用和承诺:

① 对公正性做出承诺。

② 负责管理体系的建立和有效运行。

③ 确保管理体系所需的资源。

④ 确保制定质量方针和质量目标。

⑤ 确保管理体系要求融入检验检测的全过程。

⑥ 组织管理体系的管理评审。

⑦ 确保管理体系实现其预期结果。

⑧ 满足相关法律法规要求和客户要求。

⑨ 提升客户满意度。

⑩ 运用过程方法建立管理体系和分析风险、机遇。

(2) 明确对实验室所有活动全面负责的人员。

实验室在开展检验检测相关活动前,应明确对其所有活动全面负责的人员,这里对实验室活动全面负责的人员可以是一个人(如法定代表人或最高管理者),也可以是由负责不同专业(技术)领域的多名管理人员和技术人员组成的团队(如包括最管理者在内的管理层)。如为管理层时,组成团队成员的专业(技术)能力应能覆盖实验室所从事的检测活动的全部专业(技术)领域,并由其全面负责履行管理体系的领导作用和承诺。

(四) 应明确实验室自身的组织结构

具体实施时要注意以下两点。

(1) 实验室应通过管理体系文件、组织结构图或其他直观有效的方式明确实验室自身的组织结构。

① 组织结构应包括实验室所有内设机构或部门。

② 如果有分支机构,还应把所有分支机构包含其中。

③ 当实验室是母体机构的一部分时,还应在其组织结构图中明确显示实验室与母体机构之间的关系。

(2) 当实验室所在的母体机构还从事检测或校准以外的活动时,实验室管理体系文除按前述要求明确实验室自身的组织结构外,还应明确母体机构的组织结构图,显示实验室在母体机构中的位置,并说明母体机构所从事的其他活动,从而可以清晰地表明实验室在母体中所承担法律责任界限,以保证实验室的客观独立性。

(五) 应明确实验室与上级主(监)管部门的关系

实验室应通过组织框图或文字描述等方式,将其与本地区(行业)的上级主管部门和市场监督管理部门的关系明确表示出来。

4.1.2 机构的公正性、独立性和诚信管理

检验检测机构及其人员从事检验检测活动应当遵守法律、行政法规、部门规章的规定,遵循客观独立、公平公正、诚实信用原则,恪守职业道德,承担社会责任。检验检测机构及其人员应当独立于其出具的检验检测报告所涉及的利益相关方,不受任何可能干扰其技术判断的因素影响,保证其出具的检验检测报告真实、客观、准确、完整。从事检验检测活动的人员,不得同时在两个以上检验检测机构从业。因此,实验室应当在其官方网站或者以其他公开方式,对其遵守国家实验室管理相关规矩,遵循客观独立、公平公正、诚实信用原则,恪守职业道德,承担社会责任等作出承诺或自我声明,并对承诺或声明内容的真实性、全面性、准确性负责。具体来说,实验室及其从业人员应当从以下几方面来维护其公正性、独立性和诚信管理。

(一) 应当遵守客观独立的原则

具体实施时应注意以下方面。

1. 坚守原则

实验室及其人员应当独立于其出具的检验检测报告所涉及的利益相关方,不受任何来自内外部的、不正当的商业、财务和其他方面的可能干扰其技术判断的因素和压力的影响,保证其出具的检验检测报告真实、客观、准确、完整和可追溯。通常可采用以下措施:

(1) 通过建立、实施和保持维护客观独立性的内部规矩,赋予工作人员拒绝各种可能干扰其技术判断的因素和压力的影响的权力。

(2) 在样品管理和检验检测环节实行“盲样”管理制度,即在室内检验检测项目的样品流转记录中,屏蔽客户相关信息,让相关检验检测人员无法知晓客户方的相关信息,从而实行“盲样”检测;同时,在检测委托书(或收样记录单)的客户联中,屏蔽样品编号等信息,以免客户依此对检验检测活动造成不利影响。

(3) 在需要离开固定场所(如工程施工现场实体质量检测项目)实施检测时,应采取以下措施:

① 严格执行落实检测活动监督制度。严禁只派 1 人单独进行,每次都必须至少安排 1 名监督员跟随检测人员进入检测现场对检测活动过程进行监督,在检测人员填写检测原始

记录的同时，监督员同步填写监督记录，把现场监督记录与检测原始记录一起作为审批签发现场检测项目结果报告的必要资料，以最大限度避免检测活动的客观独立性受到来自客户方的不利影响。

② 严格执行落实检测活动见证制度。在进场实施检测活动前，应通知客户方代表（或相关工作人员）到场见证检测活动过程，并在相关记录上签字确认；适用时，应通知其他相关方（如委托/建设单位、监理单位、政府监督管理部门）的相关（见证）人员到场见证检测过程，并在相应的见证记录上签字确认。

③ 应记录和保存检测活动的时间、地点及其环境条件等的相关信息，以及能够反映主要检测过程的证明资料（照片、视频）。

（4）应按政府监管部门的要求，采用自动采集和实时上传检验检测原始数据信息的记录、结果报告，记录并保存对检验检测活动过程进行监控的相关资料（照片、视频）。

（5）对政府监管部门未要求（或无法实现）自动采集和实时上传检测原始数据信息的记录、结果报告的检测项目，还应记录和保存能够反映主要检测过程的影像资料（照片或视频），以最大限度保证检测活动过程可追溯。

2. 开展业务活动注意事项

若实验室所在的机构（组织）还从事检验检测以外的活动，应制订和执行实施识别并采取（但不限于）以下措施避免潜在的利益冲突的内部规矩，以保证实验室按照客观独立的原则开展检验检测业务活动。

（1）限制人员交叉任职方面的规定。

（2）防止彼此开展业务活动时产生利益冲突而影响实验室客观独立性方面的规定。

（二）应当遵守公平公正和诚实信用的原则

具体实施时应注意：

（1）实验室从事检验检测业务活动，应当遵循诚信原则，秉持诚实，恪守承诺。实验室应通过各种合法、公开的途径，作出公平公正和诚实信用从业的公开声明或承诺，并保证在开展检验检测活动过程中，有足够的措施和资源来践行、兑现这些承诺。

（2）实验室应建立和执行落实维护其公平、公正和诚信的内部规矩。所建立的内部规矩应针对在机构、人员、场所环境、设备设施、管理体系等方面，可能会影响其公平、公正和诚信的因素，实施规范和控制的机制与措施，并保持这些机制与措施在实际管理过程中得到持续的执行与实施。例如，在人员管理方面，应从以下几个方面保证实验室执行落实“不得使用同时在两个及以上检验检测机构从业的人员，保证本机构所有从事检验检测活动的人员，只在本机构从业”的规定。

① 应在订立的内部规矩中对此作出明确规定。

② 应在与从业人员签订的劳动服务合同条款中对此进行特别约定。

③ 应要求所有从业人员入职前都必须对此作出书面承诺。

④ 应在从业人员招录及其使用过程中加强审查和检（抽）查，一旦发现违反此规定者，严格依据相关规矩的规定严肃处理。

（3）实验室应建立和运行识别出现公正性风险的长效机制。所建立的长效机制应包括公正性风险的识别、分析、评估及消除等内容。如果识别出公正性风险，实验室应对其进行分析、评估，并采取消除或减少该风险的措施，并应保存能证明消除或减少该风险的相关记录、信息(数据)(详见第 4.5.10 节和第 4.5.11 节的相关内容)。

(4) 实验室应当遵循诚实信用的原则开展检测业务,保证不出具不实检验检测报告。实验室应保证所出具的检验检测报告不存在任何下列情况之一,且数据、结果存在错误或者无法复核的情形:

① 样品的采集、标识、分发、流转、制备、保存、处置不符合标准等规定。如样品污染、混淆、损毁、性状异常改变等。

② 使用未经检定或者校准的仪器、设备、设施。

③ 违反国家有关强制性规定的检验检测规程或者方法,或者未按照标准等规定传输、保存原始数据和报告等。

(三) 应当遵守相关规矩、从业规范和恪守职业道德,并应当承担社会责任

具体实施时应注意以下事项。

(1) 实验室应遵守相关法规规矩、管理规矩从业,保证不出具虚假检验检测报告。具体应做到以下 6 个"不得"。

① 不得未经检验检测出具检验检测报告。

② 不得伪造、变造原始数据、记录,或者未按照标准等规定采用原始数据、记录出具检验检测报告。

③ 不得减少、遗漏或者变更标准等规定的应当检验检测的项目,或者改变关键检验检测条件出具检验检测报告。

④ 不得调换检验检测样品或者改变其原有状态进行检验检测出具检验检测报告。

⑤ 不得伪造检验检测机构公章或者检验检测专用章,或者伪造授权签字人签名或者签发时间出具检验检测报告。

⑥ 不得超出技术能力和资质规定范围出具的检测报告。

(2) 实验室及其从业人员从事经营活动,应当遵守从业规范、恪守职业和商业道德,维护自身和公众安全,接受政府和社会的监督,承担社会责任。

① 建立和运行能够实现全员、全要素、全过程管理控制的信息化系统,把国家实验室管理相关法规规矩、管理规矩和实验室内部规矩的相关要求,嵌入、固化在该系统中,以实现对所有实验室活动涉及的全体人员、全部要素和全过程实施科学、规范、严格的信息化管理和控制,保证其出具的检验检测数据和结果报告真实、客观、准确、完整,保证实验室所有检验检测活动(工作)过程可追溯,杜绝不实检测报告和虚假检测报告。

② 按政府行业和市场监管部门的要求,将内部管理信息化系统与政府监管部门的检验检测机构监督管理信息化服务系统连通或其他有效的方式,接受政府监管部门线上线下的监督管理。

a. 实时自动采集、记录和上传检验检测活动的原始数据和结果报告等信息;

b. 按照国家关于实验室管理相关规矩的要求,向其所在地的行业监管部门和(省级)市场监督管理部门报告持续符合相应条件和要求、遵守从业规范、开展检验检测活动以及统计数据等信息;

c. 对在检验检测活动中发现普遍存在的产品质量问题(如在某一时期内某种或某类产品的合格率偏低等),及时向其所在地的行业监管和市场监督管理部门报告。

③ 建立并持续保持有效的自查自纠的机制与措施,教育和约束从业人员履行其作出的

公开承诺，依法依规从事检验检测活动，公开接受客户和社会公众的监督，积极主动接受市场监督管理部门和所在行业监管部门的监督管理。

4.1.3 机构的保密管理

检验检测机构及其人员应当对其在检验检测工作中所知悉的国家秘密、商业秘密予以保密。

检验检测机构应建立和保持保护客户秘密和所有权的程序，该程序应包括保护电子存储和传输结果信息的要求。检验检测机构及其人员应对其在检验检测活动中所知悉的国家秘密、商业秘密和技术秘密负有保密义务，并制定和实施相应的保密措施。为此，实验室除应在其官方网站或者以其他公开方式作出其保密承诺声明外，还应注意以下事项。

(一) 明确保密的工作部门、职责和范围

(1) 实验室在设置内部工作机构(部门)时，应明确负责本实验室保密工作的职能部门及其保密工作的职能和权力。必要时，可单独设置保密工作部门或保密工作小组，并赋予其保密工作的职权和配备必要的资源。

(2) 实验室应根据保密工作的需要设置保密工作岗位(可以是专职和兼职的)，按岗位配备满足保密工作需要的保密工作人员，并明确其保密工作职责和权力。

(3) 实验室的保密工作范围应包括国家秘密、商业秘密和技术秘密的保护，具体应按以下要求实施：

① 对实验室活动中涉及的国家秘密，必须严格按照国家保密法规规矩进行识别并实施有效保护，以防范泄露国家秘密的违法违规事件的发生。

② 商业秘密和技术秘密的保护。包括客户、本实验室和检验检测活动涉及第三方的商业秘密、技术秘密和所有权，都应当按照国家保密管理相关规矩的要求和实验室的内部规矩进行有效保护，以防止失(泄)密事件(故)的发生。

(二) 制定和实施保密工作的内部规矩和保密措施

保密工作的内部规矩和保密措施主要包括下列内容。

(1) 实验室应建立和严格实施保护国家秘密和本实验室与检验检测业务涉及的第三方的商业秘密、技术秘密及所有权的内部规矩，明确保护国家秘密、客户及实验室本身的商业秘密、技术秘密和所有权的相关保密要求和措施，还应包括保护纸质的、电子存储和传输结果信息的要求和措施，并长期持续保持其有效运行，定期或随机开展保密检(抽)查，以确保这些措施执行落实。

(2) 实验室应在与从业人员签订的劳动服务合同条款中对保密要求进行特别约定，并要求所有从业人员签署保密书面承诺，作为劳动服务合同的附件存照。

(3) 实验室应严格按其作出具有法律效力的公开承诺(或声明)，对在实验室活动中获得或产生的所有信息承担保密管理责任。具体应按以下要求实施：

① 实验室应将其准备公开的信息事先通知客户，并获得其同意后方可公开。

② 实验室应将除客户公开的信息、或实验室与客户有约定(例如：为回应投诉的目的)可以公开信息外的其他所有信息都被视为客户的专有信息予以保密。

③ 实验室依据法律要求或合同授权透露保密信息时，应将所提供的信息通知到相关客

户或个人；法律禁止通知者除外。

④ 实验室从客户以外渠道（如投诉人、监管机构）获取有关客户的信息时，应在客户和实验室间保密；除非信息的提供方同意，实验室应为信息提供方（来源）保密，且不告知客户。

⑤ 实验室应保证所有人员（包括委员会委员、签约人员、外部机构人员或代表实验室的个人）对在实施实验室活动过程中获得或产生的所有信息保密。法律有要求者除外。

4.1.4　分支机构的管理

国家市场监督管理总局《检验检测机构资质认定管理办法》（以下简称《资质认定办法》）规定：检验检测机构依法设立的从事检验检测活动的分支机构，应当依法取得资质认定后，方可从事相关检验检测活动。

随着我国检验检测市场和实验室队伍的不断发展壮大，设立实验室分支机构将成为常态。对实验室分支机构的管理，应当注意以下几点。

（一）分支机构的组织（机构）管理

分支机构的组织（机构）管理，应按以下要求进行。

实验室分支机构的类型及其管理模式主要有以下两种。

(1) 由从事多种业务的其他法人机构依法设立专门从事检验检测业务的分支机构。其组织（机构）管理模式和要求如下。

① 当分支机构具备独立法人资格时，应按本节前面所述的各项要求进行组织（机构）管理；

② 当分支机构不具备独立法人资格的，应经其所在法人单位授权，并按本节前面所述的各项要求进行组织（机构）管理。

(2) 实验室法人设立的分支机构，可以是实验室统一管理下分设的检验检测点，也可以是实验室法人治下的二级法人（如分公司）机构。其组织（机构）管理模式和要求如下。

① 当分支机构为实验室统一管理下的不具有法人资格的分设检验检测点时，只需将分支机构作为实验室的一个内设机构（部门），纳入实验室组织体系实施统一管理即可。

② 当分支机构是实验室法人治下的二级法人（如分公司）机构时，应通过组织机构图和文字说明等方式，将分支机构在实验室组织管理体系中的地位、职能及相互间的关系明确表示清楚；再在分支机构设置完整的组织管理体系，根据实验室管理体系文件的授权，分支机构依法取得资质认定后，按本节前面所述的各项要求进行组织（机构）管理和检验检测业务管理。同时，还应接受实验室一级法人的统一调度和管理。

（二）分支机构的人员、场所环境和设备设施管理

分支机构的人员、场所环境和设备设施管理，应按以下要求进行。

(1) 对具备独立法人（含二级法人）资格的检验检测分支机构，其人员、场所环境和设备设施的管理，与具备法人资格的实验室的管理要求相同。分支机构应根据其所在的上一级法人机构的授权，按本章第 4.2 节～第 4.4 节的相关规定对其人员、场所环境和设备设施实施管理。

(2) 对不具备独立法人资格的检验检测分支机构，其人员、场所环境和设备设施的管

理，应按本章第 4.2 节～第 4.4 节的相关规定纳入其所在法人机构统一实施管理。

(三) 分支机构的管理体系管理

分支机构的管理体系管理，应按以下要求进行。

(1) 对具备独立法人资格的分支机构管理体系的管理。

① 当分支机构所在的法人机构是从事检验检测业务的实验室时，可将其管理体系直接纳入其所在实验室管理体系统一按本章第 4.5 节的相关规定实施管理；或者根据其所在实验室的授权，在其所在实验室的管理体系之内，建立相对独立的分支机构的管理体系，按本章第 4.5 节的相关规定对其管理体系实施管理。

② 当分支机构的上一级法人机构不是从事检验检测业务的机构时，应参照具备独立法人资格实验室的要求，单独建立分支机构的管理体系，并按本章第 4.5 节的相关规定对其管理体系实施管理。

(2) 对不具备独立法人资格的检验检测分支机构的管理体系，应纳入其所在实验室法人机构的管理体系，统一按本章第 4.5 节的相关规定对其管理体系实施管理。

4.1.5 认证证书和认证标志管理

实验室认证证书和认证标志的管理，除应按《资质认定办法》的相关规定执行外，还应注意以下几个方面。

(一) 应以正当的手段取得资质认定

实验室应当以合法、诚实的正当手段取得资质认定，不得以提供虚假材料或者隐瞒有关情况等欺骗，或者以贿赂等不正当手段取得资质认定。

(二) 应在资质认定证书批准的检验检测能力范围从业

实验室应当确保在资质认定证书有效期内，且在资质认定证书规定的检验检测能力范围内，依据相关标准或者技术规范规定的程序和要求，开展检验检测活动和出具检验检测数据、结果。

(三) 应正确使用、管理认证证书和认证标志

实验室应按以下要求正确使用、管理认证证书和认证标志。

(1) 实验室不得转让、出租、出借资质认定证书或者标志。

(2) 实验室不得伪造、变造、冒用资质认定证书或者标志。

(3) 实验室不得使用已经过期或者被撤销、注销的资质认定证书或者标志。

(4) 实验室在向社会出具具有证明作用的检验检测数据、结果时，应在其检验检测报告上标注资质认定标志。

(四) 应保证认证证书和认证标志合法有效

(1) 实验室应按以下要求及时申请认定证书延期。

① 实验室资质认定证书有效期为 6 年，实验室应当在其有效期届满 3 个月前向资质认

定部门提出延续资质认定证书有效期的申请，以确保有足够的时间给资质认定部门完成延续资质认定证书有效期的相关工作，防止因为延期换证不及时而影响实验室持续开展检测业务。

② 实验室可根据其在上一许可周期内的信用信息和申请事项的情况，选择延续资质证书有效期技术评审的方式。根据《资质认定办法》："检验检测机构资质认定程序分为一般程序和告知承诺程序。除法律、行政法规或者国务院规定必须采用一般程序或者告知承诺程序的外，检验检测机构可以自主选择资质认定程序"的规定，实验室可以在申请延续资质认定证书有效期时，如对上一许可周期内无违反市场监管相关规矩的违法违规行为，未列入失信名单，并且申请事项无实质变化，实验室可以向资质认定部门申请采取书面审查方式延续资质认定证书有效期。

资质认定部门可采取形式审查方式进行技术审查，经审查确认符合要求时，予以延续资质认定证书有效期，无需实施现场评审。具体采取书面审查、现场评审（或者远程评审）中的何种方式进行技术评审，由资质认定部门根据实验室的申请事项、信用信息、分类监管等情况来决定，并根据技术评审结果作出是否准予延续的决定。

（2）实验室应按以下要求及时办理变更事项的变更申请。

① 实验室出现以下变更事项时，应按实验室管理相关规矩的规定，及时向资质认定部门申请办理相关事项的变更手续：

a. 机构名称、地址、法人性质发生变更时；

b. 法定代表人、最高管理者、技术负责人、检验检测报告授权签字人发生变更时；

c. 资质认定检验检测项目取消时；

d. 检验检测标准或者检验检测方法发生变更时；

e. 发生依法需要办理变更的其他事项（如联系人、联系方式等发生变更）时。

② 实验室在实际办理变更事项的变更申请操作时，应注意以下事项。

a. 当获证实验室发生上述变更事项时，应按实验室管理相关规矩的规定，及时通知（报）资质认定机构；相关规矩没有规定的，可参照国家实验室认可的规定，在发生变化后的 20 个工作日内通知（报）资质认定机构，同时向资质认定机构提出变更申请。

b. 当实验室发生变更的事项影响其符合资质认定条件和要求时，应依照资质认定的一般程序和告知承诺程序实施变更。提出该类变更申请的最后时限，应当考虑预留给资质认定机构组织技术评审和批准变更所需的足够时间。如检验检测标准或者检验检测方法发生变更，应当在新旧标准过渡期结束前的 3 个月内提出变更申请，以保证本机构的检验检测业务不受变更事项的影响。

c. 当实验室申请无需现场确认的机构法定代表人、最高管理者、技术负责人、授权签字人等人员变更或者无实质变化的有关标准变更时，在事先与当地市场监管部门充分沟通协商一致的基础上，可以自我声明符合资质认定相关要求，并向市场监管总局或者省级市场监管部门报备。

d. 当实验室的环境发生变化（如搬迁），实验室除按前面第（1）项规定通报资质认定机构外，还应立即停止检验检测业务和使用认证标志（能够维持原来资质认定的设备设施和环境条件不变者除外），并制定相应的质量保证验证计划，保留相关记录，待资质认定部门确认后，方可继续（恢复）检验检测业务和使用认证标志。

4.2 人员的管理

检验检测机构应建立和保持人员管理程序，对人员资格确认、任用、授权和能力保持等进行规范管理。检验检测机构应与其人员建立劳动、聘用或录用关系，明确技术人员和管理人员的岗位职责、任职要求和工作关系，使其满足岗位要求并具有所需的权力和资源，履行建立、实施、保持和持续改进管理体系的职责。检验检测机构中所有可能影响检验检测活动的人员，无论是内部还是外部人员，均应行为公正，受到监督，胜任工作，并按照管理体系要求履行职责。

每一位实验室管理者的心中都应十分清楚，人是维持和提升实验室核心竞争力的第一重要的战略资源。在建立和持续保持实验室管理体系，制订和执行落实管理体系文件，对实验室的机构、人员、场所环境、设备设施、管理体系等涉及的全部要素实施控制和管理活动的全过程，都离不开人。所以，实验室管理层首先应牢固树立“以人为本”的思想，始终坚持“以人为中心”的管理理念，把建设一支“忠诚、敬业、尽责”、知规守法、践诺守信的人才队伍，作为实验室管理重中之重的工作。为此，实验室应建立和保持人员管理程序，将影响实验室活动结果的所有岗位的能力要求形成文件，明确并落实人员的教育、资格、培训、技术知识、技术能力和工作经验等的管控要求，根据实验室活动的实际需要，配备数量足够且满足上述各项要求的人员，并对人员资格确认、任用、授权和能力保持等实施科学、严格、规范、有效的管理。

4.2.1 人员劳动关系的建立

实验室应按国家人事管理相关规矩的规定，与其所有人员建立劳动、聘用或录用关系，并严格按合同的约定管理人员。

（一）应通过书面合同确立人员劳动关系

实验室应通过书面合同（或协议）的方式与其使用的所有人员建立劳动、聘用或录用关系，并按国家劳动人事相关规矩的规定，为他们提供足额的薪酬、劳动保护和福利保障，不得随意克扣人员依法应当获得的薪酬、降低人员法定的劳动保护措施和福利保障。

（二）应明确劳资双方的责任、权利和义务

实验室应在劳动服务合同中，明确所有人员应当承担的工作责任、享有的各项权利和应该履行的各项（含保密、公正性、独立性和诚信等）义务，以及要承担违反劳动服务合同有关约定时所受到的处理（罚）和风险。

（三）应严格履行人员劳动服务合同

实验室应履行人员管理相关法规规定的和劳动服务合同约定的各项责任、义务，严格按照人员劳动服务合同的约定，管理为其服务的所有人员，防止违反国家对人员管理相关规矩的事情（或事件）发生。

（四）不得使用没有建立劳动关系的人员

实验室不得使用未与其建立劳动、聘用或录用关系的人员。

4.2.2　人员的岗位设置

实验室应依据管理体系文件的规定设置内部机构（部门），并根据其实验室活动的工作需要，按照“精简效能”的原则设置人员岗位并明确其职责。

（一）管理层的岗位设置及其职责

管理层的岗位设置，应包括最高管理者和其他管理层岗位。其岗位设置及其职责应按管理体系文件的规定实施。如管理体系没有明确规定时，一般按以下要求进行。

（1）最高管理者。接受实验室法人的授权（或委托），全面负责实验室管理涉及的行政组织、经营业务、质量技术等活动的统一领导工作。

（2）行政（组织）管理负责人。在最高管理者的统一领导下，专门负责实验室的行政、组织、人事、综合后勤保障等行政（组织）管理相关工作。

（3）业务经营管理负责人。在最高管理者的统一领导下，专门负责实验室的检验检测业务经营管理相关工作。

（4）技术负责人。在最高管理者的统一领导下，专门负责实验室的检验检测技术管理相关工作。

（5）质量负责人。在最高管理者的统一领导下，专门负责实验室的检验检测质量体系管理关工作。

（6）技术委员会。如实验室管理有实际需要，可设立以技术负责人为首，业务经营管理负责人或（和）质量负责人为副，其他技术业务骨干（如授权签字人、不同领域的资深检测技术人员等）组成的技术委员会，专门负责分析研究、处理实验室活动中遇到的重大技术问题，提出改正意见和纠正（预防）措施。

（7）实验室在设置管理层相关岗位及其职责时，应根据本机构管理的实际灵活运用。

① 对检验检测业务专业领域单一且检测项目（参数）较少的小规模实验室，可以对管理层岗位设置及其职责作适当的精简合并。如将行政（组织）管理与业务经营管理的岗位及其职责进行合并，或将业务经营管理和技术管理的岗位及其职责整合到技术负责人岗位。

② 对检测业务专业领域广、检测项目（参数）多的大规模（或集团式管理）的实验室，可以根据管理的实际需要，对管理层岗位设置进行适当的拆（细）分。例如：

a. 将行政（组织）管理负责人岗位拆（细）分为行政管理负责人、组织（人事）管理负责人岗位；

b. 将业务经营管理负责人拆（细）为检验检测业务管理负责人和经营管理负责人岗位；

c. 根据其检验检测业务管理的实际需要，在设置实验室业务管理、经营管理、技术管理、质量管理总负责人岗位的基础上，再分设不同专业领域的业务管理负责人、经营管理负责人、专业技术负责人和质量负责人岗位，以保证对检验检测业务实行更加专业化、精细化的管理。

（二）执行层（操作层）的岗位设置及其职责

执行层（操作层）的岗位设置及其职责包括管理人员和技术人员的岗位设置及其职责，其岗位设置及其职责的要求如下。

（1）管理人员的岗位设置及其职责：管理人员岗位包括了各内设机构（部门）负责人和其他管理人员岗位，其岗位设置及其职责应按管理体系文件的相关规定进行（详见第3章第3.1.1节相关内容）。

（2）技术人员的岗位设置及其职责：技术人员岗位是为具体开展检验检测业务部门而设置的岗位，其岗位设置及其职责应按管理体系文件的相关规定进行（详见第3章第3.1.1节相关内容）。

（3）如有必要，实验室可根据其检验检测业务量和业务范围的变化，对涉及检验检测业务的岗位进行动态的调整，以保证达到“精简效能”的目标。但是，这种调整必须保证与其相关的管理体系文件的调整同步实施，以免管理体系的实际运行与相应管理体系文件产生“偏离”。

（三）人员的岗位设置及其职责

人员的岗位设置及其职责，必须保证满足实验室管理的实际需要，同时还应当符合国家实验室管理相关规矩对人员的岗位设置及职责的有关要求。如建设领域检测机构的技术人员配备和检测机构基本岗位及职责，应分别满足本书附录《检测项目、检测设备及技术人员配备表》和《检测机构技术能力、基本岗位及职责》中的相关要求。

4.2.3 人员的授权及其职责的落实

在明确了人员的岗位设置及其职责后，实验室应对所有人员进行授权来保证其岗位职责的落实，也就是通过明确管理人员和技术人员的岗位职责、任职要求和工作关系，使其满足岗位要求并具有所需的权力和资源，履行其建立、实施、保持和持续改进管理体系的职责。具体应按以下要求实施。

（一）应按“适当、合理”原则进行人员的授权

实验室所有人员的授权应按“适当、合理”的原则进行。

“适当”授权就是要授予管理人员和技术人员充分必要的权力来保证其客观、公正、独立地开展实验室活动，并授予其拒绝来自任何方面（含外部和内部）的可能影响其公正性、独立性因素干扰影响的权力。

“合理”授权就是应该保证授予所有人员的权力不得违反实验室管理相关规矩的规定，以保证所有人员都必须在实验室管理的相关规矩，特别是实验室内部规矩（管理体系文件）的规范、约束之下开展实验室活动。

（二）应确保人员职责的落实

实验室应按管理体系文件中所明确的人员岗位职责要求来管理、考核、评价所有人员，以保证所有人员均按其岗位职责开展工作，并承担其相应的责任。

（1）严格按人员的岗位职责管理。实验室应按管理体系文件的人员管理的相关规定，分别对不同层次、不同类型、不同岗位的人员进行严格管理，对违反相关规定的人员依其情节及时采取相应纠正措施(包括培训、批评教育、责令改正、调整岗位等)进行妥善的处理。

(2) 严格按管理体系文件考核、评价人员的工作表现、业绩。一般可通过以下方式进行：

① 定期考核、评价。实验室应按照管理体系文件中人员考核评价的相关规定，按月、季度、年度或任(聘)期等方式，定期对人员工作表现和业绩进行考核、评价。定期考核、评价结果作为后续人员管理和使用的重要依据。

② 动态(随机)考核、评价。实验室应根据不同时期开展检验检测业务的实际需要，分别采取发放调查表(或问卷)、召开座谈会、组织理论考试、实际操作考核或引入第三方专业机构评价等方式，动态(随机)开展人员考核、评价。动态(随机)考核、评价结果供后续人员管理和使用作参考。

(3) 人员岗位职责考核评价结果的使用：

① 定期考核、评价结果为不合格(或不称职)的，管理层应对人员的工作岗位进行调整。

② 定期考核、评价结果为基本合格(或基本称职)或动态考核评价结果为不满意的，应对人员进行批评、教育或组织培训，以提升其履行职责的意识和能力。

③ 定期考核、评价结果为合格(或称职)或动态考核评价结果为满意的，人员可以继续担任当前岗位的工作。

④ 定期考核、评价结果为优秀的，人员可优先任用或给予其他适当的正向激励措施。

(三) 应明确人员的任职要求并按其配备、任用人员

实验室应在管理体系文件中明确所有人员岗位的任职要求，并按此要求配备、任用所有的管理人员和技术人员，以保证所有人员均有足够的素质、能力胜任其工作。

(四) 应明确人员之间的工作关系并按其开展工作

实验室应在管理体系文件中明确所有人员之间的工作关系，并在实验室活动中遵从这些关系开展工作(详见本书第 3.1 节实验室管理体系文件应用示例)，以保证所有人员都能够根据各自的岗位职责，分工合作、有条不紊、协调一致地开展工作，共同实现实验室管理的目标。

4.2.4　人员的配备

实验室应根据管理体系文件所明确的人员任职要求，以及开展实验室活动的实际需要，按“人岗相宜”的原则，配备、任命管理人员和技术人员，具体应注意以下几个方面。

(一) 管理层班子的配备

实验室应根据其管理目标和发展需要，配备熟悉实验室管理相关规矩、政策和实验室所在行业的发展动态，具备开展实验室活动相关领域的专业技术能力和较强管理素质能力的管理层班子，由其全权负责履行管理层对管理体系的领导作用和承诺，建立和保持管理体系的良好运行和持续提升，以保证实现实验室的管理目标和满足实验室自身发展的需要。

(二) 应按“人岗相宜”的要求配备各类工作人员

(1) 实验室应根据各类工作岗位设置情况,配备数量能够满足实验室组织管理、业务管理和质量、技术管理实际需要的管理人员、技术人员和后勤保障服务人员。当检验检测业务量或专业领域发生较大变化时,还应根据业务量或专业领域的变化及时作出适当的调整,以保证满足开展检验检测业务的工作需要。

(2) 实验室应按照在管理体系文件中明确的人员任职要求,配备符合其任职要求的管理人员和技术人员,以保证各工作岗位的人员都具备履行其岗位职责、开展工作所需要的素质和能力。

(三) 应按代理人的相关要求配备关键管理人员

具体应按以下要求进行。

(1) 配备管理层的技术负责人、质量负责人或(和)检验检测业务经营管理负责人时,应考虑他们两两之间具备相同(相近)的专业资格和能力,以便当其中任何一方不在岗位时可以互为代理,以保证管理体系的运行不受关键管理人员不在岗的影响。

(2) 当实验室的业务范围涉及专业领域较多时,可以结合自身技术管理的实际需要,在设置 1 名全面负责的总技术负责人的基础上,设置若干名不同专业的专业技术负责人,分别协助总技术负责人管理相关专业领域的技术管理工作。

(3) 当实验室能够配备多名授权签字人时,如果条件允许,应尽可能地考虑在不同的授权签字人之间能够在其签字领域上有一定的重叠,以免某些签字领域检验检测报告的签发工作受这些领域的授权签字人不在岗的影响。

4.2.5 人员的能力和任职要求

实验室应通过实施管理体系文件明确的人员能力(包括综合素质、教育、资格、培训、技术知识、技能和经验等方面)和对不同工作岗位的任职要求,对所有人员的能力和任职要求进行有效的控制和管理,以确保所有人员均具备开展所负责实验室活动的能力,以及对工作中出现偏离的影响程度进行评估和应对的能力。在实际操作时,应按以下要求来管控。

(一) 人员的综合素质要求

人员的综合素质要求,主要从以下几个方面控制。

1. 知规矩、懂规矩和守规矩

(1) 要清楚地知道并自觉遵守与本职工作相关的实验室管理法规规矩和管理规矩。

(2) 要熟悉并严格执行实验室的内部规矩(管理体系文件)、质量方针、质量目标、质量政策及内部管理相关文件。

(3) 要了解并遵守实验室所在地政府(或行业协会)为保证检验检测质量的不成文的习惯、做法和规矩。

(4) 要熟悉并自觉履行本人的岗位职责,熟练掌握并遵守本岗位相关的工作标准、工作规范和工作准则。

2. 践诺守约

(1) 要理解并严格遵守所在实验室对外公开作出的关于遵守法规规矩和管理规矩、独立公正从业、履行社会责任、诚实信用和保密的自我声明和承诺。

(2) 要熟悉并严格遵守本人与实验室签订劳动服务合同时作出的各项承诺和约定。

(3) 要了解并遵守实验室与客户签订的合同文件的约定开展实验室活动。

(4) 要了解并遵守实验室所在地的检验检测行业协会、政府监管部门公布的相关从业自律公约。

3. 忠诚老实、公平公正

(1) 要忠诚于自己的国家、单位(团队或组织),不得做出违法违规、损公肥私、损人利己的行为,自觉维护国家及其所在单位(团队或组织)的利益。

(2) 要老实做人做事,不得有弄虚作假、编造数据、出具不实或虚假报告等损害国家、社会及其所在单位(组织或团队)利益和信誉的言行。

(3) 要诚实待人,处事公平公正,维护其所在单位(团队或组织)独立、客观、公正的形象。

4. 爱岗敬业、尽职尽责

(1) 要热爱自己的工作岗位,熟练掌握本岗位所需的基本技术和能力。

(2) 要尊敬自己的职业,珍惜自己的职业生涯,不做砸自己“饭碗”和拆自己“招牌”的事情,维护自己在本行业中的声誉。

(3) 要自觉学习和持续更新本岗位工作相关的专业理论、专业知识,不断提升履行自身职责的专业素质和技能。

(4) 要牢记并竭尽全力履行自己的岗位职责,不做“越位”“错位”或“出格”的事情。

5. 热情服务、自觉接受监督

(1) 要根据所在实验室公开的质量方针、质量目标和服务承诺的要求,热情为客户提供优质高效的检验检测服务。

(2) 要自律自强,自觉接受来自政府、客户、社会和实验室内部的监督,虚心接受别人的批评、建议和意见,持续提升自己的服务水平和服务质量。

(二) 人员的教育要求

人员的教育要求主要包括学历教育、相关规矩教育、职业技能教育、职业道德教育等四个方面。

(1) 学历教育。不同岗位对人员的学历有不同的要求,现行实验室资质认定相关规矩除对关键技术人员(技术负责人、授权签字人等)给出学历的明确要求外,对其他人员则没有给出硬性的明确要求,给实验室管理带来一定的困扰。为此,实验室应:

① 在招录新进人员时,应尽量参照 CNAS 发布的实验室认可现场评审工作文件中“从事检测活动的人员应具备相关专业大专以上学历。如果学历或专业不满足要求,应有 10 年以上相关检测经历”的要求来掌握。

② 当实验室无法达到以上要求(如欠发达地区人力资源不足或既有员工未达到此要求)时,至少应接受过与其工作专业相同或相近专业的中专(中职)学历教育,并在签订录(聘)用劳动服务合同时,提出必须在某一较短时间内将其学历提升到大专以上的附加条款要求,以期保证其学历在较短时期内可以满足相关规矩的要求。

(2) 相关规矩教育。实验室应按以下要求对所有人员进行实验室管理相关规矩的教育。

① 管理层应带头跟进学习国家对实验室管理相关的法规规矩和管理规矩，必要时，可聘请外部专家进行专题宣贯教育；再根据实验室管理相关的法规规矩和管理规矩的要求，制订（或修订）实验室管理的内部规矩（管理体系文件），定期组织全体人员学习宣贯这些内部规矩，并对学习宣贯成效进行考试（核）和检查，以保证全体人员遵守这些规矩。

② 当国家对实验室管理相关的法规规矩和管理规矩发生变化调整时，管理层应带头学习并深入了解这些变化和调整，及其对实验室管理带来的影响和变化，及时对实验室的内部规矩（管理体系文件）作出相应的调整、修改（订），并组织所有人员对调整、修改（订）后的相关规矩，特别是内部规矩进行宣贯学习和考核，务必使所有人员都能知悉并遵守这些规矩的变化和调整，防止实验室管理体系的运行管理发生与法规规矩的有关要求不符合的方向性偏离。

③ 实验室应按政府监管部门或行业协会的要求，派出人员参加其组织的相关规矩教育活动。

(3) 职业技能教育。实验室所有人员均应在独立开展工作前，接受必要的职业技能教育。职业技能教育可以采取走出去（派员参加外部培训教育机构组织的职业技能教育）、请进来（邀请本行业的资深专家到实验室进行现场指导教育）和互学互教（由实验室内部的资深专业人员负责现场演示或示范教育、组织职业技能的学习、研讨、交流或擂台比赛等）等方式进行，从而保证所有影响实验室活动结果的人员，特别是新上岗或调整工作岗位后的人员的职业技能满足独立开展工作的要求。

(4) 职业道德教育。实验室管理层要指定专人（本机构内合适、资深的管理或专业人员）或聘请职业道德教育方面的专家、老师，借助、利用本行业（领域）发生的涉及实验室及其从业人员违反职业道德（操守）的案（事）件，定期或不定期对全体人员开展职业道德和职业操守方面的教育。对新进人员和有可能直接接触客户的人员尤其要特别注意，以保证所有人员都熟悉并自觉遵守实验室从业人员的职业操守和职业道德，以防范工作人员违反职业道德操守的事件发生。

（三）人员的资格要求

实验室对负责抽样、操作设备、检验检测、签发检验检测报告或证书以及提出意见和解释的人员，除按国家实验室管理相关规矩的规定取得相应的上岗资格证外，还应根据各类从业人员的教育、培训、技能和经验，对其是否具备实际上岗资格（能力）进行确认，具体应按以下要求进行。

(1) 对在实验室管理相关规矩规定必须取得上岗资格方可上岗的岗位上工作的人员，在独立开展工作前，必须通过政府监管部门或其认可的培训机构组织的相关岗位上岗资格培训合格且取得上岗资格证，并经管理层组织的以现场提问、笔试、实际操作或演示等方式，对其实际上岗资格（能力）进行核查，确认已经具备了独立上岗工作的资格（能力）后，方可以发放证书或任命文件的方式授予其上岗资格。

(2) 对在实验室管理相关规矩没有硬性规定需要上岗资格的岗位上工作的人员，实验室管理层应在安排其独立开展工作前，按前面第（一）、（二）款的要求对其进行对照检查和按后面第（四）款的相关要求进行上岗前的培训，确认其满足独立开展工作所要求的技术能力后，以发放证书或任命文件的方式授予其上岗资格。

(3) 实验室应保证所有人员均获得实验室管理层核发的上岗资格后，方可独立上岗开展工作，并密切跟踪和持续提升人员独立开展工作的技术能力。尤其是对涉及实验室活动过程出现不符合工作、质量投诉或质量事故的相关人员更应特别关注。

（四）人员的培训要求

实验室应按管理体系文件中的人员培训程序所确定的人员教育和培训目标，结合当前和预期的检验检测任务的培训需求来制订人员培训计划，然后按计划实施人员培训。人员的培训分外部培训和内部培训，其要求如下。

1. 外部培训

外部培训分上岗资格培训和实验室管理相关规矩、新政策与新技术培训等，具体应按以下要求实施。

(1) 应按国家对实验室管理的相关规矩和实验室资质认定部门及政府监管部门的有关要求，将人员送到政府监管部门或其认可的培训机构组织的上岗资格培训，并取得相关上岗资格培训合格证明文件。

(2) 应根据实验室资质认定部门和政府监管部门的要求，结合实验室管理的实际需要，将人员送实验室的政府监管部门或其认可的培训机构，或者行业协会等组织的诸如实验室管理相关的法律、法规、规章、质量（技术）标准、技术规范、规范（法规）性文件、行业管理政策、实验室管理新技术与新方法应用等培训学习活动，以保证本实验室的从业人员能够及时掌握实验室管理相关规矩的最新规定和了解本行业（领域）的最新动态。

2. 内部培训

内部培训包括新进人员上岗前培训和常态化培训，具体应按以下要求进行。

(1) 新进人员岗前培训。实验室管理层应按下列要求对所有新进工作人员（包括转换岗位后的人员，下同）进行上岗前的培训。

① 应根据管理体系文件的规定向新进人员传达、学习其职责和权限，详细讲解其任职要求和工作关系。

② 应根据实验室与新进人员签订的劳动服务合同的约定，详细解释新进人员对实验室应当承担的各项责任、享有的各项权利和应该履行的各项义务，以及违反这些约定的处理措施。

③ 应组织新进人员进行实验室管理相关法规规矩、管理规矩和内部规矩的宣贯学习，并进行适当和必要的考核，以保证新进人员清楚了解相关规矩对其工作岗位相关的行为准则和管控要求，以及违反这些准则和要求将要面临的处罚或处理措施。

④ 管理层除对新进人员按综合素质、教育、资格（见前第（一）款～第（三）款所述）的要求进行管控外，还应按以下要求强化其岗位工作技能的培训，并进行必要和适当的考核，以保证其行为公正、有能力并按照实验室管理体系要求开展工作。

⑤ 新进人员的培训一般采取以下几种方式。

a. 通过集中授课、讨论学习、个别交流、操作演练、跟班实习等方式，对新进人员进行针对性的技术能力和操作技能的培训，以使其尽快掌握开展工作所需的技术能力和操作技能。

b. 通过谈话、提问、实际操作考核、问卷调查或组织考试等方式，考核、查验新进人员是否真正掌握了开展工作必需的技术能力和操作技能。

c. 对经过培训、考核满足岗位能力素质要求的新进人员，管理层在办理相关确认手续后，将其安排到工作岗位上开展工作的同时，还应指定专人负责对其进行跟踪和指导，并安排监督人员加强对其监督，以保证新进人员胜任其新工作，并按任职要求履行其岗位职责。

(2) 常态化培训。实验室管理层应根据相关法规规矩、管理规矩的要求和实验室内部规矩的相关规定，常态化开展人员的培训工作，培训的方式、内容和要求如下。

① 培训的方式：应结合自身管理的实际，采用灵活多样、实用有效的培训方式，如集中授课(包括线上、线下)、召开学习(学术研讨)会议、发放学习资料自学、通过学习小组集体学习等方式。

② 培训的内容：应根据开展实验室活动的实际需要和人员实际情况，以及相关规矩的要求来选择培训内容，如检验检测活动涉及的新法律、新法规、新规章、新政策(如规范性文件)，新标准、新规范，新技术、新方法、新设备、新理论及其应用，检验检测操作技能、检验检测问题应对及其处理技能(术)，检验检测质量、安全事故分析研讨及其应对处理，检验检测工作典型案例分析等。

③ 培训的要求：应保证所有可能影响检验检测活动的人员均根据其岗位要求，常态化接受必要的培训，以保证所有人员的工作能力及其行为能够满足相关规矩的最新要求。

(五) 人员的技术知识、操作技能和经验要求

实验室应当保证执行层所有的管理人员和技术人员均具备开展其工作所必需的技术知识、操作技能和工作经验，具体应按以下要求实施管控。

1. 技术知识要求

技术知识的主要通过理论学习(如学历教育、理论培训等)和实践学习(实际操作、日常工作实践等)两大途径来获得，对人员的技术知识要求如下。

(1) 应保证所有人员具备其工作岗位所需的基本理论知识。管理层应根据管理体系文件的相关要求，督促或派遣人员参加其工作岗位相关专业领域的学历教育、专业理论培训教育或通过自学等方式，掌握其工作岗位的相关专业理论知识，以促使人员对其工作相关的理论知识做到心中有数，对其工作做到知其然，亦知其所以然。

(2) 应确保人员具备其工作岗位所需的实践知识。管理层应根据管理体系文件的相关要求，在组织所有人员通过外部的上岗资格培训、内部的操作技能培训等途径掌握开展工作必备的实践知识的同时，还应建立相关的机制来教育、引导人员虚心向身边有经验同事学习其工作相关的实践知识，鼓励人员加强工作中的实践锻炼，自觉在工作实践中不断总结和持续提高自己的实践知识水平，以促成在本实验室内，人人都想把自己培养成工作的行家里手的积极向上的良好局面。

2. 操作技能和经验要求

人员获得操作技能和经验最重要的途径是工作实践。因此，管理层应建立相应的机制来教育、引导和鼓励人员在日常工作实践中，虚心向身边有经验的同事学习与其工作相关操作技能的同时，还要在实际工作中刻苦钻研，不断探索和提升自己的操作技能，持续吸收、总结和提高自己的工作经验，以逐步实现培养一支专家型人才队伍的管理目标。

(六) 人员的监督及其能力监控要求

实验室应根据实验室管理相关规矩和管理体系文件的相关规定，结合实验室自身人员的实际情况，对可能影响实验室活动的相关人员实施监督并对人员的能力实施有效监控，以

保证其工作质量持续符合实验室管理的要求。

1. 人员的监督要求

实验室应对所有可能影响实验室活动的人员，无论是内部人员还是外部人员，均应受到监督，以保证胜任其工作并按照管理体系要求履行其工作职责。对新入职的人员、调整工作岗位后的人员、受到过投诉多和接受过处理的人员等尤其要重点监督。

2. 人员的能力监控要求

实验室应定期或不定期采取以下方式和相关要求，对所有可能影响实验室活动的人员的能力实施有效的监控。

(1) 开展实验室内部人员之间的比对。对检测结果易受人工操作因素影响的项目、新开展的项目、采用自行开发方法的项目、新进人员参加的项目、参加行业组织实验室比对或相关机构组织能力验证的结果不满意或基本满意的项目，以及其他需要加强对人员的能力监控的项目，管理层应根据实验室管理的实际，组织实验室内部不同人员之间的比对，以准确、及时找出并补足个别检测人员存在的能力短板，采取针对性的纠正措施，以持续提升检测人员操作技术能力水平。

(2) 采用盲样进行考核。管理层应根据本实验室管理的实际需要，对检测结果容易受影响或已受影响较多的项目及其相关人员，采用发放盲样的方式，对相关项目及其相关人员进行盲样考核，以迅速、及时锁定产生问题的人为原因，并采取有效的纠正措施，以填补人员能力监控管理的漏洞和短板。

(3) 采用标准物质进行考核(验证)。管理层参照前述盲样考核的操作方法，采用发放有证标准物质的方法，对重点项目及其相关人员进行考核(验证)，以迅速、及时查出并纠正错误，以解决重点项目相关人员的技术能力不足的问题。

(4) 其他适合且有效的监控方式。如采取现场监督实际操作过程、核查记录等方式对人员能力实施监督与控制，即时做好监控记录并进行评价。

(七) 人员的考核评价要求

实验室应按管理体系文件的相关规定，定期(如每年至少 1 次)对所有人员工作表现、业绩、能力进行考核、评价，确定考核评价等级(档次)，并将考核结果与人员的职务、职级和薪酬的升降等紧密挂钩，以持续调动和提升人员队伍的积极性和主观能动性。关于人员岗位职责考核评价的具体做法参见本章第 4.2.3 节中第(二)、(三)款的相关规定。

(八) 人员的公正性和独立性要求

实验室应通过建立管理体系文件、劳动服务合同约定、要求人员作出书面承诺和加强审查检查等手段，防止所使用的人员在其他同类型实验室从事同类的实验室活动，以保证所有人员公正、独立地履行职责。具体措施详见本章第 4.1.2 节的相关规定。

(九) 关键技术人员的素质和能力要求

实验室应保证技术负责人、质量负责人、授权签字人和负责进行检测结果复核、检测方法验证或确认等关键技术人员的素质和能力满足实验室管理相关规矩的规定。具体要求如下。

(1) 实验室的技术负责人除满足前面所述人员的素质和能力要求外，还应具有中级及以上专业技术职称或同等能力，并通过资质认定机构审查考核，全面负责实验室技术管理体系的运作。这里的“同等能力”是指需满足以下条件之一者。

① 大专毕业后，从事专业技术工作 8 年及以上。

② 大学本科毕业，从事相关专业技术工作 5 年及以上。

③ 硕士学位以上(含)，从事相关专业技术工作 3 年及以上。

④ 博士学位以上(含)，从事相关专业技术工作 1 年及以上。

(2) 实验室的质量负责人应具备确保管理体系得到实施和保持的素质和能力。除满足前面所述人员的素质和能力要求外，还应符合以下规定：

① 应满足实验室管理相关规矩对质量负责人素质和能力的相关规定，以确保管理体系得到实施和保持；

② 实验室管理相关规矩没有规定的，质量负责人一般应与技术负责人的素质和能力相当，以便当技术负责人不在岗时可以与其互为代理。关于这一点，规模较小的实验室尤其要注意，以免出现技术负责人不在岗时没有满足其指定代理人资格能力要求的人员的窘况。

(3) 实验室授权签字人应具有中级及以上专业技术职称或同等能力，并经资质认定部门审查考核和批准。具体应满足以下要求：

① 应具备授权签字领域(范围)相关的专业技术能力和工作经验，具有授权签字领域(范围)相同或相近的中级及以上专业技术职称或同等能力。

② 应熟悉实验室资质认定所有相关的要求，且其授权签字领域(范围)须经资质认定部门的审查考核和批准。

(4) 从事下列特定的实验室活动的关键技术人员，除应获得实验室的授权并满足前面所述的素质和能力除要求外，还应有 3 年以上本专业领域的检测经历。特定的实验室活动包括但不限于下列活动。

① 开发、修改、验证和确认方法。

② 分析结果，包括作出符合性声明或意见和解释；其中，对结果报告作出意见和解释工作的关键技术人员，还应通过资质认定部门的考核和批准，方可开展该项工作。

③ 报告、审查和批准结果。

4.2.6 人员的档案管理

(一) 人员管理相关工作记录的管理

实验室应对上述全部活动进行记录并予以保存，记入个人的履历和技术档案，实验室应对本节前面所述人员素质、能力和任职要求的确定、人员配备、人员培训、人员监督、人员授权和人员能力监控等活动进行记录，并保留人员的相关资格、能力确认、授权、教育、培训和监督的记录，以保证所有相关工作都可追溯和可核查。

(二) 人员技术档案的管理

实验室应为每一位员工单独建立个人技术档案，将涉及个人自入职开始到离开工作岗位的所有与其任职履历相关的记录信息，纳入个人技术档案，并保存至该员工离开岗位(含退休和离职)后至少 6 年。

4.3　场所环境的管理

4.3.1　试验场所的配置

（一）应配置满足开展检验检测业务所需要的试验场所

实验室应保证有固定的、临时的、可移动的或多个地点的场所，并应保证这些场所的使用功能、环境条件、规格（规模）、数量等满足相关规矩的要求。如一些工程类的现场检测项目，更应注意试验场所（如检验检测现场）的环境条件是否满足检验检测标准、方法的相关要求。

（二）应编制并实施试验场所管理控制的体系文件

实验室应将其从事检验检测活动所必需的场所要求制定成文件并依其实施试验场所的控制管理。

（三）试验场所的配置应符合国家实验室管理相关规矩的有关要求

试验场所的配置应满足开展实验室活动的需要，并符合国家实验室管理相关规矩的有关要求。例如，住房和城乡建设工程领域实验室的场所配置，应符合国家标准《房屋建筑和市政基础设施工程质量检测技术管理规范》（GB 50618—2011）的有关要求。具体应注意以下事项。

（1）检测机构应具备所开展检测项目相适应的场所。房屋建筑面积和工作场地均应满足检测工作需要，并应满足检测设备布局及检测流程合理的要求。

（2）检测场所的环境条件等应符合国家现行有关标准的要求，并应满足检测工作及保证工作人员身心健康的要求。对有环境要求的场所应配备相应的监控设备，记录环境条件。

（3）检测场所应合理存放有关材料、物质，确保化学危险品、有毒物品、易燃易爆等物品安全存放；对检测工作过程中产生的废弃物、影响环境条件及有毒物质等的处置，应符合环境保护和人身健康、安全等方面的相关规定，并应有相应的应急处理措施。

（4）检测工作场所应有明显标识，与检测工作无关的人员和物品不得进入检测工作场所。

（5）检测工作场所应有安全作业措施和安全预案，确保人员、设备及被检测试件的安全。

（6）检测工作场所应配备必要的消防器材，存放于明显和便于取用的位置，并应有专人负责管理。

（四）按规定对在永久控制之外的场所实施有效控制

当实验室在永久控制之外的场所实施实验室活动时，应确保有关设施和环境条件的相关要求，并如实做好记录和在相应的结果报告中作出说明。

4.3.2　试验工作环境条件的管理

实验室应将从事实验室活动所必需的环境条件的要求形成文件，并确保其工作环境满足检验检测相关规矩的要求。具体应满足以下要求。

(一) 应保证环境条件适合实验室活动,不对结果有效性产生不利影响

(1) 实验室应识别环境条件是否适合实验室活动,保证环境条件不对结果有效性产生不利影响。如对微生物污染、灰尘、电磁干扰、辐射、湿度、供电、温度、声音和振动等对结果有效性有不利影响的因素进行识别。当识别出有上述对结果有效性有不利影响的因素时,应对这些影响因素进行监测、控制和记录。

(2) 当检验检测标准或者技术规范对环境条件(如湿度、温度、声音和振动等)有要求,或环境条件影响检验检测结果的有效性时,应监测、控制和记录这些影响环境条件的因素。

(3) 当识别出环境条件不利于检验检测的开展时,应停止检验检测活动,并立即采取措施消除这些环境条件的不利影响,直到这些影响因素恢复到符合检验检测标准或技术规范的相关要求为止。

(4) 当发现环境条件偏离检验检测标准或者技术规范的要求时,要追踪该偏离是否对已经出具的结果有效性产生不利影响。若有影响,则要评估影响的时间和范围,并采取相应的纠正措施,从而消除偏离对实验室活动结果有效性的不利影响。

(5) 当实验室在固定场所以外进行检验检测或抽样时,应根据相关检验检测标准或者技术规范的规定,提出并实施相应的环境条件控制要求,以确保环境条件满足检验检测标准或者技术规范的要求。

(二) 应实施、监控并定期评审试验(检测)工作环境条件控制的设施或措施

(1) 进入和使用影响实验室活动区域的控制措施。如在实验室活动区域的出入口设置明显的“受控区域”或“非工作人员未经批准不得进入”等控制标识(标志),防止非检验检测工作人员进入和使用影响实验室活动的区域。

(2) 预防对实验室活动的污染、干扰或不利影响的控制措施。如采用监测、控制的设施或设备对微生物污染、灰尘、电磁干扰、辐射、湿度、供电、温度、声音和振动等不利影响因素进行监测、控制和记录,并定期对这些设施或设备的运行、管控效果进行检查、评审,以保证这些控制设施正常发挥效能。

(3) 有效隔离不相容的实验室活动区域的设施或措施。如通过物理隔离或其他适当有效的设施或措施,防止诸如微生物污染、灰尘、电磁干扰、辐射、声音和振动等不利因素的交叉影响。

(4) 应制订应对上述措施失效时的对策,以保证一旦发生环境条件控制设施或措施失效的情况时,有足够的应对措施消除其不利影响。

4.3.3 试验场所环境的内务管理

应建立和保持检验检测场所良好的内务管理程序,以保证试验场所环境维持良好的管控状态。具体应按以下要求实施管理。

(一) 应综合考虑安全和环境的因素

(1) 应保持有足够的安全距离或安全防护设施(或措施)来保证检验检测工作人员的人身安全不因为试验场所环境因素的影响而受到威胁,从而有效防范人身安全事故的发生。

(2) 应将不相容活动的相邻区域进行有效隔离，并采取措施以防止干扰或者交叉污染。如当相邻区域的检验检测活动可能会发生互相干扰或交叉污染时，应采取诸如物理隔离或其他适当的措施把相邻区域有效隔离开来，以防止干扰或者交叉污染事件的发生。

(二) 应对使用和进入影响检验检测质量的区域加以控制

应对使用和进入影响检验检测质量的区域加以控制，并根据特定情况确定控制的范围：

(1) 对影响检验检测质量的实验室活动区域实施，应在其出入口设置明显的“受控区域”或“非工作人员未经批准不得进入”等控制标识(标志)。

(2) 可以结合自身的实际采取视频监控系统或人脸识别、指纹识别或其他方式的门禁系统，防止非检验检测工作人员擅自进入和使用影响实验室活动的区域。

(三) 应保持实验室活动区域的环境条件得到良好的控制

(1) 应保持实验室活动区域的环境干净、整洁，检测完毕的样品应按样品处理程序的要求及时清(处)理。

(2) 检测仪器设备、设施(工具)和被检物(样)品应摆放整齐、有序，且便于开展检验检测工作。

(3) 应保持检验检测工作活动空间、通道畅通无阻。

(4) 与检验检测工作无关的物品、工具等不得放置于工作区域。

4.4　设备设施的管理

4.4.1　设备设施的配备

实验室应根据自身开展实验室活动的实际需要，将所必需的设备设施配备的要求形成文件，并按这些要求选择(或采购)、配备满足检测或抽样方法和《通用要求》的相关要求，以及开展检验检测(包括抽样、物品制备、数据处理与分析)业务要求的设备和设施。具体应按以下要求进行。

(一) 应配备、管理和控制满足正确开展实验室活动所需的各类设备

实验室应配备能满足正确开展实验室活动所需的各类设备，并保证所使用的设备按照管理体系文件的规定实施有效的管理和控制。具体应按以下要求实施。

(1) 实验室配备的设备至少应包括检验检测活动所必需并影响结果的测量仪器、软件、测量标准、标准物质、参考数据、试剂、消耗品、辅助设备或相应组合装置。如标准物质和有证标准物质包括标准样品、参考标准、校准标准、标准参考物质和质量控制物质。实验室应选用或采购满足 ISO 17034 要求的标准物质生产者提供的标准物质，并根据标准物质信息单/证书提供的规定来使用。

(2) 实验室应对配备使用的所有设备拥有完全的支配权和使用权。只要条件允许，实验室在配备同类仪器设备时，应考虑其数量及其检测能力在保证满足检验检测业务需要的基础上，留有适当的冗余，以防止某一仪器设备发生故障或由于特别原因需要停止使用时，影响实验室检验检测业务的持续进行。如建筑工程领域实验室中力学试验的仪器设备，有条件时尽量不要单机配置，且不同仪器设备之间其检测能力的有效工作范围能够部分重叠，以尽量拓展仪器设备配置的容错空间和能力。

(二) 应配备、管理和控制满足正确开展实验室活动所需的设施

实验室应配备满足其开展检验检测活动所需要的设施，并保证所使用的设施按照管理体系文件的规定实施有效的管理和控制。具体应按以下要求进行。

(1) 实验室的设施应为自有设施，并拥有设施的全部使用权和支配权。自有设施是指购买或长期租赁(至少 2 年)并拥有完全使用权和支配权的设施。如果实验室通过签订合同，在有检测任务时临时使用其他机构的设施，不能视为自有设施，这是《通用要求》不予许可的。

(2) 实验室应有充足的设施实施检测活动，包括实验室活动所需的空间与设施、样品储存空间等。设施的数量、规模(面积)等除满足本章第 4.3.1 节的相关要求外，还应满足相关行业监管部门的特殊要求。如住房和城乡建设领域的实验室，其检测场所的配备应满足国家标准 GB 50618 第 4.3 节的相关要求。

(3) 用于检验检测的设施，应有利于检验检测工作的正常开展。

(4) 对于实验室固定场所之外实施的检验检测活动(如工程实体质量检测和在施工或生产现场检测的项目)，可利用客户提供的设施(场地)进行，但必须保证检验检测的环境条件满足本章第 4.3.2 节的相关要求。

(三) 应正确使用实验室永久控制以外的设备设施

当实验室使用永久控制以外的设备(如租用的设备)设施时，不得违反国家实验室管理相关规矩的强制性规定，并应确保满足《通用要求》对设备设施的相关要求。如实验室租用设备设施开展检验检测时，应确保：

(1) 租用设备设施的管理应纳入本机构的管理体系实施有效的控制。

(2) 本机构可全权支配使用设备设施，即租用的设备设施由本机构的人员操作、维护、检定或校准，并对使用环境和贮存条件进行控制。

(3) 在租赁合同中明确规定租用设备设施的使用权。

(4) 不允许租赁正在被其他实验室租赁使用(或说不允许使用重复租赁)的设备设施。

(四) 设备设施的安放

实验室配置的(固定)设备设施应在其申报认证的地点内，并按有利于开展检验检测活动和内务管理的原则进行布置。

(1) 将功能相近的同类检验项目(参数)使用设备设施相对集中在同一区域，便于按功能分(片)区集中管理，避免此类项目的检验检测活动过程中与其他类别检验项目(参数)之间产生不利影响。例如，建设工程领域的实验室，应将混凝土和钢材的力学试验类设备集中在同一区域，并紧邻混凝土试块标准养护室。

(2) 将单件质量或需要空间较大的设备设施安置在首层(或地下层)。

(3) 对检验检测过程会产生强(剧)烈振动、较大噪声的设备设施，除应安放在首层(或地下层)外，还应尽量采取有效的减振、隔音的设备设施，防止检验检测活动对周边的人员、环境产生不利影响。

(4) 对相互干扰的设备设施，应尽量安放在不会发生相互干扰的位置，否则必须进行有

效的隔离。

(5) 对检验检测过程会产生有毒有害气体试验项目(参数),应配备符合环保和保障人身安全卫生要求的通风排气设备设施。有条件时,宜设置集中通风排气系统。

(6) 根据工作的需要配备检验检测固体废弃物、废水(液)回收处理设备设施。有条件的实验室可配备固体废弃物(如自动传送带或智联垃圾自动回收车等)或废水(液)自动回收设备设施(如敷设废水/废液收集管道系统等)。

(7) 有条件时,可采用工业机器人替代人工运(输)送大件试样等简单重复的重体力劳动,或选用自动化、数字化控制的智能检测设备逐步替代传统的手工操作检测设备。

(五) 应根据检验检测工作的实际需要建立并维持检验检测设备设施供应商名(目)录

实验室应按以下要求建立并维持检验检测设备设施供应商名(目)录。

(1) 检验检测设备设施供应商名(目)录可分为合格供应商名(目)录(又称白名录/单)和不合格供应商名(目)录(又称黑名录/单)。

(2) 在实施设备设施采购活动前,应优先选择合格供应商名(目)录中的供应商;对不在合格供应商名(目)录中的供应商,应先按第 4.5.6 节"采购和客户服务管理"中的相关规定,对其资格、能力、信誉、售后服务等进行综合评价,评价结果符合要求的,方可将其纳入合格供应商名(目)录并实施采购活动。

(3) 应单独保留主要设备设施的制造商记录,以便维持设备设施的性能持续满足要求和获得制造商提供的售后服务。

(4) 每次实施设备设施采购活动结束后或每年制订设备设施采购计划前,应对所采购设备设施的性能及其供应商的售后服务质量和设备设施维护水平等进行评价,并根据评价结果进行处理。

① 对能够持续满足要求和提供良好服务的,继续将其纳入合格供应商名(目)录。

② 对不能持续满足要求或不能提供良好售后服务和设备设施维护的供应商,实验室应将其放入不合格供应商名(目)录。

4.4.2　设备的管理

检验检测机构应对检验检测结果、抽样结果的准确性或有效性有影响或计量溯源性有要求的设备,包括用于测量环境条件等辅助测量设备有计划地实施检定或校准。设备在投入使用前,应采用核查、检定或校准等方式,以确认其是否满足检验检测的要求。所有需要检定、校准或有有效期的设备应使用标签、编码或以其他方式标识,以便使用人员易于识别检定、校准的状态或有效期。

检验检测机构应建立和保持检验检测设备和设施管理程序,以确保设备和设施的配置、使用和维护满足检验检测工作要求。

检验检测机构应保存对检验检测具有影响的设备及其软件的记录。检验检测设备应由经过授权的人员操作并对其进行正常维护。

设备的管理包括设备的管理人员、档案、校准/检定、工作状态、维护、期间核查和使用过程的管理等工作内容,设备管理的工作目的是保证所配置的设备满足计量溯源和检验检测业务的要求,具体应按以下要求实施。

(一) 设备管理人员的管理

1. 实验室应指定专人负责设备的管理

实验室任命的设备管理人员应具有检测设备管理的基本知识和检验检测工作的基本知识,从事检测工作的年限符合相关规定,熟悉检测设备管理相关规矩和要求。除任命的专职设备管理人员外,设备管理人员还应包括最了解设备的使用状态的设备使用者。

2. 明确权责

实验室应通过所建立的设备管理程序,明确设备管理人员的职责并授予履行其职责所需的权利,以保证实验室所订立的设备管理的内部规矩得到执行落实,从而保证所有设备满足《通用要求》的相关规定和开展检验检测业务活动的需要。设备管理人员应包括(但不限于)以下主要职责。

(1) 协助检测项目负责人确定检测设备计量特性、规格型号,参与检测设备的采购安装。

(2) 协助检测项目负责人对检测设备进行分类。

(3) 建立和维护检测设备管理台账和档案。

(4) 对检测设备进行标识,对标识进行维护更新。

(5) 协助检测项目负责人确定检测设备的校准或检定周期,编制检测设备的周期校准或检定计划。

(6) 提出校准或检定单位,执行周期校准或检定计划。

(7) 对设备的状况进行定期、不定期的检查,督促检测人员按操作规程操作,并做好维护保养工作。

(8) 指导、检查法定计量单位的使用。

(二) 设备的分类管理

实验室宜对其使用的检测设备实行分类管理。例如,住房和城乡建设领域实验室检测设备的分类管理,可按以下要求进行。

1. 分类管理

实验室宜将其使用的检测设备分为 A、B、C 三类,进行分类管理。具体分类宜按本书附录三的要求进行。

2. A 类检测设备范围及其管理

(1) A 类检测设备范围宜符合本书附录三的规定,并应符合下列规定:

① 本单位的标准物质(如果有时);

② 精密度高或用途重要的检测设备;

③ 使用频繁,稳定性差,使用环境恶劣的检测设备。

(2) A 类检测设备应按以下要求进行管理:

① A 类检测设备在启用前应进行首次校准或检定(测),并应送至具有校准或检定(测)资格的实验室进行;

② A 类检测设备的校准或检定(测)周期应根据相关技术标准和规范的要求,检测设备出厂技术说明书等,并结合检测机构实际情况确定。

3. B 类检测设备的范围及其管理

(1) B 类检测设备的范围宜符合本书附录三的规定，并应符合下列规定：

① 对测量精度有一定的要求，但寿命较长、可靠性较好的检测设备；

② 使用不频繁，稳定性比较好，使用环境较好的检测设备。

(2) B 类检测设备应按以下要求进行管理：

① B 类检测设备在启用前应进行首次校准或检定(测)，并应送至具有校准或检定(测)资格的实验室进行；

② B 类检测设备的校准或检定(测)周期应根据检测设备使用频次、环境条件、所需的测量准确度，以及由于检测设备发生故障所造成的危害程度等因素确定。

4. 制订计划

实验室应制定 A 类和 B 类检测设备的周期校准或检定(测)计划，并按计划执行。

5. C 类检测设备的范围及其管理

(1) C 类检测设备的范围宜符合本书附录三的规定，并应符合下列规定：

① 只用作一般指标，不影响试验检测结果的检测设备；

② 准确度等级较低的工作测量器具。

(2) C 类检测设备应按以下要求进行管理。

C 类检测设备首次使用前应进行首次校准或检定(测)，经技术负责人确认，可使用至报废。

6. 自行研制设备的管理

实验室自行研制的检测设备应经过检测验收，并委托校准单位进行相关参数的校准，符合要求后方可使用。

(三) 设备档案的管理

新启用的设备在投入使用前，实验室应按设备管理程序文件的要求，为每一台(套)设备确定唯一性标识(如序列号或其他编码)且在该设备的生命周期内予以维持，并按以下要求为每一台(套)设备建立和管理档案，记录设备技术条件及使用过程的相关信息。

1. 建立设备档案的要求

对所有用于实验室活动的设备，实验室应在投入使用前，按“一设备一档案”的要求为所配置的每一台(套)设备单独建立档案。如为小型设备，可以为同一类型的多台(套)设备共设一个档案。

2. 设备档案的保存期限

设备档案应保存到设备生命周期结束(报废处理后)再加 6 年。实验室可根据自身的条件和管理的实际需要，再延长设备档案的保存时间。

3. 设备档案的内容

设备档案至少要包括以下内容：

(1) 设备的识别，如设备的名称、设备的管理序列号或编码等唯一性标识等。包括软件和固件版本。

(2) 制造商名称、型号、序列号或其他唯一性标识。

(3) 设备符合规定要求的验证证据。主要包括：

① 出厂合格证明(适用时,含校准证书);

② 使用说明书或使用手册;

③ 检查验收记录;

④ 投入(或重新投入)使用前采用核查、检定或校准等方式确认其是否满足检验检测方法要求的验证确认记录等。

(4) 当前的位置、启用日期。

(5) 校准日期、校准结果、设备调整、验收准则、下次校准的预定日期或校准周期。

(6) 标准物质的文件、结果、验收准则、相关日期和有效期。

(7) 与设备性能相关的维护计划和已进行的维护。

(8) 设备的损坏、故障、改装或维修的详细信息。

4. 设备档案的日常管理和保存

设备档案的日常管理和保存工作,应按以下要求进行。

(1) 设备档案的日常管理。设备档案的日常管理工作包括设备管理相关工作记录(表格)的填写、设备档案相关资料的收集和归档、设备档案的保管等工作:

① 工作记录的填写。由负责设备管理相关工作的人员负责填写设备管理相关工作记录。当负责设备管理相关工作人员不是设备管理员时,相关工作(如设备使用)人员应将填写好的工作记录(如设备使用记录)及时移交设备管理员,以便管理员及时归档和保存工作记录。

② 设备档案相关资料的收集和归档。设备管理员应随时收集设备档案相关资料(含设备管理相关的工作记录、检定/校准证书、报告等),并按档案管理的要求将收集到的相关资料归入设备档中;同时,还应实时更新设备档案中需要动态更新(填写)的相关信息内容。

③ 设备档案的保管。设备档案一般应由设备管理员负责保管,其他人员需要调(借)阅设备档案时,应按相关程序文件的要求,办理相关手续;当设备档案的部分资料需要随设备流转时(如设备使用手册或说明书等),可使用复印件随设备流转,原件则保存在专职管理员处,以防止设备档案资料的丢失或损毁。

(2) 设备档案的保存。实验室应保证设备档案在设备的整个使用生命周期内都得到妥善的保存,并保存到设备生命周期结束(如报废处理)后的6年;应设置专门的满足档案保存环境条件要求的空间存放设备档案,并指定专人(如设备管理员或档案管理员)负责按档案管理相关程序文件要求管理设备档案。

(四) 设备功能的确认

投入使用(含新启用和重新投入使用,下同)的设备在使用前,实验室应按以下要求对其功能是否满足开展相关检验检测活动的要求进行确认。

1. 设备功能的核查

应按以下要求对设备功能进行核查。

(1) 利用设备之间比对。实验室可按以下要求,采用同类设备之间的比对来核查新使用设备的功能。

① 当实验室已经配置了新设备的同类设备时,可以利用功能满足计量溯源要求的既有设备与新设备之间开展实验室内部的设备比对;

② 当实验室尚未配置同类设备时,可以与具有能力的实验室(如获认证实验室)的满足计量溯源要求的同类设备进行设备之间的比对;

③ 利用以上比对结果核查新设备的功能是否符合设备出厂合格证明文件的相关说明。

(2) 利用有证标准物质。如购买的化学标准溶液、化学试剂等，实验室可利用具备能力的标准物质生产者提供的有证标准物质来核查拟投入使用的标准物质的特征值是否与其出厂合格证明文件的标示(称)值相符。

2. 设备功能的校准或检定

对需要通过校准或检定来核查其功能的设备，实验室应利用具备能力(获得监管部门授权/认证认可)的实验室或校准/检定机构提供的校准/检定服务来核查设备的功能。

(1) 对可移动设备，则将其送至校准/检定服务机构进行校准/检定。

(2) 对不可移动的设备，则请校准/检定服务机构到实验室设备安放地点进行现场校准/检定。

(3) 利用设备校准证书(或检定报告)提供的校准/检定结果核查设备的功能是否符合设备出厂合格证明文件的相关说明。

3. 设备功能的确认

对经过以上核查确认其功能符合设备出厂合格证明要求的设备，管理层还应组织相关人员，对照设备使用对象(检验检测项目)所使用的方法标准、技术规程的有关要求，逐一核查设备的功能(相关的技术参数)是否满足以这些要求。经核查确认设备满足检验检测方法标准、规程的相关要求后，方可批准使(启)用该设备。

4. 设备功能核查确认记录

实验室应对上述设备功能核查和确认工作进行记录，并将其纳入设备档案予以保存。

对实验室活动结果有影响的相关设施，可参照上述设备管理的相关要求对其实施管理和控制。

(五) 设备校准/检定的管理

实验室应建立设备校准或检定周期台账，制定设备的周期校准或检定计划，并按计划执行。

1. 评估

新启用或重新投入使用的设备在使用前，实验室应先评估设备对结果报告有效性和计量溯源性的影响，确定是否需要进行校准/检定。

出现下列情况，设备需要进行校准/检定。

(1) 当设备的测量准确度或测量不确定度影响结果报告的有效性时。

① 用于直接测量被测量的设备(如使用天平测量质量)。

② 用于修正测量值的设备(如温度测量)。

③ 用于从多个量计算获得测量结果的设备。

(2) 为建立报告结果的计量溯源性，要求对设备进行校准/检定时。

2. 确定方案

经评估确定设备对结果有效性有影响或报告结果的计量溯源性有要求时，实验室应建立并实施该类设备的周期校准/检定方案，并进行复核和必要的调整，以保持对校准/检定状态的信心。方案中应包括以下内容。

(1) 设备校准/检定的参数、范围、不确定度。

(2) 设备的校准/检定周期以及设备到期校准/检定提示；如最近一次校准/检定的时间

和下次校准/检定的时间等信息。

(3) 明确送校准/检定和在送校准/检定时的针对性要求等。

3. 设备校准/检定

当设备出现下列情况之一时,应进行校准或检定。

(1) 达到校准或检定有效期的。

(2) 可能对检测结果有影响的改装、移动、修复和维修后。

(3) 停用超过校准或检定有效期后再次投入使用的。

(4) 设备出现不正常工作情况的。

(5) 使用频繁或经常携带运输到现场(离开固定检验检测场所)的,以及在恶劣环境下使用的设备。

4. 标识

实验室应对所有需要校准/检定或有有效期的设备,使用标签、编码或以其他有效的方式来标识,以便使用人员易于识别校准/检定的状态或有效期,防止误用。例如:

(1) 对校准/检定合格且在证书有效期内的设备,应在设备上显眼且不易脱落的部位粘贴绿色的“合格”标签来标识其校准/检定状态。

(2) 对校准/检定不合格或者校准/检定证书超出有效期的设备,应在设备上显眼且不易脱落的部位粘贴红色的“不合格”标签来标识其校准/检定状态。

(3) 对校准/检定部分主要技术参数合格且在证书有效期内的设备,可在设备上显眼且不易脱落的部位粘贴黄色的“准用”的标签来标识其校准/检定状态。

5. 设备管理

实验室应按以下要求对设备实际的校准/检定状态实行有效管理和控制,并实时更新校准/检定状态标识。

(1) 设备管理人员应在达到校准/检定证书有效期前安排对该设备进行校准/检定。如为可移动设备,则送具备能力(获得监管部门授权或认证认可)的实验室校准/检定;如为不可移动设备,则请校准/检定机构上门校准/检定。根据校准/检定结果参照前款规定分别标识其校准/检定状态。

(2) 当因为错误操作、外力破坏、或其他原因导致设备出现无法正常工作(故障),或经核查发现设备功能异常(偏离)不能使用时,设备管理人员应立即停止使用该设备,并将其校准/检定状态标识为“不合格”,直到故障排除且经重新校准/检定合格后方可再次投入使用,同时更换其校准/检定状态标识。

(3) 使用人员每次使用设备前应查验其校准/检定状态标识,确认其校准/检定状态正常时方可使用该设备。如对于可移动设备,设备管理人员和使用人员在办理设备出入库手续时均应查验其校准/检定状态,确认正常后方可办理相关交接手续。

6. 校准/检定结果的确认和利用

实验室应按以下要求确认和利用校准/检定结果。

(1) 校准/检定结果的确认。每次对设备校准/检定结束后,设备管理人员(必要时会同设备使用人员)应根据校准/检定证书提供的校准/检定结果信息,对设备的各项功能(技术参数)进行核查,确认其功能(技术参数)合格且满足开展检验检测工作需要后,方可再投入使用,并粘贴“合格”的校准/检定状态标识。

(2) 校准/检定结果的利用。设备的校准或检定结果应由检测项目负责人进行管理,并按实验室管理相关规矩的要求，正确利用设备校准/检定结果。例如，针对校准/检定结果产生的修正信息或标准物质包含的参考值，实验室应确保在其相关的检测数据及相关记录中加以利用并备份和更新。

（六）设备工作状态的管理

实验室应正确使用工作状态标识对所有在用设备进行状态管控，以保证所使用的全部（含有计量溯源性要求和没有计量溯源性要求的）设备的工作状态受控。

1. 不需要校准/检定设备的工作状态的管理

对不需要校准/检定的设备，设备管理人员应在设备投入使用或重新投入使用的前、后，均对其工作状态进行核查，并根据核查结果在设备上显眼且不易脱落的部位粘贴设备工作状态标识，以防止设备使用人员误用：

（1）当设备工作状态满足使用要求时，粘贴绿色的“正常”的工作状态标识（签）。

（2）当设备工作状态不满足使用要求时，粘贴红色的“停用”的工作状态标识（签）。

2. 需要校准/检定设备的工作状态的管理

对需要校准/检定的设备（包括用于测量环境条件等辅助测量设备），应有计划地采用核查、校准或检定等方式实施校准/检定，并应根据核查、校准或检定证书的结果信息，判断设备技术参数（条件）是否满足检验检测方法标准的相关要求，以确认其校准/检定状态是否满足计量溯源性要求及其技术性能是否满足开展相关检验检测活动的方法标准的要求。对经确认满足相关要求的设备，设备管理人员应在新使用和重新投入使用的前、后，对其工作状态进行核查，并根据核查结果在设备上显眼且不易脱落的部位粘贴设备工作状态标识，以防止设备使用人员误用：

（1）当设备工作状态满足检验检测工作的使用要求时，应在设备上显眼且不易脱落的部位粘贴绿色的“正常”工作状态标识（签）。

（2）当设备工作状态不满足检验检测工作的使用要求时，应在设备上显眼且不易脱落的部位粘贴红色的“停用”的工作状态标识（签）。

3. 定期检查

设备管理人员应定期或不定期对所有在用设备的工作状态进行检查，并根据检查结果实时更新工作状态标识。特别是对可移动式设备在出、入库前后均应查验其工作状态，当发现设备工作状态异常时，应立即更换其工作状态标识的同时，采取适当的措施（如保养、维修等）恢复其工作状态，并在设备出、入库账册（记录表格）和设备管理工作记录中如实做好相关记录。

4. 记录

设备使用人员在每次使用前、后均应查验设备的工作状态，并在设备使用手册（记录表格）中如实记录。如工程类检测使用回弹仪，应在每次使用前使用随仪器所附的律定砧块对其进行律定，确认不偏离正常范围时才可投入使用；当发现设备工作状态异常时，应停止使用并即时向设备管理人员报告，同时做好相关记录；设备管理人员接到报告后，应立即更换设备工作状态标识，以免其他人员误用该设备。

5. 关于设备工作状态管理应注意的问题

在实验室管理过程中，不少机构都把设备的工作状态标识与计量校准/检定状态标识混淆了，没有作明确的区分。所以，有以下两点要引起注意。

(1) 使用范围的差别：工作状态标识必须覆盖全部设备，包括需要计量校准/检定和不需要计量校准/检定的设备；而计量校准/检定状态标识只需要对有计量校准/检定要求的设备进行标识，无计量校准/检定要求的设备则可以不用标识。

(2) 使用功能的差别：计量校准/检定状态标识的功能是证明该设备是否进行了计量校准/检定及其校准/检定状态如何（包括是否经过校准/检定、校准/检定证书是否在有效期内、校准/检定的结果或技术参数是否符合设备的标称值或规范值等信息）；工作状态标识的功能是证明该设备的工作状态是否正常且满足开展相关检测活动的要求等信息。

综上所述，设备的计量校准/检定状态标识和工作状态标识的使用范围和使用功能都是有较大差别的。因此，应正确、恰当地使用它们，避免出现以计量校准/检定状态标识代替工作状态标识，非计量校准/检定设备却粘贴计量校准/检定状态标识等问题。

(七) 设备设施的维护管理

实验室应根据所建立的设备设施维护保养、日常检查制度，由经过授权的管理人员进行正常维护，并作好相应的记录。管理人员应根据设备设施的技术性能、使用状况、工作状态、校准/检定状态（需要校准/检定的设备）等，定期和不定期采取以下措施对设备设施进行维护。

(1) 检查设备设施工作状态、校准状态，如有异常，应根据检查结果及时更换标识，并对其进行维修或保养，直到恢复正常工作为止。

(2) 对使用内置可拆卸干电池的设备设施，如较长时间不使用时，应将干电池拆卸下来，以防止电池的破损引致设备设施的损坏。当设备设施的使用手册（或说明书）规定不可拆卸者除外。

(3) 对长时间不使用的电子设备设施，应间隔一定时间（如每周一次）通电运行，以保证电子设备设施工作状态正常。

(4) 对容易损坏损耗的设备设施，应加强日常维护保养和运行状态的检查。必要时，定期对其状态进行核查，以确认其状态满足检验检测工作的要求。

(八) 设备期间核查的管理

实验室应按以下要求对设备期间核查进行管理。

(1) 设备管理人员应根据设备的稳定性和使用情况，如设备校准/检定周期、历次校准/检定结果、质量控制结果、设备使用频率和性能稳定性、设备维护情况、设备操作人员及环境的变化、设备使用范围的变化等因素来确定是否需要进行期间核查。

(2) 对需要进行期间核查以保持其可信度的设备，实验室应建立和保持相关的程序，确定期间核查的方法与周期，对到期设备提示进行核查，并保存相关核查记录。实验室一般可以用以下方法要求进行设备期间核查：

① 利用实验室建立的比需要核查设备的计量基准高一级别的计量设备（如高精度天平/砝码、测力环等）核查或利用与实验室内部满足计量溯源要求的同类设备进行设备之间的比对。

② 利用具备能力的实验室或校准/检定机构提供的校准/检定服务。

③ 利用具备能力的标准物质生产者提供的有证标准物质（如化学标准溶液、化学试剂等）进行核查。

④ 通过直接或间接与国家或国际标准比对来保证。

(3) 实验室应记录并保存设备期间核查的相关信息、数据。

(九) 设备使用过程的管理

实验室应建立和保持处理、运输、储存、使用设备的程序，以确保其功能正常并防止污染或性能退化。

(1) 对大型的、复杂的、精密的检测设备，应编制使用操作规程，并指定专人使用。

(2) 应保证所有检验检测设备均应由经过授权的人员使用，以防止非授权人员的错误使用而损坏设备。

(3) 检验检测设备，包括硬件和软件设备应得到保护，以避免出现致使检验检测结果失效的调整。

(4) 应有切实可行的措施，防止设备被意外调整而导致结果无效。如对设备采用唯一性标识、工作状态标识、校准/检定标识和严格实施移动式设备出入库的交接查验及登记制度等措施予以保证。

(5) 实验室使用永久控制以外的设备时，应确保满足《通用要求》对设备的要求(见本章 4.4.1 节所述)。

(6) 当设备出现下列情况之一时，应立即停止使用：

① 有过载或处置不当时，如人为操作错误。

② 给出可疑结果时。

③ 已显示有缺陷时。如设备指示装置损坏、刻度不清或其他影响测量精度，或出现显示缺损或按键不灵敏等故障。

④ 设备的性能不稳定，漂移率偏大或超出规定要求时。

⑤ 其他影响检测结果的情况。

(7) 对停止使用的设备应按以下要求处置：

① 停用的设备应立即予以隔离以防误用，或加贴“停用”的红色标签/标记以清晰表明该设备已停用，直至经过验证表明能正常工作为止。

② 应检查设备缺陷或偏离规定要求造成的影响，并启动不符合工作管理程序(见本章 4.5.8 节所述)来消除或降低该影响。

③ 当需要利用期间核查以保持对设备性能的信心时，应按程序文件或前面第(八)款所述进行核查来恢复其信心。

(8) 实验室在使用对实验室活动有影响设备的过程中，应动态更新并保存该设备使用过程的相关记录。适用时，这些记录包括以下内容：

① 设备符合规定要求的验证证据。

② 当前的位置信息(可移动设备)。

③ 与设备性能相关的维护计划和已进行的维护的信息。

④ 设备的损坏、故障、改装或维修的详细信息。

⑤ 其他使用过程的记录信息。

(9) 设备的使用人员在使用过程应作好使用记录，并将使用过程形成的相关记录及时向设备管理人员移交，由其纳入设备档案保存。

4.4.3　设备控制

实验室应保证所有在用的设备均受到有效的控制，具体内容如下。

(一) 应按规定在投入使用前的确认设备功能

每次在设备投入使用前,实验室应按本章第 4.4.2 节的第(四)款的要求对其功能是否满足开展相关检验检测活动的要求进行确认。

(二) 应按规定记录和保存设备管理相关信息

实验室应记录并保存对检验检测具有影响的设备及其软件管理相关的信息。如设备的使用记录内容见本章第 4.4.2 节的第(九)款所述。

(三) 应按规定进行使用和维护设备

检验检测设备应由经过授权的人员操作并对其进行正常维护。如设备的使用和维护管理详见本章第 4.4.2 节的第(七)、(九)款的相关描述。

(四) 应按规定正确标识所有设备

用于检验检测并对结果有影响的设备及其软件,应采用设备代码等唯一性标识加以标示,以防止使用人员误用。

(五) 应按规定进行设备出入库管理

若设备脱离了实验室的直接控制(如移动式设备出库到现场使用等),应确保该设备返回后和在下次使用前,对其功能、工作状态和校准/检定进行核查,并得到满意结果,方可入库和再次使用。对设备的功能、工作状态和校准/检定进行核查具体要求见本章第 4.4.2 节的第(四)、(五)、(六)款的相关描述。

(六) 应按规定对设备的功能和状态进行验证

因校准或维修等原因又返回实验室的设备,在返回后实验室应按本章第 4.4.2 节的第(四)、(五)、(六)款的要求,对其功能、工作状态和校准/检定进行验证,确认正常后方可再次投入使用,并对其工作状态和校准/检定予以标识。

4.4.4 故障处理

设备出现故障或者异常时,检验检测机构应采取相应措施,如停止使用、隔离或加贴停用标签、标记,直至修复并通过检定、校准或核查表明能正常工作为止。应核查这些缺陷或偏离对以前检验检测结果的影响。

当设备出现故障或者异常时,实验室应采取以下措施,防止误用有故障的设备。

(一) 停止使用

应立即停止使用、隔离或加贴红色的“停用”标签、标记,直至修复并通过检定、校准或核查表明能正常工作为止。

(二) 故障修复

应尽快联系设备生产厂家或具备故障修复能力的服务供应商,对故障设备进行修复。

（三）设备修复后功能和工作状态的确认

应按以下要求对已经修复正常工作的设备功能进行确认。

（1）对需要校准/检定确认其功能的设备，应通过有能力的校准/检定机构进行校准/检定，校准/检定结果表明其功能已经恢复正常，并经过核查确认其工作状态正常后，方可重新投入使用。具体方法见本章第 4.4.2 节的第（四）、（五）、（六）等款所述。

（2）对不需校准/检定的设备，应通过实验室组织设备功能的核查，表明其功能和工作状态恢复正常后，方可重新投入使用。设备功能核查的方法见本章第 4.4.2 节的第（四）款所述。

（四）跟踪处理故障对已出结果报告的影响

实验室应核查设备出现的故障或偏离对以前出具的检验检测结果是否造成影响。如果有影响，则应分析评估造成影响的范围和数量等，并按照本章第 4.5.8 节不符合工作管理的相关要求，采取消除或减少这些影响的纠正和纠正措施。

（五）设备故障处理信息的管理

设备管理人员应对上述故障处理过程进行记录并予以保存，将记录信息纳入设备档案，以保证每个设备故障都可以追溯和跟踪。

4.4.5　标准物质和计量溯源性的管理

检验检测机构应建立和保持标准物质管理程序。标准物质应尽可能溯源到国际单位制（SI）单位或有证标准物质。检验检测机构应根据程序对标准物质进行期间核查。实验室除根据相关程序文件的要求对标准物质和计量溯源性进行有效的管理和控制外，还应注意以下事项。

（一）标准物质的管理

（1）实验室应有充足的标准物质来对设备的预期使用范围进行校准。如化学分析中一些常用设备，通常是用标准物质来校准。标准物质和有证标准物质有多种名称，包括标准样品、参考标准、校准标准、标准参考物质和质量控制物质等。

（2）应按 ISO 指南 33 给出的标准物质选择和使用指南选用标准物质。具体应：

① 实验室应选用满足 ISO 17034 要求的标准物质生产者提供的标准物质。

② 使用前应查验标准物质生产者提供产品信息单/证书，并核查标准物质规定特性的均匀性和稳定性；对于有证标准物质，应核查包含规定特性的标准值、相关的测量不确定度和计量溯源性等信息；经查验确认满足实验室的使用要求后方可使用。

③ 如需内部制备质量控制物质，实验室应遵从内部制备质量控制物质的指南制订和执行相关工作方案，并应在投入使用前对该控制物质是否满足实验室的使用要求进行核查（如使用有证标准物质或其他有效的方式进行核查），确认满足使用要求后方可使用。

（二）计量溯源性的管理

（1）实验室应通过形成文件的不间断的校准链，将测量结果与适当的参考对象（或计量基准）相关联，建立并保持测量结果的计量溯源性，每次校准均会引入测量不确定度。

（2）实验室应通过以下方式确保测量结果溯源到国际单位制（SI）：

① 采用具备能力(满足国家标准 GB/T 27025 要求)的实验室提供的计量校准/检定服务。

② 选用由具备能力(满足 ISO 17034 要求的标准物质生产者)的标准物质生产者提供并声明计量溯源至 SI 的有证标准物质的标准值。

③ SI 单位的直接复现,并通过直接或间接与国家或国际标准比对来保证。

建立计量溯源性和证明计量溯源性的要求可参考本书附录四的相关内容。

(3) 当技术上不可能计量溯源到 SI 单位时,实验室应证明可计量溯源至适当的参考对象。

① 具备能力的标准物质生产者提供的有证标准物质的标准值。

② 描述清晰的、满足预期用途并通过适当比对予以保证的参考测量程序、规定方法或协议标准的结果。但在采用这些测量程序、规定方法或协议标准前,实验室应向资质认定机构报备。

4.5 管理体系的管理

“检验检测机构应建立、实施和保持与其活动范围相适应的管理体系,应将其政策、制度、计划、程序和指导书制订成文件,管理体系文件应传达至有关人员,并被其获取、理解、执行。”“检验检测机构应当定期审查和完善管理体系,保证其基本条件和技术能力能够持续符合资质认定条件和要求,并确保质量管理措施有效实施。检验检测机构不再符合资质认定条件和要求的,不得向社会出具具有证明作用的检验检测数据和结果。”实验室管理体系是否妥善管理,关系到所建立的管理体系能否持续保持良好运行、关系到管理体系文件是否得到充分执行落实、关系到实验室管理目标能否实现。因此,管理体系的管理在实验室管理中扮演着十分重要的作用。下面详细介绍如何进行管理体系的管理。

4.5.1 管理体系管理总要求

实验室应从以下方面实施管理体系管理。

(1) 实验室应建立和保持文件化的管理体系,以保证该管理体系能够支持和证明实验室持续满足《通用要求》等实验室管理相关规矩的要求,以及实验室活动管理的需要,从而保证实验室活动结果的质量及其管理目标的实现。主要工作内容如下。

① 实验室方针目标管理(见本章第 4.5.2 节所述)。

② 实验室应建立并持续保持和实施管理体系,保留并能随时提供建立和实施管理体系以及持续改进其有效性承诺的相关证据。

③ 管理体系文件的管理除包括质量手册、程序文件、作业指导书、操作规程、工作记录与表格等文件的管理外,还应包含、引用或链接与满足《通用要求》等实验室管理相关规矩和要求的所有相关文件、过程、系统和记录等的管理。

④ 应保证参与实验室活动的所有人员都可获得适用其职责的管理体系文件和相关信息。

(2) 管理体系文件控制管理,见本章第 4.5.3 节所述。

(3) 记录控制管理,见本章第 4.5.9 节所述。

(4) 纠正措施与改进,见本章第 4.5.10 节所述。

(5) 应对风险和机遇的措施,见本章第 4.5.11 节所述。

(6) 内部审核,见本章第 4.5.12 节所述。

(7) 管理评审,见本章第 4.5.13 节所述。

4.5.2　方针目标管理

检验检测机构应阐明质量方针,制定质量目标,并在管理评审时予以评审。具体操作时,应从以下几个方面实施管理。

(一) 建立和保持质量方针和目标

实验室应建立、编制和保持适合实验室管理目标且符合《通用要求》等实验室管理相关规矩所要求的质量方针和目标,并确保该方针和目标在实验室组织的所有人员得到理解和执行。

(1) 所建立的质量方针、目标应简单、明晰,易于理解和执行,并在体系文件中独立表述。

(2) 采取简单、直接的方式,将质量方针、目标在实验室显眼处(如工作场所、客户服务窗口/大厅)等公开,以便所有工作人员学习,并公开接受社会公众和客户的监督。

(3) 在工作人员日常工作中强调质量方针和目标,引起工作人员的关注。

(4) 将质量方针、目标的宣贯和执行落实情况纳入实验室体系文件宣贯和开展日常实验室管理工作的必然内容,定期或随机组织人员进行质量方针、目标的学习、检查和考核,以保证所有人员都能理解和执行。

(二) 制订质量方针和目标的基本要求

实验室应按以下基本要求制订质量方针和目标。

(1) 质量方针和目标应能体现实验室能力的要求。实验室应根据实验室的检验检测能力、经营管理目标、资源配置等情况来制订其质量方针和目标,以满足能够体现其实际能力的要求。

(2) 质量方针和目标应能体现实验室公正性的要求。实验室应根据实验室管理相关规矩关于确保其公正性的有关规定来制订其质量方针和目标,以符合能够体现其公正性地位的要求。

(3) 质量方针和目标应能体现实验室一致运作的要求。实验室应结合维持其合法合规、公平公正、诚实信用和科学、优质、高效的运作经营等相关要求来制订其质量方针和目标,以能够体现其一致运作的要求。

(三) 质量方针和目标的保持

在实验室管理体系日常运行管理中,应保持对质量方针和目标的关注,并在管理评审时予以评审,以保证所制订的方针和目标得到持续保持。

4.5.3　管理体系文件控制管理

检验检测机构应建立和保持控制其管理体系的内部和外部文件的程序,明确文件的标识、批准、发布、变更和废止,防止使用无效、作废的文件。实验室除按文件控制管理相关程序文件对管理体系文件实施控制管理外,还应注意以下问题。

(一) 管理体系支持文件的控制和管理

实验室应根据其管理体系的内部和外部文件的程序,控制与管理满足《通用要求》等相关规矩所要求的内部和外部文件,包括政策声明、程序、规范、制造商的说明书、校准表格、图表、教科书、张贴品、通知、备忘录、图纸、计划等。这些文件可以是书面的,也可以是硬拷贝或数字形式存储在各种载体的。

(二) 管理体系文件的控制和管理

实验室应采用以下管理控制措施,确保管理体系文件现行有效和所有地点的使用人员能够方便获得。

(1) 文件发布前应由授权人员审查其充分性并批准。一般由实验室的技术负责人审查,最高管理者批准(详见本书第 3 章相关内容)。

(2) 应定期审查管理体系文件。必要(如实验室管理相关法规规矩、管理规矩变更或实验室的机构/关键管理人员变更)时,应及时修订、变更或废止相关的管理体系文件,以保证管理体系文件持续符合实验室管理相关规矩的要求。

(3) 应使用规范有效的方法(如使用版本号、更改页或加盖受控印章等方式)来识别文件更改和当前修订状态,防止使用无效、作废文件。

(4) 应保证人员在使用地点都可方便获得适用文件的相关版本。必要(如检验检测地点分散或有多个地点)时,应保证适用文件的相关版本发放到所有需要使用的地点,且使用人员可以随时方便获得。

(5) 应对管理体系文件进行唯一性标识(如发放编号等),并根据实际需要建立和保持文件发放、使用、回收(作废文件)、登记制度(账册)。

(6) 应采用适当的方法防止误用作废文件。无论出于任何目的而保留的作废文件,都必须在文件显著和不易脱落的位置加盖红色的“作废”印章或其他适当的标识,以有效防止作废文件被误用。

管理体系文件控制管理的详细要求可参阅本书第 3.1 节“文件控制管理”相关内容。

4.5.4 合同管理

检验检测机构应建立和保持评审客户要求、标书、合同的程序。对要求、标书、合同的偏离、变更应征得客户同意并通知相关人员。当客户要求出具的检验检测报告或证书中包含对标准或规范的符合性声明(如合格或不合格)时,检验检测机构应有相应的判定规则。若标准或规范不包含判定规则内容,检验检测机构选择的判定规则应与客户沟通并得到同意。

实验室除按合同管理相关程序文件对合同实施管理外,还应注意以下问题。

(一) 合同评审的管控

实验室应按所建立的客户要求、标书和合同评审程序实施合同管理,并能够确保:

(1) 对客户要求应能够通过所制订的程序文件,用易于理解方式予以充分规定。

(2) 应保证有足够的能力和资源满足这些客户要求。

(3) 当使用外部供应商时,实验室应告知客户由外部供应商实施的实验室活动,并获得客户同意后,方可按照国家标准 GB/T 27025 第 6.6 节“外部提供的产品和服务”的相关要求实施。在实验室有实施活动的资源和能力,但由于不可预见的原因不能承担部分或全部活动，或者实验室没有实施活动的资源和能力的情况下，才有可能使用外部提供的实验室活动。

(4) 应按照实验室管理相关规矩的规定且能满足客户要求的情况下选择适当的方法或程序。

(5) 对于内部或例行客户，客户要求、标书和合同评审可简化进行。如采用格式化的表格或检验检测(试验)委托单，尽数列出实验室可供服务的项目(能力范围)清单，交由客户根据业务实际需要选择填写(勾选)等。

(6) 必要时，实验室应给客户提供充分说明，以便客户在申请检测项目时，能更加适合自身的需求与用途。

(7) 如果工作开始后修改合同，应重新进行合同评审，并将修改内容通知所有受到影响的人员或机构。

(8) 应保存客户要求、标书、合同的评审记录，包括任何重大变化的评审记录。针对客户要求或实验室活动结果与客户的讨论，也应作为记录予以保存。

(二) 合同履行的管控

每项合同均应被实验室和客户双方接受并严格履行。合同履行过程出现争议或偏离、客户或实验室要求调整时，应按以下要求实施。

(1) 当客户要求的方法不合适或是过期的时候，实验室应通知客户，并应与客户进行充分的沟通，达成一致意见。应防止因为实施了客户不合适或过期的方法要求而影响实验室的诚信或结果的有效性。

(2) 当客户要求针对检测作出与规范或标准符合性的声明(如通过/未通过，在允许限内/超出允许限)时，应：

① 根据所选择的规范或标准本身包含的判定规则进行。

② 当选择的规范或标准本身没有包含判定规则时，应明确规定选择的规范或标准，以及判定规则，且选择的判定规则应通知客户并得到同意。

关于符合性声明的相关内容，有兴趣的读者可参阅 ISO/IEC 指南给出的详细指南。

(3) 客户要求或标书与合同之间的任何差异(偏离)，应在实施实验室活动前解决，并应确保客户要求的偏离不影响实验室的诚信或结果的有效性。

(4) 在合同履行过程中，与合同的任何偏离实验室都应通知客户，并与客户进行沟通洽商，最终达成共识。

(5) 在澄清客户要求和允许客户监控其相关工作表现方面，实验室可采取以下方式与客户或其代表合作：

① 允许客户合理进入实验室相关区域，以见证与该客户相关的实验室活动。

② 客户出于验证目的所需物品的准备、包装和发送过程。

③ 应有足够的措施保证以上合作实施过程中，满足为其他客户保密的相关要求。

(三) 合同履行质量和水平的跟踪与评价

(1) 向所有客户开展合同履行满意度调查和跟踪客户服务需求(见第 4.5.6 节采购和客户服务管理的相关内容)，以持续提高合同管理特别是合同履行的质量和水平。

(2) 实验室内部定期或不定期组织负责经营、检测、财务等相关业务部门，对本实验室签订的所有类型的合同，分门别类对合同管理特别是合同履行的质量、水平和效果进行跟踪、分析与评价。

(3) 应根据评价结果,对客户及其执行部门进行分类、分级管理和控制。

① 对评价结果差的客户及其执行部门列出清单,实行重点管控。

② 对评价结果好的客户及其执行部门给予正向的激(鼓)励措施。

(四) 合同管理相关信息的管控

实验室应如实详细记录合同管理涉及的各项工作(活动)过程,并按文件管理控制程序的规定妥善保存相关记录。

4.5.5 分包管理

检验检测机构需分包检验检测项目时,应分包给已取得检验检测机构资质认定并有能力完成分包项目的检验检测机构,具体分包的检验检测项目和承担分包项目的检验检测机构应事先取得委托人的同意。出具检验检测报告或证书时,应将分包项目予以区分。

实验室除按分包管理程序文件要求实施项目分包外,具体实施时还应注意以下事项。

(一) 禁止违法分包检验检测业务

实验室不得将法律、行政法规、规章、技术标准、规范性文件等相关规矩明文禁止分包的项目实施分包。特别是涉及公众身体健康、生命安全,以及国家有强制性规定禁止分包的项目。

(二) 依法按规分包检验检测业务

实验室应严格按照分包管理相关规矩实施检验检测业务分包管理。

(1) 在检验检测业务洽谈、合同评审和合同签署过程中严格按分包的管理程序实施分包。

(2) 将需要分包的检验检测项目分包给具备相应条件和能力的实验室,并事先取得委托人对分包的检验检测项目以及拟承担分包项目的实验室的同意。

(3) 当检验检测报告或证书包含了由分包方出具的检验检测结果时,实验室出具的检验检测结果报告中,应清晰注明分包的检验检测项目以及承担分包项目的实验室,以便将分包项目与非分包项目予以区分。

(三) 分包管理相关信息的管控

实验室应如实详细记录分包管理工作(活动)过程的相关信息,并按规定妥善保存相关记录。

4.5.6 采购和客户服务管理

检验检测机构应建立和保持选择和购买对检验检测质量有影响的服务和供应品的程序。明确服务、供应品、试剂、消耗材料等的购买、验收、存储的要求,并保存对供货商的评价记录。检验检测机构应建立和保持服务客户的程序,包括:保持与客户沟通,对客户进行服务满意度调查、跟踪客户的需求,以及允许客户或其代表合理进入为其检验检测的相关区域观察。

实验室实施采购和客户服务管理时，应按程序文件的相关规定实施，并应注意以下事项。

（一）采购活动的管理

实验室应按选择和购买对检验检测质量有影响的服务和供应品程序，关于服务、供应品、试剂、消耗材料等的购买、验收、存储的相关要求，对检验检测质量有影响的服务和供应品实施采购、验收和存储，形成并保存相关（含对供货商的评价）记录。

（1）实验室应按相关程序文件的要求，在管理层内指定专人负责采购工作，并明确采购工作责任部门，负责对检验检测质量有影响的服务和供应品、试剂、消耗材料等的选择、购买、验收、存储等工作，形成并保存上述活动的记录信息，以保证采购活动满足实验室管理相关规矩的要求。

（2）实验室应确保影响实验室活动的外部提供的产品（包括测量标准和设备、辅助设备、消耗材料和标准物质）和服务（包括校准/检定服务、抽样服务、检测服务、设施和设备维护服务、能力验证服务以及评审和审核服务）的适宜性，这些产品和服务包括以下内容。

① 用于实验室自身活动的。

② 部分或全部直接提供给客户的。

③ 用于支持实验室运作的。

（3）实验室应按其建立的相关程序开展以下活动，并保存相关活动记录。

① 确定审查和批准实验室对外部提供的产品和服务的要求。

② 确定评价、选择、监控表现和再次评价外部供应商的准则。

③ 在使用外部提供的产品和服务前，或直接提供给客户之前，应确保其符合实验室管理相关规矩和《通用要求》的相关要求。

④ 根据对外部供应商的评价、监控表现和再次评价的结果采取相应的措施。如评价结果满意则继续将其放在外部合格供应商名录，评价结果不满意则移出外部合格供应商名录。

（4）实验室应根据自身需求，对需要控制的产品和服务进行识别，并采取有效的控制措施。实验室应按以下要求对下列 3 类产品和服务实施管理和控制。

① 易耗品（包括培养基、标准物质、化学试剂、试剂盒和玻璃器皿等）。

a. 实验室应对其品名、规格、等级、生产日期、保质期、成分、包装、贮存、数量、合格证明等进行符合性检查或验证。

b. 对商品化的试剂盒，实验室应核查该试剂盒是否已经过技术评价，并有相应的信息或记录予以证明。

c. 当某一品牌的物品验收的不合格比例较高时，实验室应考虑更换该产品的品牌或制造商。

② 设备及维护服务。

a. 选择设备时应考虑满足检测或抽样方法，以及《通用要求》等相关规矩的要求。

b. 应单独保留主要设备的制造商记录。

c. 对于设备性能不能持续满足要求或不能提供良好售后服务和设备维护的供应商，实验室应考虑更换供应商。

③ 校准/检定服务、标准物质和参考标准。

a. 选择校准/检定服务、标准物质和参考标准时，应满足相关规矩对测量结果的计量溯源性要求以及检测或抽样方法对计量溯源性的要求。

b. 实验室的参考标准应满足溯源要求。无法溯源到国家或国际测量标准时，检验检测机构应保留检验检测结果相关性或准确性的证据（如参加国家认可或授权的权威机构组织的能力验证、实验室之间比对结果满意的证明等）。

（5）应按供应品、试剂、消耗材料、标准物质的采购管理相关程序文件的规定，对购买回来的供应品、试剂、消耗材料、标准物质等在入库前组织验收，查验其品质特性是否符合其质量说明书或合格证明材料的说明（要求）。验收合格后，存储于满足相关物品存储环境条件要求的空间。必要时，应采取有效的设施和措施对相关物品的存储环境条件进行控制。

（6）应就以下事务保持与外部供应协商沟通，并在实施前达成共识。

① 需提供的产品和服务的品种（类型）、数量等。

② 提供的产品和服务的验收准则。

③ 服务能力的要求，包括提供服务的人员需具备的资格和能力等。

④ 实验室或其客户拟在外部供应商的场所进行的活动，包括活动的内容、范围及活动参与者等。

（7）实验室应根据自身管理体系管理的需要，选择用于支持实验室运作的服务：

① 应选择国家认可（或授权）的权威机构提供的包括能力验证、审核或评审服务等可能影响实验室活动的用于支持实验室运作的产品和服务。

② 当实验室需从外部机构获得实验室活动服务时，应选择相关项目已获资格认定（或认可）的实验室或相关服务机构。

（二）客户服务的管理

实验室应根据服务客户的程序中，关于保持与客户沟通、对客户进行服务满意度调查、跟踪客户的需求，以及允许客户或其代表合理进入为其检验检测的相关区域观察等相关规定，实施客户服务管理。具体应按以下要求实施。

（1）实验室管理层内应指定专人负责服务客户工作，并明确负责服务客户相关工作的部门，按照所建立的相关程序文件的要求，开展客户服务相关工作，形成并保存相关记录。

（2）实验室应采取但不限于以下方式对客户进行服务满意度调查、跟踪客户需求：

① 寄、发服务满意度调查问卷或调查表。

② 寄、发客户需求调查表。

③ 电话或视频方式对客户进行服务满意度调查和跟踪客户需求。

④ 邀请客户或客户代表参加座谈或咨询会议等听取和收集客户的意见。

（3）当客户提出要求或需要让客户加深了解本实验室相关检验检测能力时，应允许客户或其代表进入为其检验检测的相关区域观察。但在组织观察时，应采取为其他客户保护秘密的相关措施，防止因此而泄露了其他客户的秘密。

4.5.7 投诉管理

检验检测机构应建立和保持处理投诉的程序。明确对投诉的接收、确认、调查和处理职责，跟踪和记录投诉，确保采取适宜的措施，并注重人员的回避。实验室应根据所建立的处理投诉的程序，在管理层内指定专人（如质量负责人）负责投诉管理工作，并明确一个部门（如质量管理/技术管理部）负责按以下要求处理投诉的接收、确认、调查和处理等工作，形成并保存相关记录。

(一) 投诉的接收和评价

实验室应按形成文件的过程(程序)来接收和评价所有的投诉。

(1) 接到投诉后,实验室应尽可能告知投诉人已收到投诉,并向投诉人提供处理进程的报告和结果的承诺。

(2) 应立即开展投诉的初步调查工作,收集并验证所有必要的相关信息,再根据初步调查结果和投诉与其实验室活动的相关性来确认投诉是否成立(有效)。

① 如调查结果证实投诉成立,或投诉与其实验室活动相关,则确认投诉有效,并立即启动投诉处理的后续工作;必要时,还应向投诉人通报投诉处理相关工作的进展情况。

② 如调查结果证实投诉不成立,或投诉与其实验室活动不相关,则确认投诉无效,并立即终止投诉处理的后续工作。同时,还应将相关信息反馈给投诉人。

(二) 投诉处理过程的要素和方法

投诉处理过程应至少包括以下要素和方法。

(1) 对投诉的接收、确认、调查以及决定采取处理措施过程的说明。当利益相关方有要求时,可获得对投诉处理过程的说明。

(2) 跟踪并记录投诉,包括但不限于投诉事项、投诉人、投诉对象、投诉方式(含电话、语音、影像、书面或电子信函等)、投诉时间(含接收、确认、处理、办结时间等),以及为解决投诉所采取的措施等。

(3) 确保采取适当的措施。

① 应保证应对措施合法合规,在现行实验室管理相关规矩的要求内回应投诉涉及的问题。

② 应保证措施适当、有效,能在保证实验室客观、公正、独立、诚实信用原则的前提下,有效、准确回应投诉所涉及的问题。

(三) 投诉的处理

实验室应按相关规矩的要求及时处理收到的投诉,并对投诉处理过程中的所有决定负责,及时反馈处理结果。

(1) 对客户或其他相关方的投诉,应按以下要求处理。

① 按实验室所建立程序文件规定的时限处理收到的投诉;程序文件没有规定时限时,应与投诉人沟通商定处理时限,并在该时限内将投诉处理完毕。

② 实验室应确保投诉处理结果应由与投诉所涉及的实验室活动无关的人员作出、审查和批准,并告知投诉人。有必要时,可由外部人员实施。

③ 投诉处理完毕后,只要可能,实验室应正式通知投诉人投诉已处理完毕,并向投诉人反馈投诉处理结果。

(2) 如果实验室收到资质认定部门转交的投诉,应按以下要求处理。

① 参照前述的相关规定,在投诉处理相关规矩或资质认定部门规定的时限(相关规矩或资质认定部门无规定时,一般应在 2 个月内)处理完毕,并向资质认定部门反馈投诉处理结果。

② 如果资质认定部门收到对实验室的投诉内容是针对实验室能力和诚信时,资质认定部门将在不预先通知实验室的情况下安排不定期监督评审。实验室应当全力配合资质认定

部门安排的不定期监督评审。

(四) 投诉信息的管理

实验室应根据处理投诉的程序和实验室管理相关规矩的规定,进行跟踪和记录投诉,确保采取适宜的措施(如对投诉人相关信息实行保密、对投诉涉及的相关人员实行严格的回避等),客观、公正处理投诉事项,并将投诉处理全过程形成记录存档。投诉信息记录的内容要求参看前面第 2 项所述。

4.5.8 不符合工作管理

检验检测机构应建立和保持出现不符合工作的处理程序,当检验检测机构活动或结果不符合其自身程序或与客户达成一致的要求时,检验检测机构应实施该程序。实验室应根据关于不符合工作管理相关规矩的要求,在管理层内指定专人(如质量负责人/技术负责人,下简称相关负责人)负责,并明确一个部门(如质量管理/技术管理/综合管理部)负责,根据出现不符合工作处理程序所明确的不符合工作管理的责任、权力及其处理方法、程序,处理出现的不符合工作,形成并保存相关记录。

(一) 不符合工作来源的识别

实验室应从整个检测的过程来识别不符合工作的来源,主要是通过检测前、检测中、检测后这些过程进行识别。

(1) 检测前的不符合工作来源,主要包括以下内容。

① 合同评审:现有资源能力的不符合,包括资质能力、人员和设备资源等不符合。

② 样品:包括检测样品信息与委托单信息不一致,样品采集、保存和处理不规范等。

③ 信息保密:在与客户沟通时泄露其他客户信息和资料的不符合等。

(2) 检测中的不符合工作来源,主要包括以下内容。

① 人员:检测人员资质水平、技术能力、经验不足导致检测不准确;对新上岗的检验检测人员缺乏有效的技术指导和监管等。

② 仪器设备:包括仪器设备性能异常、未定期校准/检定或核查、无标准操作规程、无使用维护记录、无合格证明文件或功能确认记录、无档案和状态标志等。

③ 试剂耗材:包括无招标资料、无管理记录、无资质证件、无性能评价;使用无证、过期、变质、失效的标准物质等。

④ 检测方法:未识别样品对检测方法带来的干扰、使用错误或不合适的检测方法;标准变更后未及时进行能力确认等。

⑤ 文件和记录:包括缺乏内部质量控制审核资料等。

⑥ 检验检测场所、环境条件、设施等不满足检测方法标准、技术规范的要求。

⑦ 检验检测过程质量缺乏有效控制:检验和计算粗心大意、对可疑数据不敏感、临界值的处理有偏差、对标准理解有偏差等。

(3) 检测后的不符合工作来源,主要包括以下内容。

① 数据结果风险:人为更改或伪造检测数据、结果等。

② 报告编制过程:原始记录资料不规范、缺少可追溯性、报告结论判断错误等风险,报告漏签名或签错名、非授权签字人签字或授权签字人超出授权范围签字,报告无签发日期或签发日期与试验(检测)日期逻辑错误等。

③ 信息安全和保密：泄露客户信息、报告和数据信息等。

④ 其他：留样样品未按留样要求妥善保管、处理等。

(4) 当监督和管理人员在日常监督、内审、外审等工作中，发现(识别出)检测活动或管理体系运行活动已经偏离了管理体系文件和其他相关规矩(文件)并形成了不符合工作时，工作人员应立即向管理层的相关负责人报告，并填写《不符合工作记录表》。

(二) 确定不符合工作类型

管理层相关负责人收到工作人员的不符合工作报告后，应立即组织相关人员对出现的不符合工作进行分析评估，并根据不符合工作可能造成的风险和后果，确定不符合工作类型。

(1) 一般不符合工作：工作是个别的，少量的偏离文件，尚未影响管理体系运行，在技术操作方面未给客户造成损失和影响，属于偶发事件，在实施纠正措施后不再发生的不符合工作。

(2) 严重不符合工作：工作严重偏离了体系文件，影响管理体系的运行，造成了涉及法律、安全和客户利益的严重不符合，或采取纠正措施后可能再次发生的不符合工作。

(三) 采取处理措施

根据不符合工作的类型分别采取相应的处理措施。

1. 一般不符合工作的处理措施

(1) 立即停止不符合工作，由管理层相关负责人组织技术、质量、检测管理等相关部门和人员，分析、查找不符合工作产生的原因，针对不符合工作的产生原因，与相关部门共同制定并实施处理方案和纠正措施，形成并保存相关工作记录。

(2) 对于需要紧急处理的一般不符合工作，管理层相关负责人针对不符合工作发生的原因，现场立即采取了相应纠正措施，且经确认不符合工作的纠正措施有效后，可继续开展检测工作。

(3) 对不需要紧急处理的不符合工作处理结束后，责任部门负责人应及时向管理层相关负责人提交书面报告，经相关负责人批准后方可继续开展相关的检测工作。

2. 严重不符合工作的处理措施

(1) 立即停止不符合工作，由管理层相关负责人组织技术、质量、检测管理等相关部门和人员，分析、查找不符合工作产生的原因，对不符合工作可能造成的法律、安全和客户经济利益的后果，以及客户的可接受性进行评估，针对不符合工作的产生原因及其评估结果，与相关部门共同制定并实施处理方案和纠正措施，形成并保存相关工作记录。

① 当分析评估确认不符合工作造成的影响较为严重时，应立即停止一切相关的检测活动和工作、扣发尚未发出的检测报告。

② 当分析评估确认不符合工作已经对已经完成的检测结果造成影响时，实验室应采用书面通知客户方式追回已发出的报告，并与客户商讨后续的处理措施。

a. 如有留样或能够取得与原试样同批次、同规格、同型号的“同质”试样，或者是工程实体质量检测，可安排重新进行相关检测工作，以重新出具的检测报告取代追回的报告。

b. 当无法安排重测时，可采用现行管理相关规矩允许使用的其他替代检测方法，对检测对象实施检测，并根据检测结果重新出具检测报告，替代追回的检测报告。

③ 当不符合工作导致实验室能力在相当一段时间内不能满足用户要求时，实验室管理

层应通知客户取消相关检测工作。

④ 当不符合工作无法通过上述处理措施补救对客户造成的影响时，应主动与客户洽商，按检测合同的约定或双方洽商达成一致的意见，赔偿客户的损失。

⑤ 当评价结果对实验室的运行与其管理体系的符合性产生怀疑，或者评价表明不符合工作不是偶发的、个案的问题，可能再次发生时，管理层应当在决定采取并监督执行层落实不符合工作的纠正和纠正措施的同时，制订并监督执行层实施防止不符合工作再次发生的预防措施；必要时，由质量负责人组织专项审核，以防止不符合工作造成更严重的不良后果。

(2) 当发生的严重不符合工作按上述要求采取措施处理完毕且经确认处理措施有效时，管理层相关负责人方可批准恢复相关检测工作。

(四) 不符合工作管理应注意的问题

管理层应特别关注并督促不符合工作控制程序的执行落实。实验室常见的不符合工作包括(但不限于)实验室环境条件不满足要求、试验样品的处置时间不满足要求、试样未在规定的时间内检测、质量监控结果超过规定的限制、能力验证或实验室间比对结果不满意等。

(1) 确保实验室所有人员均熟悉不符合工作控制程序，尤其是直接从事检测和抽样活动的人员。

(2) 在内部审核中特别关注不符合工作控制程序的执行落实情况。特别是如何采取措施消除或降低不符合工作给客户和实验室结果的有效性带来的不良影响方面的情况。

(3) 所有不符合工作及对其采取的处理措施，均应详细清楚地记录并保存，作为进一步跟踪溯源、采取持续改进的预防性措施和开展管理体系内部审核与管理评审的输入(依据)。

4.5.9 记录控制管理

检验检测机构应建立和保持记录管理程序，确保每一项检验检测活动技术记录的信息充分，确保记录的标识、贮存、保护、检索、保留和处置符合要求。记录控制管理工作涉及几乎所有的工作部门和人员，是实验室管理过程中最容易出现不符合工作的环节之一，更是保证所有实验室活动可以再现的一个十分重要的技术手段。所以，实验室管理层应按记录控制管理程序的相关规定，明确一名负责人和一个负责部门，专门负责监督执行层严格执行落实记录控制管理程序。记录控制管理工作应按以下要求实施。

(一) 制定格式化记录

实验室应为其所有活动建立格式化的记录表格(详见第 3 章第 3.1.4 节所述)。

(二) 严格按规定填写记录

实验室应按其建立的记录控制管理程序，对所有实验室活动进行详细、清晰记录并加以保存，以证明其活动满足《通用要求》等实验室管理相关规矩的要求。例如，技术记录，无论是电子记录还是纸质(书面)记录，应包括从样品的接收到出具检测报告过程中观察到的信息和原始数据，并全程确保样品与报告的对应性。

1. 记录管理

实验室应对其所有活动进行清晰记录，并应按以下要求对记录过程进行控制管理。

(1) 记录的内容应确保能方便获得所有的原始记录和数据。应确保每一项实验室活动的技术记录包含结果、报告和足够的信息，以便在可能时识别影响测量结果及其测量不确定度的因素，并确保能在尽可能接近原条件的情况下重复该实验室活动。例如技术记录的内容应至少包括以下信息。

① 样品描述。

② 样品唯一性标识。

③ 所用的检测和抽样方法。

④ 环境条件，特别是实验室以外的地点实施的实验室活动。

⑤ 所用设备和标准物质的信息，包括使用客户的设备。

⑥ 检测过程中的原始观察记录以及根据观察结果所进行的计算。

⑦ 实施实验室活动的人员。

⑧ 实施实验室活动的地点（如果未在实验室固定地点实施）。

⑨ 检测报告的副本，即实验室发给客户的报告版本的副本，可以是纸质版本或不可更改的电子版本，其中应包含报告的签发人、认证标识（如使用）等信息。

⑩ 其他应该记录的重要信息。

（2）实验室应在管理体系文件规定格式的记录表格中或成册的记录本上记录、保存检测得到的原始数据信息，不得随意用一页白纸来记录和保存原始数据信息；也可以将检测得到的原始数据信息直接录（输）入信息化管理系统或者通过信息化管理系统自动导入由设备自动采集到的检测原始数据信息。

① 技术记录应包括每项实验室活动以及审查数据结果的日期和责任人（试验/检测人、审/校核人）等信息。

② 原始的观察结果、数据和计算应在观察或获得时予以记录，并按特定任务（如用检验检测项目名称作为记录的题名等）予以识别。

③ 对自动采集或直接录入信息化管理系统中的数据的任何更改，应确保技术记录的修改可以追溯到前一个版本或原始观察结果，并应保存原始的以及修改后的数据和文档，包括修改的日期、标识修改的内容和负责修改的人员等信息。

④ 应保证原始记录为试验人员在试验过程中记录的原始观察数据和信息，而不是试验后所誊抄的数据。当需要另行整理或誊抄时，应同时保留对应的原始观察数据和信息的记录。

⑤ 当实验室活动的记录者和司测（操作）者不是同一个人时，司测（操作）者应将原始观察数据和信息高（大）声诵读一遍，让记录者能够清楚听到；记录者也应随即大声重复诵读一遍，让司测（操作）者能够清楚听到并确认无误后，方可记入记录表格或记录本中。

2. 记录控制

实验室应对记录的标识、存储、保护、备份、归档、检索、保存期限和处置实施所需的控制。

（1）应对记录的采用唯一性的标签或编码进行标识，以便于对记录进行有效的控制管理（含存储、保护、备份、归档、检索、保存和处置等）。

（2）应对记录进行妥善的存储和实施有效的保护，必要时要备份，以防止记录丢失或损坏（毁）。

（3）人员或设备的记录应随同人员工作期间或设备使用期限内全程保留，在人员调离或设备停止使用后，人员或设备的技术记录应至少再保存 6 年。

（4）应按实验室管理相关规矩的规定或相关合同约定的保存期限保存记录（详见本章第 4.5.21 节所述）。

(5) 应按记录控制管理相关规矩的规定处置超过保存期限的记录。超过保存期限的记录,经确认有长期保存价值的记录,可按长期保存的档案资料继续存档;对没有长期保存价值的记录,可按管理体系文件的相关规定予以销毁。

3. 记录的调阅

记录的调阅应实行登记、查验和审批制度,以保证被调阅记录的完整和安全,并符合保密承诺,以及有需要的人员易于获得工作所需的记录。

(1) 记录的相关工作未结束前,记录应由负责相关工作的记录人员负责保管和使用,其他人员原则上不得调阅;因工作确有需要使用记录的人员须经管理层的相关负责人审批后方可调阅。

(2) 记录的相关工作已经结束,但记录未归档前,记录应继续由负责相关工作的记录人员或由记录的相关工作所在部门指定专人负责保管;其他因工作确有需要使用记录的人员,须经管理层相关负责人审批后方可调阅。

(3) 已经归档的记录,有需要使用记录的人员须经管理层相关负责人审批并办理相关手续后方可调阅。

(4) 经批准同意调阅的记录(含未归档和已归档的),记录的保管人员应在调阅前、后对其完整性进行查验并进行登记确认,以确保记录不会因为调阅而造成丢失、缺损或破坏。

4. 记录归档管理

应任命档案管理员按以下职责要求对记录进行归档和管理,并为归档的记录建立检索索引(或检索号),以便于快速查找、应用和处置记录。

(1) 指导、督促有关部门或人员做好检测记录资料的填写、收集、整理、保管,保质保量按期移交记录、档案资料。

(2) 负责记录、档案资料的收集、整理、立卷、编目、归档、借阅等工作。

(3) 负责有效文件的发放和登记,并及时回收失效文件。

(4) 负责记录、档案的保管工作,维护记录、档案的完整与安全。

(5) 负责电子文件档案的内容应与纸质文件一致,一起归档。

(6) 参与对已超过保管期限记录档案的鉴定,提出记录档案存毁建议,编制销毁清单。

4.5.10 纠正措施

检验检测机构应建立和保持在识别出不符合时立即采取纠正措施的程序。检验检测机构应通过实施质量方针、质量目标,应用审核结果、数据分析、纠正措施、管理评审、人员建议、风险评估、能力验证和客户反馈等信息来持续改进管理体系的适宜性、充分性和有效性。对于发现的不符合工作,实验室不应仅仅纠正发生的问题,还应进行全面、深入、细致的分析,确定不符合是否为独立事件,是否还会再次发生,查找出产生问题的根本原因,按以下要求启动纠正措施。

(一) 启动纠正措施

实验室应按纠正措施程序的相关规定对不符合工作进行分析评估,确定产生问题的原因和是否采取纠正措施。

(1) 对不符合工作进行评审(估)和分类(详见本章第 4.5.8 节所述,此处从略)。

(2) 分析确定不符合工作产生的原因。如确定不符合工作到底是人为因素造成,还是由于场所环境、设备设施等其他因素造成的。

(3) 分析评估确定不符合工作是偶然发生的独立事件，还是实验室还存在其他类似的或可能还会再次发生的系统性事件。

(二) 选择纠正措施

实验室应根据分析评估结果采取相应的纠正措施，以消除产生不符合工作的原因，避免不符合工作再次发生或者在其他场合发生。

(1) 对评估确定为一般或严重不符合工作时，应参照本章第 4.5.8 节的相关要求，立即采取针对性的纠正措施，消除其产生原因，以最大限度降低或消除不符合工作对客户和实验室活动结果有效性的不良影响。

(2) 对评估确定为系统性严重不符合工作(如实验室还存在其他类似的或可能还会再次发生的不符合工作)时，除按照本章第 4.5.8 节的相关要求采取针对性的纠正措施外，还应针对产生不符合工作的系统性原因，制定并采取有效的预防措施，防止发生其他类似的或重复发生的同类不符合工作，以最大限度降低或消除不符合工作对客户和实验室活动结果有效性的系统性不良影响。

例如：在资质认定评审中，经常发现实验室未按《通用要求》等相关规矩的规定和资质认定部门(或行业监管部门)的要求参加能力验证或同行实验室之间比对活动，实验室仅提供事后参加能力验证或实验室之间比对的证据，这种措施是不充分的。实验室应当全面分析未参加能力验证或实验室之间比对活动的根本原因，如资金不足、能力验证或实验室之间比对计划不全面、缺乏对计划实施情况的有效监督等，进而采取带有预防性的纠正措施，以防止同类事件再次发生。

(三) 确认纠正措施的效果

实验室应按以下方法评估和确认采取的纠正措施的效果，并保存相关记录。

1. 评估纠正措施的处置(纠正)效果

应按以下要求对纠正措施的实施落实情况及其处置(纠正)效果进行评估。

(1) 应确认是否已经实施了所需的措施和已经取得了纠正措施所期望的结果。如分析评估并确认纠正措施所针对的不符合工作是否已经得到有效的消除。

(2) 评审确认所采取的纠正措施的有效性。如通过评审活动，确认采取了纠正措施后，相关不符合工作产生根源是否已经得到彻底的清除，在后续的实验室活动中是否还会产生同样的不符合工作等。

(3) 当评审确认不符合工作影响到其所确定的风险和机遇时，应更新在策划期间确定的风险和机遇，及其应对措施。

(4) 当评审确认不符合工作影响到管理体系时，应变更管理体系受到影响的相关内容。

2. 评估和确认纠正措施是否与不符合工作产生的影响相适应

如分析评估所采取的纠正措施是否有效消除了不符合工作所产生的不良影响，包括对实验室自身和客户利益产生的影响；确认纠正措施是否可以有效防止不符合工作所产生的影响危及实验室公正性的地位。

(四) 纠正措施信息的管理

应记录和保存不符合工作及对其采取的纠正措施的相关信息，作为后续跟踪纠正和采取持续改进措施的证据。例如，应把纠正措施管理的相关信息作为内部审核和管理评审的输入。

4.5.11 应对风险和机遇的措施与改进

检验检测机构应考虑与检验检测活动有关的风险和机遇，以利于：确保管理体系能够实现其预期结果；把握实现目标的机遇；预防或减少检验检测活动中的不利影响和潜在的失败；实现管理体系改进。检验检测机构应策划：应对这些风险和机遇的措施；如何在管理体系中整合并实施这些措施；如何评价这些措施的有效性。

应对风险和机遇的措施与改进，是预防性管理理念在实验室管理中的应用。《通用要求》虽未强制要求运用正式的风险管理方法或形成文件的风险管理过程。但如果做好了该工作，可以大降低造成实验室管理体系失效或重大损失或严重不利影响的风险及其应对成本，提高管理体系实现其预期结果和增强实现其管理目的与目标的机遇。所以，作为一名有智慧的、理智的实验室管理者，应对此引起足够的重视，并按以下要求做好各项工作。

（一）应对风险和机遇的措施的目的

实验室管理层应充分考虑和关注与实验室活动相关的风险和机遇，以达到以下目的。

（1）确保管理体系能够实现其预期结果。

（2）增强实现实验室目的和目标的机遇。

（3）预防或减少实验室活动中的不利影响和可能的失败。

（4）实现管理体系的持续改进。

（二）策划应对风险和机遇的措施

实验室应按以下要求进行应对可能出现的风险和机遇的措施的策划。

（1）实验室可通过评审操作程序、实施方针、总体目标、审核结果、纠正措施、管理评审、人员建议、风险评估、数据分析和能力验证结果等识别风险和改进机遇，对识别出来的风险和改进机遇进行分析评估，并将其制成清单或表格，便于开展后续的相关工作。

（2）应针对识别分析出来的风险和改进机遇，拟定其应对风险和改进机遇的措施。

① 应对风险的措施。

a. 识别和规避风险的威胁。

b. 为寻求机遇承担风险。

c. 消除风险源。

d. 改变风险的可能性或后果。

e. 分担风险。

f. 通过信息充分的决策而保留风险等。

② 应对改进机遇的措施。

a. 采用新工艺、新技术、新材料、新设备等“四新”成果。

b. 创新或改进服务方式。

c. 持续提高服务质量和水平等其他方式。

③ 在管理体系中整合并实施这些措施，以应对或满足客户明显的和潜在的需求。机遇可能促使实验室扩展实验室活动范围，不断赢得新客户、巩固老客户。

（三）实施应对风险和改进机遇的措施

实验室应按以下要求执行实施策划制定的应对风险和改进机遇的相关措施。

（1）实验室应对识别出来的风险和改进机遇，采取策划制定的应对风险和改进机遇的必要措施。

（2）实验室应采用客户满意度调查、与客户的沟通记录和共同审查报告等方式，向客户征求反馈意见；无论是正面的还是负面的意见，都应分析和利用这些反馈意见，以改进管理体系、实验室活动和客户服务。

（3）管理层应组织评价这些应对措施的有效性及其对实验室结果有效性的潜在影响的适应性。

《通用要求》虽然规定了实验室应策划应对风险的措施，但并未强制要求运用正式的风险管理方法或形成文件的风险管理过程或程序。如实验室决定采用超出《通用要求》的更广泛的风险管理方法，读者可参阅其他相关的应用指南或标准、准则。

4.5.12 内部审核管理

检验检测机构应建立和保持管理体系内部审核的程序，以便验证其运作是否符合管理体系和本标准的要求，管理体系是否得到有效的实施和保持。内部审核通常每年一次，由质量负责人策划内审并制定审核方案。内审员须经过培训，具备相应资格，若资源允许，内审员应独立于被审核的活动。

内部审核在实验室管理体系管理中具有十分重要的地位和作用。因此，实验室管理层应高度重视并根据内部审核程序的要求做好该工作，具体应按以下要求实施。

（一）准备工作

准备工作包括成立内部审核工作小组，策划、制订和批准内部审核方案等。

1. 成立内审工作小组

内部审核工作小组应由管理层中的熟悉管理体系运行管理的质量负责人为组长，成员由经过培训，具备相应资格且熟悉内部审核工作程序和要求的内审员组成。

2. 策划和制订内审方案

内审工作小组应认真跟踪、收集以往审核发现问题改正结果和上一次内审以来管理体系运行过程中出现偏离的工作、活动（过程）或问题，并依据有关工作、活动（过程）或问题的重要性、对本机构产生影响的变化和以往的审核结果，在每年初开始策划、制订内部审核方案。

3. 内部审核方案的内容要求

内部审核方案应包括以下内容。

（1）明确内部审核的频次和实施时间。每年至少进行一次内部审核，时间一般应安排在距离上一次内部审核 12 个月内。必要时（如外部评审后、管理体系有变更或调整时），可安排一次追加审核；实施时间应安排在当年管理评审启动之前、外部评审或管理体系出现变更或调整后。

（2）规定内部审核的方法、要求和覆盖范围。

① 明确采用内部审核方法：可采用资料审核、现场检查或提问、过程观察或考核、召开相关会议、发放与回收相关表格等方式进行。

② 明确内部审核的要求。

a. 明确内部审核工作的参加人员、组织安排、启动与完成时间等，如参加内部审核的工作人员须经培训、具备内部审核的工作资格。

b. 在组织安排内部审核任务时应执行回避制度，即不能安排内审人员负责其所在部门或其岗位工作（或活动）的审核工作，以保证内审员独立于被审核的活动。

c. 明确内部审核工作的开始和完成的具体时间安排等。

③ 明确内部审核的覆盖范围。在内审计划中应明确本次内部审核覆盖到管理体系的哪些要素、工作部门和人员。

a. 在一个年度内，内部审核原则上应覆盖到管理体系的全部要素。

b. 在定期安排的常规内部审核时，应对上一次内部审核以来，在管理体系管理运行过程中，存在问题或偏离现象较多的工作（或活动）予以重点关注。

c. 如为临时安排追加的内部审核，应对安排本次内部审核主要原因涉及的工作（或活动）进行重点审核。

（3）明确内部审核的职责：应根据程序文件的相关规定，明确本次内部审核工作的职权和责任。

（4）明确审核结果报告的内容和相关要求：应根据程序文件的相关规定，明确本次审核结果报告的格式、内容、报送范围和对象、完成时间等。审核结果报告的主要内容应包括：

① 本次审核工作的组织和实施过程的描述、发现的不符合工作（项）及其应采取的纠正和纠正措施，以及这些措施执行实施后取得的实际效果等；

② 对实验室日常管理运作是否符合管理体系和《通用要求》等相关规矩的要求作出客观、真实的评价结果（论）；

③ 对管理体系是否得到有效的实施和保持作出客观、准确、清晰的评价结果（论）；

④ 对管理体系运行管理提出的改进建议和意见；

⑤ 其他需要报告的重要内容。

4. 批准内部审核方案

所编制的内部审核方案经内部审核小组审核通过后，送实验室内部审核程序文件规定的批准人或最高管理者（程序文件未作出规定时）批准。

（二）组织实施内部审核

内部审核小组根据获批准的内部审核方案，按以下要求组织实施内部审核工作并提交内部审核结果报告。

（1）召开首次会议，小组全体成员均应参加，由组长依据内部审核方案向全体成员宣布具体的人员和工作安排，明确审核工作的职责、方法和时间安排等具体要求。

（2）明确本次审核的对象和范围（如部门、工作/活动或过程、人员）并按内部审核方案确定的职责、方法和时间安排等实施审核。

（3）整理、分析和确认审核发现的不符合工作（项），针对这些不符合工作提出并督促相关部门（岗位）采取适当的纠正和纠正措施，并追踪对不符合工作采取的纠正和纠正措施是否取得预期的成效。

(4) 编写、审核、批准内部审核结果报告：根据内部审核方案规定的内部审核结果报告的内容和相关要求(见前述)，组织编写内部审核结果报告，提交末次会议讨论通过后，将内部审核结果报告呈内部审核程序文件规定的批准人或最高管理者(程序文件未作出规定时)批准。

(5) 应将获批准后的内部审核结果报告发送给相关管理者，包括管理层成员和各相关工作部门负责人，以便于运用内部审核结果持续改进管理体系的运行效果。

(三) 内部审核信息的管理

实验室应按以下要求详细、如实记录并保存内部审核工作相关的信息、数据。

(1) 内部审核所有工作活动均应形成的记录，包括工作过程形成的原始记录、文件、方案、结果报告等。

(2) 应保留所形成的记录、文件的信息(含书面和电子版的)，作为实施内部审核方案以及审核结果的证据，并作为管理评审输入信息来源。

以上介绍的是内部审核管理工作一般性的通用要求。需要进一步学习了解这方面知识的读者，可参考国家标准 GB/T 19011 给出的内部审核相关指南。

4.5.13　管理评审管理

检验检测机构应建立和保持管理评审的程序。管理评审通常 12 个月一次，由管理层负责。管理层应确保管理评审后，得出的相应变更或改进措施予以实施，确保管理体系的适宜性、充分性和有效性。应保留管理评审的记录。管理评审是实验室保持其管理体系运行持续满足《通用要求》等相关规矩要求的重要手段，因此，管理层尤其是最高管理者应高度重视该工作，并按以下要求实施管理评审。

(一) 准备工作

成立管理评审工作小组，策划、制订和批准管理评审方案。

(1) 成立管理评审工作小组。管理评审核工作小组应由最高管理者为组长，成员由管理层成员和各工作部门负责人，以及经过培训且具备内审员资格的管理人员组成。

(2) 管理评审小组应按照管理评审程序文件的要求，在每年初开始策划本年度的管理评审，实施时间应安排在距离前一次管理评审 12 个月内进行，并应在正式开始评审工作前制订管理评审方案。管理评审方案的格式、内容、审批等应符合实验室管理评审程序文件(见第 3 章 3.1.2 节相关内容)的相关规定。

(3) 在制订管理评审方案时，应全面、完整地收集和记录管理评审的输入信息，作为管理评审方案的主要内容。管理评审输入至少应包括以下信息：

① 实验室在上次评审后相关的内外部因素的变化。

② 实验室目标的可行性或目标的实现程度。

③ 政策和程序的适用(宜)性。

④ 以往管理评审所采取措施的情况，包括采取了哪些措施和采取这些措施后取得的成效(结果)。

⑤ 近期内部审核的结果。

⑥ 纠正措施。

⑦ 由外部机构进行的评审。

⑧ 工作量和工作类型的变化或实验室活动范围的变化。

⑨ 客户和人员(含员工和实验室活动涉及的其他相关人员)反馈。

⑩ 投诉。

⑪ 实施改进的有效性。

⑫ 资源配备的合理性和充分性。

⑬ 风险识别的可控性或结果。

⑭ 结果质量的保障性(或保证结果有效性的输出)。

⑮ 其他相关因素,如监督活动和培训。

(4) 对规模较大的实验室,管理评审可以分级、分部门、分次进行。实验室应根据具体情况在前期策划和制订方案时作出相关的安排,以确保管理评审输入和输出的完整性。

(5) 对于集团式管理的实验室,通常每个地点均为单独的法人机构,对从属于同一法人的实验室应按本条所述的要求实施完整的管理评审。

(二) 组织实施管理评审

管理评审工作小组应严格按照管理评审程序文件(详见第3.1.2节相关内容)的相关规定和获批准的管理评审方案的具体安排,开展管理评审工作并提交管理评审报告。具体实施时应注意以下事项。

(1) 实验室管理层应按照策划的时间间隔和制订的管理评审方案,对实验室的管理体系进行评审,以确保其持续的适宜性、充分性和有效性,包括执行《通用要求》的相关方针和目标。

(2) 管理评审的输出要清晰、准确和具体。管理评审的输出至少记录与下列事项相关的决定和措施。

① 管理体系及其过程的有效性:对管理体系及其运行是否符合《通过要求》等相关规矩作出清晰、准确和具体的评价。

② 符合《通用要求》等相关规矩要求的改进:针对评审发现的不符合工作(项),按照《通用要求》等相关规矩的要求提出需要作出的改进及其应对措施。

③ 提供所需的资源:保证实施所提出的改进意见及其应对措施所需的资源(含人、财、物等)。

④ 变更的需求:为保证改进意见及其应对措施取得预期的成效而需要对管理体系作出的变更和调整等。

(三) 管理评审信息的管理

管理评审工作小组应按管理评审程序文件的相关要求,记录并保存管理评审工作相关的信息、数据。

以上介绍的内容是管理评审工作的通用要求。需要进一步学习了解这方面知识的读者,可参考《实验室和检验机构管理评审指南》(CNAS—GL012)给出的管理评审指南。

4.5.14 方法管理

检验检测机构应建立和保持检验检测方法控制程序。检验检测方法包括标准方法、非标准方法(含自制方法)。应优先使用标准方法,并确保使用标准的有效版本。在使用标准方法前,应进行验证。在使用非标准方法(含自制方法)前,应进行确认。

检验检测方法是确保检验检测活动取得正确结果的重要手段,为此,实验室应按照检验检测方法控制程序的相关要求,加强检验检测方法的管理和控制。具体应注意以下几个方面。

(一) 方法的采用

实验室对方法采用的控制和管理,应按国家对实验室管理相关规矩关于检验检测方法管理的强制性规定,采用国家现行有效的检验检测规程(标准)或方法,并随时跟踪检验检测活动涉及的所有标准或方法的更新情况,确保所使用的方法符合国家现行有效标准和相关规矩的强制性规定。具体应按以下要求进行控制和管理。

(1) 应采用现行有效(最新版本)方法标准规定的方法,且经验证或确认本机构相关检验检测技术能力与方法的适合(宜)性和充分性满足要求后方可使用。

(2) 应密切跟踪检验检测规程(标准)或方法的变化。当标准或方法发生变化时,应经重新验证或确认本机构相关检验检测能力满足标准或方法变化的要求后方可使用。

(3) 必要时,如现行的方法标准没有或给出的试验方法步骤等规定(指引),不能满足指(引)导试验人员进行实际操作的需要,实验室应制定作业指导书,以保证操作人员方便获得开展工作必需的操作指导(引)文件。

(二) 方法的验证和确认

实验室对方法的验证和确认,应符合国家相关规矩对方法的验证和确认管理相关要求和实验室方法管理相关程序的有关规定,具体应按以下要求进行。

(1) 实验室在引入新(或标准更新后方法有重大变更)的检测方法之前,应按以下要求对其能否正确运用这些标准方法的能力进行验证:

① 验证不仅需要识别相应的人员、设施和环境、设备等相关因素,还应通过试验证明结果的准确性和可靠性。如精密度、线性范围、检出限和定量限等方法特性指标。

② 必要时应进行实验室间比对。

③ 经验证确认本机构具备了正确运用这些标准方法的能力后,方可开展相关实验室活动。

(2) 应对非标准方法、实验室自制(自行开发)方法、超出预定范围使用的标准方法或其他修改的标准方法,在决定采取或使用前,采用以下一种或多种技术进行方法确认。

① 使用参考标准或标准物质进行校准或评估偏倚和精密度。

② 对影响结果的因素进行系统性评审。

③ 通过改变受控参数(如培养箱温度、加样体积等)来检验方法的稳健度。

④ 与其他已确认的方法进行结果比对。

⑤ 实验室间比对。

⑥ 根据对方法原理的理解以及抽样或检测方法的实践经验,评定结果的测量不确定度。

(3) 进行确认时,应尽可能全面,如可包括检测物品的抽样、处置和运输等,以满足预期用途或应用领域的需要。

（4）应记录并保存确认的下列信息。

① 所使用的确认程序。

② 规定的要求的详细说明。

③ 方法性能特征的确定。当按预期用途评估被确认方法的性能特性时，应确保与客户需求相关，并符合规定的要求。方法性能特性至少包括：测量范围、准确度、结果的测量不确定度、检出限、定量限、方法的选择性、线性、重复性或复现性、抵御外部影响的稳健度或抵御来自样品或测试物基体干扰的交互灵敏度以及偏倚等。

④ 获得的结果和方法的有效性声明。应详细描述该方法与预期用途的适宜性和满足预期用途的有效性声明。

（三）方法偏离的控制和管理

实验室对方法偏离的控制和管理，应符合国家相关规矩有关检验检测方法偏离管理的要求和实验室相关程序文件的有关规定，具体应按以下要求进行。

（1）任何方法的偏离都不得涉及（或违反）国家检验检测规程（标准）或者方法有关的强制性规定。

（2）如确需方法偏离，应按照既有质量体系文件的规定实施：

① 方法的偏离，应经由实验室技术负责人组织的专门工作小组或由技术委员会进行技术判断和相关文件规定的审批人批准，并征得客户同意。

② 当客户建议的方法不适合国家实验室管理相关规矩的强制性规定或方法标准已过期时，应通知客户。不得因此而对实验室的诚信和公正性造成不良的影响。

（3）非标准方法（含自制方法、超出预定范围使用的标准方法或其他修改的标准方法）的使用，应按以下要求实施：

① 应事先征得客户同意，并告知客户相关方法可能存在的风险。

② 需要使用自制方法时，实验室应按其建立的开发自制方法控制程序实施，并按前述要求进行确认。

（四）方法使用的控制和管理

实验室对方法使用的控制和管理，应符合国家相关规矩有关检验检测方法使用管理的要求和实验室相关程序文件的规定，具体应按以下要求进行。

（1）实验室应对使用的检测方法实施有效的控制与管理，明确每种新方法投入使用的时间，并及时跟进检测技术的发展，定期评审方法能否满足实验室的检测需求。

（2）对于标准方法，应定期跟踪标准的制修订情况，及时采用最新版本标准，并按照相关规矩的规定办理标准变更的手续（详见第 4.1.5 节所述）。

（3）当修改已确认过的方法时，应确定这些修改是否影响原有的确认。当有影响时，应重新进行方法确认。

（五）方法管理信息的管理

实验室应按方法管理程序文件的相关要求，记录并保存方法管理相关的信息、数据。

4.5.15　测量不确定度管理

检验检测机构应根据需要建立和保持应用评定测量不确定度的程序。检验检测项目中有测量不确定度的要求时，检验检测机构应建立和保持应用评定测量不确定度的程序，检验检测机构应建立相应数学模型，给出相应检验检测能力的评定测量不确定度案例。

测量不确定度是指表征合理地赋予被测量之值的分散性与测量结果相联系的参数。报告测量不确定度是保证检验检测结果可靠性和有效性的一种技术手段。所以，实验室应按其建立的应用评定测量不确定度程序（详见本书第 3.1.2 节相关内容）的规定开展该工作，建立相应数学模型，给出相应检验检测能力的评定测量不确定度案例。

（一）测量不确定度评定的要求

实验室对测量不确定度评定，一般应按以下要求进行。

1. 确定需要评定和报告测量不确定度的情况

当出现下列情况之一，实验室可评定和报告测量不确定度。

(1) 在检验检测结果出现临界值时。

(2) 当内部质量控制有要求（需要）时。

(3) 当客户有要求时。

2. 确定不需要评定和报告测量不确定度的情况

当出现下列情况之一时，实验室可以不评定和报告测量不确定度。

(1) 当采用标准（或公认）的检测方法对测量不确定度主要来源规定了限值，并规定了计算结果的表示方式，实验室只要遵守检测方法和报告要求，即满足测量不确定度的要求时。

(2) 对一特定方法，如果已确定并验证了结果的测量不确定度，实验室只要证明已识别的关键影响因素受控，则不需要对每个结果评定测量不确定度时。

3. 确定难以评定测量不确定度时的应对措施

当由于检测方法的原因难以严格评定测量不确定度时，实验室应基于对理论原理的理解或使用该方法的实践经验进行评估。

（二）测量不确定度评定的步骤

以化学分析中测量不确定度评定为例，实验室进行测量不确定度评定时，一般应按以下步骤进行。

(1) 规定被测量。应清楚地写明需要测量什么，包括被测量和被测量所依赖的输入量（如被测数量、常数、校准标准值等）的关系，还应尽可能包括对已知系统影响量的修正。

(2) 识别不确定度的来源。评定测量不确定度时，应采用适当的分析方法考虑所有显著来源，并将所有的可能来源都列出来，包括第一步所规定的关系式所含参数的不确定度来源和那些由化学假设所产生的不确定度来源，以及其他的来源。这里的其他来源包括定义不完整、取样、基体效应和干扰、环境条件、质量和容量仪器的不确定度、参考值、测量方法和程序中的估计和假定，以及随机变化等。

(3) 不确定度分量的量化。测量或估计与所识别的每一个潜在的不确定度来源相关的不确定度分量的大小。

(4) 计算合成不确定度。将第(3)步得到的总不确定度的一些量化分量(须以标准差的形式表示),根据有关规则进行合成,以得到合成标准不确定度;再使用适当的包含因子来给出扩展不确定度。

(三) 评定测量不确定度的方法

一般来说,实验室评定测量不确定度的方法主要有以下两种。

(1) GUM 不确定性框架的推广法。对涉及具有任意数量输入量和任意数量输出量的测量模型,所涉及的数量可能是真实的,也可能是复杂的。当 GUM 不确定性框架适用于处理此类模型时,采用此法。

(2) 蒙特卡罗方法。当 GUM 不确定性框架的适用性存在疑问时,采用此方法以获得提供有效的结果。

中国合格评定国家认可委员会 CNAS 在官网上公布了不同领域测量不确定度的评估指南,并给出了使用相关指南的示例,有需要或有兴趣的读者可以参阅。

4.5.16 数据信息管理

检验检测机构应获得检验检测活动所需的数据和信息,并对其信息管理系统进行有效管理。数据信息管理对保证实验室数据的完整性、正确性和保密性起着十分重要的作用,所以,实验室管理层应重视这项工作,对数据信息实施有效的控制和管理,具体应从以下几个方面注意。

(一) 建立实验室信息管理系统

实验室应建立与其实验活动相适应的实验室信息管理系统,包括计算机化和非计算机化系统中的数据和信息管理。当实验室使用计算机化的信息管理系统(LIMS)时,应确保该系统满足所有(包括审核路径、数据安全和完整性等)相关要求;还应对 LIMS 与《通用要求》等相关规矩的要求的符合性和适宜性进行完整的确认,并保留确认记录。

(二) 实施数据信息管理

实验室应按其建立的数据完整性、正确性和保密性的保护程序,实施数据信息管理。

(1) 用于收集、处理、记录、报告、存储或检索数据的实验室信息管理系统,在投入使用前或使用过程的任何变更后均应进行功能确认,包括修改实验室软件配置或现成的商业化软件,在实施前应经批准、形成文件并确认。当利用现成商业化软件在其设计的应用范围内使用可视为已经过充分的确认。

(2) 当采用计算机或自动化设备对检验检测数据进行采集、处理、记录、报告、存储或检索时,实验室应将自行开发的计算机软件形成文件,并应:

① 在使用前确认其适用性;

② 使用期间应进行定期确认、改变或升级后再次确认;

③ 保留上述确认记录。

(3) 应定期维护计算机和自动设备,以保持其功能正常。

(4) 应对信息管理系统的计算和数据传送功能进行系统和适当的检查。如通过事先制订的检查方案(或信息管理系统使用说明书提供的典型算例或数据),输入模拟算例或数据,对计算机系统的软、硬件的功能进行系统和适当的检查(验证),以保证数据的正确性。

(5) 应按以下要求实施数据信息的控制和管理,以保证数据信息既能满足实验活动需要又能保证其安全。

① 实验室应保证相关工作人员能获得开展实验室活动所需的数据和信息,并确保员工易于获取与实验室信息管理系统相关的说明书、手册和参考数据。

② 实验室信息管理系统应能够:

a. 防止未经授权的访问,如规定使用者必须输入口令或密码方可访问、使用系统;

b. 安全保护以防止篡改和丢失,如系统对其管理的任何数据的修改或改动都能够自动生成并保存相关动作的记录信息;

c. 在符合系统供应商或实验室规定的环境中运行,或对于非计算机化的系统,应提供保护人工记录和转录准确性的充要条件;

d. 应以确保数据和信息完整性的方式进行维护;

e. 应记录和保存系统失效和适当的紧急措施及纠正措施,如通过系统设定的时间间隔自动对其管理的数据信息进行定期的硬备份,以最大限度避免或降低系统失效造成的数据和信息的丢失。

③ 当实验室信息管理系统在异地或由外部供应商进行管理和维护时,实验室应确保系统的供应商或运营商符合《通用要求》等相关规矩的所有适用要求。

④ 实验室对 LIMS 的改进和维护应确保可以获得先前产生的记录。

4.5.17　抽样管理

检验检测机构为后续的检验检测,需要对物质、材料或产品进行抽样时,应建立和保持抽样控制程序。抽样计划应根据适当的统计方法制定,抽样应确保检验检测结果的有效性。

抽样(含从一个批次抽取样品和检测领域常用的“采样”和“取样”)作为实验室检验检测活动的第一步,其工作质量的好坏,直接关系到检验检测结果的有效性。为此,当实验室活动涉及抽样工作(活动)时,除应根据抽样控制程序的相关要求组织实施外,还应注意以下几个方面。

(一) 偏离的应对处理

偏离抽样程序的应对处理,应按以下要求进行:

(1) 当客户对抽样程序有偏离的要求时,应予以详细记录的同时,告知相关人员。这里的相关人员包括实验室管理层、抽样活动涉及的执行(操作)层的管理人员和技术人员,以及这些偏离要求涉及的其他相关方的人员。

(2) 如果客户要求的偏离影响到检验检测结果,应在报告、证书中做出声明,并在实施前告知客户。

(二) 抽样的管理

抽样的管理,应按以下要求进行。

(1) 当实验室为后续检测对物质、材料或产品实施抽样时,应事先制订抽样计划和方法,并按抽样计划和方法实施抽样。

（2）抽样计划应根据适当的统计方法制定。

（3）抽样方法应：

① 明确需要控制的因素，以确保后续检测结果的有效性。

② 详细描述样品或地点的选择、抽样计划，以及从物质、材料或产品中取得样品的制备和处理，以作为后续检测的物品。

③ 保证抽样人员在抽样地点能方便得到抽样计划和方法。

（4）实验室如需从客户提供的样品中取出部分样品进行后续的检测活动时，应有书面的取样程序或记录，并确保样品的均匀性和代表性。

（5）实验室接收样品后，进一步的处置要求见本章第4.5.18节的相关规定。

（三）抽样记录的管理

抽样记录的管理，应按以下要求进行。

（1）实验室应将抽样过程和抽样数据如实记录，并作为检测工作记录的一部分予以保存。

（2）适用时，抽样记录应包括以下信息：

① 所用的抽样方法。

② 抽样日期和时间。

③ 识别和描述样品的数据（如编号、数量和名称）。

④ 抽样人的识别。

⑤ 所用设备的识别。

⑥ 环境或运输条件。

⑦ 适当时，标识抽样位置的图示或其他等效方式。

⑧ 对抽样方法和抽样计划的偏离或增减。

⑨ 其他需要关注和记录的信息或数据。

（四）抽样结果的管理

当实验室从事抽样活动时，抽样结果相关信息体现在抽样记录上，抽样结果应有完整、充分的信息支撑其检验检测报告或证书。

4.5.18 样品处置管理

检验检测机构应建立和保持样品管理程序，以保护样品的完整性并为客户保密。检验检测机构应有样品的标识系统，并在检验检测整个期间保留该标识。

样品处置管理贯穿了样品的运输、接收、处置、保护、存储、保留、处理或归还等全过程，其工作质量直接决定了被检物品的完整性、真实性和安全性，进而决定了检测结果的真实性、可靠性和有效性。因此，实验室应按样品管理程序的要求，做好样品处置管理工作，并应注意以下几个环节。

（一）样品的运输

当实验室需要对通过抽样取得的样品或从客户处接收的样品进行运输时，应按以下要求进行。

(1) 应根据不同样品的物理化学特性、外观特征和性状等,采取能够防止样品运输过程中变质、污染、混淆、丢失或损坏的适当的方法和措施,对其进行包装、密封和标识。

(2) 应选择合适的运输工具,摆(或叠)放整齐,并加以固定,防止运输过程发生因为样品的移动、碰撞、挤压、倾覆等而导致其出现变质、污染、丢失或损坏。

(二) 样品的接收与标识

在接收样品时,实验室应对照与客户签订的检测/试验服务合同(或客户填写的检测/试验委托单)或抽样记录提供的信息,逐一做好以下工作。

(1) 核对样品的品种、数量。

(2) 查验样品完整性。

① 如查验样品是否存在表(外)观质量的缺陷、规格尺寸的偏离等异常情况。

② 当对样(物)品是否适于检测有疑问或当样(物)品不符合客户或抽样记录所提供的描述时,应在开始工作(确认接收样品)之前询问客户或抽样人员,以得到进一步的说明,并记录询问的结果。

(3) 核实客户的要求。

① 采用检验检测方法及其偏离、完成时限以及其他特别的要求。

② 当客户要求的方法或经查验样(物)品的完整性偏离规定条件时,收样人员应通知客户,并告知客户这些偏离的潜在风险和实验室可能采取的应对措施。

③ 若客户知道偏离了规定条件仍要求进行检测,实验室应在报告中作出免责声明,并指出偏离可能影响的结果。

(4) 实验室应按其标识检测物品系统的要求,采用清晰的唯一性标识(签)在样(物)品实物上进行标识,并保证样(物)品在实验室负责的期间内保留该标识,以确保样(物)品实物及其在记录或其他文件中不被混淆。通常情况下,样品标识不应粘贴在容易与盛装样品容器分离的部件(如容器盖)上,以免可能会导致样品的混淆。

(5) 样品接收人员应对样品接收过程及其出现的所有情况都应如实记录下来,包括样品的异常情况或客户要求对检验检测方法的偏离等。

(三) 样品的处置

实验室应按样品处置程序文件、检验检测方法标准的相关规定,或随物品提供的操作说明,对接收到的样品或物品进行处置。尤其是在检验检测前需要对样品或物品进行预处理或再加工时,更须小心注意,以防止样品或物品在处置(预处理或再加工)过程中发生变质、污染、丢失或损坏。

(四) 样品的保护

实验室应按程序文件和方法标准的相关要求,采取恰当的保护措施,对待检(含需要留样)的样品实施有效的保护,避免样品在实验室负责的期间内变质、污染、丢失或损坏。

(五) 样品的存储

实验室应按程序文件和方法标准的相关要求,将样品存放在环境条件满足规定的地方。当样品需要在规定环境条件(如环境温度、湿度等)下储存或状态调节时,应采取有效的设施和措施予以保持、监控和记录这些环境条件。例如，样品需要存放或养护时，应维护、监控并记录其环境条件。

（六）样品的保留

当客户有要求或样品管理相关规矩有规定需要保留样品时，实验室应予以保留，并对保留的样品采取恰当保护措施，存储于环境条件满足要求的地方，以确保样品在保留期间内不发生变质、污染、丢失或损坏。如保留样品的品质与时间、环境条件（如环境温度、湿度）等因素比较敏感时，应采取更严格的密封措施，并对样品存放环境条件进行维护、监控并如实记录。

（七）样品的处（清）理或归还

对已检测过（或检测后剩余）的样品，实验室应按照程序文件和方法标准的相关规定进行处（清）理。当客户有特别要求时，应按在合同评审时明确或客户要求的样品处理方式进行处（清）理或归还样品，以保障客户的信息安全、所有权和专利权。

（八）样品管理记录的管控

实验室应按记录控制管理程序的要求，对样品管理（包括样品的抽取、运输、接收、处置、保护、存储、保留、处理或归还等）全过程的活动情况如实记录并予以妥善保存。

4.5.19 结果有效性管理

检验检测机构应建立和保持监控结果有效性程序。检验检测机构可采用定期使用标准物质、定期使用经过检定或校准的具有溯源性的替代仪器、对设备的功能进行检查、运用工作标准与控制图、使用相同或不同方法进行重复检验检测、保存样品的再次检验检测、分析样品不同结果的相关性、对报告数据进行审核、参加能力验证或机构之间比对、机构内部对比、盲样检验检测等进行监控。

结果有效性管理是保证实验活动结果的有效性、可靠性和稳定性的重要技术手段，所以，实验室应按结果有效性管理相关规矩和程序文件的要求，实施结果有效性管理，并应从以下几个方面注意。

（一）记录数据的方式

实验室所有记录数据的方式应便于发现其发展趋势，发现偏离预先判据，并应采取有效的措施纠正出现的问题，防止出现错误的结果。例如，可以在制订的格式化的记录表格时，在设定记录实际观测原始数据（测量值）栏目的基础上，增加标准（规范）界限值数据栏，使用者在填入测量原始数据的同时，填入实测对象相关标准（规范）的合格判断界限值数据，以便直观、快速判定测量结果是否超出标准（规范）限值。或者可以在设计记录数据的图表上，同时将检测对象相关标准（规范）的界限值和实测数据值一起直观表示出来，以便在出现异常数据时能够快速判断并采取有效的纠正措施，防止出现错误结果。

（二）结果有效性的监控

实验室应按以下要求对结果有效性进行监控。

1. 建立程序

实验室应按其建立的有监控结果有效性的程序，对监控进行策划和审查。

(1) 对结果的监控范围应覆盖到其认证范围内的所有检测项目，确保检测结果的准确性和稳定性。

(2) 如可行，应采用统计技术审查结果。

2. 质量控制应有适当的方法和计划并加以评价

(1) 当检测方法中规定了质量控制要求时，实验室应保证质量控制符合这些要求。

(2) 适用时，实验室应在检测方法中或其他文件中，规定相应检测方法的质量监控方案。如实验室制定内部质量监控方案时，应考虑以下因素。

① 检测业务量。

② 检测结果的用途。

③ 检测方法本身的稳定性与复杂性。

④ 对技术人员经验的依赖程度。

⑤ 参加外部比对(包含能力验证)的频次与结果。

⑥ 人员的能力和经验、人员数量及变动情况。

⑦ 新采用的方法或变更的方法等。

3. 结果有效性的内部监控

实验室应结合其管理的实际需要实施结果有效性的内部监控，至少采用以下任何一种内部监控方式或手段。

(1) 定期使用标准物质、核查标准或工作标准来监控结果的准确性。例如，在化学分析检测领域中，可通过获得足够的标准物质，评估在不同浓度下检测结果的准确性。

(2) 使用其他已校准能够提供可溯源结果的仪器与设备。

(3) 测量和检测设备的功能核查。

(4) 通过使用质量控制物质制作质量控制图，持续监控检测结果的准确性和精密度。

(5) 测量设备的期间核查。

(6) 采用相同或不同的检测方法或设备测试同一样品，监控方法或设备之间的一致性。

(7) 定期留样再测或不同方法重复测量，监控同一操作人员的精密度或不同操作人员间的精密度。

(8) 通过分析一个物品不同特性结果之间的相关性，以识别错误。

(9) 报告结果的审查。

(10) 实验室内比对，包括不同人员、设备、方法之间的比对。

(11) 进行盲样测试，监控实验室日常检测的准确度或精密度水平。

4. 结果有效性的外部监控

实验室应严格按照国家对实验室管理相关规矩的有关规定，并结合自身管理的实际需要，实施结果有效性的外部质量监控。实验室的外部质量监控方案不仅包括国家实验室管理相关规矩要求参加的能力验证计划，还应适当包含实验室间比对计划。实验室制定外部质量监控计划时，除应考虑使用标准物质或质量控制物质的因素外，还应考虑以下因素。

(1) 内部质量监控结果。

(2) 实验室间比对(包含能力验证)的可获得性。对没有能力验证的领域，实验室应有其他措施来确保结果的准确性和可靠性。

(3) CNAS、客户和监管机构对实验室间比对(包含能力验证)的要求。

5. 外部监控措施

当可行和适当时,实验室应策划和审查结果有效性的外部监控措施,这些措施包括:

(1) 参加满足国家标准 GB/T 27043 要求的能力验证提供者组织的能力验证。

(2) 参加除能力验证之外的由本行业实验室监管部门或其授权的技术机构组织的同行业实验室间比对。

(3) 通过与其他有能力的实验室的结果比对监控能力水平。

6. 数据分析

实验室应定期或不定期分析监控活动的数据用于控制实验室活动,适用时实施改进。如果发现监控活动数据分析结果超出预定的准则时,应采取适当措施防止报告不正确的结果。

7. 技术交流

当一些特殊的检测活动,其检测结果无法复现,难以使用标准物质或质量控制物质进行质量控制时,实验室应关注人员的能力、培训、监督,以及与同行的技术交流。

4.5.20 结果报告管理

检验检测机构应当在其检验检测报告上加盖检验检测机构公章或者检验检测专用章,由授权签字人在其技术能力范围内签发。检验检测报告用语应当符合相关要求,列明标准等技术依据。检验检测报告存在文字错误,确需更正的,检验检测机构应当按照标准等规定进行更正,并予以标注或者说明。

检验检测机构应准确、清晰、明确、客观地出具检验检测结果,符合检验检测方法的规定,并确保检验检测结果的有效性。结果通常应以检验检测报告或证书的形式发出。

检验检测结果报告是实验室活动结果的载体,结果报告质量的好坏,直接决定了实验室的品牌影响力、信誉度和市场竞争力。所以,实验室除应按照实验室管理相关规矩的要求和结果报告管理程序的规定严格管理结果报告外,还应从以下几个方面注意。

(一) 结果报告的通用要求

1. 结果报告的信息内容

结果报告的信息内容应完整、客观、真实、准确,满足结果报告管理相关规矩的规定和客户的要求。检验检测结果报告至少应包括下列信息内容。

(1) 标题。如检测报告或抽样报告。

(2) 标注资质认定标志,加盖检验检测专用章(如实验室所在行业监管部门有要求时)。如报告有多个页面时,应加盖骑缝章,以防止报告被部分摘用或恶意选择性抽撤或更换。

(3) 实验室的名称和地址,检验检测的地点(当它与实验室的地址不同时,如使用客户的设施、实验室固定设施以外的场所、相关的临时或移动设施等)。

(4) 检验检测结果报告的唯一性标识(如系列号)和每一页上的标识,以确保能够识别该页是属于检验检测结果报告的一部分,以及表明检验检测结果报告结束的清晰标识。

(5) 客户的名称和联系方式等信息。

(6) 所用检验检测方法的识别。一般应使用现行有效的标准方法或客户要求的检验检测方法,如有对方法的补充、偏离或删减,应予以说明。

(7) 检验检测样品的描述、状态和标识。如有偏离的情况,应予以说明。

(8) 检验检测的日期。当涉及检验检测活动的时间对其结果的有效性和应用有重大影响时,还应注明样品的接收日期或抽样日期。

(9) 适用时,如对检验检测结果的有效性或应用有影响,应提供实验室或其他机构所用的抽样计划和程序的说明。

(10) 检验检测结果报告签发人的姓名、签字或等效的标识和签发日期。

(11) 适用时,检验检测结果的测量单位。

(12) 如样品由客户提供,应在报告中声明结果仅适用于客户提供的样品。

(13) 检验检测结果来自外部提供者时的清晰标注。

(14) 实验室应在报告显眼处(如封面、扉页等)做出未经本机构批准,不得部分复制报告的声明,以确保报告不被部分摘用。

2. 结果报告的制发程序

检验检测报告应按结果报告程序规定的流程来制发,且制发全过程各环节的参加人员均应签名确认。具体应按以下要求实施。

(1) 对于利用计算机化信息系统自动生成的结果报告,一般应经过打印、校对、签发、缮印等工作程序,并经过格式化结果报告所要求的相关人员(如检测/试验人、校对/校核人、签发/批准人等)签名(签字或用等效的标识)确认,以保证参加各环节工作人员责任的落实。

(2) 对于人工制作的结果报告,一般应经过打印(或编写)、复核、审/校核、签发、缮印等工作程序,并经负责试验活动的相关人员(如检测/试验人、复核人、审/校核人、签发/批准人等)签名(签字或用等效的标识)确认,以保证各相关工作人员责任的落实。

3. 结果报告的质量要求

结果报告的质量,应满足以下要求。

(1) 报告的格式及其发布方式(如以书面、硬拷贝或电子方式)应符合相关行业监管部门的要求。

(2) 结果报告的信息内容应满足前面第 1 项的规定,且应准确、清晰、明确、客观地出具结果。并应包括客户同意的、解释结果所必需的,以及所用方法要求的全部信息。

(3) 结果报告应使用现行有效标准提供的方法或客户要求的方法,并确保客户要求的方法或方法的偏离,不得违反国家实验室管理相关规矩的强制性规定。

(4) 检验检测结果(数据)应使用法定计量单位。

(5) 数值的修约应按国家标准 GB/T 8170 进行。

(6) 结果报告的制发程序应按前面第 2 项的要求进行且应符合国家实验室管理相关规矩的规定。

4. 结果报告的保存

实验室所有发出的结果报告(含检测报告、抽样报告)应作为技术记录予以保存。

5. 其他注意事项

(1) 如客户同意或要求,实验室可以用简化方式报告结果。但这些要求不得违反实验室行业监管部门或实验室管理相关规矩的强制性规定。

(2) 如果结果报告中未向客户报告本条后面第(二)款～第(七)款中所列的信息，客户应能方便地获得。

(二) 结果报告的特定要求

1. 检测报告所含信息

除前款所列通用要求之外，当解释检测结果需要时，检测报告还应包含以下信息。

(1) 特定的检测条件信息，如环境条件(含温度、湿度、振动、防尘等可能会对检测结果产生影响的因素等)信息。

(2) 相关时，与要求或规范的符合性声明(详见后面第(四)款“报告符合性声明”的内容)。

(3) 适用时，在下列情况下，带有与被测量相同单位的测量不确定度或被测量相对形式的测量不确定度(如百分比)。

① 测量不确定度与检测结果的有效性或应用相关时。

② 客户有要求时。

③ 测量不确定度影响与规范限的符合性时。

(4) 适当时，作出意见和解释(详见后面第(五)款“意见和解释”的内容)。

(5) 特定方法、法定管理机构或客户要求的其他信息。

2. 抽样检测报告所含信息

如果实验室负责抽样活动，当解释检测结果需要时，检测报告还应包含以下信息。

(1) 抽样日期。

(2) 抽取的物品或物质的唯一性标识(适当时，包括制造商的名称、标示的型号或类型以及序列号)。

(3) 抽样位置，包括图示、草图或照片。

(4) 抽样计划(方案)和抽样方法。

(5) 抽样过程中影响结果解释的环境条件的详细信息。

(6) 评定后续检测测量不确定度所需的信息。

3. 应在同一份报告上出具特定样品全部检测项目的结果

除检测方法、法规规矩另有要求外，实验室应在同一份报告上出具特定样品不同检测项目的结果；如果检测项目覆盖了不同的专业技术领域，也可分专业领域出具检测报告。

4. 实验室不得随意拆分检测报告

即使客户有要求，实验室也不得随意拆分检测报告。如将“满足规定限值”的结果与“不满足规定限值”的结果分别出具报告，或只报告“满足规定限量”的检测结果。因为这样做将会被监管部门认定为出具虚假检验检测报告的违法行为。

5. 见证

当实验室行业监管部门或实验室管理相关规矩有规定时，应报告检测的类型，如企业自检、有见证第三方检测、监督抽检等。当为有见证第三方检测时，应报告见证取样送样和见证检测相关信息，如见证的人员、时间、地点等信息；当为监督抽检时，还应报告监督人员和其他相关方见证人员的信息。

6. 司法或仲裁

当检验检测工作是为司法或仲裁机构委托的司法或仲裁鉴定检测时，结果报告还应满足司法或仲裁机构的特别要求。

（三）结果说明

当标准、方法规定或客户要求需对检验检测结果进行说明时，检验检测报告中还应包括下列内容。

（1）对检验检测方法的偏离、增加或删减，以及特定检验检测条件的信息，如环境条件的相关信息。

（2）适用时，给出符合（或不符合）要求或规范的声明。

（3）当测量不确定度与检验检测结果的有效性或应用有关，或客户有要求，或当测量不确定度影响到对规范限的符合性时，检验检测报告中还需要包括测量不确定度的信息。

（4）适用且需要时，提出意见和解释。详见第（五）款“意见和解释”相关内容。

（5）特定检验检测方法或客户所要求的附加信息。报告涉及使用客户提供的数据时，应有明确的标识。当客户提供的信息可能影响结果的有效性时，报告或证书中应有免责声明。

（四）报告符合性声明

当客户要求、方法或标准、法规或规范性文件规定需要报告符合性声明时，应按以下要求进行。

（1）当做出与规范或标准符合性声明时，实验室应考虑与所用判定规则相关的风险水平（如错误接受、错误拒绝以及统计假设），将所使用的判定规则形成文件并应用判定规则。如果客户、法规或规范性文件规定了判定规则，则无须进一步考虑风险水平，但须作出免责声明。

（2）除应用的判定规则在规范或标准中已包含者外，实验室在报告符合性声明时还应清晰标示以下内容。

① 符合性声明适用的结果。

② 满足或不满足的规范、标准或其中条款。

（五）意见和解释

当客户要求或实验室管理相关规矩有规定需要对结果报告做出意见和解释时，应按以下要求进行。

1. 实验室可以根据自身的资质能力和资源配置情况选择是否做出意见和解释

（1）当不具备做出意见和解释的能力和资源，如实验室没有通过资质认定部门针对“意见和解释”资格能力的认定或没有获批准针对“意见和解释”的授权人员，实验室不应开展该项工作。

（2）当实验室具备开展该项工作的能力和资源时，方可开展该项工作。

（3）当实验室选择开展对结果报告做出意见和解释工作时，应在管理体系中予以明确，将意见和解释的依据形成文件，并依其对该工作进行有效控制。

① 当表述意见和解释时，实验室应确保只有授权人员（通过资质认定部门针对意见和解释的资格能力的认定并获批准授权的人员，而不是仅获授权签字人资格能力的人员或由实验室自己授权的人员）才能发布相关意见和解释；

② 当以对话方式直接与客户沟通意见和解释时，应记录并保存与客户沟通意见和解释的对话内容。

2. 意见和解释

意见和解释应包括但不限于以下范围：

(1) 对被测结果或其分布范围的原因分析，例如在环境中毒素的检测报告中对毒素来源的分析。

(2) 根据检测结果对被测样品特性的分析。

(3) 根据检测结果对被测样品设计、生产工艺、材料或结构等的改进建议等。

根据检测结果，做出符合性判断，不属于“意见和解释”的范畴。

3. 申请认证

对于检测活动，实验室如果申请对某些特定检测项目的“意见和解释”能力的认证时，应按以下要求进行。

(1) 应在申请书中予以明确，并说明针对哪些检测项目做出哪类的意见和解释，并提供以往做出“意见和解释”时所依据的文件、记录及报告。

(2) 应同时提交申请“意见和解释”能力认定相关人员的能力信息。

(3) 申请“意见和解释”能力认定的相关人员，不仅从事过相关的检测活动，而且还应熟悉检测对象的设计、制造和使用。如果相关人员仅从事过相关的检测活动，而不熟悉检测对象的设计、制造和使用，资质认定部门通常是不会对其“意见和解释”能力作出认定的。

(六) 结果报告的修改

检验检测报告签发后，若有任何更正或增补均应予以记录，并按以下要求处理。

(1) 当有必要发布全新的报告替代原报告时，新报告应标明所代替的原报告，并注以唯一性标识。

(2) 当更改、修订或重新发布已发出的报告时，应在报告中清晰标识修改的信息；适当时，应标注修改的原因。

(3) 修改已发出的报告时，不仅以追加文件或数据传送的形式，而且还应包含以下声明：

① “对序列号为……(或其他标识)报告的修改”，或其他等效文字。

② 应保证这类修改满足《通用要求》和结果报告管理相关规矩的所有要求。

(七) 结果传送和格式管理

(1) 检验检测机构应按政府市场监管部门和实验室所在行业监管部门规定的传送方式、传送要求和统一格式，向客户和国家检验检测机构信息化监督管理平台传(推)送检验检测结果报告。

(2) 当采用电话、传真或其他电子或电磁方式传送检验检测结果时，应满足《通用要求》

等实验室管理相关规矩对数据控制的相关要求。

(3) 当需要自行设计结果报告格式时，应设计为适用于所进行的各种检验检测类型，并尽量减小产生误解或误用的可能性。同时，还必须符合实验室行业监管部门的相关要求。

4.5.21　记录和保存管理

检验检测机构应当对检验检测原始记录、报告、证书归档留存，保证其具有可追溯性。检验检测原始记录、报告、证书的保存期限通常不少于 6 年。

记录是证明实验室管理体系的运行满足其所建立的管理体系文件规定的重要、关键的证明(证据)材料，所以，实验室除应按本章第 4.5.9 节“记录控制管理”相关要求对记录实施有效的控制管理外，还应按以下要求进行记录和保存管理。

(一) 记录和保存的范围

为了保证所有记录具有可追溯性，实验室应进行记录并保存以下信息/数据文件：

(1) 检验检测原始记录，包括在实验室活动过程形成的原始的过程记录、技术记录、文件等。

(2) 检验检测报告。

(3) 其他实验室管理需要记录和保存的信息/数据，如实验室管理体系运行管理活动所形成的过程记录、工作计划(或方案)文件、工作结果报告等。

(二) 记录的保存期限

记录的保存期限，应符合以下要求：

(1) 检验检测记录和报告的保存期限应满足实验室管理相关规矩的规定。通常不得少于一个资质认定周期的 6 年。

(2) 当特定客户规定更长的保存期时，应满足其要求。

(3) 当实验室承担的检测结果用于产品认证、行政许可等用途时，相关技术记录和报告副本的保存期应当考虑相关产品认证、行政许可证书规定的有效期。

(三) 记录控制的管理

记录控制管理按本章第 4.5.9 节所述进行。

以上所述的是目前我国对实验室管理体系运行管理的最低的通用要求，但随着我国社会经济高质量发展进程的不断推进，各行各业的监管部门对实验室管理提出了更新、更高的管理要求。因此，实验室应充分应用大数据、区块链、5G 与物联网等信息化技术，从机构、人员、场所环境、设备设施、管理体系等所有资源管理的数字化、信息化，场所环境、设备设施管理的自动化，实验室活动(工作)全过程管理控制的程序(软件)化、网络化和信息化等方面，持续完善、提升管理体系运行管理的数字化、自动化、信息化水平(详见第 5 章所述)，保证实验室管理体系的运行持续满足国家实验室管理相关规矩的要求和实验室内部管理的实际需要。

第5章　实验室管理的信息化

随着我国实验室(检验检测)服务行业不断发展壮大,国家和社会对实验室管理的需求不断提高,传统的实验室管理体制、模式、方法和手段已经不能满足我国社会经济高质量发展和人民群众日益增长的美好生活需要。为此,《中华人民共和国国民经济和社会发展第十四个五年规划和2035年远景目标纲要》就检验检测发展提出:要建设国家标准计量、认证认可、检验检测、试验验证等产业技术基础公共服务平台;制定公共信用信息目录和失信惩戒措施清单;健全以"双随机一公开"监管和"互联网+监管"为基本手段、以重点监管为补充、以信用监管为基础的新型监管机制,推进线上线下一体化监管等目标任务。

《中共中央国务院关于开展质量提升行动的指导意见》明确了以"计量、标准、检验检测、认证认可等国家质量基础设施系统完整、高效运行,技术水平和服务能力进一步增强,国际竞争力明显提升,对科技进步、产业升级、社会治理、对外交往的支撑更加有力"为提升检验检测服务质量的主要目标。提出:加强工程质量检测管理,严厉打击出具虚假报告等行为。健全质量违法行为记录及公布制度,加大行政处罚等政府信息公开力度。加快国家质量基础设施体系建设,完善国家合格评定体系。完善检验检测认证机构资质管理和能力认可制度,建立全国统一的合格评定制度和监管体系,建立政府、行业、社会等多层次采信机制等工作要求。

国务院《"十四五"市场监管现代化规划》提出:要建设计量、标准、认证认可、检验检测等质量基础设施"一站式"服务平台;发挥计量、标准、认证认可、检验检测等支撑作用,完善检验检测认证机构资质认定办法,建立健全日常监督检查与长效监管相结合的工作机制,加大对违反强制性标准行为的查处力度,切实规范检验检测认证市场秩序;强化跨地区、跨部门、跨层级信息归集共享,推动国家企业信用信息公示系统全面归集市场主体信用信息并依法公示,与全国信用信息共享平台、国家"互联网+监管"系统实现信息共享等加快检验检测行业监管现代化的工作措施。

国家市场监督管理总局《"十四五"认证认可检验检测发展规划》提出:构建法律规范、行政监管、认可约束、行业自律、社会监督的多元共治格局,健全以信用监管为基础的新型监管机制;推动"互联网+监管"模式全面运行,形成多部门联合监管、多种监管手段相互融合、监管机制方法不断创新的系统监管和协同监管格局,全面加强检验检测监管能力建设;构建认证认可检验检测活动全过程追溯机制,加快构建统一管理、共同实施、权威公信、通用互认的认证认可检验检测体系,促进认证认可检验检测市场规范有序和行业长期健康发展;完善认证机构资质审批和检验检测机构资质认定网上审批系统,全面推行网上办理,提高审批便捷度;依法严厉打击伪造冒用认证标志、虚假认证、无资质检测和出具虚假检测报告等违法行为;建立完善全国检验检测机构资质认定信息查询系统、检验检测报告编号查询系统等信息共享平台,建立从业机构及从业人员的诚信档案;严格实施失信惩戒,依法对严重失信的检验检测从业机构、从业人员、获证组织实施联合惩戒,提高违法失信成本;做好与企业信用信息公示平台、异常经营名录、严重违法失信名单等信用监管措施的归集和信息报送工作,切实规范认证检测市场秩序；强化从业机构和从业人员的主体责任，落实“谁出证、谁负责，谁签字、谁担责”，推动形成“失信惩戒、守信激励”的长效机制等推动检验检测行业高质量发展的目标和要求。

住房和城乡建设部令第 57 号公布的《建设工程质量检测管理办法》（自 2023 年 3 月 1 日起施行）就实验室管理信息化提出了以下要求：检测机构应当建立信息化管理系统，对检测业务受理、检测数据采集、检测信息上传、检测报告出具、检测档案管理等活动进行信息化管理，保证建设工程质量检测活动全过程可追溯。县级以上地方人民政府住房和城乡建设主管部门应当加强对建设工程质量检测活动的监督管理，建立建设工程质量检测监管信息系统，提高信息化监管水平。

为了实现党中央、国务院加快检验检测事业现代化和全面推动检验检测行业服务高质量发展的决策部署，落实国家市场监督管理总局加快检验检测行业高质量发展的各项目标和要求，坚守“保护合法、打击违法、取缔非法”的实验室政府监管（宏观管理）的总要求和“遵章守法、客观独立、公正公平、诚实信用”的实验室内部管理（微观管理）总原则，通过云计算（服务）、区块链、大数据等信息化技术手段，全面、深入地应用到实验室管理全过程中，从而借助信息化技术手段奏响“客观科学、公正独立、守法诚信”的实验室管理主旋律。

5.1　实验室内部（微观）管理的信息化

5.1.1　建立实验室管理信息化系统

（一）实验室管理信息化系统的组成

实验室管理信息化系统应包括实验室的机构管理、人员管理、场所环境管理、设备设施管理、管理体系管理等功能模块。其组成如图 5.1 所示。

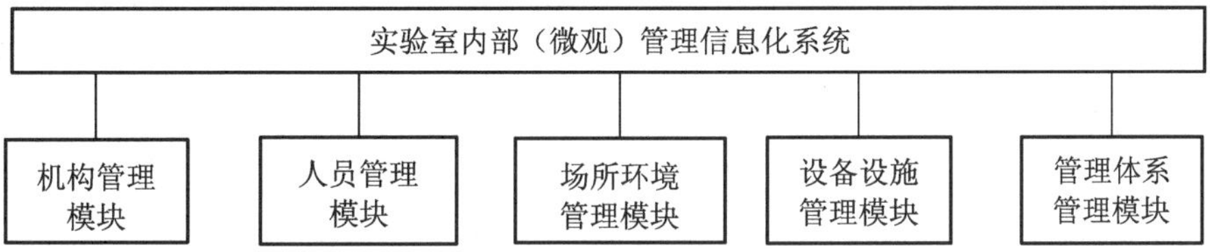

图 5.1　实验室内部（微观）管理信息化系统的组成示意图

（二）实验室管理信息化系统的主要功能

1. 基本要求

实验室管理信息化系统的主要功能应满足以下基本要求。

（1）系统应当能够实现实验室对机构管理、人员管理、场所环境管理、设备设施管理、管理体系管理的全部要素、全过程无纸化（数字化）的信息化管理控制。特别是检验检测原始数据和对检验检测结果有影响的环境条件、设备运行、人员操作过程等监控信息数据的自动采集、传输、存储等。

(2) 系统数据的格式、内容等满足国家对检验检测机构监督管理信息化数据标准的相关要求，能够与国家检验检测机构监督管理信息化服务平台、国家认证认可信息化公共服务平台等无缝连接、实时推送(共享)实验室经营管理情况、异常质量情况报告、检验检测结果报告、人员清单、设备设施清单、方法标准清单等信息。

(3) 系统应当对实验室所有检测场所(地点)完全覆盖，包括一个或多个固定场所、移动式场所(设施)、客户提供的设施/场所(如工程施工或生产现场)等。

(4) 系统应向客户开通服务端口，供客户远程办理取样、业务委托、进度查询、投诉、意见反馈、网上下载(打印)报告等线上服务。

(5) 系统还应向政府监管部门、相关管理机构和其他相关方(如工程建设单位、监理单位等)开通第三方服务端口，为其提供资质管理、业务管理(如工作进度)、检测报告等信息的查询服务。

2. 各管理模块的主要功能

实验室管理信息化系统各管理模块的主要功能如表 5.1 所示。

表 5.1 实验室管理信息化系统的主要功能表

模块名称	主要功能说明
机构管理	(1) 合法性管理：能够实时动态展示实验室的法人证书、工商注册证书、资质认定(认可)证书及其检验检测能力范围、管理层组成及其职责分工、组织结构(图)等证明实验室合法性的相关信息。 (2) 公正性、独立性管理：实现自动采集、记录和实时上传检测原始数据与监督记录以及能够反映检测主要工作过程的影像资料，样品盲样管理。 (3) 守法诚信管理：识别、判断和限制机构及人员违反从业规定、超出能力(授权)、职责范围活动以及出具不实和虚假检测报告等行为；识别、判断和记录人员违反公平公正、诚实信用原则和法规规矩、从业规范、职业道德的行为；向政府监管部门报告(推送)持续符合相应条件和要求、遵守从业规范、开展检验检测活动及统计数据，检测发现的普遍存在质量问题等信息。 (4) 保密管理：保密工作部门及其人员的职责、权限、保密范围、保密规矩和保密措施的执行落实等。 (5) 分支机构管理：分支机构组织(机构)管理、人员、场所环境、设备设施管理和管理体系的管理。 (6) 认证证书和认证标志管理：证书和标志的申请、使用、管理及其合法有效性的维持(机构、关键管理技术人员、方法标准、能力范围、重要设备设施等变更事项的管控)，检验检测能力范围的控制
人员管理	(1) 人员身份的管理：劳动合同、档案管理。 (2) 岗位设置：管理层的岗位设置、执行层(操作层)的岗位设置。 (3) 授权及其职责的管理：岗位职责、任职要求和工作关系，人员管理、考核、评价。 (4) 人员配备：管理层、管理人员、技术人员的配备，关键管理人员的配备及其代理。 (5) 能力和任职要求的管理：人员的综合素质、教育、资格、培训、技术知识、操作技能和经验的管控，人员的监督及其能力监控，人员资格能力的考核评价、公正性和独立性管理，关键技术人员的素质和能力管控

续表

模块名称	主要功能说明
场所环境管理	(1) 场所的配置:固定、临时、可移动或多个地点场所的配置管理。 (2) 环境条件的管理:固定场所和非固定场所环境条件的管控。 (3) 场所环境的内务管理:安全防护和有效隔离设施的管控
设备设施管理	(1) 设备设施的配备:数量、规格(规模)、技术能力(参数)、租赁管理。 (2) 设备的管理:设备管理人员、设备档案、设备功能的确认、设备校准/检定、设备工作状态、设备设施的维护、设备期间核查、设备使用过程的管理。 (3) 设备控制:设备使用前功能确认、使用记录、日常维护、唯一性标识、出入库管控。 (4) 故障处理:停用标识、修复、修复后功能确认、故障对检测结果影响的溯源追踪。 (5) 标准物质管理:采购、性能确认、使用前核查。 (6) 计量溯源性的管理:建立和保持计量溯源性校准链、校准/检定服务及标准物质供应商的选择
管理体系管理	(1) 总原则:管理体系建立和保持。 (2) 方针目标管理:质量方针和目标的确定、执行和持续保持。 (3) 文件控制管理:管理体系文件的制订、实施和有效性管控。 (4) 合同管理:合同的签订、评审、履行、争议和偏离的管控。 (5) 分包管理:分包范围及其管控。 (6) 采购管理:服务、供应品、试剂、消耗材料等的购买、验收、存储及其供应商管理。 (7) 客户服务管理:保持与客户沟通、服务满意度调查、跟踪客户的需求。 (8) 投诉管理:投诉的接收、评价、调查、处理、反馈及其对实验室结果有效性影响的跟踪。 (9) 不符合工作管理:不符合工作来源的识别、类型、处理措施。 (10) 记录控制管理:建立、使用和保存所有实验室活动的格式化电子记录、表格。 (11) 纠正措施:不符合工作的分析评估、纠正措施的选用及其效果的评估和确认。 (12) 应对风险和机遇的措施与改进:应对风险和机遇的措施与改进的目的、应对措施的策划及其执行实施。 (13) 内部审核管理:审核准备(策划、制订和批准内部审核方案)、审核的组织实施、审核报告及记录。 (14) 管理评审管理:评审准备(策划、制订和批准管理评审方案)、评审的组织实施、评审报告及记录。 (15) 方法的管理:方法采用、验证和确认,方法偏离的控制和管理、方法使用的控制和管理。 (16) 测量不确定度管理:要求测量不确定度评定的情况、测量不确定度评定的步骤和方法。 (17) 数据信息管理:建设实验室信息管理系统的要求,数据完整性、正确性和保密性的管理。 (18) 抽样管理:制订抽样计划和方法、实施抽样、偏离抽样程序的应对处理、抽样记录和结果的管理。 (19) 样品处置管理:样品的运输、接收与标识、处置、保护、存储、保留、处(清)理或归还,样品管理记录的管控。 (20) 结果有效性管理:记录数据的方式、结果有效性的监控。 (21) 结果报告管理:结果报告的通用要求(结果报告的信息内容、结果报告的制发程序、结果报告的质量、结果报告的保存)、结果报告的特定要求、结果说明、报告符合性声明、意见和解释、结果报告的修改、结果传送和格式管理。 (22) 记录和保存管理:记录和保存的范围、期限

5.1.2 制订实验室管理信息化的内部规矩

(一) 制订实验室内部管理信息数字化和信息化的内部规矩

根据国家实验室监督管理信息化的相关标准,根据全国检验检测机构监督管理信息化服务平台的基础数据标准及其管理规则的要求(见本章第 5.2.2 节),制订实验室内部管理信息数字化和信息化的内部规矩,为实验室及其人员的信息化、标准化和智能化管理提供科学的技术支撑。具体包括以下内容:

1. 制订实验室分类及其检测能力管理数字化和信息化的内部规则

明确按"实验室分类及其检测能力编码表"(见本章第 5.2.2 节)的要求,给实验室的每一项检测能力都赋予唯一的检测项目(参数)的数字化代码,便于计算机管理信息系统快速查找、识别和管理,为实现实验室检测能力管理信息化提供标准化、规范化、数字化的基础数据。

2. 制订实验室人员管理数字化和信息化的内部规矩

制订实验室人员管理数字化和信息化的内部规矩,便于计算机管理信息化系统对所有从业人员自动识别和管理。

(1) 建立数字化的人员电子档案。建立实验室人员电子档案,赋予员工号这个唯一性代码,详细记录人员在本机构从业的全部信息,直到其离职为止;人员电子档案应包括以下内容。

① 个人身份基本信息:姓名、性别、身份证号、员工号及其人员分类标识。

② 接受教育培训信息:学历(含全日制中等专业学校或高等院校、自考、成人教育等)教育、相关规矩(含政策法规、标准规范、管理体系文件等)教育、职业技能(上岗资格、实践/操作技能、新技术应用等)教育、职业道德(入职教育、岗前培训等)教育等信息。

③ 工作履历信息:工作履历自参加工作开始,连续不间断并持续补充、更新,包括参加工作时间、开始从事检测工作时间、进入本实验室工作时间、开始担任现职务时间等信息。

④ 能力和任职要求信息:取得相关上岗资格证件和获得实验室确认(任命)资格能力范围、监督及其能力监控、年度(业绩)考核评价、关键管理人员(含技术负责人、授权签字人、作出"结果和说明"的人员等)获得资质认定部门批准授权的专业(领域)能力范围等信息。其中,人员获得确认(任命)资格能力范围或获得批准授权的能力范围按相关规定选用。如某人获得确认或批准某二级代码下的全部项目(参数)的专业能力,则可选填该二级代码;否则,只能选填获确认或批准的部分项目(参数)所对应专业能力的三级代码;人员在本机构工作期间内的年度(业绩)考核评价、资格能力确认或批准信息应当连续不间断记录和保存。

(2) 给所有人员赋予数字化的分类识别码:如实验室法人代表的人员分类识别码为 A,管理层成员和关键技术管理岗位人员(如技术负责人、质量负责人、授权签字人、对结果报告进行"意见和解释"的技术人员等)的人员分类识别码为 B,实验室管理相关规矩对其上岗资格有强制性要求的技术人员和管理人员的人员分类识别码为 C,其他人员的人员分类识别码为 D。为了叙述方便,下分别简称 A、B、C、D 类人员,其管理规定如下。

① A 类人员的电子档案应根据市场监管部门核发的实验室法人证书的信息填写,当发

生变化时，应及时向资质认定部门申请变更，然后根据资质认定部门的批复及时在电子档案中更新。

② B类人员中，相关规矩对其专业技术能力、资格有要求的（如技术负责人、质量负责人、授权签字人、对结果报告进行“意见和解释”的技术人员等），其人员电子档案应根据资质认定部门评审批准的专业（领域）技术能力范围填写代码，从而实现关键技术人员与其获批准能力范围的智能锁定；当发生变化（如职务变动、能力范围调整等）时，应及时向资质认定部门申请变更，然后根据资质认定部门审批结果及时在电子档案中更新。

③ C类人员中，应根据管理层对人员的专业技术能力、上岗资格考核确认的结果填写每个人已被确认的专业能力范围的代码，以实现人员与其获确认专业能力范围的智能锁定；当发生变化（如职务、岗位调整）时，应在其电子档案中实时更新。

④ D类人员，应根据实验室内部对人员的能力、经验、实践环节考核确认的结果填写代码；当发生变化时，应在其电子档案中实时更新。

(3) 给所有人员赋予数字化的人员代码。实验室内部管理信息化系统在员工号前自动赋加实验室法人代码（法人证书号码），在员工号后加人员分类识别码。形成“实验室法人代码＋员工号＋人员分类识别码”的人员数字化代码，从而实现与国家检验检测机构监督管理信息化服务平台实时共享人员的相关数据信息。

3. 建立数据库

按照实验室监管部门相关规矩规定的实验室活动（含检验检测）记录、工作表格、工作文件、结果报告等的统一格式要求，将所有实验室活动（含检验检测）相关的记录、工作表格、工作文件、结果报告等制成数字化的文件（模板），建立数字化文件库或上传到统一建立的基于云端的信息化服务平台，供工作人员按工作需要随时随地调用。工作人员在开展检验检测活动时，通过实验室管理信息化系统的固定或移动终端窗口，将检验检测结果通过系统导入到相关记录、表格和制发相关工作文件、结果报告等，并由实验室管理信息化系统按下列规则自动赋予唯一性数字化代码，以便可以借助信息化技术手段实现对每一项实验室活动，通过其记录、表格、文件、结果报告等进行全生命周期的追踪、溯源管理。

(1) 实验室活动相关文件（含合同、工作计划、方案、工作报告等）的数字化代码的赋码规则：按法人代码・文件类别＋年号＋流水号（2～6 位数字组成）的原则自动连续赋号。其中，法人代码由系统自动生成；文件类别可用“合同、计划、方案、报告”等简单、明确的文字或汉语拼音首字符表示；如法人代码为 AE44100001 的实验室在 2023 年流水号为 021 的检测工作方案，将由系统自动赋号 AE44100001・方案 2023021 或 AE44100001・FA2023021。

(2) 检验检测相关记录、表格（含检验检测原始记录、工作表格等）的数字化代码的赋码规则：按法人代码・检测能力 3 级代码＋年号＋流水号（2～6 位数字组成）的原则赋号。其中，法人代码由系统自动生成，检测能力 3 级代码根据中国合格评定国家认可委员会（CNAS）《实验室认可领域分类》（CNAS-AL06）规定选用；如实验室在 2023 年流水号为 0023 的水泥试验，其物理性能试验记录编号为 AE44100001・10010120230023，力学性能试验记录编号为 AE44100001・10010220230023，化学性能试验记录编号为 AE44100001・10010320230023。

(3) 检验检测结果报告的数字化代码的赋码规则：若报告只涉及一个检测项目（参数），按法人代码・检测能力 3 级代码＋年号＋流水号（2～6 位数字组成）的原则赋号；若报告涉及两个或以上检测项目（参数），按法人代码・检测能力 2 级代码＋年号＋流水号（2～6 位数字组成)的原则赋号。其中,法人代码由系统自动生成,检测能力 2、3 级代码根据中国合格评定国家认可委员会(CNAS)《实验室认可领域分类》(CNAS-AL06)规定选用。如实验室在 2023 年流水号为 0023 的水泥试验,试验报告的编号为 AE44100001·100120230023。

4. 建立档案

实验室应按本书第 4.4.2 节中"设备档案的管理"的规定为每一台新启用的设备设施单独建立设备设施纸质档案的同时,还应以下要求同步建立和管理设备设施的数字化电子档案,并按监管部门的要求更新和报(推)送设备设施数字化电子清单。

(1) 设备设施的数字化电子档案应当与纸质档案同步建立与更新、等同管理和保存。

(2) 设备设施数字化电子档案的内容。设备设施数字化电子档案的内容在纸质设备设施档案的基础上,增加便于对设备设施进行信息化管理的相关内容。

① 设备设施的识别,如设备设施的名称、设备设施的管理序列号或编码等唯一性标识等。其中,设备设施的电子编码按照"实验室法人代码+设备设施的管理序列号或编码"组成,法人代码由实验室管理信息化系统自动赋加,管理序列号或编码与纸质档案的相同,在初次建立电子档案时填/录入。

② 制造商名称、型号、序列号或其他唯一性标识。

③ 设备设施符合规定要求的验证证据。包括出厂合格证明(适用时,含校准证书)、使用说明书或使用手册、检查验收记录、投入(或重新投入)使用前采用核查、校准或检定等方式确认其是否满足检验检测方法要求的验证确认记录等。出厂合格证明、使用说明或手册等初始建档时可扫描成电子版,其他记录文件可通过实验室管理信息化系统在进行相关工作时同步完成将验证证据向数字化信息的转换。

④ 当前的位置、启用日期。

⑤ 校准/检定日期、校准/检定结果、设备调整、验收准则、下次校准/检定的预定日期或校准/检定周期。

⑥ 标准物质的文件、结果、验收准则、相关日期和有效期。

⑦ 与设备设施性能相关的维护计划和已进行的维护(如有发生)。

⑧ 设备设施的损坏、故障、改装或维修的详细信息(如有发生)。

(二) 制订实验室人员、设备设施、方法标准的数字化电子清单管理制度

按照监管部门的相关要求制订实验室人员、设备设施、方法标准的数字化电子清单的管理制度。具体内容如下。

1. 制订实施实验室人员数字化电子清单管理规则

制订实施实验室人员数字化电子清单管理规则,保证实验室对人员管理的信息化满足自身管理需要和监管部门的相关要求。

(1) 明确实验室人员数字化电子清单的内容要求。应包括如下内容。

① 人员身份基本信息:姓名、性别、身份证号、人员代码。

② 获得授权(确认)的能力范围(检测项目)的信息:包括 B 类关键管理岗位人员获得资质认定部门审查批准授权范围的专业技术领域的数字化代码和 C 类人员获得实验室确认的能力范围(检测项目)的数字化代码信息。

③ 人员数字化电子清单中人员的相关信息应当与其个人数字化电子档案的信息完全

同步。

(2) 规定人员数字化电子清单更新和报(推)送要求:

① 首次申报资质认定时应向资质认定部门报送全部人员的数字化电子清单;

② 获得认证后实验室一般每季度更新并向监管部门报(推)送一次,且可以仅报送A、B、C三类与实验室资质能力密切相关的管理人员和检验检测技术人员的数字化电子清单;

③ B类关键管理岗位人员发生变动时,应在变动后一个月内向监管部门报(推)送一次,同时向资质认定部门提出相关变更事项的申请,并根据资质认定部门审批的结果进行更新。

2. 制订设备设施数字化电子清单管理规则

制订设备设施数字化电子清单管理规则,保证实验室对设备设施管理的信息化满足自身管理的需要和监督部门的相关要求。

(1) 设备设施数字化电子清单中设备设施的相关信息应当与其数字化电子档案的信息完全同步。

(2) 明确实验室设备设施数字化电子清单的内容。应包括但不限于以下内容。

① 每一台(套)设备设施的基本信息:设备设施名称、生产(供应)商、唯一性识别码(法人代码+编号)、生产(出厂)日期、购买日期、启用日期等。

② 计量溯源相关信息:计量校准/检定周期、最近一次计量校准/检定日期和下一次计量校准/检定日期等信息。

(3) 规定设备设施数字化电子清单更新和报(推)送要求。

① 首次申报资质认定时应向资质认定部门报送全部设备设施的数字化电子清单。

② 获得认证后实验室一般每季度更新并向监管部门报(推)送一次,且可以仅报送需要计量溯源的直接影响实验室活动结果的主要设备设施的数字化电子清单。

③ 对涉及可能影响实验室活动结果的重要变更事项(变更地址、分设机构、方法变更、移动了安装位置等)涉及的主要设备设施,应在变更事项发生后一个月内向监管部门报(推)送数字化电子清单,同时向资质认定部门提出变更事项申请。

3. 制订检测方法(标准)数字化电子清单管理制度

制订检测方法(标准)数字化电子清单管理制度,保证实验室对检测方法(标准)管理的信息化满足自身管理需要和监管部门的相关要求。

(1) 实验室应建立并持续保持所有通过认证认可的检验检测能力(项目/参数)使用方法(标准)的数字化电子清单。

(2) 方法(标准)的数字化电子清单应包括方法(标准)名称、方法(标准)代号和版本号(年号)、发布时间、实施时间、失效(作废)时间(适用时)等信息内容。

(3) 实验室首次申请资质认定时,应向资质认定部门报(推)送一次全部项目(参数)的方法(标准)数字化电子清单;获证后,应每三个月查新和更新一次方法(标准)的数字化电子清单,同时向监管部门报(推)送一次。

(4) 当方法(标准)发生变更后,应在一个月内向监管部门报(推)送一次数字化电子清单,同时向资质认定部门提出变更申请。

(三) 制订向政府监管部门报告(推送)内部管理信息数据的相关制度

制订向国家检验检测机构监督管理信息化服务平台实时推送、上传本机构在资质认定、经营管理情况、质量异常情况和检验检测结果报告等数据信息的相关制度。具体内容如下。

(1) 制订向国家检验检测机构监督管理信息化服务平台实时推送、上传下列资质认定相关信息的管理制度：

① 明确对实验室资质认定相关工作管理数字化和信息化的要求，包括资质申请(含首次申请、延期申请、变更申请等)资料(如申请资料电子版、检验检测能力范围电子清单、人员清单、设备设施清单、方法/标准清单)、现场技术评审相关资料(如不符合工作整改报告)等资质认定相关工作管理的数字化和信息化的要求。

② 明确对监管部门或其委托的技术机构在线上组织的能力验证、同行比对、技术审查等技术监督检查活动(工作)管理的信息化要求，包括活动通知或方案(计划)的接收、活动结果报告的制作与报(推)送等工作的要求。

(2) 制订实验室向监管部门(国家检验检测机构监督管理信息化服务平台)实时上传(推送)的检验检测报告及其相关的检验检测记录、表格，以及能够反映检验检测主要过程的现场监督控制资料信息(含视频、监督记录等)等相关工作信息化管理规定。主要包括以下内容。

① 在实验室管理信息化系统上向监管部门(国家检验检测机构监督管理信息化服务平台)实时上传(推送)已经完成了审批签发、缮印(电子印章)程序的检验检测报告及其相关的原始记录、表格的要求。

② 通过实验室管理信息化系统自动采集、记录并保存检验检测原始数据；实验室无法达到上述要求的项目，应确保能够自动记录并保存能够充分反映实验室活动过程的现场监控视频资料。

③ 对脱离实验室固定场所的检验检测活动(如工程实体质量检验检测)，在实验室管理信息化系统上实时记录并上传检验检测原始记录和监督记录的同时，还应通过信息化管理系统的手持式移动终端实时记录并上传检验检测活动地点(如北斗导航系统提供的地理坐标值)，以及能够反映主要检验检测活动过程的视频资料。

④ 当方法(标准)对环境条件有要求时，应能够通过信息化系统的终端自动记录并实时上传对实验室活动结果有影响的环境条件监控信息。

⑤ 记录和上传对实验室活动结果有影响的重要信息，如检验检测过程出现异常中断或产生偏离情况等信息。

(3) 制订向监管部门(国家检验检测机构监督管理信息化服务平台)实时推(报)送实验室经营管理情况、异常质量情况报告的管理制度。

① 实验室应根据政府监管部门相关规矩的规定，通过其信息化系统，向监管部门(国家检验检测机构监督管理信息化服务平台)报告(推送)持续符合相应条件和要求、遵守从业规范、开展检验检测活动及统计数据等经营管理情况。

② 当发现异常质量情况时，实验室应根据政府监管部门的相关规定，通过其信息化系统，及时向政府监管部门(国家检验检测机构监督管理信息化服务平台)报告(推送)检验检测活动中发现的普遍存在质量问题等信息。

(4) 密切跟踪关于向其所在地监管部门(国家检验检测机构监督管理信息化服务平台)实时推送(上传)资质认定信息、经营管理情况、质量异常情况和检验检测结果报告及与其相关的数据信息等相关规矩的变化，并据此更新内部管理信息化的相关工作制度。

5.1.3　实施实验室管理的信息化

实施实验室管理信息化必须以实验室资源（含机构、人员、场所环境、设备设施、管理体系等）管理的数字化、实验室活动（工作）过程管理控制的程序（软件）化、实验室管理数据（信息）传输（通信）的网络化、检验检测工作（活动）数据信息采集的自动化等信息化技术的广泛应用为基础。现就如何实施机构管理、人员管理、场所环境管理、设备设施管理和管理体系管理的信息化分别介绍如下。

（一）机构管理的信息化

1. 机构合法性和依法经营管理方面

主要从主体（组织机构及其人员）合法、程序合法、行为和内容合法等方面予以约束保障。具体可采取以下措施。

（1）在实验室管理信息化系统上首页主菜单设置展示实验室的法人证书、工商注册证书、资质认定（认可）证书及其检验检测能力范围、管理层组成及其职责分工、组织结构（图）等证明实验室合法性的相关信息，便于全体工作人员在日常工作中进行对照自查、供客户登录查询和监管部门进行监督检查。

（2）建立实验室获得资质认定的全部检验检测能力（参数）范围的数字化代码信息数据库，当授权签字人在信息化系统签发检验检测报告（系统给检测报告自动赋码）时，系统设置检验检测能力范围的数字化代码核查判断环节，凡出现超出获批准能力范围（如拟签字批准的检测项目没有可资匹配的数字化代码）时，系统拒绝通过签字环节并给出“本报告已经超出批准的能力范围”的明确提示，以防止超出能力范围出具检验检测报告的问题。

（3）建立B类人员及其获得批准授权的资格能力（参数）范围的数字化代码信息数据库，当相关授权人员在信息化系统签署文件、结果报告时，均通过代码匹配对其是否超出其获批准授权的资格能力范围进行核查判断；当超出其获准授权的资格能力范围（如拟签字批准人没有可资匹配的获准授权的资格能力数字化代码）时，系统拒绝通过签字环节并给出明确的提示和自动记录相关信息，以有效防止人员越权超限签发文件和结果报告。

（4）C类人员及其获得确认的资格能力范围的数字化代码信息数据库，当人员在信息化系统上签署相关记录、表格或工作文件时，均通过资格能力范围数字化代码匹配对其是否超出其获确认的资格能力范围进行核查判断，当超出其获确认的资格能力范围（没有可资匹配的获得确认的资格能力数字化代码）时，系统拒绝通过签字环节并给出明确的提示和自动记录相关信息。

（5）在信息化系统首页设置实验室管理相关的强制性要求、通用要求和特殊要求，人员的从业规范、职业道德等内容的主菜单，并采取浮窗自动弹出或在登录系统时滚动展示这些内容，使每一位登录系统的工作人员受到经常、反复的法规规矩教育。

（6）将实验室管理相关规矩的强制性要求、通用要求和特殊要求数字化。建立实验室管理相关规矩的强制性要求、通用要求和特殊要求的数字化信息数据库。其中，现行实验室管理相关法律、行政法规和国家标准的强制性条文等强制性要求统一冠以字母A＋序号的数字化代码来标识；市场监管部门的规章和相关标准、规范与规范性文件的通用要求统一冠以字母B＋序号的数字化代码来标识；各行业监管部门的规章和相关标准、规范与规范性文件的特殊要求统一冠以字母C＋序号的数字化代码来标识。实验室应用信息化系统开展检验检测活动（如处理不符合工作、投诉、内审、管理评审等工作）时，系统自动识别、判断该实验室活动是违反上述强制性要求、通用要求和特殊要求,并给出明确的提示。实验室管理相关规矩的强制性要求、通用要求和特殊要求的数字化信息数据库的内容,可参照(但不限于)表 5.2 所示的内容建立。

表 5.2 实验室管理强制性要求、通用要求和特殊要求数据库的内容(部分)

类别	代码号	行为内容	识别、判断依据
强制性要求	A001	为社会提供公证数据的产品质量检验机构,必须经省级以上人民政府计量行政部门对其计量检定、测试的能力和可靠性考核合格	《中华人民共和国计量法》第二十二条
	A002	属于强制检定范围的计量器具,未按照规定申请检定或者检定不合格继续使用的,责令停止使用,可以并处罚款	《中华人民共和国计量法》第二十五条
	A003	企业应当公开其执行的强制性标准、推荐性标准、团体标准或者企业标准的编号和名称	《中华人民共和国标准化法》第二十七条
	A004	生产、销售、进口产品或者提供服务不符合强制性标准,或者企业生产的产品、提供的服务不符合其公开标准的技术要求的,依法承担民事责任	《中华人民共和国标准化法》第三十六条
	A005	生产、销售、进口产品或者提供服务不符合强制性标准的,依照《中华人民共和国产品质量法》、《中华人民共和国进出口商品检验法》、《中华人民共和国消费者权益保护法》等法律、行政法规的规定查处,记入信用记录,并依照有关法律、行政法规的规定予以公示;构成犯罪的,依法追究刑事责任	《中华人民共和国标准化法》第三十七条
	A006	产品质量检验机构必须具备相应的检测条件和能力,经省级以上人民政府市场监督管理部门或者其授权的部门考核合格后,方可承担产品质量检验工作	《中华人民共和国产品质量法》第十九条
	A007	产品质量检验机构、认证机构必须依法按照有关标准,客观、公正地出具检验结果或者认证证明	《中华人民共和国产品质量法》第二十一条
	A008	产品质量检验机构、认证机构伪造检验结果或者出具虚假证明的,责令改正,对单位处五万元以上十万元以下的罚款,对直接负责的主管人员和其他直接责任人员处一万元以上五万元以下的罚款;有违法所得的,并处没收违法所得;情节严重的,取消其检验资格、认证资格;构成犯罪的,依法追究刑事责任。 产品质量检验机构、认证机构出具的检验结果或者证明不实,造成损失的,应当承担相应的赔偿责任;造成重大损失的,撤销其检验资格、认证资格	《中华人民共和国产品质量法》第五十七条
	A009	使用实行强制检定的计量标准的单位和个人,应当向主持考核该项计量标准的有关人民政府计量行政部门申请周期检定。 使用实行强制检定的工作计量器具的单位和个人,应当向当地县(市)级人民政府计量行政部门指定的计量检定机构申请周期检定。当地不能检定的,向上一级人民政府计量行政部门指定的计量检定机构申请周期检定	《中华人民共和国计量法实施细则》第十一条

续表

类别	代码号	行为内容	识别、判断依据
强制性要求	A010	企业、事业单位应当配备与生产、科研、经营管理相适应的计量检测设施，制定具体的检定管理办法和规章制度，规定本单位管理的计量器具明细目录及相应的检定周期，保证使用的非强制检定的计量器具定期检定	《中华人民共和国计量法实施细则》第十二条
	A011	为社会提供公证数据的产品质量检验机构，必须经省级以上计量行政部门计量认证	《中华人民共和国计量法实施细则》第二十九条
	A012	产品质量检验机构计量认证的内容： （一）计量检定、测试设备的性能； （二）计量检定、测试设备的工作环境和人员的操作技能； （三）保证量值统一、准确的措施及检测数据公正可靠的管理制度	《中华人民共和国计量法实施细则》第三十条
	A013	产品质量检验机构提出计量认证申请后，省级以上人民政府计量行政部门应指定所属的计量检定机构或者被授权的技术机构按照本细则第三十条规定的内容进行考核。考核合格后，由接受申请的省级以上人民政府计量行政部门发给计量认证合格证书。产品质量检验机构自愿签署告知承诺书并按要求提交材料的，按照告知承诺相关程序办理。未取得计量认证合格证书的，不得开展产品质量检验工作	《中华人民共和国计量法实施细则》第三十一条
	A014	已经取得计量认证合格证书的产品质量检验机构，需新增检验项目时，应按照本细则有关规定，申请单项计量认证	《中华人民共和国计量法实施细则》第三十三条
	A015	检测机构严禁出具虚假检测报告。凡出现下列情况之一的应判定为虚假检测报告： （一）不按规定的检测程序及方法进行检测出具的检测报告； （二）检测报告中数据、结论等实质性内容被更改的检测报告； （三）未经检测就出具的检测报告； （四）超出技术能力和资质规定范围出具的检测报告	《房屋建筑和市政基础设施工程质量检测技术管理规范》GB 50618—2011 第 4.4.10 条
	A016	检测机构必须在技术能力和资质规定范围内开展检测工作	GB 50618—2011 第 3.0.3 条
	A017	检测机构应对出具的检测报告的真实性、准确性负责	GB 50618—2011 第 3.0.4 条
	A018	检测应按有关标准的规定留置已检试件。有关标准留置时间无明确要求的，留置时间不应少于 72 h	GB 50618—2011 第 3.0.10 条
	A019	检测机构应配置能满足所开展检测项目要求的检测人员	GB 50618—2011 第 4.1.1 条
	A020	检测机构应配备能满足所开展检测项目要求的检测设备	GB 50618—2011 第 4.2.1 条

续表

类别	代码号	行为内容	识别、判断依据
通用要求	B001	检验检测机构应当定期审查和完善管理体系，保证其基本条件和技术能力能够持续符合资质认定条件和要求，并确保质量管理措施有效实施。 检验检测机构不再符合资质认定条件和要求的，不得向社会出具具有证明作用的检验检测数据和结果	《检验检测机构资质认定管理办法》第十八条
	B002	检验检测机构应当在资质认定证书规定的检验检测能力范围内，依据相关标准或者技术规范规定的程序和要求，出具检验检测数据、结果	《检验检测机构资质认定管理办法》第十九条
	B003	检验检测机构不得转让、出租、出借资质认定证书或者标志；不得伪造、变造、冒用资质认定证书或者标志；不得使用已经过期或者被撤销、注销的资质认定证书或者标志	《检验检测机构资质认定管理办法》第二十条
	B004	检验检测机构向社会出具具有证明作用的检验检测数据、结果的，应当在其检验检测报告上标注资质认定标志	《检验检测机构资质认定管理办法》第二十一条
	B005	以欺骗、贿赂等不正当手段取得资质认定的，资质认定部门应当依法撤销资质认定。 被撤销资质认定的检验检测机构，三年内不得再次申请资质认定	《检验检测机构资质认定管理办法》第三十二条
	B006	检验检测机构申请资质认定时提供虚假材料或者隐瞒有关情况的，资质认定部门应当不予受理或者不予许可。检验检测机构在一年内不得再次申请资质认定	《检验检测机构资质认定管理办法》第三十三条
	B007	检验检测机构未依法取得资质认定，擅自向社会出具具有证明作用的数据、结果的，依照法律、法规的规定执行；法律、法规未作规定的，由县级以上市场监督管理部门责令限期改正，处 3 万元罚款	《检验检测机构资质认定管理办法》第三十四条
	B009	检验检测机构有下列情形之一的，由县级以上市场监督管理部门责令限期改正；逾期未改正或者改正后仍不符合要求的，处 1 万元以下罚款。 （一）未按照本办法第十四条规定办理变更手续的； （二）未按照本办法第二十一条规定标注资质认定标志	《检验检测机构资质认定管理办法》第三十五条
	B010	检验检测机构有下列情形之一的，法律、法规对撤销、吊销、取消检验检测资质或者证书等有行政处罚规定的，依照法律、法规的规定执行；法律、法规未作规定的，由县级以上市场监督管理部门责令限期改正，处 3 万元罚款： （一）基本条件和技术能力不能持续符合资质认定条件和要求，擅自向社会出具具有证明作用的检验检测数据、结果的； （二）超出资质认定证书规定的检验检测能力范围，擅自向社会出具具有证明作用的数据、结果的	《检验检测机构资质认定管理办法》第三十六条

续表

类别	代码号	行为内容	识别、判断依据
通用要求	B011	检验检测机构违反本办法规定，转让、出租、出借资质认定证书或者标志，伪造、变造、冒用资质认定证书或者标志，使用已经过期或者被撤销、注销的资质认定证书或者标志的，由县级以上市场监督管理部门责令改正，处 3 万元以下罚款	《检验检测机构资质认定管理办法》第三十七条
	B012	检验检测机构及其人员应当对其出具的检验检测报告负责，依法承担民事、行政和刑事法律责任	《检验检测机构监督管理办法》第五条
	B013	检验检测机构及其人员从事检验检测活动应当遵守法律、行政法规、部门规章的规定，遵循客观独立、公平公正、诚实信用原则，恪守职业道德，承担社会责任。 检验检测机构及其人员应当独立于其出具的检验检测报告所涉及的利益相关方，不受任何可能干扰其技术判断的因素影响，保证其出具的检验检测报告真实、客观、准确、完整	《检验检测机构监督管理办法》第六条
	B014	从事检验检测活动的人员，不得同时在两个以上检验检测机构从业。检验检测授权签字人应当符合相关技术能力要求。 法律、行政法规对检验检测人员或者授权签字人的执业资格或者禁止从业另有规定的，依照其规定	《检验检测机构监督管理办法》第七条
	B015	检验检测机构应当按照国家有关强制性规定的样品管理、仪器设备管理与使用、检验检测规程或者方法、数据传输与保存等要求进行检验检测。 检验检测机构与委托人可以对不涉及国家有关强制性规定的检验检测规程或者方法等作出规定	《检验检测机构监督管理办法》第八条
	B016	检验检测机构应当在其检验检测报告上加盖检验检测机构公章或者检验检测专用章，由授权签字人在其技术能力范围内签发。 检验检测报告用语应当符合相关要求，列明标准等技术依据。检验检测报告存在文字错误，确需更正的，检验检测机构应当按照标准等规定进行更正，并予以标注或者说明	《检验检测机构监督管理办法》第十一条
	B017	检验检测机构应当对检验检测原始记录和报告进行归档留存。保存期限不少于 6 年	《检验检测机构监督管理办法》第十二条
	B018	检验检测机构不得出具不实检验检测报告。 检验检测机构出具的检验检测报告存在下列情形之一，并且数据、结果存在错误或者无法复核的，属于不实检验检测报告： （一）样品的采集、标识、分发、流转、制备、保存、处置不符合标准等规定，存在样品污染、混淆、损毁、性状异常改变等情形的； （二）使用未经检定或者校准的仪器、设备、设施的； （三）违反国家有关强制性规定的检验检测规程或者方法的； （四）未按照标准等规定传输、保存原始数据和报告的	《检验检测机构监督管理办法》第十三条

续表

类别	代码号	行为内容	识别、判断依据
通用要求	B019	检验检测机构不得出具虚假检验检测报告。 检验检测机构出具的检验检测报告存在下列情形之一的，属于虚假检验检测报告： （一）未经检验检测的； （二）伪造、变造原始数据、记录，或者未按照标准等规定采用原始数据、记录的； （三）减少、遗漏或者变更标准等规定的应当检验检测的项目，或者改变关键检验检测条件的； （四）调换检验检测样品或者改变其原有状态进行检验检测的； （五）伪造检验检测机构公章或者检验检测专用章，或者伪造授权签字人签名或者签发时间的	《检验检测机构监督管理办法》第十四条
	B020	检验检测机构及其人员应当对其在检验检测工作中所知悉的国家秘密、商业秘密予以保密	《检验检测机构监督管理办法》第十五条
	B021	检验检测机构应当在其官方网站或者以其他公开方式对其遵守法定要求、独立公正从业、履行社会责任、严守诚实信用等情况进行自我声明，并对声明内容的真实性、全面性、准确性负责 检验检测机构应当向所在地省级市场监督管理部门报告持续符合相应条件和要求、遵守从业规范、开展检验检测活动以及统计数据等信息 检验检测机构在检验检测活动中发现普遍存在的产品质量问题的，应当及时向市场监督管理部门报告	《检验检测机构监督管理办法》第十六条
特殊要求	C001	检测机构应当按照本办法取得建设工程质量检测机构资质（以下简称检测机构资质），并在资质许可的范围内从事建设工程质量检测活动。 未取得相应资质证书的，不得承担本办法规定的建设工程质量检测业务	《建设工程质量检测管理办法》第三条
	C002	申请检测机构资质的单位应当是具有独立法人资格的企业、事业单位，或者依法设立的合伙企业，并具备相应的人员、仪器设备、检测场所、质量保证体系等条件	《建设工程质量检测管理办法》第六条
	C003	检测机构需要延续资质证书有效期的，应当在资质证书有效期届满 30 个工作日前向资质许可机关提出资质延续申请。 对符合资质标准且在资质证书有效期内无本办法第三十条规定行为的检测机构，经资质许可机关同意，有效期延续 5 年	《建设工程质量检测管理办法》第十二条
	C004	检测机构在资质证书有效期内名称、地址、法定代表人等发生变更的，应当在办理营业执照或者法人证书变更手续后 30 个工作日内办理资质证书变更手续。资质许可机关应当在 2 个工作日内办理完毕。 检测机构检测场所、技术人员、仪器设备等事项发生变更影响其符合资质标准的，应当在变更后 30 个工作日内向资质许可机关提出资质重新核定申请，资质许可机关应当在 20 个工作日内完成审查，并作出书面决定	《建设工程质量检测管理办法》第十三条

续表

类别	代码号	行为内容	识别、判断依据
特殊要求	C005	从事建设工程质量检测活动，应当遵守相关法律、法规和标准，相关人员应当具备相应的建设工程质量检测知识和专业能力	《建设工程质量检测管理办法》第十四条
	C006	检测机构应当建立建设工程过程数据和结果数据、检测影像资料及检测报告记录与留存制度，对检测数据和检测报告的真实性、准确性负责	《建设工程质量检测管理办法》第二十二条
	C007	任何单位和个人不得明示或者暗示检测机构出具虚假检测报告，不得篡改或者伪造检测报告	《建设工程质量检测管理办法》第二十三条
	C007	检测机构应当建立信息化管理系统，对检测业务受理、检测数据采集、检测信息上传、检测报告出具、检测档案管理等活动进行信息化管理，保证建设工程质量检测活动全过程可追溯	《建设工程质量检测管理办法》第二十七条
	C008	检测机构取得检测机构资质后，不再符合相应资质标准的，资质许可机关应当责令其限期整改并向社会公开。检测机构完成整改后，应当向资质许可机关提出资质重新核定申请。重新核定符合资质标准前出具的检测报告不得作为工程质量验收资料	《建设工程质量检测管理办法》第三十五条
	C009	检测机构不得有下列行为： （一）超出资质许可范围从事建设工程质量检测活动； （二）转包或者违法分包建设工程质量检测业务； （三）涂改、倒卖、出租、出借或者以其他形式非法转让资质证书； （四）违反工程建设强制性标准进行检测； （五）使用不能满足所开展建设工程质量检测活动要求的检测人员或者仪器设备； （六）出具虚假的检测数据或者检测报告	《建设工程质量检测管理办法》第三十条
	C010	检测人员不得有下列行为： （一）同时受聘于两家或者两家以上检测机构； （二）违反工程建设强制性标准进行检测； （三）出具虚假的检测数据； （四）违反工程建设强制性标准进行结论判定或者出具虚假判定结论	《建设工程质量检测管理办法》第三十一条

续表

类别	代码号	行为内容	识别、判断依据
特殊要求	C011	检测机构违反本办法规定，有下列行为之一的，由县级以上地方人民政府住房和城乡建设主管部门责令改正，处 1 万元以上 5 万元以下罚款： （一）与所检测建设工程相关的建设、施工、监理单位，以及建筑材料、建筑构配件和设备供应单位有隶属关系或者其他利害关系的； （二）推荐或者监制建筑材料、建筑构配件和设备的； （三）未按照规定在检测报告上签字盖章的； （四）未及时报告发现的违反有关法律法规规定和工程建设强制性标准等行为的； （五）未及时报告涉及结构安全、主要使用功能的不合格检测结果的； （六）未按照规定进行档案和台账管理的； （七）未建立并使用信息化管理系统对检测活动进行管理的； （八）不满足跨省、自治区、直辖市承担检测业务的要求开展相应建设工程质量检测活动的； （九）接受监督检查时不如实提供有关资料、不按照要求参加能力验证和比对试验，或者拒绝、阻碍监督检查的	《建设工程质量检测管理办法》第四十五条
	C012	取得《等级证书》，同时按照《计量法》的要求经过计量行政部门考核合格的检测机构，可在《等级证书》注明的项目范围内，向社会提供试验检测服务	《公路水运工程试验检测管理办法》第二十八条
	C013	检测机构应当严格按照现行有效的国家和行业标准、规范和规程独立开展检测工作，不受任何干扰和影响，保证试验检测数据客观、公正、准确	《公路水运工程试验检测管理办法》第三十条
	C014	检测机构应当建立严密、完善、运行有效的质量保证体系。应当按照有关规定对仪器设备进行正常维护，定期检定与校准	《公路水运工程试验检测管理办法》第三十一条
	C015	检测机构应当建立样品管理制度，提倡盲样管理	《公路水运工程试验检测管理办法》第三十二条

（7）当在信息化系统上审批签发检验检测报告时，系统设置是否虚假检测报告的核查判断环节。凡不能通过该环节的检测报告，系统拒绝通过签字环节，并给出明确的提示。其核查工作程序如图 5.2 所示。

2. 在公正性、独立性和诚信经营管理的信息化方面

主要从人员教育、程序控制和措施落实等几个方面予以保障。

（1）在信息化系统首页设置质量方针、目标、公正性声明、保密承诺，公平公正、诚实信用原则等内容的主菜单，并采取浮窗自动弹出或在登录系统时滚动展示这些内容，对所有人员进行经常性的反复教育，使其深入到每一位工作人员的内心，教育和引导其公正、独立、诚

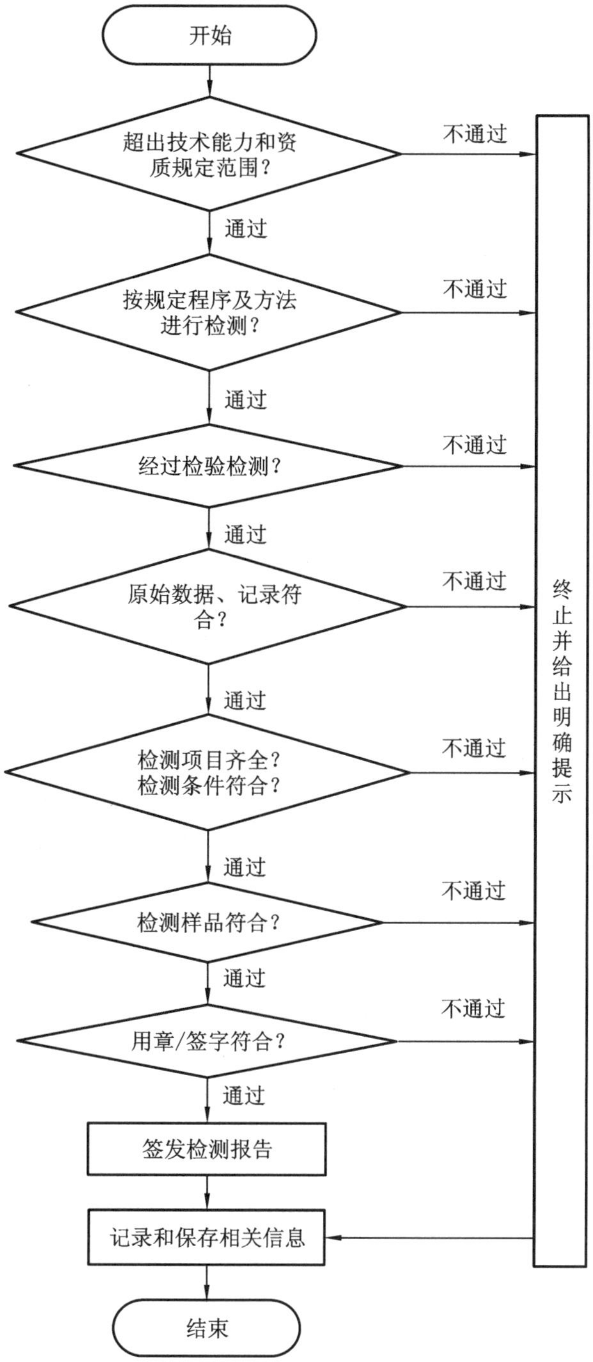

图 5.2　虚假检测报告核查工作程序

信从业。

（2）建立所有实验室活动（工作）相关的记录、工作表格、工作文件（模板）、结果报告等的数字化信息数据库，当登录信息化系统开始进行实验室活动时，系统终端的窗口自动弹出相关的数字化的电子记录、工作表格、工作文件（模板）、结果报告，并由系统自动导入由检验检测设备自动采集原始数据，或由系统生成相关数字化的工作文件或结果报告，或由工作人员直接在系统终端弹出的相关数字化电子记录、工作表格上人工录入(非自动采集原始数据的检测项目/参数)相关检验检测活动(工作)的原始数据或制发相关工作文件和结果报告。

(3) 凡能够具备自动采集数据的实验室活动,均通过与信息化系统终端连接的检验检测设备自动采集、记录和实时上检测原始数据、信息;对未能实现自动采集原始数据、信息的实验室活动,检测人员按前款规定在系统终端窗口录入相关数据、信息的同时,监督人员应在其系统终端上同步填写和上传监督记录,即把同步记录和上传监督记录作为系统接收人工录入实验室活动原始数据、信息的必要条件;如不能同时提交监督记录,系统拒绝接收人工录入的数据、信息,并给出明确的提示。

(4) 在固定场所地点进行的检验检测活动,应通过信息化系统终端相连的设备,自动记录、保存和实时上传开展实验室活动的影像资料;对脱离固定场所进行的检验检测活动,应通过与信息化系统移动式终端相连的设备,自动记录、保存并上传检测工作地点(位置)信息和能够反映检测主要工作活动过程的影像资料。

(5) 样品进入实验室控制后,系统自动屏蔽与客户相关的信息,并在向客户开放的信息化系统终端上自动屏蔽样品编号、负责检验检测工作部门及人员等信息,以实行样品在实验室内流转全过程的盲样管理,防止检验检测活动(工作)受到来自客户方的不利影响。

(6) 当在信息化系统上审批签发检验检测报告时,系统设置是否不实检测报告的核查环节,凡不能通过核查环节的检测报告,系统拒绝通过签字环节,并给出明确的提示。其核查工作程序如图 5.3 所示。

(7) 实验室管理信息化系统通过政府监管部门(国家检验检测机构监督管理服务平台)提供的数据传输端口或与政府监管网络链接,向政府监管部门报告(推送)持续符合资质认定条件和监管要求、遵守从业规范、开展检验检测活动及统计数据,检测发现的普遍存在质量问题等信息。

(8) 实验室管理信息化系统应覆盖所有分支机构(检测地点)的组织(机构)、人员、场所环境、设备设施和管理体系的管理。

(9) 实验室管理信息化系统对认证证书和认证标志管理的信息化。包括认证证书和认证标志的申请、使用、管理及其合法有效性的维持(机构、关键管理技术人员、方法标准、能力范围、重要设备设施等变更事项的管理与控制)、检验检测能力范围的控制等工作,均通过系统的相关功能模块来完成。

(二) 人员管理的信息化

根据国家对实验室人员管理信息化的相关要求和实验室人员管理信息化的相关规定,在实验室管理信息化系统中建立人员管理模块,以实现对人员管理的信息化。

(1) 人员身份及其技术资格能力管理的信息化。通过建立数字化的电子劳动合同、个人电子档案和人员电子清单等数字化信息数据库,在人员为本机构服务的整个从业期间,对人员身份、工作岗位、技术资格与能力、接受教育、培训、监督与能力监控、考核、评价等实行持续不间断的信息化管理和控制。

(2) 各类人员岗位、职责和任职要求管理的信息化。建立完善各类岗位设置的电子清单、各个岗位的职责、权限和任职要求等数字化信息数据库。每个工作人员登录系统就可以快速查询到自己的岗位职责、权限和任职要求等数字化信息。

(3) 人员配备数量及其技术资格能力管理的信息化。建立完善各类岗位人员数量、技

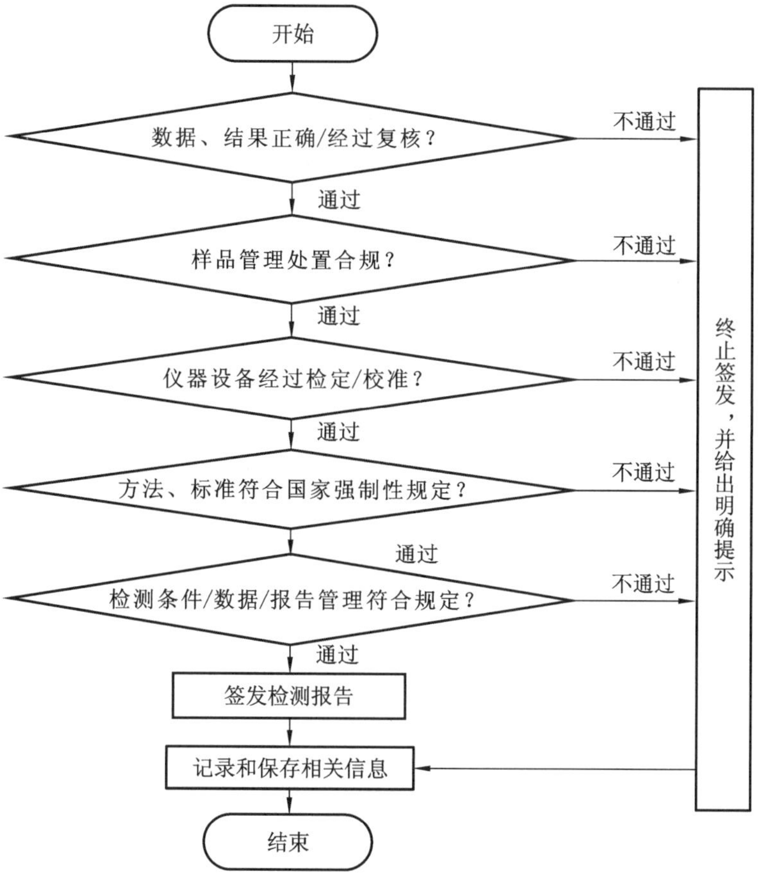

图 5.3　不实检测报告核查工作程序示意图

术资格能力配置要求的数字化电子清单，系统能够以数字化电子图、表等直观方式实时动态显示各岗位人员配备情况及其技术资格能力符合程度等信息。

(4) 人员公正性、独立性、诚信和保密的信息化管理。见前第(一)款所述。

(5) 人员工作关系管理的信息化。系统将人员工作关系(含上下级关系、不同部门/岗位之间工作关系、关键管理岗位代理、其他岗位之间的代理等)通过数字化的工作关系网络图、文字说明等方式予以清晰的描述、表达。以便于人员可以通过系统快速、准确地了解自己在本机构中的定位。

(6) 人员管理的信息化工作流程如图 5.4 所示。

(三)场所环境管理的信息化

(1) 场所环境管理的信息化工作流程如图 5.5 所示。

(2) 场所环境管理的信息化工作应覆盖实验室的固定、非固定(临时、可移动)和所有多个地点场所的管理控制，且能够通过网络化系统实时显示所有需要管控检测地点的场所环境监控信息。

(3) 当环境条件不能满足方法、标准的规范限值(通过系统预先设定)要求时，系统应能够自动报警并提示，以便即时作出应对处理，从而确保环境条件符合要求。

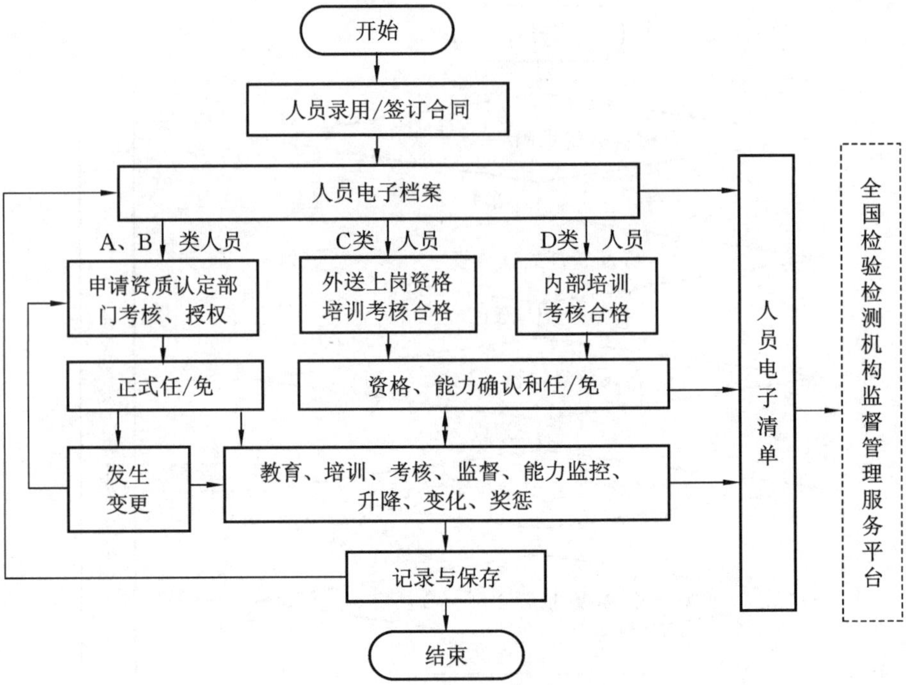

图 5.4　人员管理的信息化工作流程

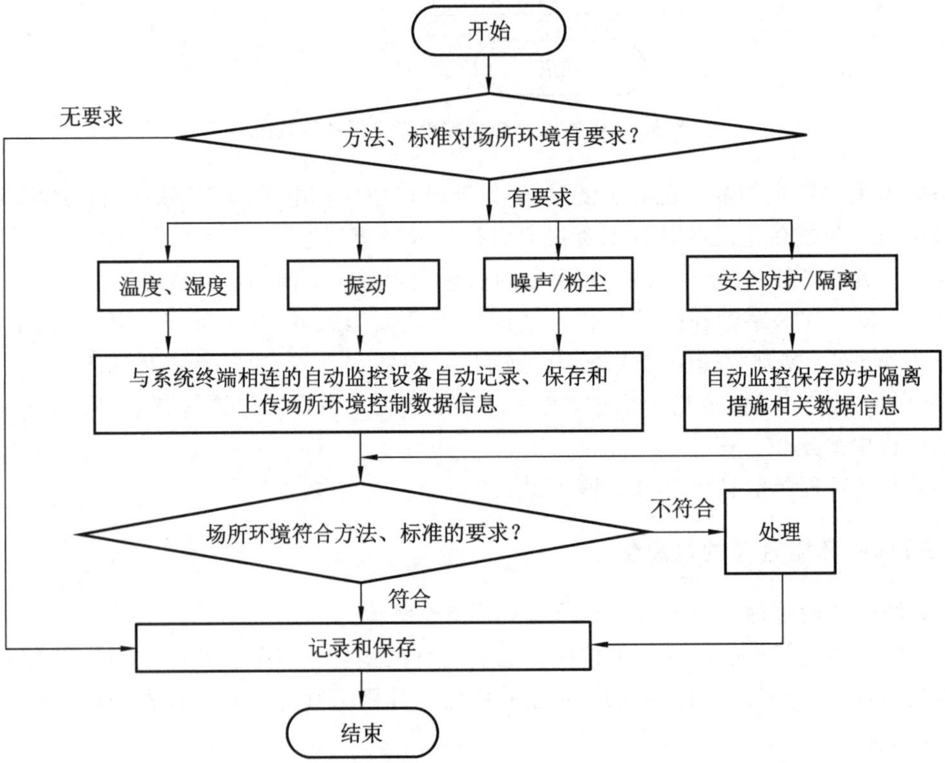

图 5.5　场所环境管理的信息化工作流程

(四) 设备设施管理的信息化

设备设施的信息化工作主要包括设备设施的采购、配备、电子档案、管理与控制、故障处理、计量溯源性、报废等全生命周期的管理。

(1) 设备设施管理的信息化工作流程如图 5.6 所示。

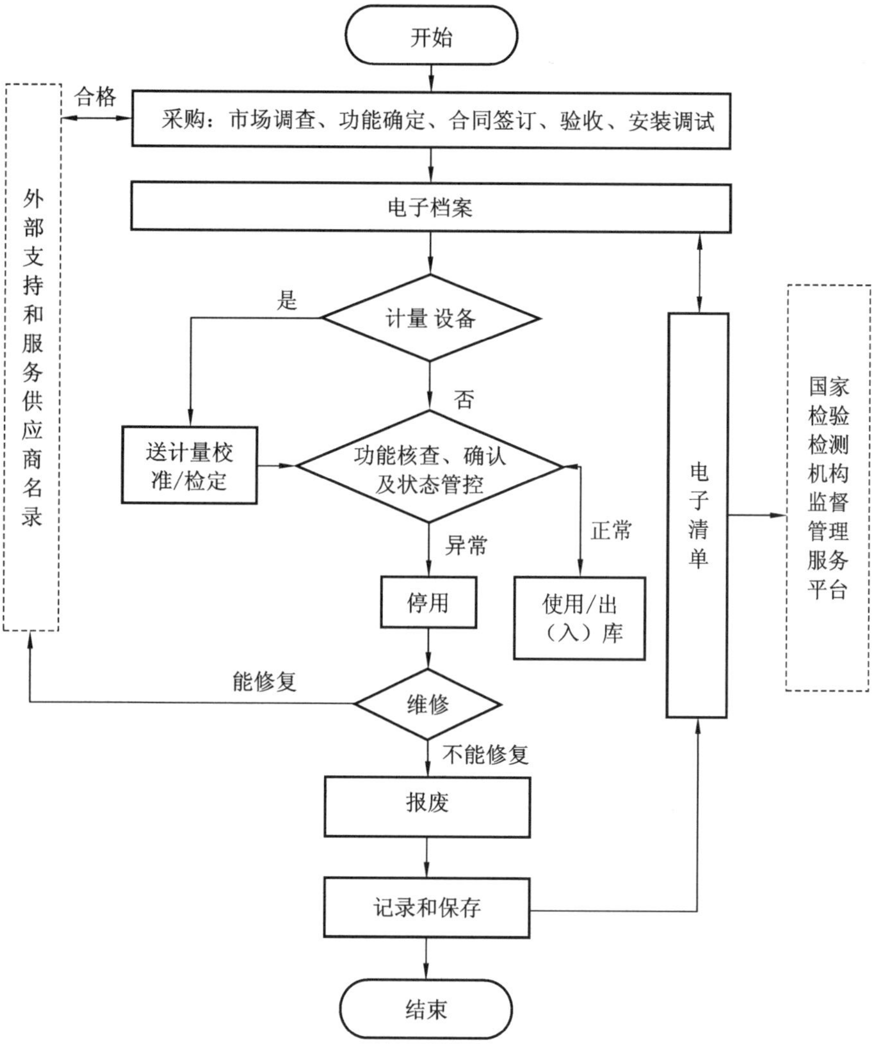

图 5.6　设备设施管理的信息化工作流程

(2) 系统根据实验室管理相关规矩关于设备设施配备的数量、规格(规模)、技术能力(参数)等的相关要求，设定开展检验检测活动的设备设施最低配置限值，达不到该限值时，系统给出警示和提示信息。

(3) 系统完成设备设施管理人员任免管理、设备设施电子档案管理、设备设施功能(包括使用前、出/入库前、后)的确认、设备设施计量溯源性管理(到期校准/检定提醒)、设备设施状态管控(准用、停用、限制使用)、设备设施的维护(日常维护、故障维修)、设备期间核查、设备使用的管控(出入库管理、使用记录)等。

(4) 通过系统对标准物质的采购、建立台账、性能确认、使用前核查、存储、出入库管控、使用管控等实行信息化管理。

(五) 管理体系管理的信息化

管理体系管理的信息化就是要把传统管理模式中文件化的管理体系数字化，通过实验室管理信息化系统对数字化管理体系实行信息化管控，也就是通过信息化系统的各功能模块，按照体系文件的规定对管理体系诸要素实行全过程、全要素的全面管理控制，彻底解决困扰传统模式下实验室管理过程中，体系文件与实际运行“两张皮”的问题。具体应从以下各方面进行。

1. 管理体系管理的总原则

就是把实验室建立的管理体系文件数字化后，全部嵌固在实验室管理信息化系统中，通过系统的各功能模块，使各项实验室活动的管控始终保持与管理体系文件的要求同步。

2. 方针目标管理的信息化

按照前面“机构管理的信息化”所述的相关要求，强化质量方针和目标的信息化管控。

3. 文件控制管理的信息化

(1) 根据现行法律、行政法规和国家强制性标准中的强制性条文等建立完善实验室管理的强制性要求、市场监管部门的规章和检验检测方法标准与技术规范的通用要求，以及按照各行业实验室监管部门规章、行业标准(规范)的特殊要求等，建立完善国家对实验室管理相关要求的数字化信息数据库，并实时跟踪、更新这些要求的最新变化，以保持其与国家对实验室管理的最新要求同步。

(2) 根据国家对实验室管理的最新要求，结合实验室管理的实际，制订对每一项实验室活动(工作)实施管理控制的体系文件，按照信息化的管理要求对其进行数字化，并按信息化管理的要求实施命名和管理，以便于系统进行自动识别与管控。主要包括以下几个方面内容。

① 质量手册中各组成文件：该类文件明确实验室如何执行落实国家对实验室管理的各项强制性要求、通用要求和特殊要求(下将三者统一简称为“相关要求”)的纲领性文件，是第一层管理体系文件(质量手册)的核心组成，故必须保证其内容与国家对实验室管理的相关要求保持一致，其命名可以 A 或 1 开头再加上质量手册对应的文件编号，以便于系统能够自动识别与管控。

② 管理体系的程序文件：该类文件是对各项实验室活动(工作)的目的、管理要求、工作程序等实施有效管理控制的指导性工作文件，是实验室管理体系文件的第二层文件，是管理体系文件重要组成部分，故其内容应与国家对实验室管理的相关要求和第一层管理体系文件的相关规定相一致。其命名可以 B 或 2 开头再加上对应程序文件的编号，以便于系统能够自动识别与管控。

③ 各项实验室活动(工作)的作业指导书、操作实施细则：当实验室活动的相关方法、标准或技术规范未提供满足指导检测人员进行检测活动的操作指引时，实验室应根据工作需要编制该类文件(第三层体系文件)，作为实验室管理体系第一、二层文件的重要支持性文件。该类文件的内容应保证符合相关检验检测方法标准、技术规范的要求和第一、二层管理体系文件的相关规定，其命名可以 C 或 3 开头再加上对应的文件编号，以便于系统能够自动识别与管控。

④（原始）记录文件、工作表格：该类文件是实验室管理体系文件的第四层文件，是实验室管理体系前三层文件必不可少的支持性文件，其格式、内容应符合国家对实验室管理的相关要求和前三层管理体系文件的相关规定。对于检验检测活动（工作）的工作记录、表格，其格式、内容还应符合相应的检验检测方法、标准和技术规范的相关要求。（原始）记录文件是保证在尽可能接近实际情况下再现所有实验室活动（工作）过程的重要支持性文件，工作表格是保证所有实验室活动（工作）过程实现标准化、规范化、格式化管理控制的重要技术手段，其命名可以 D 或 4 开头再加上对应文件、表格的编号，以便于系统能够自动识别与管控。

⑤ 各项实验室活动（工作）文件的模板：包括各类合同文件、实验室活动的工作方案、工作计划、工作报告（含检验检测结果报告、内审报告、管理评审报告、专项工作报告等）等文件的格式化电子文件模板。其命名可统一以 F 开头再加上对应工作文件的编号，也可以根据工作文件的类别分别以一个汉字或英文字母再加上工作文件编号，以便于系统能够自动识别与管控。

(3) 建立和维持管理体系文件信息数据库，将按前款规定制订的各类管理体系文件数字化后纳入库内实行信息化管理。

① 管理体系文件信息数据库中对应数字化文件的编号应与纸质版本的文件编号相同，系统根据文件所在的体系文件层次按前款规定加冠分类标识，便于系统自动快速检索、识别与管理。

② 对信息数据库内检验检测相关记录文件、工作表格（含检验检测原始记录、工作表格等）按第 5.1.2 节规定的赋码规则对其进行赋码，以达到实现检验检测记录、表格的数字化代码与相应的检测项目（参数）数字化代码自动锁定的目的。

③ 实验室管理信息化系统按管理体系文件控制和管理的相关要求，将库内文件归集成与纸质最新版本的管理体系文件完全一致的数字化管理体系文件，并保证其中的所有文件不得违反国家对实验室管理相关要求。

(4) 实验室管理信息化系统向所有使用者展示数字化的管理体系文件（可仅显示文件目录，系统通过超级链接，使用人员点击相应文件名称即可打开文件内容），让每一位工作人员都能够通过信息化系统随时、方便查阅到管理体系文件的相关信息（版本、发布、修订等），特别是管理体系文件对其工作岗位相关的管理要求等信息。

(5) 工作人员开展实验室相关活动（工作）时，登录信息化管理系统终端窗口时，系统弹出相关工作的原始记录、工作表格、各类工作文件的模板等，工作人员可通过系统自动导入或人工录（导）入相关原始数据、信息或在其上编辑、制发相关工作文件。工作终了时，点击确认键即可完成数据、信息或工作文件的保存和上传工作。

4. 合同管理的信息化

主要包括通过信息化系统对合同的签订、评审、履行、争议、偏离、变更、终止等活动（工作）过程进行有效的管控，其工作流程控制如图 5.7 所示。

(1) 在合同签订前，能够通过系统中客户（供应商）和合同管理信息数据库提供的相关信息，在拟签订合同对象中甄别出不合格客户（供应商），同时选定拟签订合同格式（类型）等。

(2) 系统在合同的起草、评审、签订（署）、履行（含争议、偏离、变更的处置）、终止、评价分析等各环节，都能按体系文件中关于合同管理的相关要求，设定相应的管控措施（环节）、提出应对处理方法、步骤、路径等，以保证合同管理的每一项工作不产生偏离，持续改进和提

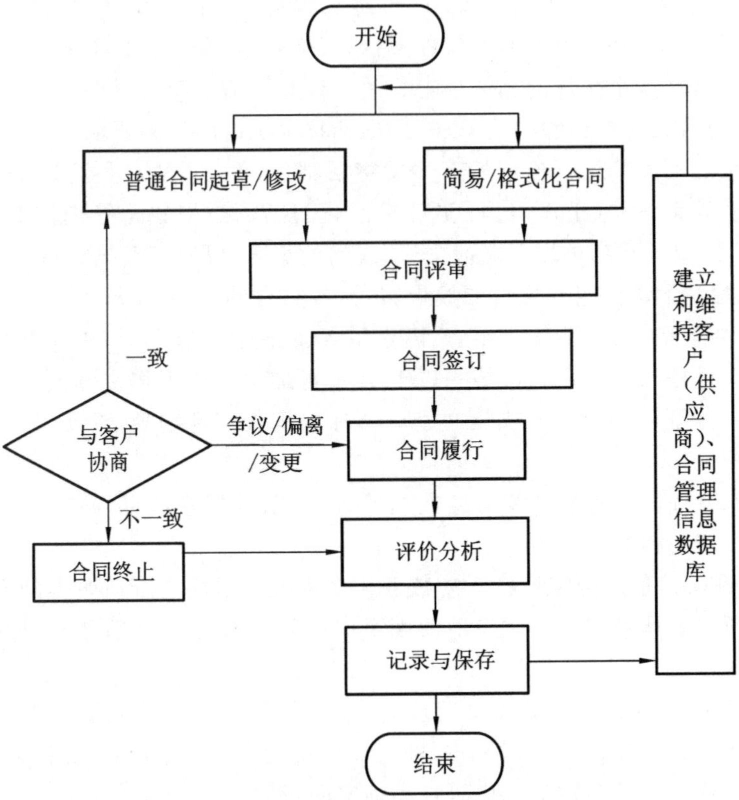

图 5.7　合同管理的信息化工作流程

升合同管理水平。

5. 分包管理的信息化

(1) 系统首先与事先建立的分包管理信息数据库中的本行业国家强制性规定禁止分包项目清单进行比对分析,判断拟分包项目是否为国家法律、行政法规、规章、强制性标准、规范性文件等强制性规定禁止分包的项目范围。如果是,则系统自动终止分包程序,并给出明确的提示。

(2) 对允许分包的项目,系统依据分包管理程序文件的相关要求,对分包业务实施有效的管控。其主要工作包括:明确分包项目和管理要求、审核分包单位资质、实施分包(征得委托方同意、签订合同、实施等)、评价与分析、记录和保存等。

(3) 分包管理的信息化工作流程控制如图 5.8 所示。

6. 采购管理的信息化

主要包括服务、供应品、试剂、消耗材料等的购买、验收、存储及其供应商的管理等。具体应从以下几个方面控制。

(1) 按“选择和购买对检验检测质量有影响的服务和供应品的程序”的相关要求,建立外部供应商名录电子清单(目录),包括合格供应商(俗称“白名单”)和不合格供应商(俗称“黑名单”)清单(目录),对涉及外部提供服务(包括校准/检定服务、抽样服务、检测服务、设施和设备维护服务、能力验证服务以及评审和审核服务,下同)和供应品(包括测量标准和设

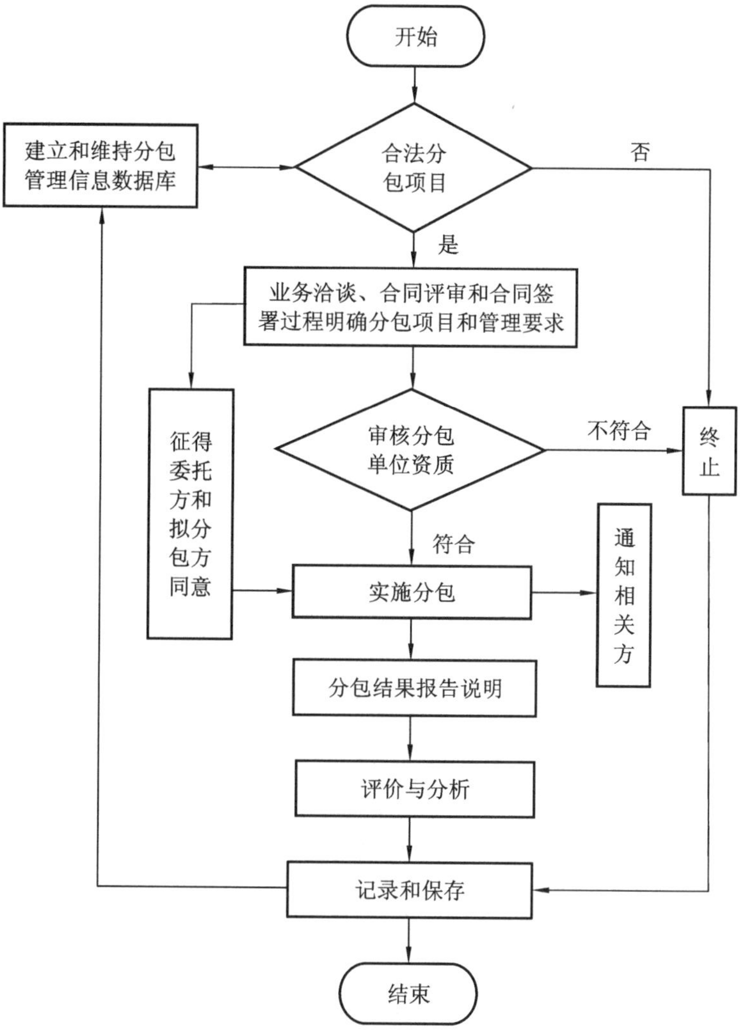

图 5.8　分包管理的信息化工作流程控制

备、辅助设备、试剂、消耗材料和标准物质，下同）的外部供应商实行清单式管理。每次启动采购时，系统自动按照以下要求对照电子清单（目录）进行核查比对，并根据比对结果给出提示。

① 系统对纳入“白名单”的合格供应商，将自动进入后续的采购活动。

② 系统对纳入“黑名单”的不合格供应商，将自动锁定不能进行后续的采购活动，并给出该供应商是“不合格”供应商的提示。

③ 系统对不在“电子清单（目录）”的供应商，给出“供应商不在清单（目录）中，应进行供应商评价分析”的提示；当实验室对该供应商进行评价且符合要求，并放入“白名单”后，系统方可进行后续的采购活动。

（2）采购管理的主要工作程序包括明确服务、供应品、试剂、消耗材料等的购买、验收、存储等各项工作的管控要求，并保存对供货商的评价记录。采购管理的信息化工作流程控制如图 5.9 所示。

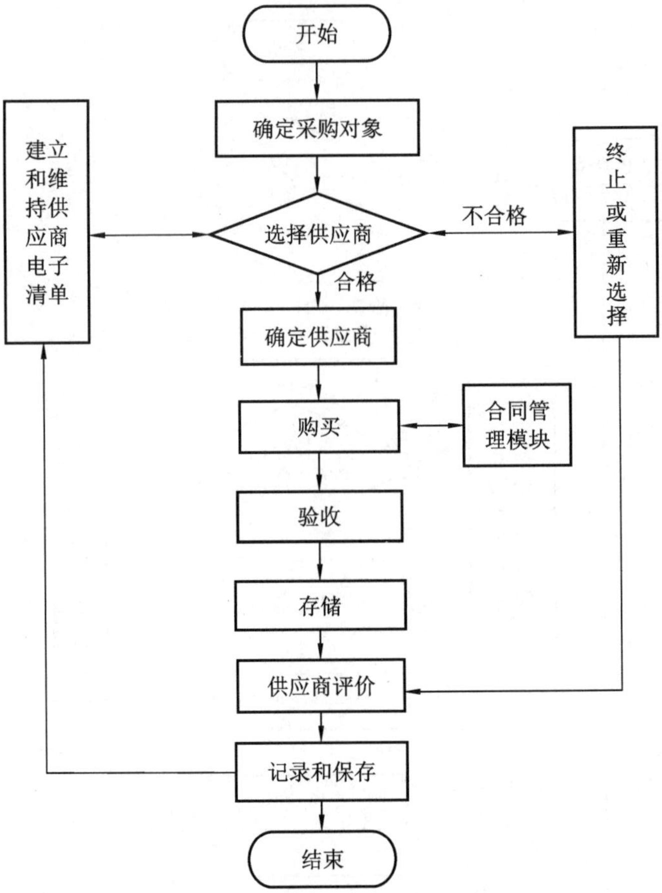

图 5.9　采购管理的信息化工作流程控制

7. 客户服务管理的信息化

主要通过系统向客户提供客户端，以建立和保持与客户沟通、开展服务满意度调查、跟踪客户的需求，以及允许客户通过系统提供的可视端口(如 VR 视频)观察为其检验检测服务的相关区域等，实施客户服务管理的信息化。客户服务管理的信息化工作流程控制如图 5.10 所示。

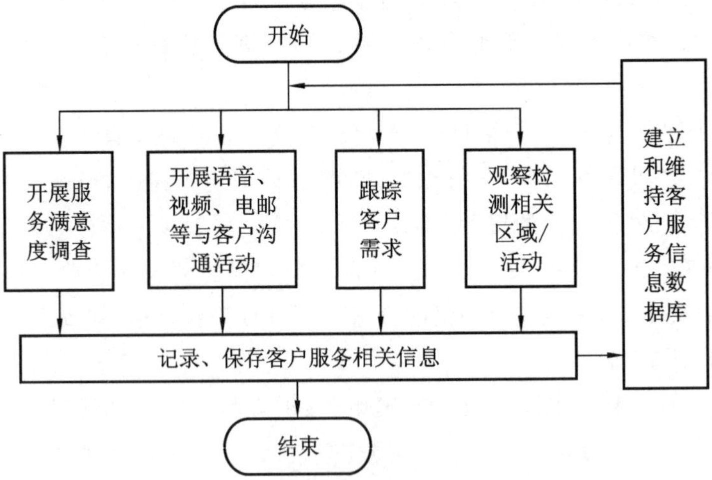

图 5.10　客户服务管理的信息化工作流程控制

8. 投诉管理的信息化

主要通过信息化系统的客户端对来自客户、第三方或政府监管部门转交等投诉的接收、评价、调查、处理、反馈及其对实验室结果有效性影响的跟踪等活动信息的管理与控制。具体应从以下几个方面进行管控。

(1) 系统能按相关规矩的要求和形成文件的投诉管理过程(程序)来接收、评价和处理投诉,并及时反馈处理结果。

(2) 系统应设置以下投诉处理过程(环节)。

① 对投诉的接收、确认、调查以及决定采取处理措施过程进行说明;当利益相关方有要求时提醒工作人员知会利益相关方。

② 提示工作人员跟踪并记录所有的投诉以及为解决投诉所采取的措施。

③ 提醒工作人员确认所采取的措施是否适当。

(3) 系统应能够保证按以下要求处理客户或其他相关方的投诉。

① 提示工作人员按程序文件规定或与投诉人沟通商定的时限处理、闭合所收到的投诉。

② 设置确保投诉处理结果应由与所涉及的实验室活动无关的人员作出、审查和批准的相关限制性措施,并告知投诉人。

③ 投诉处理完毕后系统自动向投诉人推送投诉已处理完毕的正式通知,并向投诉人反馈投诉处理结果。

(4) 对资质认定部门转交的投诉,系统应确保实验室能够按相关规矩规定的时限、程序与要求处理完毕并反馈处理结果。

(5) 投诉管理的信息化工作流程控制如图 5.11 所示。

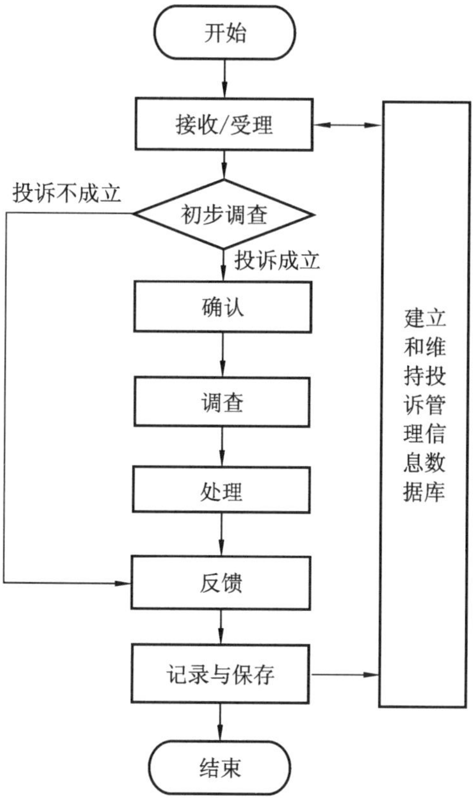

图 5.11　投诉管理的信息化工作流程控制

9. 不符合工作管理的信息化

主要包括不符合工作来源识别、分类及其处理措施等活动的管控，具体应从以下几个方面进行管控。

(1) 系统通过建立和维持不符合工作管理信息数据库，依据相关规矩的要求列出检测前、检测中、检测后常见不符合工作来源的信息数据、不符合工作分类原则及各类不符合工作的应对(纠正)措施的信息数据库，在进行不符合工作识别、分类及采取处理(或纠正)措施时，系统进行自动处理(识别、判断、选择)或提供人工处理(选择、判断)界面，为快速、高效识别和处理不符合工作提供信息化服务。

(2) 系统提示工作人员跟踪不符合工作的应对处理或纠正措施的处理结果，自动记录和保存每一项不符合工作管理的相关信息。

(3) 不符合工作管理的信息化工作流程控制如图 5.12 所示。

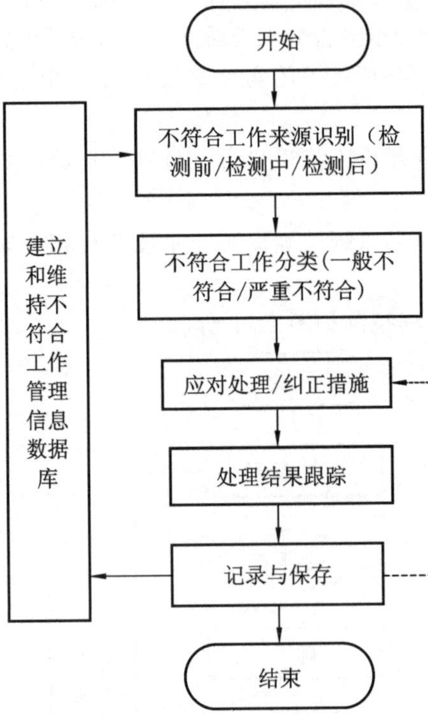

图 5.12 不符合工作管理的信息化工作流程控制

10. 记录控制管理的信息化

通过信息化系统，根据记录管理程序文件的要求，建立、使用和保存所有实验室活动(工作)的格式化和数字化的电子记录、表格，确保每一项检验检测活动技术记录的信息充分，对记录的标识、贮存、保护、检索、保留和处置实行信息化管理，完全实现实验室活动无纸化(数字化)、信息化管理。具体应从以下几个方面进行管控。

(1) 根据前述“文件控制管理的信息化”的相关要求，建立各项实验室活动(工作)的数字化的(原始)记录文件和工作表格(第四层体系文件)的电子文档(含空白和已完成信息、数据录入的记录/表格)信息数据库，为各项实验室活动提供信息化的数字化电子记录文件、电子工作表格，并根据前面所述的命名规则进行命名标识，以便通过信息化系统实现自动标识、贮存、保护、检索、保留和处置每一项实验室活动的相关工作信息。

(2) 记录控制管理的信息化工作流程控制如图 5.13 所示。

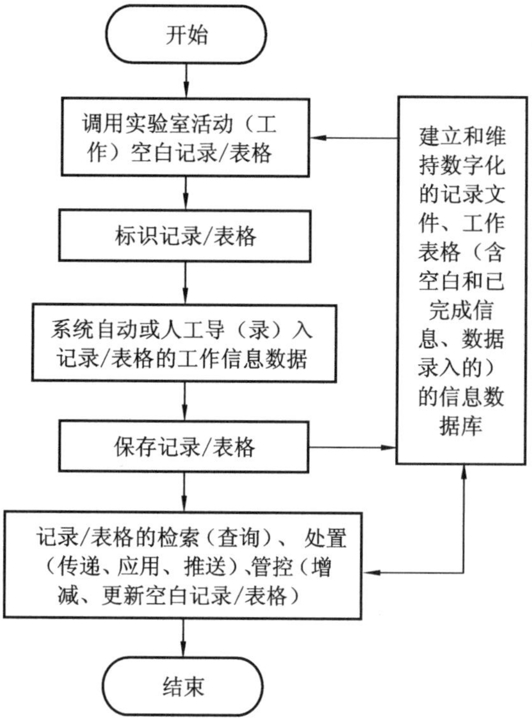

图 5.13　记录控制的信息化管理工作流程控制

11. 纠正措施管理的信息化

主要包括不符合工作的分析评估、纠正措施的选用及其效果的评估和确认等工作的信息化管控。主要从以下几个方面实施。

(1) 系统通过调用不符合工作管理模块的功能完成不符合工作分析评估(含分类、产生原因、确定性质等)工作。

(2) 系统通过建立和维持纠正措施管理信息数据库，依据相关规矩的要求列出各类不符合工作的应对(纠正)措施及其应用效果评定(判断)准则等纠正措施管理信息数据库，在采取纠正措施及其效果评估时，系统进行自动处理(判断、选择)或提供人工处理界面，为快速、高效实施纠正措施管理提供信息化服务。

(3) 系统自动记录和保存每一项不符合工作管理的相关信息。

(4) 纠正措施管理的信息化工作流程控制如图 5.14 所示。

12. 应对风险和机遇的措施与改进管理的信息化

主要包括识别分析风险和机遇、确定应对风险和机遇的措施(应对措施的策划)及其执行实施等工作的信息化管控。具体包括以下内容。

(1) 建立和维持应对风险和机遇的措施与改进管理信息数据库，定期或随时将本实验室可能出现的风险和机遇及其应对措施与改进的相关信息数据输入其中，以便对其进行信息化的管理与控制。

(2) 通过系统完成识别分析风险和机遇，明确应对风险和机遇的措施与改进的目的，拟

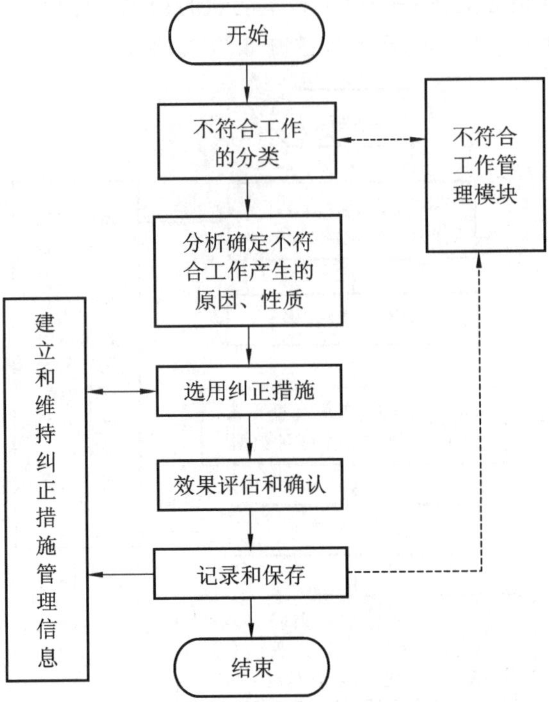

图 5.14　纠正措施管理的信息化工作流程控制

定风险和机遇的应对措施及其执行实施，评价应对措施的有效性及适应性，记录和保存相关数据信息，提示在管理体系文件中整合并实施这些应对措施等工作。

(3) 应对风险和机遇的措施与改进管理的信息化工作流程控制如图 5.15 所示。

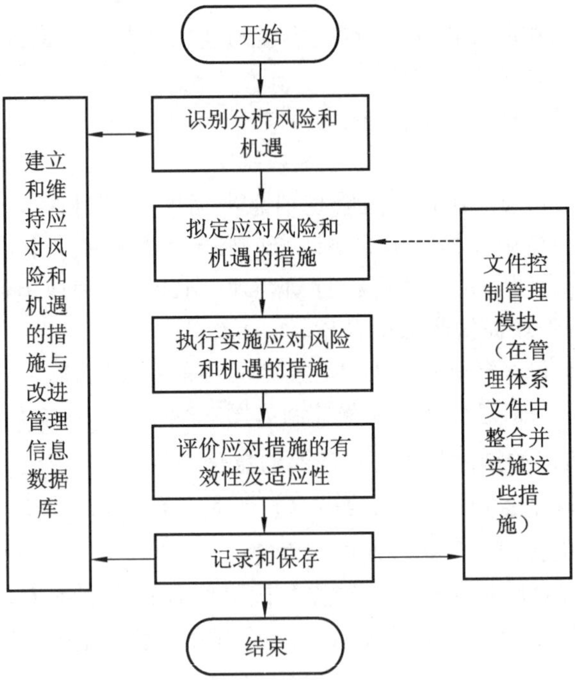

图 5.15　应对风险和机遇的措施与改进管理的信息化工作流程控制

13. 内部审核管理的信息化

对内部审核的准备(策划、制订和批准内部审核方案)、内部审核的组织实施、内部审核报告及记录等工作环节实行信息化管控,具体包括以下内容。

(1) 系统通过建立和维持发现问题/出现偏离工作(活动)过程或问题信息数据库或直接调用不符合工作管理模块的功能,收集本审核周期内管理体系运行管理过程发现的不符合工作或存在问题等信息。

(2) 通过系统完成内审的策划、制订和批准内审方案等准备工作。

(3) 开展内审工作(包括首次会议、明确审核对象和范围、确认审核发现不符合工作/项、提出和采取纠正/纠正措施并追踪成效、末次会议)及报告内审结果、记录并保存相关信息等工作。

(4) 内部审核管理的信息化工作流程控制如图 5.16 所示。

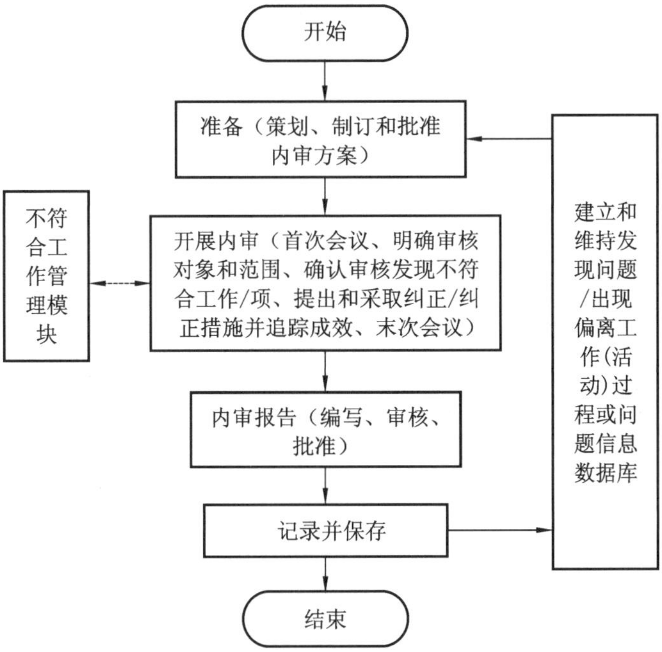

图 5.16　内部审核管理的信息化工作流程控制

14. 管理评审管理的信息化

对管理评审的准备(策划、制订和批准管理评审方案)、管理评审的组织实施、管理评审报告及记录等工作环节实行信息化管控。

(1) 系统通过建立和维持管理评审工作信息数据库、调用不符合工作管理模块的功能等,收集本评审周期管理体系运行管理过程发现的不符合工作或存在问题等管理评审的所有输入信息。

(2) 通过系统完成管理评审的策划、管理评审方案制订和批准等准备工作。

(3) 根据方案开展各项管理评审工作(包括首次会议、明确评审方式、确认不符合工作/项、提出和采取纠正/纠正措施并追踪成效、末次会议)及报告评审结果、记录并保存相关信息等工作。

(4) 管理评审管理的信息化工作流程控制如图 5.17 所示。

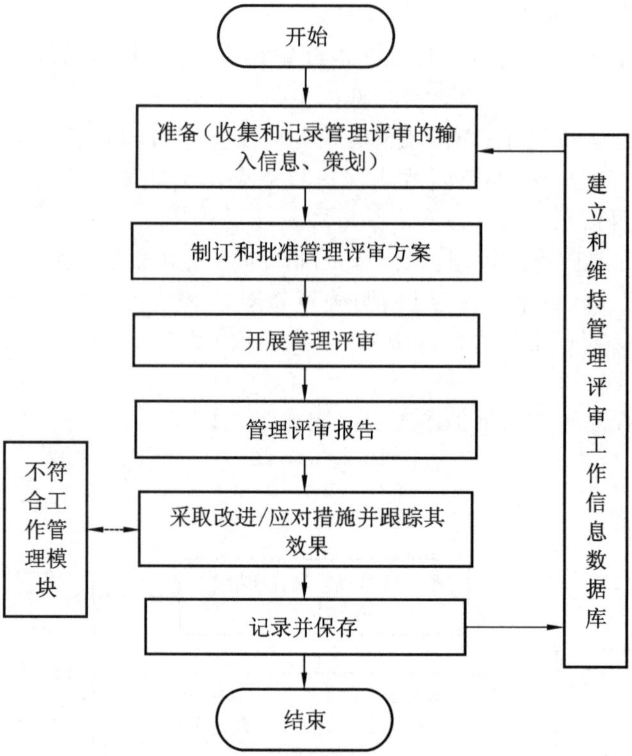

图 5.17　管理评审管理的信息化工作流程控制

15. 检验检测方法管理的信息化

就是要对检验检测方法的采用、验证和确认，方法偏离的控制和管理、方法使用等工作环节实行信息化管控，主要包括：

(1) 系统通过建立和维持通过认证认可批准使用方法/标准信息数据库，实时动态对所使用的检验检测方法实施信息化管理和控制。例如，对未获认证认可授权（不在方法/标准信息数据库内）的方法，系统限制进入后续的方法管理程序并给出明确的提示。

(2) 系统通过方法验证和确认模块，对人员、设施和环境、设备、试验结果等是否满足要求实行管控。

(3) 对方法使用过程（方法采用、方法偏离、方法修改、方法变更等）实施管控，记录并保存相关信息。

(4) 检验检测方法管理的信息化工作流程控制如图 5.18 所示。

16. 测量不确定度管理的信息化

从判定是否需要提供测量不确定度评定、测量不确定度评定的步骤和方法等进行管控，具体包括以下内容。

(1) 系统设定是否需要评定/提供测量不确定度的判别环节，当确认需要时，进入后续工作程序。

(2) 系统通过测量不确定度评定功能模块实施测量不确定度评定的各项工作步骤（规定或明确被测量、识别不确定度来源、量化/计算不确定度各分量、计算合成不确定度、结果报告、记录和保存相关信息等）及其工作方法等进行管控。

(3) 测量不确定度管理的信息化工作流程控制如图 5.19 所示。

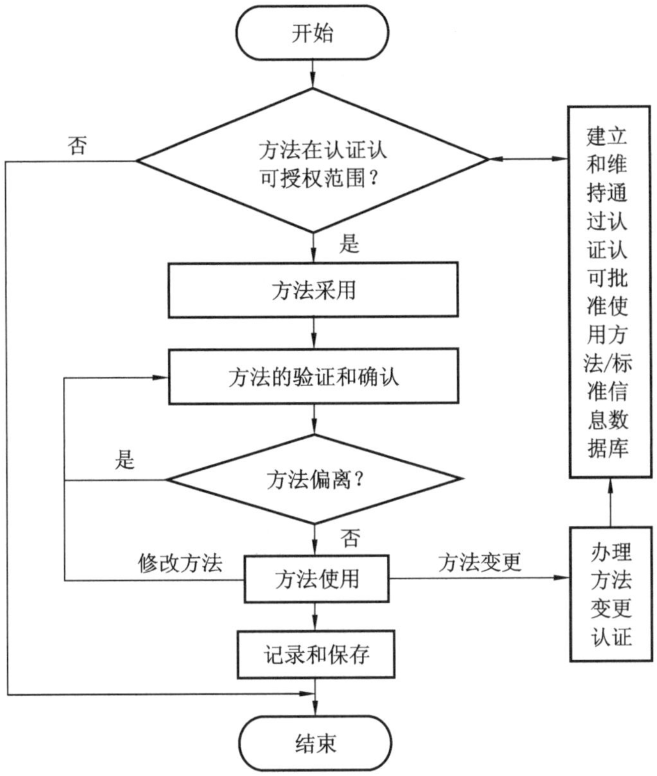

图 5.18　检验检测方法管理的信息化工作流程控制

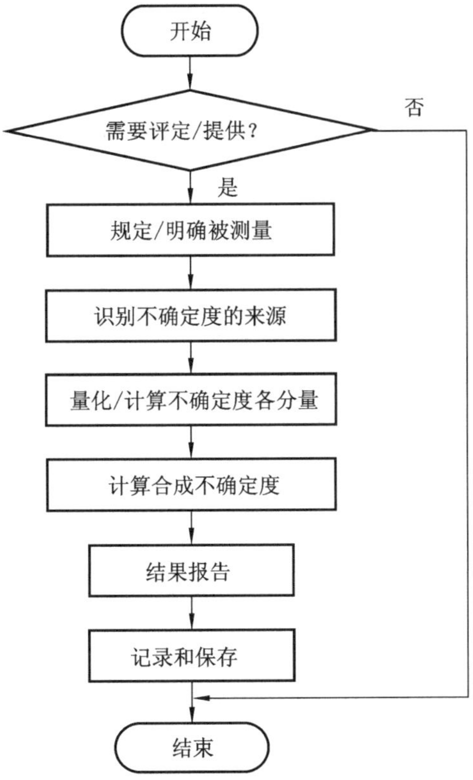

图 5.19　测量不确定度管理的信息化工作流程控制

17. 数据信息管理的信息化

实验室应确保所建立的信息管理系统满足包括审核路径、数据安全和完整性等相关的所有要求，并采取以下措施保证数据完整性、正确性和保密性。

(1) 在系统投入使用前或使用过程的任何变更后均应对其进行功能确认，以确保系统与国家对实验室管理的所有相关要求和本机构全部实验室活动管控的需要相符合、相适应。

(2) 系统数据的格式、标准及其传输(通信)方式等应当符合监管部门的相关要求，以保证所有相关数据在处理和传输过程中的完整、正确和安全，并实现与国家检验检测机构监督管理服务平台安全、高效传输相关数据。

(3) 在系统使用前和使用过程中，应对其计算和数据传送功能进行系统和适当的检查，以保证数据的完整性和正确性。

(4) 系统应采取以下措施对数据信息实施管控，以保证数据信息安全。

① 根据工作需要，系统对使用者(用户)实行分级授权管理控制，并规定使用者必须输入口令或密码(含数字、指纹、人脸等)方可访问和使用系统，防止未经授权的访问。

② 系统对其管理的任何数据的修改或改动都能够自动生成并保存相关动作的记录信息，以有效保护数据安全、防止篡改和丢失。

③ 系统的维护应以确保数据和信息完整性的方式进行；当实验室信息管理系统在异地或由外部供应商进行管理和维护时，实验室应确保系统的供应商或运营商符合国家对实验室管理相关的所有适用要求。

④ 系统根据实验室对数据安全管理的需要，按设定的时间间隔自动对其管理的数据信息进行定期的硬备份，以最大限度避免或降低系统失效造成的数据和信息的丢失。

⑤ 系统与外部网络采取硬件(物理隔离)和软件(防火墙)双重防护措施，以保证系统运行及其数据信息的安全。

18. 抽样管理的信息化

抽样管理的信息化包括制订抽样计划和方法、实施抽样、偏离抽样程序的应对处理、抽样记录和结果等工作的信息化管控。

(1) 系统通过客户端(含客户和实验室)的固定或移动的终端设备，供客户或实验室的抽样人员在抽样现场实施抽样活动。

(2) 终端设备应能够提供系统自动赋予的唯一性样品编码(数字码、条形码、二维码等)，并能够现场打印，供抽样人员在抽样现场粘贴/标识样品。

(3) 移动终端设备还应能够在抽样现场当场获得并实时上传抽样地点地理位置(如城市坐标值或基于GIS带取样地点标识的截图)信息和能够反映取样过程及所取样品品质特征的照片或视频资料(数据)信息。

(4) 抽样管理的信息化工作流程控制如图5.20所示。

19. 样品处置管理的信息化

样品处置管理的信息化主要包括样品的运输、接收与标识、处置、保护、存储、检测或保留、处(清)理或归还样品管理记录的信息化管控。

(1) 系统对样品进入实验室控制后，对检验检测人员屏蔽客户的相关信息，同时对客户屏蔽样品编号及检验检测部门和人员等信息，全程实行“盲样”管控，以免检测工作的客观独立性受到来自客户的不利影响。

(2) 系统实现对样品处置管理的全过程(含样品的预处理/加工、样品的保护、样品的存

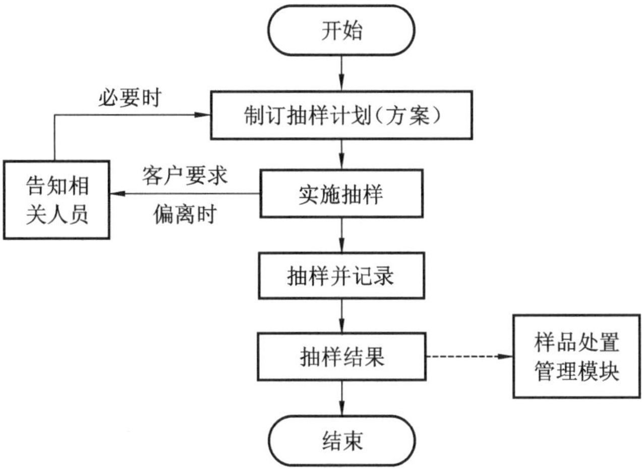

图 5.20　抽样管理的信息化工作流程控制

储、样品的保留、样品的清理/归还、记录和保存等)实施有效的管控。

(3) 样品处置管理的信息化工作流程控制如图 5.21 所示。

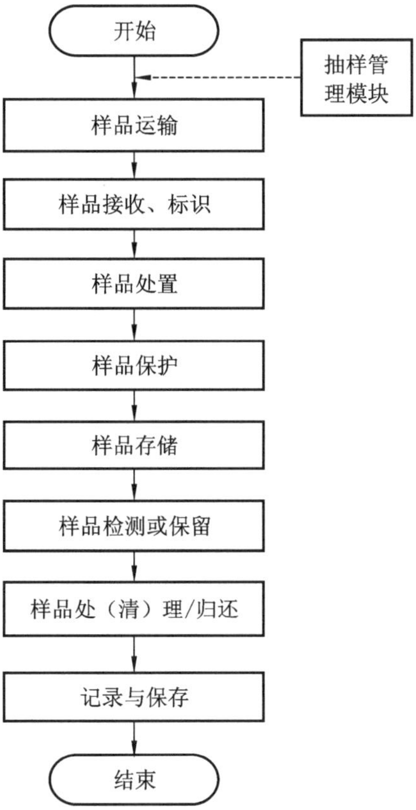

图 5.21　样品处置管理的信息化工作流程控制

20. 结果有效性管理的信息化

结果有效性管理的信息化主要从对记录数据的方式和结果有效性的监控两个方面进行管控。

(1) 记录数据的方式方面，在设计检验检测数据记录、工作表格时，对可能影响实验室活动结果的人员、设备设施、方法(标准)、环境场所等相关要求(要素)与每一个检测项目(参数)进行逻辑绑定，当出现检验检测结果异常(如偏离超限/不合格)时，系统能够根据原始记录、表格提供的线索(如检测项目代码、人员代码、设备代码、方法标准代码等信息)，快速识别/追溯(追踪)到结果异常项目涉及的人员、设备设施、方法、环境场所等，向其主管人员进行提示(如采用黄色标记等)，以便及时对其展开跟踪、核查，并根据核查结果采取相应管理控制措施；特别是当某一人员、设备设施、方法、环境场所的检验检测结果重复出现结果异常时，系统应能够自动锁定，并对涉及的人员、设备设施、方法、环境场所给出红色警示标记。

(2) 结果有效性的监控方面，可以通过以下措施实施监控。

① 系统能采取统计技术对所有通过认证检测项目的结果进行审查、统计和分析，并以统计图、表等方式直观表示某一时期所有检测项目的审查、统计和分析结果。

② 系统应能对检验检测结果异常项目(参数)涉及的相关要素，给出采取内部或外部监控措施(方式或手段)的提示，并对各种监控措施的应用过程给出足够清晰的指引。

③ 结果有效性管理的信息化工作流程控制如图 5.22 所示。

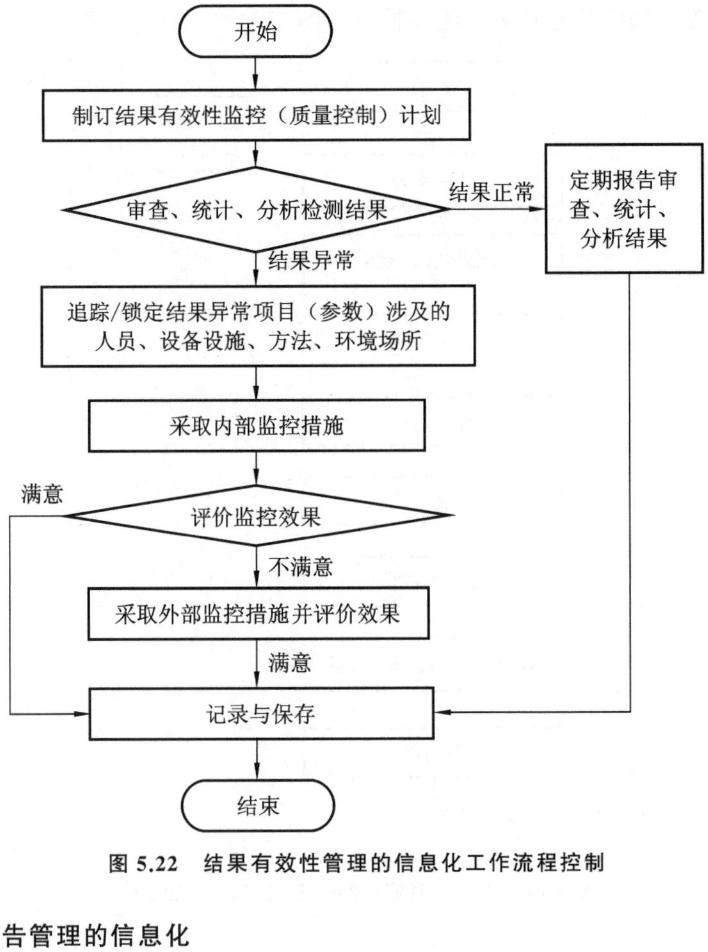

图 5.22　结果有效性管理的信息化工作流程控制

21. 结果报告管理的信息化

主要包括对结果报告的信息内容、制发程序、质量和保存等通用要求，结果报告的实时上传等特殊要求，结果说明、报告符合性声明、意见和解释、结果报告的修改、结果传送及其格式管理等工作的管控。

(1) 按照监管部门相关规矩对所有通过认证项目(参数)检测结果报告的信息内容、格式、制发程序、质量、保存和传(推)送等的要求,以及(必要时)作出报告符合性声明、(适宜时)作出意见和解释等的要求,建立和维持所有通过认证的检验检测项目(参数)的结果报告(数字化模板/范式)信息数据库。

(2) 在通过系统制发结果报告时,系统根据工作需要自动生成相关数字化的结果报告(范式)。

(3) 系统应能够按照市场和行业监管部门的特殊要求,对实验室签发出的所有检测项目的数字化结果报告,在向客户发(推)送的同时,实时推送到国家检验检测机构监督管理服务平台。

(4) 有需要/适宜时,系统能够根据实验室管理的需要和客户的要求,报告符合性声明,作出意见和解释。

(5) 系统应能够根据实验室管理的实际需要,对结果报告的修改进行严格的管控,实时记录并向监管部门上传相关信息。

(6) 结果报告管理的信息化工作流程控制如图 5.23 所示。

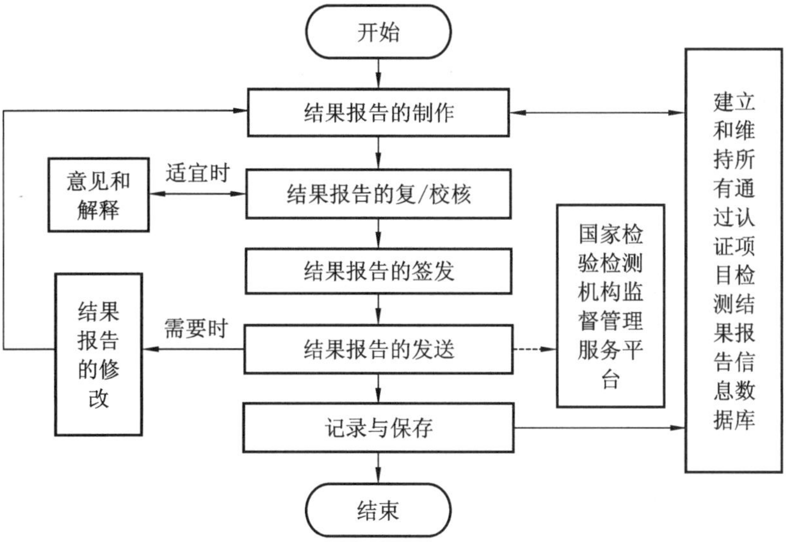

图 5.23　结果报告管理的信息化工作流程控制

22. 记录和保存管理的信息化

通过系统建立的所有实验室活动(工作)记录的信息数据库,工作人员通过系统完成相关实验室活动(工作)的同时,系统自动记录并保存所有实验室活动(工作)过程及其结果,并确保在系统生命周期(必须大于实验室管理相关规矩要求的最少保存期限 6 年)内,所有记录信息的完整、正确和安全。

5.1.4　实验室管理信息系统的技术架构与实现

(一) 实验室管理信息系统的技术架构

实验室管理信息系统一般由基础设施层、支撑层、业务层和应用层共 4 层构成,其组成如图 5.24 所示。

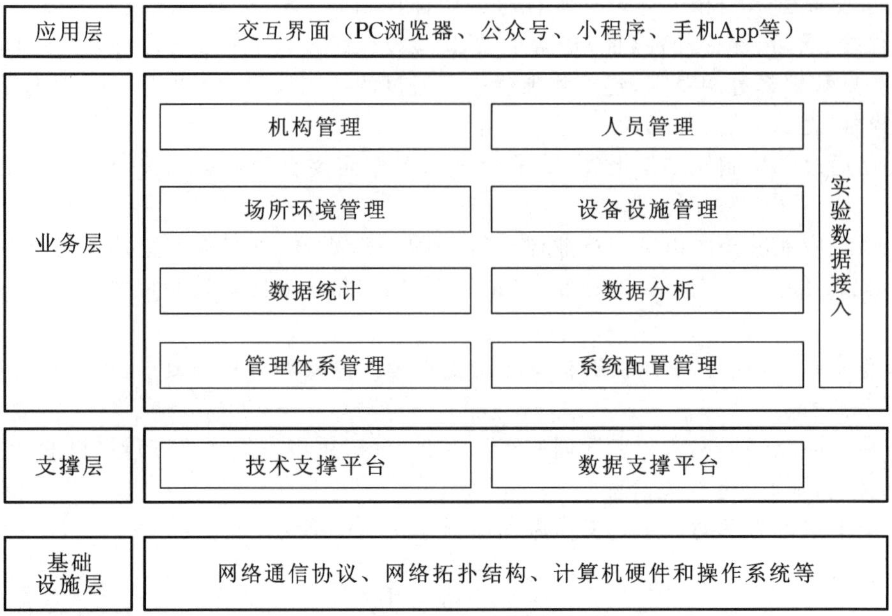

图 5.24　实验室管理信息系统技术架构组成

1. 基础设施层

基础设施层是信息系统的基本组件，包括网络通信协议、网络拓扑结构、计算机硬件和操作系统等。其中，网络通信协议是网络通信的基础，网络拓扑结构决定了网络的可用性和性能，计算机硬件和操作系统则决定了网络的运行效率。基础层可采用租用共有云或者自建私有云两种方式，为系统运行提供存储、网络等基础资源。

2. 支撑层

支撑层包括技术支撑平台和数据支撑平台，对整个系统的高效开发和稳定运行形成有效的支撑，对数据接口进行监控与自动异常处理。

(1) 技术支撑平台负责处理网络通信，包括硬件设备、网络设备、网络软件和网络管理等。硬件设备包括路由器、交换机、防火墙等，这些设备可以进行数据传输和主机管理，保证数据的传输安全和可靠性；网络设备包括路由器和交换机，它们可以进行数据传输和数据交换，实现不同设备之间的通信；网络软件可以实现不同设备之间的通信，例如协议栈和 VPN 等；网络管理包括对硬件设备、网络设备、网络软件等网络资源实施有效的管理。

(2) 数据支撑平台则负责数据的处理，包括数据的存储、检索和使用。数据可以是结构化的或非结构化的。结构化数据由关系型数据库管理系统（RDBMS）处理，非结构化数据则可以通过文件或网络传输。

3. 业务层

业务层完成实验室的主要业务功能，具体包括机构管理、人员管理、场所环境管理、设备设施管理、管理体系管理和数据分析统计等。在实现路径方面，可以根据前面第 5.1.1 节～第 5.1.3 节所介绍的管控内容与要求，将实验室对机构管理、人员管理、场所环境管理、设备设施管理、管理体系管理过程中涉及的全部要素的管理控制，分别开发成具有独立功能的应用模块（或称微服务），在开展具体业务时，工作人员通过系统的应用层直接调用相应的功能模块（微服务）即可快速完成相关任务。

4. 应用层

应用层提供通过PC浏览器、公众号、小程序、手机App等访问平台的交互界面和友好的用户体验。

（二）实验室管理信息系统的实现

实验室管理信息系统的实现主要通过实验室自主开发管理信息系统和通过政府提供（可由市场和行业监管部门或其授权/委托的技术机构/行业协会等）的实验室管理监督管理信息化服务平台提供的云服务两种路径。

1. 实验室自主开发管理信息系统的实现

实验室管理信息系统实现主要包括项目启动、需求分析、系统设计、系统构建、系统实施、系统运维和系统更新升级等阶段，各阶段的主要工作如下。

(1) 项目启动阶段的主要工作有开展项目可行性分析、确定并落实项目预算、建立项目管理团队和制定项目实施计划。

① 开展项目可行性分析。实验室管理信息系统建设是一项涉及实验室所有部门、涵盖样品整个检验检测过程，具有建设周期长、项目投资大的特点。在确定项目建设之前，要从必要性、可能性、建设成本、项目收益、项目风险等多个方面综合分析项目建设可行性，最终形成项目可行性分析报告。

② 确定并落实项目预算。除了实验室管理信息系统建设费用，还要综合考虑实验室管理信息系统运行所需的软硬件环境及配套设施费用，以及系统上线之后的运维服务费用和可预期的系统后续更新升级费用。

③ 建立项目管理团队。团队成员至少包括项目负责人、项目联系人、实验室领域专家、信息技术工程师、系统管理员等，为项目实施提供组织和人力资源保障。

④ 制定项目实施计划。明确项目总体建设目标和建设内容，确定项目建设方式和实施进度计划。

(2) 需求分析阶段是实验室管理信息系统建设过程的关键阶段，需要详细描述系统的全部功能需求，至少包括前文所述的机构管理需求、人员管理需求、场所环境管理需求、设备设施管理需求、管理体系管理需求、数据分析统计需求和系统配置与安全需求等。需求分析阶段的成果是形成并确认系统需求规格说明书。

(3) 系统设计阶段的任务是将用户需求描述转化为软件功能描述及功能实现方案，一般包括概要设计和详细设计，必要时还可增加原型设计。系统设计阶段需要编制的文档有实验室管理信息系统概要设计说明书、实验室管理信息系统详细设计说明书等。

① 概要设计阶段完成实验室管理信息系统总体结构设计，对实验室管理信息系统功能模块进行划分，明确定义模块和模块之间的数据交互和功能调用或依赖关系，并形成概要设计说明书。概要设计说明书需经过评审，确保概要设计满足以下要求：一是已建立实验室管理信息系统总体结构，并划分功能模块；二是已定义各功能模块之间的接口；三是已覆盖了需求规格说明书的全部内容。

② 详细设计阶段完成每个模块具体实现算法、数据结构以及模块间接口的设计，并形成详细设计说明书。详细设计说明书要经过评审，确保详细设计满足以下要求：一是已实现实验室管理信息系统概要设计说明书每个模块的内容；二是每个模块要完成的工作具体描述都已清晰、明确；三是每个模块的实现算法、数据结构和接口已实现所有功能需求。

③ 必要时，可针对复杂功能模块设计系统原型，最大限度保障设计人员对系统功能的

理解与需求分析人员的一致性。通过原型演示沟通，若发现设计偏差，可修订详细设计说明书并重新评审。

(4) 系统构建阶段的任务是依据系统设计说明书，通过编码和配置实现可运行的实验室管理信息系统程序，对程序进行单元测试和集成测试，并完成系统初验。系统构建阶段需要编制的文档有系统程序清单、配置说明、用户手册、测试报告、初验方案、初验报告等。

① 依据实验室管理信息系统详细设计说明书，通过程序编码和系统配置，将系统设计转换成可运行的系统应用程序。

② 针对应用程序，为实验室管理信息系统使用人员编制用户手册。

③ 对实验室管理信息系统应用程序各模块进行单元测试，确保算法正确，输出结果符合规范要求。

④ 对实验室管理信息系统应用程序进行集成测试，核对各项功能所对应的需求，查找存在的问题或偏差加以纠正，直到解决问题，并形成测试报告。

⑤ 根据单元和集成测试的测试报告，编制初验方案。

⑥ 对实验室管理信息系统功能、性能、可靠性、安全性进行初验，形成初验报告。

(5) 系统实施阶段的任务是将构建完成的实验室管理信息系统交付使用，主要工作有系统部署、培训、试运行、验收等。系统实施阶段需要输出系统部署、培训、试运行、验收活动相应的计划、记录和确认文档。

① 硬件准备：包括网络基础设施、机房及机房配套设备、服务器、存储设备、个人工作电脑、手持或移动设备、打印机/条码阅读器/扫描仪等辅助设备等，也可考虑租用云服务以取代传统的服务器以及配套机房和设施。

② 软件准备：包括实验室管理信息系统软件、操作系统软件、数据库软件、安全软件和数据统计分析软件等。

③ 文件及数据准备：包括管理体系文件、人员一览表、仪器设备清单、检验检测能力范围、检验流程图、原始记录单模板、报告模板、统计报表模板等。

(6) 系统运维阶段的主要任务是保障实验室管理信息系统正常运行，对发现的错误或使用上的不足进行修正和完善。系统维护阶段的文档有故障及修正报告等，需要时修订用户手册。

① 实验室应建立并保持实验室管理信息系统运维管理程序，明确对运维团队的要求、日常运维工作要求、故障申报及处理机制、系统备份要求、系统应急预案等，从管理、制度、技术等方面保障实验室管理信息系统正常运行。

② 实验室若采购外部服务进行实验室管理信息系统运维，则应建立并保持实验室管理信息系统运维服务商管理程序，包括对运维服务商的要求、选择和审批机制，以及服务期间的监控、评价和管控措施。

③ 实验室应对相关人员开展持续的实验室管理信息系统使用培训。

④ 实验室应记录并保存实验室管理信息系统运维信息。

⑤ 实验室应持续评价、识别实验室管理信息系统的适用性和有效性，必要时提出实验室管理信息系统更新建议。

(7) 系统更新升级阶段即当实验室管理或业务需求发生较大变化时，可重新按照项目启动、需求分析、系统设计、系统构建、系统实施的全过程，启动系统更新升级工作。

2. 通过实验室管理监督管理信息化服务平台提供的云服务

实验室可以根据政府监管部门对实验室信息化管理的相关要求，通过政府的市场和行业监管部门或其授权/委托的技术机构/行业协会等建立的实验室管理监督管理信息化服务平台提供的云服务实现实验室管理的信息化。作为政府实验室管理监督管理信息化服务云平台的主要客户，实验室只需要根据自身开展检验检测业务的实际需求，在平台提供的应用场景之下开发满足自身业务需要应用小程序，在开展实验室活动时，通过应用程序调用云平台提供相关微服务，即可完成所有实验室活动的信息化管控。

5.2　实验室监督(宏观)管理的信息化

为了贯彻落实《中华人民共和国国民经济和社会发展第十四个五年规划和 2035 年远景目标纲要》明确的“十四五”检验检测行业发展的目标任务和国务院《“十四五”市场监管现代化规划》提出的“十四五”期间认证认可检验检测领域的工作措施，推动国家市场监督管理总局在《“十四五”认证认可检验检测发展规划》所确定的检验检测高质量发展的各项工作目标与要求，笔者认为，应采取以下几个方面的信息化管理措施，强化国家对实验室（检验检测）行业的监督管理。

5.2.1　建立国家实验室监督管理信息化服务平台

按照国务院“要构建市场主体自治、行业自律、社会监督、政府监管的检验检测质量共治格局”和“完善检验检测认证机构资质管理和能力认可制度，建立全国统一的合格评定制度和监管体系，建立政府、行业、社会等多层次采信机制”的要求，由国家市场监督管理总局牵头，国务院相关主管部门共同参与，建立全国统一的跨地区、跨部门、跨层级的国家检验检测机构监督管理信息化服务平台，作为国家“互联网＋监管”系统的有机组成部分，与全国信用信息共享平台实时共享实验室及其从业人员的信用信息。具体可以从以下两个方面进行。

(一) 建立完善国家认证认可信息化公共服务平台

主要包括（但不限于）下列认证认可管理相关事项（含工商注册管理、法人登记、认证认可及其监督管理等）信息化服务功能。

（1）包括检验检测机构在内的全国市场主体认证认可相关事项的申请、登记、审批等线上办理功能。

（2）包括检验检测机构在内的全国市场主体认证认可相关事项的变更、延期、注销和审批等线上办理功能。

（3）线上接收全国检验检测机构监督管理信息化服务平台实时推送的检验检测机构监督管理相关（资质资格认证、经营/能力范围、关键管理/技术人员、诚信/失信、违法违规、监督抽查/核查、评审、能力验证、技术审查、比对等）信息，并具备（但不限于）以下功能。

① 对依法应该公开的信息进行公示。

② 向社会、公众开放检验检测机构资质资格认证认可相关信息的查询功能。

③ 能够自动识别并更新检验检测机构的组织机构、资格能力、关键管理技术人员的变化等信息。

(4) 线上向全国检验检测机构监督管理信息化服务平台实时推送(共享)涉及检验检测机构的工商注册和法人登记等相关信息的功能。

(二) 建立国家检验检测机构监督管理信息化服务平台

主要包括(但不限于)下列检验检测机构资质认定认可及其获证后的信息化监督管理和服务功能。

(1) 线上接收全国认证认可信息化公共服务平台实时推送涉及检验检测机构的工商注册和法人登记等相关信息的功能。

(2) 线上办理全国检验检测机构资质认定认可的申请、变更、评审、审批、发证、注销、撤(吊)销等相关事项的信息化监督管理和服务功能。

(3) 提供全国检验检测机构获得资质认定认可后的监督管理(“双随机”的监督抽查、定期的例行监督检查、能力验证、同行比对、技术审查等)相关事项的信息化监督管理和服务功能。

(4) 提供全国检验检测机构资质认定信息的查询和向全国认证认可信息化公共服务平台实时推送(共享)检验检测机构资质认定信息的功能。

(5) 自动接收全国检验检测机构实时推送的检验检测报告并自动赋予机构识别码以及提供检测报告查询功能。

(6) 自动接收全国检验检测机构的经营情况报告、质量异常情况报告,实时收集并依法公示全国检验检测机构及其人员的异常经营名录、严重违法失信名单等信用信息和违法违规信息,并同步向国家信用信息共享平台实时推送(共享)相关信息的功能。

(7) 提供线上办理检验检测机构及其人员信用修复功能。

(8) 具备线上开展电子执法检查,识别、查处、纠正全国检验检测机构及其人员在从业过程中违反国家相关规矩的强制性要求、通用要求和不同行业(领域)的特殊要求的违法违规行为相关信息的功能。

(9) 提醒检验检测机构办理资质证书延期、变更手续、设备计量校准/检定等智能化、信息化的服务功能。

(10) 向全国检验检测机构提供满足国家现行实验室管理相关规矩的相关要求的开展检验检测活动(工作)信息化管理控制的微服务。

(三) 国家检验检测机构监督管理信息化服务平台的组织结构及其功能

国家检验检测机构监督管理信息化服务平台的组织结构可用图 5.25 表示。

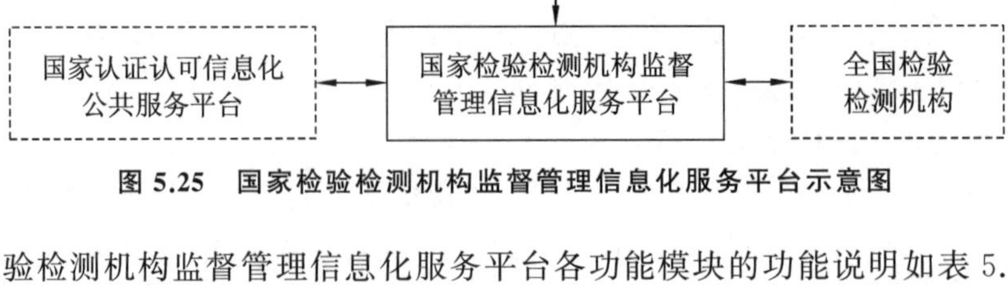

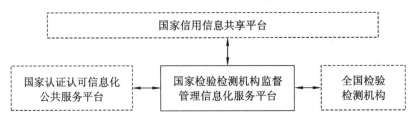

图 5.25　国家检验检测机构监督管理信息化服务平台示意图

国家检验检测机构监督管理信息化服务平台各功能模块的功能说明如表 5.3 所示。

表 5.3　国家检验检测机构监督管理信息化服务平台的主要功能说明表

平台名称	功能模块名称	主要功能说明
国家认证认可信息化公共服务平台	商事服务	市场主体(含实验室)的工商注册、法人登记及其变更等认证认可事项(申请、登记、审批)的办理及其监管服务
	查询服务	向社会、公众提供市场主体(含实验室)的工商注册、法人登记、资质资格认证认可等相关信息的查询服务
	公示服务	网上公示依法应该公开的认证认可相关信用信息
	共享服务	(1) 向国家检验检测机构监督管理信息化服务平台实时推送检验检测机构的工商注册和法人登记相关信息; (2) 接收国家检验检测机构监督管理信息化服务平台实时推送的检验检测机构认证认可相关的监管信息
国家检验检测机构监督管理信息化服务平台	检验检测机构资质认定认可管理	办理检验检测机构资质认定认可的申请、变更、评审、审批、发证、注销、撤(吊)销等资质认定认可相关事项
	获证检验检测机构的监督管理	(1) 对获认定认可后的检验检测机构实施"双随机"的监督抽查、定期的例行监督检查、能力验证、同行比对、技术审查等监督管理; (2) 接收、处理检验检测机构的检验检测报告、人员清单、设备设施清单、方法标准清单,经营管理情况报告、质量异常情况报告等信息; (3) 接收、收集和处理源自各行业(领域)、市场、金融机构、税务、司法机关等监管部门的涉及检验检测机构及其人员的异常经营名录、严重违法失信名单等信用信息; (4) 办理检验检测机构及其人员信用信息修复; (5) 开展电子执法监督检查,识别、查处、纠正检验检测机构及其人员在从业过程中违反国家相关规矩的强制性要求、通用要求和不同行业(领域)的特殊要求的违法违规行为; (6) 提醒检验检测机构及时办理资质证书延期、变更手续、设备计量校准/检定等服务功能
	查询服务	向社会、公众提供检验检测机构资质认定信息和检验检测报告等相关信息的查询服务
	公示服务	依法公示检验检测机构及其人员的异常经营名录、严重违法失信名单等信用信息和违法违规行为的行政处罚等信息
	共享服务	(1) 接收全国认证认可信息化公共服务平台实时推送的检验检测机构的工商注册和法人登记等相关信息; (2) 向全国认证认可信息化公共服务平台实时推送检验检测机构资质认定认可信息; (3) 向国家信用信息共享平台实时推送检验检测机构及其人员的严重违法失信的相关信息
	检验检测业务管控微服务	向全国检验检测机构提供满足国家现行实验室管理相关规矩的相关要求的开展检验检测活动(工作)信息化管理控制的微服务

5.2.2 制订实验室监督管理信息化的相关规矩

(一) 制订全国统一的实验室资质认定及监督管理的相关规矩

(1) 制订全国统一的实验室资质认定及其监督管理的相关规矩。按照国务院《"十四五"市场监管现代化规划》中,关于"发挥计量、标准、认证认可、检验检测等支撑作用,完善检验检测认证机构资质认定办法,建立健全日常监督检查与长效监管相结合的工作机制,加大对违反强制性标准行为的查处力度,切实规范检验检测认证市场秩序"的要求,由国家市场监督管理总局牵头,联合各行业实验室的监管部门,按照"法律、行政法规和国家标准的'强制性要求'+国家标准与市场监督管理部门规章和行业标准、规范的'通用要求'+不同行业(领域)部门规章和行业标准、规范的'特殊要求'"的原则和要求(后将其统称为"相关要求"),全面梳理、整合和完善现行实验室资质认定和监督管理的相关规矩,制订全国统一的跨地区、跨部门(行业)的实验室资质认定及其监督管理的相关规矩,作为全国各行业实验室资质认定和监督管理共同遵守的依据,打通长期以来不同部门、不同行业(或领域)之间对实验室资质认定(资格认可)及其监督管理的相关规矩不统一、重复认定(核准或评级等)和监管执法信息不能实时共享等制约实验室事业高质量发展的堵点和难点。

(2) 制订和颁布实施关于建设和管理全国检验检测机构监督管理信息化服务平台(包含资质认定信息查询系统、检验检测报告查询系统和实验室及从业人员信用信息公示平台等功能)的相关规矩。根据国家市场监督管理总局《"十四五"认证认可检验检测发展规划》对检验检测管理的工作部署,市场监管部门组织各行业实验室的监管部门,共同制订和出台建设与管理全国统一的跨行业、跨地区的全国检验检测机构监督管理信息化服务平台的相关规矩,为建立全国统一、公平、开放的检验检测市场扫清体制机制上的障碍。具体需要明确下列工作原则和要求。

① 建设与管理全国统一的检验检测机构资质认定信息查询系统(平台)的相关工作原则和要求。

② 建设与管理全国统一的检验检测报告查询系统(平台)的相关工作原则和要求。

③ 建设与管理全国统一的检验检测机构及从业人员信用信息公示平台的相关工作原则和要求。

④ 建设与管理全国检验检测机构内部管理信息化系统的相关工作原则和要求。

⑤ 各行业检验检测机构监管部门的监督管理信息化服务的相关工作原则和要求。

⑥ 全国检验检测机构及其监管部门在建设与管理全国检验检测机构监督管理信息化服务平台工作中的责任分工、权利和义务等。

(二) 制订和发布全国统一的实验室管理信息化的工作标准

制订和发布全国统一的实验室管理信息化的工作标准,规范、统一实验室管理的基础数据标准及其管理规则,为推动全国检验检测机构及其从业人员管理的信息化、标准化和规范化提供全面、科学的技术支撑。具体包括以下内容。

(1) 明确实验室法人资格的赋码规则,以实现对全国所有实验室实行信息化的在线实时管理。实验室在进行法人登记时，按实验室法人所在行业码(1 位大写英文字母，按照国家标准《国民经济行业分类》(GB/T 4754—2017)中的 20 个门类确定，见表 5.4)＋实验室法人登记所在地区码(2 位数字，与居民身份证号中的省区代码相同)＋实验室分类码＋登记流水号(4～6 位数字)。

表 5.4　国民经济行业门类代码表

门类名称	农、林、牧、渔业	采矿业	制造业	电力、热力、燃气及水生产和供应业	建筑业
代码	A	B	C	D	E
门类名称	批发和零售业	交通运输、仓储和邮政业	住宿和餐饮业	信息传输、软件和信息技术服务业	金融业
代码	F	G	H	I	J
门类名称	房地产业	租赁和商务服务业	科学研究和技术服务业	水利、环境和公共设施管理业	居民服务、修理和其他服务业
代码	K	L	M	N	O
门类名称	教育	卫生和社会工作	文化、体育和娱乐业	公共管理、社会保障和社会组织	国际组织
代码	P	Q	R	S	T

注：表中数据源自国家标准《国民经济行业分类》(GB/T 4754—2017)。

同时，按实验室法人主体的地位和所有制形式分别赋予实验室法人资格和所有制形式识别码。在实验室法人主体的地位识别码方面，具备独立法人资格的实验室可在其法人登记代码前面加前缀码 A 或数字 1，具备法人资格的实验室分支机构可在其法人登记代码前面加前缀码 B 或数字 2，不具备独立法人资格的实验室及其分支机构可在其法人登记代码前面加前缀码 C 或数字 3，余类推；在所有制形式识别码方面，对国有全资和国有控股的实验室法人可在其法人登记码后面加后缀码 A 或数字 1，对含国有股份的混合所有制实验室法人可在其法人登记码后面加后缀码 B 或数字 2，对不含国有资本的国内法人单位(机构)或自然人所有的实验室法人可在其法人登记码后面加后缀码 C 或数字 3，对含有外资的实验室法人可在其法人登记码后面加后缀码 D 或数字 4，余类推。如登记流水号为 0001 的广东省建筑业(行业码为 E)某国有实验室的法人代码为：AE44100001A。

(2) 制订和发布实验室分类及其检测能力的赋码规则，便于计算机管理信息化系统对实验室及其检测能力实行在线的实时管理。为了实现对实验室进行标准化、信息化管理，可参照国际实验室分类的惯例，特别是中国合格评定国家认可委员会(CNAS)CNAS-AL06《实验室认可领域分类》中按检测领域的分类方法，制订和发布全国统一的实验室分类及其检测能力赋码规则，给每一个实验室及其每一项检测能力都赋予唯一的，且便于计算机管理信息系统快速查找、识别的数字化编码，为实现对实验室及其检测能力信息化监督管理提供基础数据。实验室分类及其检测能力的编码表如表 5.5 所示。

表 5.5 实验室分类及其检测能力编码表

实验室类别	一级代码	二级代码	三级代码
生物实验室	01	0101—0114	010101—0199
化学实验室	02	0201—0249	020101—0299
机械实验室	03	0301—0319	030101—0399
电气实验室	04	0401—0432	040101—0499
日用消费品实验室	05	0501—0533	050101—0599
植物检疫实验室	06	0601—0604	060101—0699
卫生检疫实验室	07	0701—0715	070101—0799
医疗器械实验室	08	0801—0812	080101—0899
兽医实验室	09	0901—0922	090101—0999
建设工程与建材实验室	10	1001—1059	100101—1099
无损检测实验室	11	1101—1110	110101—1199
电磁兼容实验室	12	1201—1224	120101—1299
特种设备及相关设备实验室	13	1301—1312	130101—1399
软件产品与信息安全产品实验室	14	1401—1402	140101—1499

注：① 本表仅列出各类实验室的一、二、三级代码，未详细列出二、三级代码的中文内容及使用规则，需要了解这方面内容的读者，可参阅中国合格评定国家认可委员会(CNAS)官方网站公布的《实验室认可领域分类》(CNAS-AL06)。

② 当检验检测机构同时从事多个领域的检验检测业务时，其类别可按其所在行业或以其主业(检测项目最多或检测业务量最大的领域)来确定。

(3) 统一规定实验室从业人员数字化代码的赋码规则，便于计算信息化系统对所有从业人员自动识别和管理。规定实验室应按“实验室法人代码—从业人员唯一性识别码(身份证号或员工号)”的原则给每一位从业人员赋予数字化代码，并按以下规定在人员代码后加人员分类识别码：实验室的法人代表在人员代码后加后缀码 A，管理层成员和关键技术管理岗位人员(如技术负责人、质量负责人、授权签字人、对结果报告进行“意见和解释”的技术人员等)在其人员代码后加后缀码 B，实验室管理相关规矩对上岗资格有强制性要求的技术人员和管理人员在其人员代码后加后缀码 C，其他人员在其人员代码后加后缀码 D 或不加后缀码。如前面例子的实验室，其技术负责人的员工号是 009，则其人员数字化代码为 AE44100001A-009B，余类推。

(4) 统一规定所有检验检测记录、表格、文件、结果报告的数字化电子文档(格式、模板)及其赋号规则，以便可以借助信息化技术手段实现对所有检验检测活动，通过其记录、表格、文件、结果报告等进行追踪、溯源管理。制定发布全国不同行业的数字化电子版检验检测记录、表格、文件、结果报告的统一格式，规定实验室使用时通过信息化系统的终端窗口，由系统自动导入或人工录入(填写)相关工作记录、表格的信息或制发文件、结果报告，并由实验室管理信息化系统按下列规则自动赋予唯一性的编号。

① 检验检测相关文件(含工作合同、计划、方案、工作报告等)可按法人代码·文件种类＋年号＋流水号(2～6 位数字组成)的原则赋号。

② 检验检测原始记录、工作表格等可按法人代码·检测能力 3 级代码＋年号＋流水号（2～6 位数字组成）的原则赋号。

③ 检验检测结果报告：若报告只涉及一个检测项目（参数），可按法人代码·检测能力 3 级代码＋年号＋流水号（2～6 位数字组成）的原则赋号；若报告涉及两个或以上检测项目（参数），可按法人代码·检测能力 2 级代码＋年号＋流水号（2～6 位数字组成）的原则赋号。

如前例实验室在 2023 年流水号为 0023 的水泥试验，其物理性能试验记录编号为 AE44100001·10010120230023，力学性能试验记录编号为 AE44100001·10010220230023，化学性能试验记录编号为 AE44100001·10010320230023，试验报告的编号为 AE44100001·100120230023。

(5) 统一规定实验室人员、设备设施、方法标准的数字化电子清单的格式和内容要求，便于计算信息化系统对实验室所有可能影响实验结果的人员、设备设施、方法标准等实行动态跟踪管理。

① 实验室全体人员数字化电子清单应包括姓名、性别、身份证号、人员代码、获授权（确认）的能力范围（检测项目）代码等信息。

② 实验室全部设备设施数字化电子清单应包括每一台（套）设备设施的名称、生产（供应）商、唯一性识别码（法人代码＋设备设施编号）、生产（出厂）日期、购买日期、启用日期、是否需要计量溯源、计量检定/校准周期及最近一次计量检定/校准日期和下一次计量检定/校准日期等信息。

③ 实验室所有检验检测能力（项目/参数）使用的方法标准的数字化电子清单应包括标准名称、标准代号和版本号（年号）、发布时间、实施时间、失效（作废）时间（适用时）等信息。

（三）制订和实施向国家检验检测机构监督管理信息化服务平台实时推送、上传信息和相关信息公示等的规定

(1) 明确实验室及其监管部门向国家检验检测机构监督管理信息化服务平台实时推送、上传检验检测机构资质认定相关信息的要求。

① 实验室在首次提交全体人员数字化电子清单的基础上，获得资质认定后，应将实验室内分类识别码为 A、B、C 人员的数字化电子清单，按季度每 3 个月更新 1 次并通过实验室管理信息化系统，向全国检验检测机构监督管理信息化服务平台（推）送；如果 A、B 两类人员发生变更，应在 1 个月（或 20 个工作日）内，在通过实验室管理信息化系统向全国检验检测机构监督管理信息化服务平台报（推）送的同时，提出人员变更申请（可选择告知承诺、自我声明或一般程序）；监管部门在全国检验检测机构监督管理信息化服务平台上，对收到的相关信息进行后续处理。

② 实验室在首次申请资质认定时提交所有对实验结果有影响的设备设施的数字化电子清单的基础上，对需要计量溯源的设备数字化电子清单，按季度每 3 个月更新 1 次并通过实验室管理信息化系统，向全国检验检测机构监督管理信息化服务平台自动（推）送；如果直接影响到实验室检测能力的关键设备发生变更，应在 1 个月（或 20 个工作日）内，在通过实验室管理信息化系统向全国检验检测机构监督管理信息化服务平台内报（推）送的同时，提出检验检测能力的变更申请（可选择告知承诺、自我声明或一般程序）；监管部门在全国检验检测机构监督管理信息化服务平台上，对收到的相关信息进行后续处理；（适合时）监管部门可通过信息化服务平台向实验室发出需要对即将到期的有关设备进行计量检定/校准的提

示信息。

③ 实验室在首次申请资质认定时提交所有检验检测项目(参数)方法标准的数字化电子清单的基础上,应对方法标准的数字化电子清单,按季度每3个月查新和更新1次并通过实验室管理信息化管理系统,向全国检验检测机构监督管理信息化服务平台自动报(推)送;如果对维持相关检测项目(参数)的能力要求有根本性改变的方法标准发生变更,应在1个月(或20个工作日)内,在通过实验室管理信息化系统向全国检验检测机构监督管理信息化服务平台内报(推)送的同时,提出方法标准的变更申请(可选择告知承诺、自我声明或一般程序);监管部门在全国检验检测机构监督管理信息化服务平台上,对收到的相关信息进行后续处理;(适合时)监管部门可通过信息化服务平台向实验室发出需要对即将过期作废的方法标准进行变更的提示信息。

(2) 明确实验室及其监管部门向全国检验检测机构监督管理信息化服务平台实时推送(上传)检验检测报告及其相关资料、信息的要求。凡是涉及人民群众生命安全和身体健康的检测领域的实验室(如建设工程、交通运输领域的实验室,从事病毒/病理检测和分析的生物、医学实验室等)向监管部门(全国检验检测机构监督管理信息化服务平台)实时推送(上传)检验检测报告及其相关资料、信息的要求。具体包括(但不限于)如下内容。

① 实验室应通过能够与全国检验检测机构监督管理信息化服务平台联通的内部管理信息化系统或在全国检验检测机构监督管理信息化服务平台的客户端,向其所在地的行业监管部门实时推送(上传)检验检测报告及其相关原始记录等信息的要求。

② 实验室所在地的行业监管部门在全国检验检测机构监督管理信息化服务平台上,依据实验室推送(上传)的检测报告及其相关记录等信息实施本行业的电子监督执法管理。

③ 行业监管部门在全国检验检测机构监督管理信息化服务平台上,对实验室推送(上传)的检验检测报告进行抽查,确认满足可以公开查询的要求后,在全国检验检测机构监督管理信息化服务平台中的检验检测报告查询子系统上开放查询权限,供有需要的机构和社会公众查询。

(3) 明确实验室所在地的监管部门向全国检验检测机构监督管理信息化服务平台实时推送(上传)本行业实验室及其从业人员的异常经营名录、严重违法失信名单、违法违规行为及对其查处等信息的要求。具体包括(但不限于)如下内容。

① 行业监管部门在全国检验检测机构监督管理信息化服务平台的线上(或线下)对实验室开展监督执法过程中,发现实验室及其从业人员的违法违规行为及对其进行处理(罚)的相关信息。

② 市场监管部门在全国检验检测机构监督管理信息化服务平台线上(或线下)对实验室开展监督执法过程中,发现实验室及其从业人员的异常经营名录及对其进行查处的相关信息。

③ 监管部门收到的来自金融机构、税务部门、司法机关等推送的实验室及其从业人员严重违法失信名单或对其违法失信行为进行查处的信息。

④ 监管部门通过全国检验检测机构监督管理信息化服务平台,依法对收到的涉及其监管对象的上述信息进行审核确认后,向全国信用信息共享平台、国家"互联网+监管"系统实时推送(共享)相关信息。

(4) 制订资质认定信息查询、检验检测报告查询和实验室及从业人员信用信息公示管理的相关规定。特别是对涉及广大人民群众的生命安全和身体健康的建设工程、交通运输、食品药品、医疗卫生等重点领域，提出强制性的规定。例如向社会公众和同行业相关机构（如医院）公示和开放相关信息的查询权限、范围、内容等，为解决广大人民群众的权益因为信息不对称而受到不必要的损失（如购房者无法知悉欲购房屋相关的质量检测报告，患者因相同的疾病在不同医院看病时需要重复做相同项目的检验等）等问题而扫除信息流通和信息资源共享、应用的障碍。

5.2.3　实施实验室监督管理的信息化

为了实现构建“法律规范、行政监管、认可约束、行业自律、社会监督”的多元共治格局的目标，全国检验检测机构监督管理信息化服务平台向全国所有实验室及其监管部门和税务、金融等管理机构开放客户端，为其提供实施实验室资质认定（核准、评定等）、监督管理的信息化服务。

（一）实验室资质认定监督管理的信息化服务

通过全国检验检测机构监督管理信息化服务平台，向检验检测机构提供下列（但不限于）资质认定认可相关事务的信息化服务。

（1）根据线上接收到全国认证认可信息化公共服务平台实时推送的检验检测机构的市场主体工商注册和法人登记等相关信息，向相关检验检测机构和监管部门发出需要办理检验检测机构资质认定的提示信息。

（2）支持检验检测机构线上办理下列资质认定认可相关的事项。

① 检验检测机构资质认定认可申请（包括初次申请、延期申请、注销申请等）事务。

② 检验检测机构的地址、关键管理技术人员（法人代表、技术负责人、质量负责人、授权签字人等）、检测方法（标准）、检测地点、检测能力（范围）等变更事务。

③ 检验检测机构资质认定认可资料审查相关（包括任务委派、审查报告的制作与审批等）事务。

④ 检验检测机构资质认定认可告知承诺和自我声明相关事务，包括申请资料的下载和提交、资料审核、批准、电子证书制发、现场核查（包括核查人员选派、通知制发、核查记录的填写，结果报告制作、审批确认等）。

⑤ 检验检测机构资质认定认可技术评审相关事务，包括任务委派、选派评审组（评审员、专家）、通知制发、评审记录填写、评审报告制作，评审结果报告的审查（核）、批准等。

⑥ 检验检测机构资质认定认可证书的制发、注销、撤（或吊）销等事务。

（二）实验室获证后监督管理的信息化服务

市场监管和行业监管部门通过全国检验检测机构监督管理信息化服务平台，对获证后的检验检测机构实施下列（但不限于）监督管理的信息化服务。

（1）不定期开展“双随机”的监督抽查，包括线上完成抽查通知制发、抽查计划（方案）制发、现场抽查记录的填写、抽查结果报告的制作、审核、批准和发布等工作。

（2）定期组织例行监督检查，包括线上完成检查通知制发、检查计划（方案）制发、现场检查记录的填写、检查结果报告的制作、审核、批准和发布等。

（3）不间断连续开展电子监督执法检查，动态收集并记录检验检测机构及其人员在从业过程中，违反国家对实验室管理相关要求的违法违规行为的线索、证据等信息，依法依规向违法违规者发出责令改正通知书、行政处罚决定通知书等行政执法文书。

(4) 持续对检验检测机构上传(报送)的人员、设备、方法标准清单等进行动态跟踪、分析,及时向实验室发出办理资质延期、相关变更手续、设备计量校准/检定等事项的提示信息。

(5) 组织或委托有能力且获得授权的技术机构组织实验室能力验证、同行比对、技术审查等技术监督检查活动,包括线上完成通知和方案(计划)的制发,现场检查记录填写、结果报告的制作、审核、批准和发布等。

(6) 自动接收检验检测机构实时上传(推送)的检验检测报告及其相关的检验检测记录、表格、检验检测过程的监督控制资料(含视频、监督记录等)。主要包括(但不限于)以下内容。

① 完成了审批签发缮印程序的检验检测报告及其相关原始记录、表格;如报告篇幅大、内容多时可仅上传(推送)报告封面及关键页。

② 自动采集、记录和上传的检验检测原始数据信息和反映实验室活动(工作)过程的监控视频或影像资料、信息。

③ 脱离实验室固定场所的检验检测活动(如工程实体质量检验检测)的原始数据信息、检验检测活动地点信息(如北斗导航系统提供的坐标值)和能够反映主要检验检测活动过程的视频或影像资料、信息。

④ (适用时)对实验室活动结果有影响的环境条件监控资料、信息。

⑤ 其他需要记录和上传的重要信息。

(7) 监管部门接收、处理和上传下列涉及检验检测机构及其人员违法失信的信息和对其作出处理(行政处罚)的相关信息。主要包括(但不限于)以下内容。

① 各级市场监管部门对实验室及其人员违反资质认定、资格认可和依法诚信从业相关规矩的违法违规、严重失信行为进行记录,并依法对其作出行政处罚(理)的相关信息,以及异常经营名录、严重违法失信名单等信用信息。

② 工业和信息化、住房和城乡建设、交通运输、水利建设、电力、医疗和卫生健康等行业(领域)的政府监管部门,对本行业(领域)的实验室及其人员违反资质核准(或等级评定)、依法诚信从业等相关规矩的违法违规、严重失信行为的进行记录,并依法对其作出行政处罚(理)的相关信息,以及异常经营名录、严重违法失信名单等信用信息。

③ 税务、金融(银行)、司法等政府部门(机构)掌握的涉及实验室在税务、金融、法律诉讼等方面的严重违法失信名单等信用信息。

④ 其他涉及检验检测机构及其人员违法失信的信息和行政处理(罚)的相关信息。

(三) 依法向社会公众公示开放下列(但不限于)信息查询权限

通过全国检验检测机构监督管理信息化服务平台,依法向社会公众公示开放下列信息查询权限,让有需要的社会公众可以通过合法的途径查询到与自身安全和身体健康相关实验室的资质、检测报告及其严重违法失信等信息,搭设起社会监督的公共监管服务平台,从而达到强化以信用监管为基础的社会监督和完善信用监管机制,切实规范检验检测市场秩序,强化从业机构和从业人员的主体责任,推动形成“失信惩戒、守信激励”的长效机制,促进检验检测市场规范有序和行业长期健康发展的目的。

(1) 开放公众对全国检验检测机构资质认定的相关信息查询权限。

(2) 向有需要的公众开放与其生命安全和切身利益密切相关的检验检测报告的相关信息查询权限。

(3) 公示全国检验检测机构及其人员的严重失信信息、违法违规及其行政处罚信息(与全国信用信息共享平台实时共享)。

(四) 依法推送、公示检验检测机构的资质、违法失信等信息

向全国认证认可信息化公共服务平台、全国信用信息共享平台实时推送(共享)全国检验检测机构资质认定、检验检测机构异常经营目录、严重违法失信名单等信息。

(五) 向全国检验检测机构提供开展检验检测活动(工作)信息化管理控制所需的微服务

1. 基本思路

按照国家现行实验室管理相关规矩对实验室活动管理的最新要求,将全国各行业检验检测机构的所有实验室活动,在建立各项实验室活动(工作)信息化管理功能模块的基础上,将各项实验室活动(工作)的再做进一步的分解,直到不能继续分解的原子活动(基本工作)为止,然后将各项实验室原子活动(基本工作)的管理控制要求编成单一功能的微服务程序,挂(放)在全国检验检测机构监督管理信息化服务平台上,供有需要的实验室随时调用,从而实现所有实验室活动(工作)管控的信息化。例如,可以将实验室合同管理工作拆分为合同的起草、合同的签订、合同的评审、合同的履行、合同的争议、合同的偏离、合同的终(废)止、合同的评价等基本工作,然后分别编制各项基本工作管控的微程序(微服务),将其挂(放)在云端的信息化服务平台上,供有需要的实验室通过云平台调用相应的微服务(程序),从而实现对该工作实施高效的标准化、规范化的管控。

2. 实现路径

具体的实现方式可以由实验室的市场和行业监管部门(或以政府购买服务的方式委托专业技术服务机构或/授权相关检验检测行业协会等)组织本行业的有代表性的检测机构和技术专家来完成相关实验室原子活动(基本工作)信息化管控微服务(程序)的建立、提供及技术支持等工作。

附　录

附录一　实验室管理相关法规规矩和管理规矩条文

本附录共收录了以下 13 部(份)实验室管理相关的法律、行政法规、部门规章、标准、规范性文件的全部或部分条文,以便于读者们查阅。

A《中华人民共和国计量法》。

B《中华人民共和国标准化法》。

C《中华人民共和国产品质量法》。

D《中华人民共和国认证认可条例》(2020 年修订版)。

E《中华人民共和国计量法实施细则》。

F 国家市场监督管理总局《检验检测机构资质认定管理办法》(国家市场监督管理总局令第 38 号公布)。

G 国家市场监督管理总局《检验检测机构监督管理办法》(国家市场监督管理总局令第 39 号公布)。

H 住房和城乡建设部《建设工程质量检测管理办法》(中华人民共和国住房和城乡建设部令第 57 号公布)。

I 交通运输部《公路水运工程试验检测管理办法》(中华人民共和国交通部令第 12 号公布,根据 2019 年 11 月 28 日《交通运输部关于修改〈公路水运工程试验检测管理办法〉的决定》第二次修正)。

J《中共中央 国务院关于开展质量提升行动的指导意见》。

K《市场监管总局关于进一步推进检验检测机构资质认定改革工作的意见》(国市监检测〔2019〕206 号)。

L《“十四五”认证认可检验检测发展规划》(国市监认证发〔2022〕69 号印发)。

M 中华人民共和国认证认可行业标准《检验检测机构资质认定能力评价　检验检测机构通用要求》(RB/T 214—2017)。

A　中华人民共和国计量法(全文)

(1985 年 9 月 6 日第六届全国人民代表大会常务委员会第十二次会议通过。根据 2018 年 10 月 26 日第十三届全国人民代表大会常务委员会第六次会议《关于修改〈中华人民共和国野生动物保护法〉等十五部法律的决定》第五次修正。)

第一章　总　　则

第一条　为了加强计量监督管理,保障国家计量单位制的统一和量值的准确可靠,有利于生产、贸易和科学技术的发展，适应社会主义现代化建设的需要，维护国家、人民的利益，制定本法。

第二条 在中华人民共和国境内，建立计量基准器具、计量标准器具，进行计量检定，制造、修理、销售、使用计量器具，必须遵守本法。

第三条 国家实行法定计量单位制度。

国际单位制计量单位和国家选定的其他计量单位，为国家法定计量单位。国家法定计量单位的名称、符号由国务院公布。

因特殊需要采用非法定计量单位的管理办法，由国务院计量行政部门另行制定。

第四条 国务院计量行政部门对全国计量工作实施统一监督管理。

县级以上地方人民政府计量行政部门对本行政区域内的计量工作实施监督管理。

第二章 计量基准器具、计量标准器具和计量检定

第五条 国务院计量行政部门负责建立各种计量基准器具，作为统一全国量值的最高依据。

第六条 县级以上地方人民政府计量行政部门根据本地区的需要，建立社会公用计量标准器具，经上级人民政府计量行政部门主持考核合格后使用。

第七条 国务院有关主管部门和省、自治区、直辖市人民政府有关主管部门，根据本部门的特殊需要，可以建立本部门使用的计量标准器具，其各项最高计量标准器具经同级人民政府计量行政部门主持考核合格后使用。

第八条 企业、事业单位根据需要，可以建立本单位使用的计量标准器具，其各项最高计量标准器具经有关人民政府计量行政部门主持考核合格后使用。

第九条 县级以上人民政府计量行政部门对社会公用计量标准器具，部门和企业、事业单位使用的最高计量标准器具，以及用于贸易结算、安全防护、医疗卫生、环境监测方面的列入强制检定目录的工作计量器具，实行强制检定。未按照规定申请检定或者检定不合格的，不得使用。实行强制检定的工作计量器具的目录和管理办法，由国务院制定。

对前款规定以外的其他计量标准器具和工作计量器具，使用单位应当自行定期检定或者送其他计量检定机构检定。

第十条 计量检定必须按照国家计量检定系统表进行。国家计量检定系统表由国务院计量行政部门制定。

计量检定必须执行计量检定规程。国家计量检定规程由国务院计量行政部门制定。没有国家计量检定规程的，由国务院有关主管部门和省、自治区、直辖市人民政府计量行政部门分别制定部门计量检定规程和地方计量检定规程。

第十一条 计量检定工作应当按照经济合理的原则，就地就近进行。

第三章 计量器具管理

第十二条 制造、修理计量器具的企业、事业单位，必须具有与所制造、修理的计量器具相适应的设施、人员和检定仪器设备。

第十三条 制造计量器具的企业、事业单位生产本单位未生产过的计量器具新产品，必须经省级以上人民政府计量行政部门对其样品的计量性能考核合格，方可投入生产。

第十四条 任何单位和个人不得违反规定制造、销售和进口非法定计量单位的计量器具。

第十五条 制造、修理计量器具的企业、事业单位必须对制造、修理的计量器具进行检定，保证产品计量性能合格，并对合格产品出具产品合格证。

第十六条 使用计量器具不得破坏其准确度，损害国家和消费者的利益。

第十七条 个体工商户可以制造、修理简易的计量器具。

个体工商户制造、修理计量器具的范围和管理办法，由国务院计量行政部门制定。

第四章 计量监督

第十八条 县级以上人民政府计量行政部门应当依法对制造、修理、销售、进口和使用计量器具，以及计量检定等相关计量活动进行监督检查。有关单位和个人不得拒绝、阻挠。

第十九条 县级以上人民政府计量行政部门，根据需要设置计量监督员。计量监督员管理办法，由国务院计量行政部门制定。

第二十条 县级以上人民政府计量行政部门可以根据需要设置计量检定机构，或者授权其他单位的计量检定机构，执行强制检定和其他检定、测试任务。

执行前款规定的检定、测试任务的人员，必须经考核合格。

第二十一条 处理因计量器具准确度所引起的纠纷，以国家计量基准器具或者社会公用计量标准器具检定的数据为准。

第二十二条 为社会提供公证数据的产品质量检验机构，必须经省级以上人民政府计量行政部门对其计量检定、测试的能力和可靠性考核合格。

第五章 法律责任

第二十三条 制造、销售未经考核合格的计量器具新产品的，责令停止制造、销售该种新产品，没收违法所得，可以并处罚款。

第二十四条 制造、修理、销售的计量器具不合格的，没收违法所得，可以并处罚款。

第二十五条 属于强制检定范围的计量器具，未按照规定申请检定或者检定不合格继续使用的，责令停止使用，可以并处罚款。

第二十六条 使用不合格的计量器具或者破坏计量器具准确度，给国家和消费者造成损失的，责令赔偿损失，没收计量器具和违法所得，可以并处罚款。

第二十七条 制造、销售、使用以欺骗消费者为目的的计量器具的，没收计量器具和违法所得，处以罚款；情节严重的，并对个人或者单位直接责任人员依照刑法有关规定追究刑事责任。

第二十八条 违反本法规定，制造、修理、销售的计量器具不合格，造成人身伤亡或者重大财产损失的，依照刑法有关规定，对个人或者单位直接责任人员追究刑事责任。

第二十九条 计量监督人员违法失职，情节严重的，依照刑法有关规定追究刑事责任；情节轻微的，给予行政处分。

第三十条 本法规定的行政处罚，由县级以上地方人民政府计量行政部门决定。

第三十一条 当事人对行政处罚决定不服的，可以在接到处罚通知之日起十五日内向人民法院起诉；对罚款、没收违法所得的行政处罚决定期满不起诉又不履行的，由作出行政处罚决定的机关申请人民法院强制执行。

第六章　附　　则

第三十二条　中国人民解放军和国防科技工业系统计量工作的监督管理办法，由国务院、中央军事委员会依据本法另行制定。

第三十三条　国务院计量行政部门根据本法制定实施细则，报国务院批准施行。

第三十四条　本法自 1986 年 7 月 1 日起施行。

B　中华人民共和国标准化法(全文)

（1988 年 12 月 29 日第七届全国人民代表大会常务委员会第五次会议通过。2017 年 11 月 4 日第十二届全国人民代表大会常务委员会第三十次会议修订）

第一章　总　　则

第一条　为了加强标准化工作，提升产品和服务质量，促进科学技术进步，保障人身健康和生命财产安全，维护国家安全、生态环境安全，提高经济社会发展水平，制定本法。

第二条　本法所称标准（含标准样品），是指农业、工业、服务业以及社会事业等领域需要统一的技术要求。

标准包括国家标准、行业标准、地方标准和团体标准、企业标准。国家标准分为强制性标准、推荐性标准，行业标准、地方标准是推荐性标准。

强制性标准必须执行。国家鼓励采用推荐性标准。

第三条　标准化工作的任务是制定标准、组织实施标准以及对标准的制定、实施进行监督。

县级以上人民政府应当将标准化工作纳入本级国民经济和社会发展规划，将标准化工作经费纳入本级预算。

第四条　制定标准应当在科学技术研究成果和社会实践经验的基础上，深入调查论证，广泛征求意见，保证标准的科学性、规范性、时效性，提高标准质量。

第五条　国务院标准化行政主管部门统一管理全国标准化工作。国务院有关行政主管部门分工管理本部门、本行业的标准化工作。

县级以上地方人民政府标准化行政主管部门统一管理本行政区域内的标准化工作。县级以上地方人民政府有关行政主管部门分工管理本行政区域内本部门、本行业的标准化工作。

第六条　国务院建立标准化协调机制，统筹推进标准化重大改革，研究标准化重大政策，对跨部门跨领域、存在重大争议标准的制定和实施进行协调。

设区的市级以上地方人民政府可以根据工作需要建立标准化协调机制，统筹协调本行政区域内标准化工作重大事项。

第七条　国家鼓励企业、社会团体和教育、科研机构等开展或者参与标准化工作。

第八条　国家积极推动参与国际标准化活动，开展标准化对外合作与交流，参与制定国际标准，结合国情采用国际标准，推进中国标准与国外标准之间的转化运用。

国家鼓励企业、社会团体和教育、科研机构等参与国际标准化活动。

第九条　对在标准化工作中做出显著成绩的单位和个人，按照国家有关规定给予表彰和奖励。

第二章　标准的制定

第十条　对保障人身健康和生命财产安全、国家安全、生态环境安全以及满足经济社会管理基本需要的技术要求，应当制定强制性国家标准。

国务院有关行政主管部门依据职责负责强制性国家标准的项目提出、组织起草、征求意见和技术审查。国务院标准化行政主管部门负责强制性国家标准的立项、编号和对外通报。国务院标准化行政主管部门应当对拟制定的强制性国家标准是否符合前款规定进行立项审查，对符合前款规定的予以立项。

省、自治区、直辖市人民政府标准化行政主管部门可以向国务院标准化行政主管部门提出强制性国家标准的立项建议，由国务院标准化行政主管部门会同国务院有关行政主管部门决定。社会团体、企业事业组织以及公民可以向国务院标准化行政主管部门提出强制性国家标准的立项建议，国务院标准化行政主管部门认为需要立项的，会同国务院有关行政主管部门决定。

强制性国家标准由国务院批准发布或者授权批准发布。

法律、行政法规和国务院决定对强制性标准的制定另有规定的，从其规定。

第十一条　对满足基础通用、与强制性国家标准配套、对各有关行业起引领作用等需要的技术要求，可以制定推荐性国家标准。

推荐性国家标准由国务院标准化行政主管部门制定。

第十二条　对没有推荐性国家标准、需要在全国某个行业范围内统一的技术要求，可以制定行业标准。

行业标准由国务院有关行政主管部门制定，报国务院标准化行政主管部门备案。

第十三条　为满足地方自然条件、风俗习惯等特殊技术要求，可以制定地方标准。

地方标准由省、自治区、直辖市人民政府标准化行政主管部门制定；设区的市级人民政府标准化行政主管部门根据本行政区域的特殊需要，经所在地省、自治区、直辖市人民政府标准化行政主管部门批准，可以制定本行政区域的地方标准。地方标准由省、自治区、直辖市人民政府标准化行政主管部门报国务院标准化行政主管部门备案，由国务院标准化行政主管部门通报国务院有关行政主管部门。

第十四条　对保障人身健康和生命财产安全、国家安全、生态环境安全以及经济社会发展所急需的标准项目，制定标准的行政主管部门应当优先立项并及时完成。

第十五条　制定强制性标准、推荐性标准，应当在立项时对有关行政主管部门、企业、社会团体、消费者和教育、科研机构等方面的实际需求进行调查，对制定标准的必要性、可行性进行论证评估；在制定过程中，应当按照便捷有效的原则采取多种方式征求意见，组织对标准相关事项进行调查分析、实验、论证，并做到有关标准之间的协调配套。

第十六条　制定推荐性标准，应当组织由相关方组成的标准化技术委员会，承担标准的起草、技术审查工作。制定强制性标准，可以委托相关标准化技术委员会承担标准的起草、技术审查工作。未组成标准化技术委员会的，应当成立专家组承担相关标准的起草、技术审查工作。标准化技术委员会和专家组的组成应当具有广泛代表性。

第十七条　强制性标准文本应当免费向社会公开。国家推动免费向社会公开推荐性标准文本。

第十八条　国家鼓励学会、协会、商会、联合会、产业技术联盟等社会团体协调相关市场主体共同制定满足市场和创新需要的团体标准，由本团体成员约定采用或者按照本团体的规定供社会自愿采用。

制定团体标准，应当遵循开放、透明、公平的原则，保证各参与主体获取相关信息，反映各参与主体的共同需求，并应当组织对标准相关事项进行调查分析、实验、论证。

国务院标准化行政主管部门会同国务院有关行政主管部门对团体标准的制定进行规范、引导和监督。

第十九条　企业可以根据需要自行制定企业标准，或者与其他企业联合制定企业标准。

第二十条　国家支持在重要行业、战略性新兴产业、关键共性技术等领域利用自主创新技术制定团体标准、企业标准。

第二十一条　推荐性国家标准、行业标准、地方标准、团体标准、企业标准的技术要求不得低于强制性国家标准的相关技术要求。

国家鼓励社会团体、企业制定高于推荐性标准相关技术要求的团体标准、企业标准。

第二十二条　制定标准应当有利于科学合理利用资源，推广科学技术成果，增强产品的安全性、通用性、可替换性，提高经济效益、社会效益、生态效益，做到技术上先进、经济上合理。

禁止利用标准实施妨碍商品、服务自由流通等排除、限制市场竞争的行为。

第二十三条　国家推进标准化军民融合和资源共享，提升军民标准通用化水平，积极推动在国防和军队建设中采用先进适用的民用标准，并将先进适用的军用标准转化为民用标准。

第二十四条　标准应当按照编号规则进行编号。标准的编号规则由国务院标准化行政主管部门制定并公布。

第三章　标准的实施

第二十五条　不符合强制性标准的产品、服务，不得生产、销售、进口或者提供。

第二十六条　出口产品、服务的技术要求，按照合同的约定执行。

第二十七条　国家实行团体标准、企业标准自我声明公开和监督制度。企业应当公开其执行的强制性标准、推荐性标准、团体标准或者企业标准的编号和名称；企业执行自行制定的企业标准的，还应当公开产品、服务的功能指标和产品的性能指标。国家鼓励团体标准、企业标准通过标准信息公共服务平台向社会公开。

企业应当按照标准组织生产经营活动，其生产的产品、提供的服务应当符合企业公开标准的技术要求。

第二十八条　企业研制新产品、改进产品，进行技术改造，应当符合本法规定的标准化要求。

第二十九条　国家建立强制性标准实施情况统计分析报告制度。

国务院标准化行政主管部门和国务院有关行政主管部门、设区的市级以上地方人民政府标准化行政主管部门应当建立标准实施信息反馈和评估机制，根据反馈和评估情况对其制定的标准进行复审。标准的复审周期一般不超过五年。经过复审，对不适应经济社会发展需要和技术进步的应当及时修订或者废止。

第三十条　国务院标准化行政主管部门根据标准实施信息反馈、评估、复审情况，对有关标准之间重复交叉或者不衔接配套的，应当会同国务院有关行政主管部门作出处理或者通过国务院标准化协调机制处理。

第三十一条 县级以上人民政府应当支持开展标准化试点示范和宣传工作，传播标准化理念，推广标准化经验，推动全社会运用标准化方式组织生产、经营、管理和服务，发挥标准对促进转型升级、引领创新驱动的支撑作用。

第四章 监督管理

第三十二条 县级以上人民政府标准化行政主管部门、有关行政主管部门依据法定职责，对标准的制定进行指导和监督，对标准的实施进行监督检查。

第三十三条 国务院有关行政主管部门在标准制定、实施过程中出现争议的，由国务院标准化行政主管部门组织协商；协商不成的，由国务院标准化协调机制解决。

第三十四条 国务院有关行政主管部门、设区的市级以上地方人民政府标准化行政主管部门未依照本法规定对标准进行编号、复审或者备案的，国务院标准化行政主管部门应当要求其说明情况，并限期改正。

第三十五条 任何单位或者个人有权向标准化行政主管部门、有关行政主管部门举报、投诉违反本法规定的行为。

标准化行政主管部门、有关行政主管部门应当向社会公开受理举报、投诉的电话、信箱或者电子邮件地址，并安排人员受理举报、投诉。对实名举报人或者投诉人，受理举报、投诉的行政主管部门应当告知处理结果，为举报人保密，并按照国家有关规定对举报人给予奖励。

第五章 法律责任

第三十六条 生产、销售、进口产品或者提供服务不符合强制性标准，或者企业生产的产品、提供的服务不符合其公开标准的技术要求的，依法承担民事责任。

第三十七条 生产、销售、进口产品或者提供服务不符合强制性标准的，依照《中华人民共和国产品质量法》《中华人民共和国进出口商品检验法》《中华人民共和国消费者权益保护法》等法律、行政法规的规定查处，记入信用记录，并依照有关法律、行政法规的规定予以公示；构成犯罪的，依法追究刑事责任。

第三十八条 企业未依照本法规定公开其执行的标准的，由标准化行政主管部门责令限期改正；逾期不改正的，在标准信息公共服务平台上公示。

第三十九条 国务院有关行政主管部门、设区的市级以上地方人民政府标准化行政主管部门制定的标准不符合本法第二十一条第一款、第二十二条第一款规定的，应当及时改正；拒不改正的，由国务院标准化行政主管部门公告废止相关标准；对负有责任的领导人员和直接责任人员依法给予处分。

社会团体、企业制定的标准不符合本法第二十一条第一款、第二十二条第一款规定的，由标准化行政主管部门责令限期改正；逾期不改正的，由省级以上人民政府标准化行政主管部门废止相关标准，并在标准信息公共服务平台上公示。

违反本法第二十二条第二款规定，利用标准实施排除、限制市场竞争行为的，依照《中华人民共和国反垄断法》等法律、行政法规的规定处理。

第四十条 国务院有关行政主管部门、设区的市级以上地方人民政府标准化行政主管部门未依照本法规定对标准进行编号或者备案，又未依照本法第三十四条的规定改正的，由国务院标准化行政主管部门撤销相关标准编号或者公告废止未备案标准；对负有责任的领导人员和直接责任人员依法给予处分。

国务院有关行政主管部门、设区的市级以上地方人民政府标准化行政主管部门未依照本法规定对其制定的标准进行复审，又未依照本法第三十四条的规定改正的，对负有责任的领导人员和直接责任人员依法给予处分。

第四十一条 国务院标准化行政主管部门未依照本法第十条第二款规定对制定强制性国家标准的项目予以立项，制定的标准不符合本法第二十一条第一款、第二十二条第一款规定，或者未依照本法规定对标准进行编号、复审或者予以备案的，应当及时改正；对负有责任的领导人员和直接责任人员可以依法给予处分。

第四十二条 社会团体、企业未依照本法规定对团体标准或者企业标准进行编号的，由标准化行政主管部门责令限期改正；逾期不改正的，由省级以上人民政府标准化行政主管部门撤销相关标准编号，并在标准信息公共服务平台上公示。

第四十三条 标准化工作的监督、管理人员滥用职权、玩忽职守、徇私舞弊的，依法给予处分；构成犯罪的，依法追究刑事责任。

第六章 附 则

第四十四条 军用标准的制定、实施和监督办法，由国务院、中央军事委员会另行制定。

第四十五条 本法自 2018 年 1 月 1 日起施行。

C 中华人民共和国产品质量法(全文)

(1993 年 2 月 22 日第七届全国人民代表大会常务委员会第三十次会议通过。根据 2000 年 7 月 8 日第九届全国人民代表大会常务委员会第十六次会议《关于修改〈中华人民共和国产品质量法〉的决定》第一次修正根据 2009 年 8 月 27 日第十一届全国人民代表大会常务委员会第十次会议《关于修改部分法律的决定》第二次修正，根据 2018 年 12 月 29 日第十三届全国人民代表大会常务委员会第七次会议《关于修改〈中华人民共和国产品质量法〉等五部法律的决定》第三次修正)

第一章 总 则

第一条 为了加强对产品质量的监督管理，提高产品质量水平，明确产品质量责任，保护消费者的合法权益，维护社会经济秩序，制定本法。

第二条 在中华人民共和国境内从事产品生产、销售活动，必须遵守本法。

本法所称产品是指经过加工、制作，用于销售的产品。

建设工程不适用本法规定；但是，建设工程使用的建筑材料、建筑构配件和设备，属于前款规定的产品范围的，适用本法规定。

第三条 生产者、销售者应当建立健全内部产品质量管理制度，严格实施岗位质量规范、质量责任以及相应的考核办法。

第四条 生产者、销售者依照本法规定承担产品质量责任。

第五条 禁止伪造或者冒用认证标志等质量标志；禁止伪造产品的产地，伪造或者冒用他人的厂名、厂址；禁止在生产、销售的产品中掺杂、掺假，以假充真，以次充好。

第六条 国家鼓励推行科学的质量管理方法，采用先进的科学技术，鼓励企业产品质量达到并且超过行业标准、国家标准和国际标准。

对产品质量管理先进和产品质量达到国际先进水平、成绩显著的单位和个人，给予奖励。

第七条 各级人民政府应当把提高产品质量纳入国民经济和社会发展规划，加强对产品质量工作的统筹规划和组织领导，引导、督促生产者、销售者加强产品质量管理，提高产品质量，组织各有关部门依法采取措施，制止产品生产、销售中违反本法规定的行为，保障本法的施行。

第八条 国务院市场监督管理部门主管全国产品质量监督工作。国务院有关部门在各自的职责范围内负责产品质量监督工作。

县级以上地方市场监督管理部门主管本行政区域内的产品质量监督工作。县级以上地方人民政府有关部门在各自的职责范围内负责产品质量监督工作。

法律对产品质量的监督部门另有规定的，依照有关法律的规定执行。

第九条 各级人民政府工作人员和其他国家机关工作人员不得滥用职权、玩忽职守或者徇私舞弊，包庇、放纵本地区、本系统发生的产品生产、销售中违反本法规定的行为，或者阻挠、干预依法对产品生产、销售中违反本法规定的行为进行查处。

各级地方人民政府和其他国家机关有包庇、放纵产品生产、销售中违反本法规定的行为的，依法追究其主要负责人的法律责任。

第十条 任何单位和个人有权对违反本法规定的行为，向市场监督管理部门或者其他有关部门检举。

市场监督管理部门和有关部门应当为检举人保密，并按照省、自治区、直辖市人民政府的规定给予奖励。

第十一条 任何单位和个人不得排斥非本地区或者非本系统企业生产的质量合格产品进入本地区、本系统。

第二章　产品质量的监督

第十二条 产品质量应当检验合格，不得以不合格产品冒充合格产品。

第十三条 可能危及人体健康和人身、财产安全的工业产品，必须符合保障人体健康和人身、财产安全的国家标准、行业标准；未制定国家标准、行业标准的，必须符合保障人体健康和人身、财产安全的要求。

禁止生产、销售不符合保障人体健康和人身、财产安全的标准和要求的工业产品。具体管理办法由国务院规定。

第十四条 国家根据国际通用的质量管理标准，推行企业质量体系认证制度。企业根据自愿原则可以向国务院市场监督管理部门认可的或者国务院市场监督管理部门授权的部门认可的认证机构申请企业质量体系认证。经认证合格的，由认证机构颁发企业质量体系认证证书。

国家参照国际先进的产品标准和技术要求，推行产品质量认证制度。企业根据自愿原则可以向国务院市场监督管理部门认可的或者国务院市场监督管理部门授权的部门认可的认证机构申请产品质量认证。经认证合格的，由认证机构颁发产品质量认证证书，准许企业在产品或者其包装上使用产品质量认证标志。

第十五条 国家对产品质量实行以抽查为主要方式的监督检查制度，对可能危及人体健康和人身、财产安全的产品，影响国计民生的重要工业产品以及消费者、有关组织反映有质量问题的产品进行抽查。抽查的样品应当在市场上或者企业成品仓库内的待销产品中随机抽取。监督抽查工作由国务院市场监督管理部门规划和组织。县级以上地方市场监督管理部门在本行政区域内也可以组织监督抽查。法律对产品质量的监督检查另有规定的，依照有关法律的规定执行。

国家监督抽查的产品，地方不得另行重复抽查；上级监督抽查的产品，下级不得另行重复抽查。

根据监督抽查的需要，可以对产品进行检验。检验抽取样品的数量不得超过检验的合理需要，并不得向被检查人收取检验费用。监督抽查所需检验费用按照国务院规定列支。

生产者、销售者对抽查检验的结果有异议的，可以自收到检验结果之日起十五日内向实施监督抽查的市场监督管理部门或者其上级市场监督管理部门申请复检，由受理复检的市场监督管理部门作出复检结论。

第十六条 对依法进行的产品质量监督检查，生产者、销售者不得拒绝。

第十七条 依照本法规定进行监督抽查的产品质量不合格的，由实施监督抽查的市场监督管理部门责令其生产者、销售者限期改正。逾期不改正的，由省级以上人民政府市场监督管理部门予以公告；公告后经复查仍不合格的，责令停业，限期整顿；整顿期满后经复查产品质量仍不合格的，吊销营业执照。

监督抽查的产品有严重质量问题的，依照本法第五章的有关规定处罚。

第十八条 县级以上市场监督管理部门根据已经取得的违法嫌疑证据或者举报，对涉嫌违反本法规定的行为进行查处时，可以行使下列职权：

（一）对当事人涉嫌从事违反本法的生产、销售活动的场所实施现场检查；

（二）向当事人的法定代表人、主要负责人和其他有关人员调查、了解与涉嫌从事违反本法的生产、销售活动有关的情况；

（三）查阅、复制当事人有关的合同、发票、账簿以及其他有关资料；

（四）对有根据认为不符合保障人体健康和人身、财产安全的国家标准、行业标准的产品或者有其他严重质量问题的产品，以及直接用于生产、销售该项产品的原辅材料、包装物、生产工具，予以查封或者扣押。

第十九条 产品质量检验机构必须具备相应的检测条件和能力，经省级以上人民政府市场监督管理部门或者其授权的部门考核合格后，方可承担产品质量检验工作。法律、行政法规对产品质量检验机构另有规定的，依照有关法律、行政法规的规定执行。

第二十条 从事产品质量检验、认证的社会中介机构必须依法设立，不得与行政机关和其他国家机关存在隶属关系或者其他利益关系。

第二十一条 产品质量检验机构、认证机构必须依法按照有关标准，客观、公正地出具检验结果或者认证证明。

产品质量认证机构应当依照国家规定对准许使用认证标志的产品进行认证后的跟踪检查；对不符合认证标准而使用认证标志的，要求其改正；情节严重的，取消其使用认证标志的资格。

第二十二条 消费者有权就产品质量问题，向产品的生产者、销售者查询；向市场监督管理部门及有关部门申诉，接受申诉的部门应当负责处理。

第二十三条 保护消费者权益的社会组织可以就消费者反映的产品质量问题建议有关

部门负责处理，支持消费者对因产品质量造成的损害向人民法院起诉。

第二十四条 国务院和省、自治区、直辖市人民政府的市场监督管理部门应当定期发布其监督抽查的产品的质量状况公告。

第二十五条 市场监督管理部门或者其他国家机关以及产品质量检验机构不得向社会推荐生产者的产品；不得以对产品进行监制、监销等方式参与产品经营活动。

第三章 生产者、销售者的产品质量责任和义务

第一节 生产者的产品质量责任和义务

第二十六条 生产者应当对其生产的产品质量负责。

产品质量应当符合下列要求：

（一）不存在危及人身、财产安全的不合理的危险，有保障人体健康和人身、财产安全的国家标准、行业标准的，应当符合该标准；

（二）具备产品应当具备的使用性能，但是，对产品存在使用性能的瑕疵作出说明的除外；

（三）符合在产品或者其包装上注明采用的产品标准，符合以产品说明、实物样品等方式表明的质量状况。

第二十七条 产品或者其包装上的标识必须真实，并符合下列要求：

（一）有产品质量检验合格证明；

（二）有中文标明的产品名称、生产厂厂名和厂址；

（三）根据产品的特点和使用要求，需要标明产品规格、等级、所含主要成分的名称和含量的，用中文相应予以标明；需要事先让消费者知晓的，应当在外包装上标明，或者预先向消费者提供有关资料；

（四）限期使用的产品，应当在显著位置清晰地标明生产日期和安全使用期或者失效日期；

（五）使用不当，容易造成产品本身损坏或者可能危及人身、财产安全的产品，应当有警示标志或者中文警示说明。

裸装的食品和其他根据产品的特点难以附加标识的裸装产品，可以不附加产品标识。

第二十八条 易碎、易燃、易爆、有毒、有腐蚀性、有放射性等危险物品以及储运中不能倒置和其他有特殊要求的产品，其包装质量必须符合相应要求，依照国家有关规定作出警示标志或者中文警示说明，标明储运注意事项。

第二十九条 生产者不得生产国家明令淘汰的产品。

第三十条 生产者不得伪造产地，不得伪造或者冒用他人的厂名、厂址。

第三十一条 生产者不得伪造或者冒用认证标志等质量标志。

第三十二条 生产者生产产品，不得掺杂、掺假，不得以假充真、以次充好，不得以不合格产品冒充合格产品。

第二节 销售者的产品质量责任和义务

第三十三条 销售者应当建立并执行进货检查验收制度，验明产品合格证明和其他标识。

第三十四条 销售者应当采取措施，保持销售产品的质量。

第三十五条 销售者不得销售国家明令淘汰并停止销售的产品和失效、变质的产品。

第三十六条 销售者销售的产品的标识应当符合本法第二十七条的规定。

第三十七条 销售者不得伪造产地，不得伪造或者冒用他人的厂名、厂址。

第三十八条 销售者不得伪造或者冒用认证标志等质量标志。

第三十九条 销售者销售产品，不得掺杂、掺假，不得以假充真、以次充好，不得以不合格产品冒充合格产品。

第四章 损害赔偿

第四十条 售出的产品有下列情形之一的，销售者应当负责修理、更换、退货；给购买产品的消费者造成损失的，销售者应当赔偿损失：

（一）不具备产品应当具备的使用性能而事先未作说明的；

（二）不符合在产品或者其包装上注明采用的产品标准的；

（三）不符合以产品说明、实物样品等方式表明的质量状况的。

销售者依照前款规定负责修理、更换、退货、赔偿损失后，属于生产者的责任或者属于向销售者提供产品的其他销售者（以下简称供货者）的责任的，销售者有权向生产者、供货者追偿。

销售者未按照第一款规定给予修理、更换、退货或者赔偿损失的，由市场监督管理部门责令改正。

生产者之间，销售者之间，生产者与销售者之间订立的买卖合同、承揽合同有不同约定的，合同当事人按照合同约定执行。

第四十一条 因产品存在缺陷造成人身、缺陷产品以外的其他财产（以下简称他人财产）损害的，生产者应当承担赔偿责任。

生产者能够证明有下列情形之一的，不承担赔偿责任：

（一）未将产品投入流通的；

（二）产品投入流通时，引起损害的缺陷尚不存在的；

（三）将产品投入流通时的科学技术水平尚不能发现缺陷的存在的。

第四十二条 由于销售者的过错使产品存在缺陷，造成人身、他人财产损害的，销售者应当承担赔偿责任。

销售者不能指明缺陷产品的生产者也不能指明缺陷产品的供货者的，销售者应当承担赔偿责任。

第四十三条 因产品存在缺陷造成人身、他人财产损害的，受害人可以向产品的生产者要求赔偿，也可以向产品的销售者要求赔偿。属于产品的生产者的责任，产品的销售者赔偿的，产品的销售者有权向产品的生产者追偿。属于产品的销售者的责任，产品的生产者赔偿的，产品的生产者有权向产品的销售者追偿。

第四十四条 因产品存在缺陷造成受害人人身伤害的，侵害人应当赔偿医疗费、治疗期间的护理费、因误工减少的收入等费用；造成残疾的，还应当支付残疾者生活费、生活补助费、残疾赔偿金以及由其扶养的人所必需的生活费等费用；造成受害人死亡的，并应当支付丧葬费、死亡赔偿金以及由死者生前扶养的人所必需的生活费等费用。

因产品存在缺陷造成受害人财产损失的，侵害人应当恢复原状或者折价赔偿。受害人因此遭受其他重大损失的，侵害人应当赔偿损失。

第四十五条 因产品存在缺陷造成损害要求赔偿的诉讼时效期间为二年，自当事人知道或者应当知道其权益受到损害时起计算。

因产品存在缺陷造成损害要求赔偿的请求权，在造成损害的缺陷产品交付最初消费者满十年丧失；但是，尚未超过明示的安全使用期的除外。

第四十六条 本法所称缺陷，是指产品存在危及人身、他人财产安全的不合理的危险；产品有保障人体健康和人身、财产安全的国家标准、行业标准的，是指不符合该标准。

第四十七条 因产品质量发生民事纠纷时，当事人可以通过协商或者调解解决。当事人不愿通过协商、调解解决或者协商、调解不成的，可以根据当事人各方的协议向仲裁机构申请仲裁；当事人各方没有达成仲裁协议或者仲裁协议无效的，可以直接向人民法院起诉。

第四十八条 仲裁机构或者人民法院可以委托本法第十九条规定的产品质量检验机构，对有关产品质量进行检验。

第五章 罚 则

第四十九条 生产、销售不符合保障人体健康和人身、财产安全的国家标准、行业标准的产品的，责令停止生产、销售，没收违法生产、销售的产品，并处违法生产、销售产品（包括已售出和未售出的产品，下同）货值金额等值以上三倍以下的罚款；有违法所得的，并处没收违法所得；情节严重的，吊销营业执照；构成犯罪的，依法追究刑事责任。

第五十条 在产品中掺杂、掺假，以假充真，以次充好，或者以不合格产品冒充合格产品的，责令停止生产、销售，没收违法生产、销售的产品，并处违法生产、销售产品货值金额百分之五十以上三倍以下的罚款；有违法所得的，并处没收违法所得；情节严重的，吊销营业执照；构成犯罪的，依法追究刑事责任。

第五十一条 生产国家明令淘汰的产品的，销售国家明令淘汰并停止销售的产品的，责令停止生产、销售，没收违法生产、销售的产品，并处违法生产、销售产品货值金额等值以下的罚款；有违法所得的，并处没收违法所得；情节严重的，吊销营业执照。

第五十二条 销售失效、变质的产品的，责令停止销售，没收违法销售的产品，并处违法销售产品货值金额两倍以下的罚款；有违法所得的，并处没收违法所得；情节严重的，吊销营业执照；构成犯罪的，依法追究刑事责任。

第五十三条 伪造产品产地的，伪造或者冒用他人厂名、厂址的，伪造或者冒用认证标志等质量标志的，责令改正，没收违法生产、销售的产品，并处违法生产、销售产品货值金额等值以下的罚款；有违法所得的，并处没收违法所得；情节严重的，吊销营业执照。

第五十四条 产品标识不符合本法第二十七条规定的，责令改正；有包装的产品标识不符合本法第二十七条第（四）项、第（五）项规定，情节严重的，责令停止生产、销售，并处违法生产、销售产品货值金额百分之三十以下的罚款；有违法所得的，并处没收违法所得。

第五十五条 销售者销售本法第四十九条至第五十三条规定禁止销售的产品，有充分证据证明其不知道该产品为禁止销售的产品并如实说明其进货来源的，可以从轻或者减轻处罚。

第五十六条 拒绝接受依法进行的产品质量监督检查的，给予警告，责令改正；拒不改正的，责令停业整顿；情节特别严重的，吊销营业执照。

第五十七条 产品质量检验机构、认证机构伪造检验结果或者出具虚假证明的，责令改正，对单位处五万元以上十万元以下的罚款，对直接负责的主管人员和其他直接责任人员处一万元以上五万元以下的罚款；有违法所得的，并处没收违法所得；情节严重的，取消其检验资格、认证资格；构成犯罪的，依法追究刑事责任。

产品质量检验机构、认证机构出具的检验结果或者证明不实，造成损失的，应当承担相应的赔偿责任；造成重大损失的，撤销其检验资格、认证资格。

产品质量认证机构违反本法第二十一条第二款的规定，对不符合认证标准而使用认证标志的产品，未依法要求其改正或者取消其使用认证标志资格的，对因产品不符合认证标准给消费者造成的损失，与产品的生产者、销售者承担连带责任；情节严重的，撤销其认证资格。

第五十八条 社会团体、社会中介机构对产品质量作出承诺、保证，而该产品又不符合其承诺、保证的质量要求，给消费者造成损失的，与产品的生产者、销售者承担连带责任。

第五十九条 在广告中对产品质量作虚假宣传，欺骗和误导消费者的，依照《中华人民共和国广告法》的规定追究法律责任。

第六十条 对生产者专门用于生产本法第四十九条、第五十一条所列的产品或者以假充真的产品的原辅材料、包装物、生产工具，应当予以没收。

第六十一条 知道或者应当知道属于本法规定禁止生产、销售的产品而为其提供运输、保管、仓储等便利条件的，或者为以假充真的产品提供制假生产技术的，没收全部运输、保管、仓储或者提供制假生产技术的收入，并处违法收入百分之五十以上三倍以下的罚款；构成犯罪的，依法追究刑事责任。

第六十二条 服务业的经营者将本法第四十九条至第五十二条规定禁止销售的产品用于经营性服务的，责令停止使用；对知道或者应当知道所使用的产品属于本法规定禁止销售的产品的，按照违法使用的产品（包括已使用和尚未使用的产品）的货值金额，依照本法对销售者的处罚规定处罚。

第六十三条 隐匿、转移、变卖、损毁被市场监督管理部门查封、扣押的物品的，处被隐匿、转移、变卖、损毁物品货值金额等值以上三倍以下的罚款；有违法所得的，并处没收违法所得。

第六十四条 违反本法规定，应当承担民事赔偿责任和缴纳罚款、罚金，其财产不足以同时支付时，先承担民事赔偿责任。

第六十五条 各级人民政府工作人员和其他国家机关工作人员有下列情形之一的，依法给予行政处分；构成犯罪的，依法追究刑事责任：

（一）包庇、放纵产品生产、销售中违反本法规定行为的；

（二）向从事违反本法规定的生产、销售活动的当事人通风报信，帮助其逃避查处的；

（三）阻挠、干预市场监督管理部门依法对产品生产、销售中违反本法规定的行为进行查处，造成严重后果的。

第六十六条 市场监督管理部门在产品质量监督抽查中超过规定的数量索取样品或者向被检查人收取检验费用的，由上级市场监督管理部门或者监察机关责令退还；情节严重的，对直接负责的主管人员和其他直接责任人员依法给予行政处分。

第六十七条 市场监督管理部门或者其他国家机关违反本法第二十五条的规定，向社会推荐生产者的产品或者以监制、监销等方式参与产品经营活动的，由其上级机关或者监察机关责令改正，消除影响，有违法收入的予以没收；情节严重的，对直接负责的主管人员和其他直接责任人员依法给予行政处分。

产品质量检验机构有前款所列违法行为的，由市场监督管理部门责令改正，消除影响，有违法收入的予以没收，可以并处违法收入一倍以下的罚款；情节严重的，撤销其质量检验资格。

第六十八条 市场监督管理部门的工作人员滥用职权、玩忽职守、徇私舞弊，构成犯罪的，依法追究刑事责任；尚不构成犯罪的，依法给予行政处分。

第六十九条 以暴力、威胁方法阻碍市场监督管理部门的工作人员依法执行职务的,依法追究刑事责任;拒绝、阻碍未使用暴力、威胁方法的,由公安机关依照治安管理处罚法的规定处罚。

第七十条 本法第四十九条至第五十七条、第六十条至第六十三条规定的行政处罚由市场监督管理部门决定。法律、行政法规对行使行政处罚权的机关另有规定的,依照有关法律、行政法规的规定执行。

第七十一条 对依照本法规定没收的产品,依照国家有关规定进行销毁或者采取其他方式处理。

第七十二条 本法第四十九条至第五十四条、第六十二条、第六十三条所规定的货值金额以违法生产、销售产品的标价计算;没有标价的,按照同类产品的市场价格计算。

第六章 附 则

第七十三条 军工产品质量监督管理办法,由国务院、中央军事委员会另行制定。

因核设施、核产品造成损害的赔偿责任,法律、行政法规另有规定的,依照其规定。

第七十四条 本法自 1993 年 9 月 1 日起施行。

D 中华人民共和国认证认可条例(2020 年修订版全文)

(2003 年 9 月 3 日中华人民共和国国务院令第 390 号公布。根据 2016 年 2 月 6 日《国务院关于修改部分行政法规的决定》第一次修订,根据 2020 年 11 月 29 日《国务院关于修改和废止部分行政法规的决定》第二次修订)

第一章 总 则

第一条 为了规范认证认可活动,提高产品、服务的质量和管理水平,促进经济和社会的发展,制定本条例。

第二条 本条例所称认证,是指由认证机构证明产品、服务、管理体系符合相关技术规范、相关技术规范的强制性要求或者标准的合格评定活动。

本条例所称认可,是指由认可机构对认证机构、检查机构、实验室以及从事评审、审核等认证活动人员的能力和执业资格,予以承认的合格评定活动。

第三条 在中华人民共和国境内从事认证认可活动,应当遵守本条例。

第四条 国家实行统一的认证认可监督管理制度。

国家对认证认可工作实行在国务院认证认可监督管理部门统一管理、监督和综合协调下,各有关方面共同实施的工作机制。

第五条 国务院认证认可监督管理部门应当依法对认证培训机构、认证咨询机构的活动加强监督管理。

第六条 认证认可活动应当遵循客观独立、公开公正、诚实信用的原则。

第七条 国家鼓励平等互利地开展认证认可国际互认活动。认证认可国际互认活动不得损害国家安全和社会公共利益。

第八条 从事认证认可活动的机构及其人员,对其所知悉的国家秘密和商业秘密负有保密义务。

第二章　认 证 机 构

第九条　取得认证机构资质，应当经国务院认证认可监督管理部门批准，并在批准范围内从事认证活动。

未经批准，任何单位和个人不得从事认证活动。

第十条　取得认证机构资质，应当符合下列条件：

（一）取得法人资格；

（二）有固定的场所和必要的设施；

（三）有符合认证认可要求的管理制度；

（四）注册资本不得少于人民币 300 万元；

（五）有 10 名以上相应领域的专职认证人员。

从事产品认证活动的认证机构，还应当具备与从事相关产品认证活动相适应的检测、检查等技术能力。

第十一条　认证机构资质的申请和批准程序：

（一）认证机构资质的申请人，应当向国务院认证认可监督管理部门提出书面申请，并提交符合本条例第十条规定条件的证明文件；

（二）国务院认证认可监督管理部门自受理认证机构资质申请之日起 45 日内，应当作出是否批准的决定。涉及国务院有关部门职责的，应当征求国务院有关部门的意见。决定批准的，向申请人出具批准文件，决定不予批准的，应当书面通知申请人，并说明理由。

国务院认证认可监督管理部门应当公布依法取得认证机构资质的企业名录。

第十二条　境外认证机构在中华人民共和国境内设立代表机构，须向市场监督管理部门依法办理登记手续后，方可从事与所从属机构的业务范围相关的推广活动，但不得从事认证活动。

境外认证机构在中华人民共和国境内设立代表机构的登记，按照有关外商投资法律、行政法规和国家有关规定办理。

第十三条　认证机构不得与行政机关存在利益关系。

认证机构不得接受任何可能对认证活动的客观公正产生影响的资助；不得从事任何可能对认证活动的客观公正产生影响的产品开发、营销等活动。

认证机构不得与认证委托人存在资产、管理方面的利益关系。

第十四条　认证人员从事认证活动，应当在一个认证机构执业，不得同时在两个以上认证机构执业。

第十五条　向社会出具具有证明作用的数据和结果的检查机构、实验室，应当具备有关法律、行政法规规定的基本条件和能力，并依法经认定后，方可从事相应活动，认定结果由国务院认证认可监督管理部门公布。

第三章　认　　证

第十六条　国家根据经济和社会发展的需要，推行产品、服务、管理体系认证。

第十七条　认证机构应当按照认证基本规范、认证规则从事认证活动。认证基本规范、认证规则由国务院认证认可监督管理部门制定；涉及国务院有关部门职责的，国务院认证认可监督管理部门应当会同国务院有关部门制定。

属于认证新领域，前款规定的部门尚未制定认证规则的，认证机构可以自行制定认证规则，并报国务院认证认可监督管理部门备案。

第十八条 任何法人、组织和个人可以自愿委托依法设立的认证机构进行产品、服务、管理体系认证。

第十九条 认证机构不得以委托人未参加认证咨询或者认证培训等为理由，拒绝提供本认证机构业务范围内的认证服务，也不得向委托人提出与认证活动无关的要求或者限制条件。

第二十条 认证机构应当公开认证基本规范、认证规则、收费标准等信息。

第二十一条 认证机构以及与认证有关的检查机构、实验室从事认证以及与认证有关的检查、检测活动，应当完成认证基本规范、认证规则规定的程序，确保认证、检查、检测的完整、客观、真实，不得增加、减少、遗漏程序。

认证机构以及与认证有关的检查机构、实验室应当对认证、检查、检测过程作出完整记录，归档留存。

第二十二条 认证机构及其认证人员应当及时作出认证结论，并保证认证结论的客观、真实。认证结论经认证人员签字后，由认证机构负责人签署。

认证机构及其认证人员对认证结果负责。

第二十三条 认证结论为产品、服务、管理体系符合认证要求的，认证机构应当及时向委托人出具认证证书。

第二十四条 获得认证证书的，应当在认证范围内使用认证证书和认证标志，不得利用产品、服务认证证书、认证标志和相关文字、符号，误导公众认为其管理体系已通过认证，也不得利用管理体系认证证书、认证标志和相关文字、符号，误导公众认为其产品、服务已通过认证。

第二十五条 认证机构可以自行制定认证标志。认证机构自行制定的认证标志的式样、文字和名称，不得违反法律、行政法规的规定，不得与国家推行的认证标志相同或者近似，不得妨碍社会管理，不得有损社会道德风尚。

第二十六条 认证机构应当对其认证的产品、服务、管理体系实施有效的跟踪调查，认证的产品、服务、管理体系不能持续符合认证要求的，认证机构应当暂停其使用直至撤销认证证书，并予公布。

第二十七条 为了保护国家安全、防止欺诈行为、保护人体健康或者安全、保护动植物生命或者健康、保护环境，国家规定相关产品必须经过认证的，应当经过认证并标注认证标志后，方可出厂、销售、进口或者在其他经营活动中使用。

第二十八条 国家对必须经过认证的产品，统一产品目录，统一技术规范的强制性要求、标准和合格评定程序，统一标志，统一收费标准。

统一的产品目录（以下简称目录）由国务院认证认可监督管理部门会同国务院有关部门制定、调整，由国务院认证认可监督管理部门发布，并会同有关方面共同实施。

第二十九条 列入目录的产品，必须经国务院认证认可监督管理部门指定的认证机构进行认证。

列入目录产品的认证标志，由国务院认证认可监督管理部门统一规定。

第三十条 列入目录的产品，涉及进出口商品检验目录的，应当在进出口商品检验时简化检验手续。

第三十一条 国务院认证认可监督管理部门指定的从事列入目录产品认证活动的认证机构以及与认证有关的实验室(以下简称指定的认证机构、实验室)，应当是长期从事相关业务、无不良记录，且已经依照本条例的规定取得认可、具备从事相关认证活动能力的机构。国务院认证认可监督管理部门指定从事列入目录产品认证活动的认证机构，应当确保在每一列入目录产品领域至少指定两家符合本条例规定条件的机构。

国务院认证认可监督管理部门指定前款规定的认证机构、实验室，应当事先公布有关信息，并组织在相关领域公认的专家组成专家评审委员会，对符合前款规定要求的认证机构、实验室进行评审；经评审并征求国务院有关部门意见后，按照资源合理利用、公平竞争和便利、有效的原则，在公布的时间内作出决定。

第三十二条 国务院认证认可监督管理部门应当公布指定的认证机构、实验室名录及指定的业务范围。

未经指定的认证机构、实验室不得从事列入目录产品的认证以及与认证有关的检查、检测活动。

第三十三条 列入目录产品的生产者或者销售者、进口商，均可自行委托指定的认证机构进行认证。

第三十四条 指定的认证机构、实验室应当在指定业务范围内，为委托人提供方便、及时的认证、检查、检测服务，不得拖延，不得歧视、刁难委托人，不得牟取不当利益。

指定的认证机构不得向其他机构转让指定的认证业务。

第三十五条 指定的认证机构、实验室开展国际互认活动，应当在国务院认证认可监督管理部门或者经授权的国务院有关部门对外签署的国际互认协议框架内进行。

第四章　认　　可

第三十六条 国务院认证认可监督管理部门确定的认可机构(以下简称认可机构)，独立开展认可活动。

除国务院认证认可监督管理部门确定的认可机构外，其他任何单位不得直接或者变相从事认可活动。其他单位直接或者变相从事认可活动的，其认可结果无效。

第三十七条 认证机构、检查机构、实验室可以通过认可机构的认可，以保证其认证、检查、检测能力持续、稳定地符合认可条件。

第三十八条 从事评审、审核等认证活动的人员，应当经认可机构注册后，方可从事相应的认证活动。

第三十九条 认可机构应当具有与其认可范围相适应的质量体系，并建立内部审核制度，保证质量体系的有效实施。

第四十条 认可机构根据认可的需要，可以选聘从事认可评审活动的人员。从事认可评审活动的人员应当是相关领域公认的专家，熟悉有关法律、行政法规以及认可规则和程序，具有评审所需要的良好品德、专业知识和业务能力。

第四十一条 认可机构委托他人完成与认可有关的具体评审业务的，由认可机构对评审结论负责。

第四十二条 认可机构应当公开认可条件、认可程序、收费标准等信息。

认可机构受理认可申请，不得向申请人提出与认可活动无关的要求或者限制条件。

第四十三条 认可机构应当在公布的时间内，按照国家标准和国务院认证认可监督管理部门的规定，完成对认证机构、检查机构、实验室的评审，作出是否给予认可的决定，并对认可过程作出完整记录，归档留存。认可机构应当确保认可的客观公正和完整有效，并对认可结论负责。

认可机构应当向取得认可的认证机构、检查机构、实验室颁发认可证书，并公布取得认可的认证机构、检查机构、实验室名录。

第四十四条 认可机构应当按照国家标准和国务院认证认可监督管理部门的规定，对从事评审、审核等认证活动的人员进行考核，考核合格的，予以注册。

第四十五条 认可证书应当包括认可范围、认可标准、认可领域和有效期限。

第四十六条 取得认可的机构应当在取得认可的范围内使用认可证书和认可标志。取得认可的机构不当使用认可证书和认可标志的，认可机构应当暂停其使用直至撤销认可证书，并予公布。

第四十七条 认可机构应当对取得认可的机构和人员实施有效的跟踪监督，定期对取得认可的机构进行复评审，以验证其是否持续符合认可条件。取得认可的机构和人员不再符合认可条件的，认可机构应当撤销认可证书，并予公布。

取得认可的机构的从业人员和主要负责人、设施、自行制定的认证规则等与认可条件相关的情况发生变化的，应当及时告知认可机构。

第四十八条 认可机构不得接受任何可能对认可活动的客观公正产生影响的资助。

第四十九条 境内的认证机构、检查机构、实验室取得境外认可机构认可的，应当向国务院认证认可监督管理部门备案。

第五章 监督管理

第五十条 国务院认证认可监督管理部门可以采取组织同行评议，向被认证企业征求意见，对认证活动和认证结果进行抽查，要求认证机构以及与认证有关的检查机构、实验室报告业务活动情况的方式，对其遵守本条例的情况进行监督。发现有违反本条例行为的，应当及时查处，涉及国务院有关部门职责的，应当及时通报有关部门。

第五十一条 国务院认证认可监督管理部门应当重点对指定的认证机构、实验室进行监督，对其认证、检查、检测活动进行定期或者不定期的检查。指定的认证机构、实验室，应当定期向国务院认证认可监督管理部门提交报告，并对报告的真实性负责；报告应当对从事列入目录产品认证、检查、检测活动的情况作出说明。

第五十二条 认可机构应当定期向国务院认证认可监督管理部门提交报告，并对报告的真实性负责；报告应当对认可机构执行认可制度的情况、从事认可活动的情况、从业人员的工作情况作出说明。

国务院认证认可监督管理部门应当对认可机构的报告作出评价，并采取查阅认可活动档案资料、向有关人员了解情况等方式，对认可机构实施监督。

第五十三条 国务院认证认可监督管理部门可以根据认证认可监督管理的需要，就有关事项询问认可机构、认证机构、检查机构、实验室的主要负责人，调查了解情况，给予告诫，有关人员应当积极配合。

第五十四条 县级以上地方人民政府市场监督管理部门在国务院认证认可监督管理部门的授权范围内，依照本条例的规定对认证活动实施监督管理。

国务院认证认可监督管理部门授权的县级以上地方人民政府市场监督管理部门，以下称地方认证监督管理部门。

第五十五条 任何单位和个人对认证认可违法行为，有权向国务院认证认可监督管理部门和地方认证监督管理部门举报。国务院认证认可监督管理部门和地方认证监督管理部门应当及时调查处理，并为举报人保密。

第六章 法律责任

第五十六条 未经批准擅自从事认证活动的，予以取缔，处 10 万元以上 50 万元以下的罚款，有违法所得的，没收违法所得。

第五十七条 境外认证机构未经登记在中华人民共和国境内设立代表机构的，予以取缔，处 5 万元以上 20 万元以下的罚款。

经登记设立的境外认证机构代表机构在中华人民共和国境内从事认证活动的，责令改正，处 10 万元以上 50 万元以下的罚款，有违法所得的，没收违法所得；情节严重的，撤销批准文件，并予公布。

第五十八条 认证机构接受可能对认证活动的客观公正产生影响的资助，或者从事可能对认证活动的客观公正产生影响的产品开发、营销等活动，或者与认证委托人存在资产、管理方面的利益关系的，责令停业整顿；情节严重的，撤销批准文件，并予公布；有违法所得的，没收违法所得；构成犯罪的，依法追究刑事责任。

第五十九条 认证机构有下列情形之一的，责令改正，处 5 万元以上 20 万元以下的罚款，有违法所得的，没收违法所得；情节严重的，责令停业整顿，直至撤销批准文件，并予公布：

（一）超出批准范围从事认证活动的；

（二）增加、减少、遗漏认证基本规范、认证规则规定的程序的；

（三）未对其认证的产品、服务、管理体系实施有效的跟踪调查，或者发现其认证的产品、服务、管理体系不能持续符合认证要求，不及时暂停其使用或者撤销认证证书并予公布的；

（四）聘用未经认可机构注册的人员从事认证活动的。

与认证有关的检查机构、实验室增加、减少、遗漏认证基本规范、认证规则规定的程序的，依照前款规定处罚。

第六十条 认证机构有下列情形之一的，责令限期改正；逾期未改正的，处 2 万元以上 10 万元以下的罚款：

（一）以委托人未参加认证咨询或者认证培训等为理由，拒绝提供本认证机构业务范围内的认证服务，或者向委托人提出与认证活动无关的要求或者限制条件的；

（二）自行制定的认证标志的式样、文字和名称，与国家推行的认证标志相同或者近似，或者妨碍社会管理，或者有损社会道德风尚的；

（三）未公开认证基本规范、认证规则、收费标准等信息的；

（四）未对认证过程作出完整记录，归档留存的；

（五）未及时向其认证的委托人出具认证证书的。

与认证有关的检查机构、实验室未对与认证有关的检查、检测过程作出完整记录，归档留存的，依照前款规定处罚。

第六十一条 认证机构出具虚假的认证结论，或者出具的认证结论严重失实的，撤销批准文件，并予公布；对直接负责的主管人员和负有直接责任的认证人员，撤销其执业资格；构成犯罪的，依法追究刑事责任；造成损害的，认证机构应当承担相应的赔偿责任。

指定的认证机构有前款规定的违法行为的，同时撤销指定。

第六十二条 认证人员从事认证活动，不在认证机构执业或者同时在两个以上认证机构执业的，责令改正，给予停止执业 6 个月以上 2 年以下的处罚，仍不改正的，撤销其执业资格。

第六十三条 认证机构以及与认证有关的实验室未经指定擅自从事列入目录产品的认证以及与认证有关的检查、检测活动的，责令改正，处 10 万元以上 50 万元以下的罚款，有违法所得的，没收违法所得。

认证机构未经指定擅自从事列入目录产品的认证活动的，撤销批准文件，并予公布。

第六十四条 指定的认证机构、实验室超出指定的业务范围从事列入目录产品的认证以及与认证有关的检查、检测活动的，责令改正，处 10 万元以上 50 万元以下的罚款，有违法所得的，没收违法所得；情节严重的，撤销指定直至撤销批准文件，并予公布。

指定的认证机构转让指定的认证业务的，依照前款规定处罚。

第六十五条 认证机构、检查机构、实验室取得境外认可机构认可，未向国务院认证认可监督管理部门备案的，给予警告，并予公布。

第六十六条 列入目录的产品未经认证，擅自出厂、销售、进口或者在其他经营活动中使用的，责令改正，处 5 万元以上 20 万元以下的罚款，有违法所得的，没收违法所得。

第六十七条 认可机构有下列情形之一的，责令改正；情节严重的，对主要负责人和负有责任的人员撤职或者解聘：

（一）对不符合认可条件的机构和人员予以认可的；

（二）发现取得认可的机构和人员不符合认可条件，不及时撤销认可证书，并予公布的；

（三）接受可能对认可活动的客观公正产生影响的资助的。

被撤职或者解聘的认可机构主要负责人和负有责任的人员，自被撤职或者解聘之日起 5 年内不得从事认可活动。

第六十八条 认可机构有下列情形之一的，责令改正；对主要负责人和负有责任的人员给予警告：

（一）受理认可申请，向申请人提出与认可活动无关的要求或者限制条件的；

（二）未在公布的时间内完成认可活动，或者未公开认可条件、认可程序、收费标准等信息的；

（三）发现取得认可的机构不当使用认可证书和认可标志，不及时暂停其使用或者撤销认可证书并予公布的；

（四）未对认可过程作出完整记录，归档留存的。

第六十九条 国务院认证认可监督管理部门和地方认证监督管理部门及其工作人员，滥用职权、徇私舞弊、玩忽职守，有下列行为之一的，对直接负责的主管人员和其他直接责任人员，依法给予降级或者撤职的行政处分；构成犯罪的，依法追究刑事责任：

（一）不按照本条例规定的条件和程序，实施批准和指定的；

（二）发现认证机构不再符合本条例规定的批准或者指定条件，不撤销批准文件或者指定的；

（三）发现指定的实验室不再符合本条例规定的指定条件，不撤销指定的；

（四）发现认证机构以及与认证有关的检查机构、实验室出具虚假的认证以及与认证有关的检查、检测结论或者出具的认证以及与认证有关的检查、检测结论严重失实，不予查处的；

（五）发现本条例规定的其他认证认可违法行为，不予查处的。

第七十条　伪造、冒用、买卖认证标志或者认证证书的，依照《中华人民共和国产品质量法》等法律的规定查处。

第七十一条　本条例规定的行政处罚，由国务院认证认可监督管理部门或者其授权的地方认证监督管理部门按照各自职责实施。法律、其他行政法规另有规定的，依照法律、其他行政法规的规定执行。

第七十二条　认证人员自被撤销执业资格之日起5年内，认可机构不再受理其注册申请。

第七十三条　认证机构未对其认证的产品实施有效的跟踪调查，或者发现其认证的产品不能持续符合认证要求，不及时暂停或者撤销认证证书和要求其停止使用认证标志给消费者造成损失的，与生产者、销售者承担连带责任。

第七章　附　　则

第七十四条　药品生产、经营企业质量管理规范认证，实验动物质量合格认证，军工产品的认证，以及从事军工产品校准、检测的实验室及其人员的认可，不适用本条例。

依照本条例经批准的认证机构从事矿山、危险化学品、烟花爆竹生产经营单位管理体系认证，由国务院安全生产监督管理部门结合安全生产的特殊要求组织；从事矿山、危险化学品、烟花爆竹生产经营单位安全生产综合评价的认证机构，经国务院安全生产监督管理部门推荐，方可取得认可机构的认可。

第七十五条　认证认可收费，应当符合国家有关价格法律、行政法规的规定。

第七十六条　认证培训机构、认证咨询机构的管理办法由国务院认证认可监督管理部门制定。

第七十七条　本条例自2003年11月1日起施行。1991年5月7日国务院发布的《中华人民共和国产品质量认证管理条例》同时废止。

E　中华人民共和国计量法实施细则(全文)

（1987年1月19日国务院批准1987年2月1日国家计量局发布。根据2016年2月6日《国务院关于修改部分行政法规的决定》第一次修订，根据2017年3月1日《国务院关于修改和废止部分行政法规的决定》第二次修订，根据2018年3月19日《国务院关于修改和废止部分行政法规的决定》第三次修订。2022年，国务院决定对《中华人民共和国计量法实施细则》的部分条款予以修改，自2022年5月1日起施行）

第一章　总　则

第一条　根据《中华人民共和国计量法》的规定，制定本细则。

第二条　国家实行法定计量单位制度。法定计量单位的名称、符号按照国务院关于在我国统一实行法定计量单位的有关规定执行。

第三条　国家有计划地发展计量事业，用现代计量技术装备各级计量检定机构，为社会主义现代化建设服务，为工农业生产、国防建设、科学实验、国内外贸易以及人民的健康、安全提供计量保证，维护国家和人民的利益。

第二章　计量基准器具和计量标准器具

第四条　计量基准器具（简称计量基准，下同）的使用必须具备下列条件：

（一）经国家鉴定合格；

（二）具有正常工作所需要的环境条件；

（三）具有称职的保存、维护、使用人员；

（四）具有完善的管理制度。

符合上述条件的，经国务院计量行政部门审批并颁发计量基准证书后，方可使用。

第五条　非经国务院计量行政部门批准，任何单位和个人不得拆卸、改装计量基准，或者自行中断其计量检定工作。

第六条　计量基准的量值应当与国际上的量值保持一致。国务院计量行政部门有权废除技术水平落后或者工作状况不适应需要的计量基准。

第七条　计量标准器具（简称计量标准，下同）的使用，必须具备下列条件：

（一）经计量检定合格；

（二）具有正常工作所需要的环境条件；

（三）具有称职的保存、维护、使用人员；

（四）具有完善的管理制度。

第八条　社会公用计量标准对社会上实施计量监督具有公证作用。县级以上地方人民政府计量行政部门建立的本行政区域内最高等级的社会公用计量标准，须向上一级人民政府计量行政部门申请考核；其他等级的，由当地人民政府计量行政部门主持考核。

经考核符合本细则第七条规定条件并取得考核合格证的，由当地县级以上人民政府计量行政部门审批颁发社会公用计量标准证书后，方可使用。

第九条　国务院有关主管部门和省、自治区、直辖市人民政府有关主管部门建立的本部门各项最高计量标准，经同级人民政府计量行政部门考核，符合本细则第七条规定条件并取得考核合格证的，由有关主管部门批准使用。

第十条　企业、事业单位建立本单位各项最高计量标准，须向与其主管部门同级的人民政府计量行政部门申请考核。乡镇企业向当地县级人民政府计量行政部门申请考核。经考核符合本细则第七条规定条件并取得考核合格证的，企业、事业单位方可使用，并向其主管部门备案。

第三章　计 量 检 定

第十一条　使用实行强制检定的计量标准的单位和个人,应当向主持考核该项计量标准的有关人民政府计量行政部门申请周期检定。

使用实行强制检定的工作计量器具的单位和个人,应当向当地县(市)级人民政府计量行政部门指定的计量检定机构申请周期检定。当地不能检定的,向上一级人民政府计量行政部门指定的计量检定机构申请周期检定。

第十二条　企业、事业单位应当配备与生产、科研、经营管理相适应的计量检测设施,制定具体的检定管理办法和规章制度,规定本单位管理的计量器具明细目录及相应的检定周期,保证使用的非强制检定的计量器具定期检定。

第十三条　计量检定工作应当符合经济合理、就地就近的原则,不受行政区划和部门管辖的限制。

第四章　计量器具的制造和修理

第十四条　制造、修理计量器具的企业、事业单位和个体工商户须在固定的场所从事经营,具有符合国家规定的生产设施、检验条件、技术人员等,并满足安全要求。

第十五条　凡制造在全国范围内从未生产过的计量器具新产品,必须经过定型鉴定。定型鉴定合格后,应当履行型式批准手续,颁发证书。在全国范围内已经定型,而本单位未生产过的计量器具新产品,应当进行样机试验。样机试验合格后,发给合格证书。凡未经型式批准或者未取得样机试验合格证书的计量器具,不准生产。

第十六条　计量器具新产品定型鉴定,由国务院计量行政部门授权的技术机构进行;样机试验由所在地方的省级人民政府计量行政部门授权的技术机构进行。

计量器具新产品的型式,由当地省级人民政府计量行政部门批准。省级人民政府计量行政部门批准的型式,经国务院计量行政部门审核同意后,作为全国通用型式。

第十七条　申请计量器具新产品定型鉴定和样机试验的单位,应当提供新产品样机及有关技术文件、资料。

负责计量器具新产品定型鉴定和样机试验的单位,对申请单位提供的样机和技术文件、资料必须保密。

第十八条　对企业、事业单位制造、修理计量器具的质量,各有关主管部门应当加强管理,县级以上人民政府计量行政部门有权进行监督检查,包括抽检和监督试验。凡无产品合格印、证,或者经检定不合格的计量器具,不准出厂。

第五章　计量器具的销售和使用

第十九条　外商在中国销售计量器具,须比照本细则第十五条的规定向国务院计量行政部门申请型式批准。

第二十条　县级以上地方人民政府计量行政部门对当地销售的计量器具实施监督检查。凡没有产品合格印、证标志的计量器具不得销售。

第二十一条　任何单位和个人不得经营销售残次计量器具零配件,不得使用残次零配件组装和修理计量器具。

第二十二条 任何单位和个人不准在工作岗位上使用无检定合格印、证或者超过检定周期以及经检定不合格的计量器具。在教学示范中使用计量器具不受此限。

第六章 计量监督

第二十三条 国务院计量行政部门和县级以上地方人民政府计量行政部门监督和贯彻实施计量法律、法规的职责是:

(一) 贯彻执行国家计量工作的方针、政策和规章制度,推行国家法定计量单位;

(二) 制定和协调计量事业的发展规划,建立计量基准和社会公用计量标准,组织量值传递;

(三) 对制造、修理、销售、使用计量器具实施监督;

(四) 进行计量认证,组织仲裁检定,调解计量纠纷;

(五) 监督检查计量法律、法规的实施情况,对违反计量法律、法规的行为,按照本细则的有关规定进行处理。

第二十四条 县级以上人民政府计量行政部门的计量管理人员,负责执行计量监督、管理任务;计量监督员负责在规定的区域、场所巡回检查,并可根据不同情况在规定的权限内对违反计量法律、法规的行为,进行现场处理,执行行政处罚。

计量监督员必须经考核合格后,由县级以上人民政府计量行政部门任命并颁发监督员证件。

第二十五条 县级以上人民政府计量行政部门依法设置的计量检定机构,为国家法定计量检定机构。其职责是:负责研究建立计量基准、社会公用计量标准,进行量值传递,执行强制检定和法律规定的其他检定、测试任务,起草技术规范,为实施计量监督提供技术保证,并承办有关计量监督工作。

第二十六条 国家法定计量检定机构的计量检定人员,必须经考核合格。

计量检定人员的技术职务系列,由国务院计量行政部门会同有关主管部门制定。

第二十七条 县级以上人民政府计量行政部门可以根据需要,采取以下形式授权其他单位的计量检定机构和技术机构,在规定的范围内执行强制检定和其他检定、测试任务:

(一) 授权专业性或区域性计量检定机构,作为法定计量检定机构;

(二) 授权建立社会公用计量标准;

(三) 授权某一部门或某一单位的计量检定机构,对其内部使用的强制检定计量器具执行强制检定;

(四) 授权有关技术机构,承担法律规定的其他检定、测试任务。

第二十八条 根据本细则第二十七条规定被授权的单位,应当遵守下列规定:

(一) 被授权单位执行检定、测试任务的人员,必须经考核合格;

(二) 被授权单位的相应计量标准,必须接受计量基准或者社会公用计量标准的检定;

(三) 被授权单位承担授权的检定、测试工作,须接受授权单位的监督;

(四) 被授权单位成为计量纠纷中当事人一方时,在双方协商不能自行解决的情况下,由县级以上有关人民政府计量行政部门进行调解和仲裁检定。

第七章　产品质量检验机构的计量认证

第二十九条　为社会提供公证数据的产品质量检验机构，必须经省级以上人民政府计量行政部门计量认证。

第三十条　产品质量检验机构计量认证的内容：

（一）计量检定、测试设备的性能；

（二）计量检定、测试设备的工作环境和人员的操作技能；

（三）保证量值统一、准确的措施及检测数据公正可靠的管理制度。

第三十一条　产品质量检验机构提出计量认证申请后，省级以上人民政府计量行政部门应指定所属的计量检定机构或者被授权的技术机构按照本细则第三十条规定的内容进行考核。考核合格后，由接受申请的省级以上人民政府计量行政部门发给计量认证合格证书。产品质量检验机构自愿签署告知承诺书并按要求提交材料的，按照告知承诺相关程序办理。未取得计量认证合格证书的，不得开展产品质量检验工作。

第三十二条　省级以上人民政府计量行政部门有权对计量认证合格的产品质量检验机构，按照本细则第三十条规定的内容进行监督检查。

第三十三条　已经取得计量认证合格证书的产品质量检验机构，需新增检验项目时，应按照本细则有关规定，申请单项计量认证。

第八章　计量调解和仲裁检定

第三十四条　县级以上人民政府计量行政部门负责计量纠纷的调解和仲裁检定，并可根据司法机关、合同管理机关、涉外仲裁机关或者其他单位的委托，指定有关计量检定机构进行仲裁检定。

第三十五条　在调解、仲裁及案件审理过程中，任何一方当事人均不得改变与计量纠纷有关的计量器具的技术状态。

第三十六条　计量纠纷当事人对仲裁检定不服的，可以在接到仲裁检定通知书之日起15日内向上一级人民政府计量行政部门申诉。上一级人民政府计量行政部门进行的仲裁检定为终局仲裁检定。

第九章　费　　用

第三十七条　建立计量标准申请考核，使用计量器具申请检定，制造计量器具新产品申请定型和样机试验，以及申请计量认证和仲裁检定，应当缴纳费用，具体收费办法或收费标准，由国务院计量行政部门会同国家财政、物价部门统一制定。

第三十八条　县级以上人民政府计量行政部门实施监督检查所进行的检定和试验不收费。被检查的单位有提供样机和检定试验条件的义务。

第三十九条　县级以上人民政府计量行政部门所属的计量检定机构，为贯彻计量法律、法规，实施计量监督提供技术保证所需要的经费，按照国家财政管理体制的规定，分别列入各级财政预算。

第十章 法律责任

第四十条 违反本细则第二条规定，使用非法定计量单位的，责令其改正；属出版物的，责令其停止销售，可并处1000元以下的罚款。

第四十一条 违反《中华人民共和国计量法》第十四条规定，制造、销售和进口非法定计量单位的计量器具的，责令其停止制造、销售和进口，没收计量器具和全部违法所得，可并处相当其违法所得10%至50%的罚款。

第四十二条 部门和企业、事业单位的各项最高计量标准，未经有关人民政府计量行政部门考核合格而开展计量检定的，责令其停止使用，可并处1000元以下的罚款。

第四十三条 属于强制检定范围的计量器具，未按照规定申请检定和属于非强制检定范围的计量器具未自行定期检定或者送其他计量检定机构定期检定的，以及经检定不合格继续使用的，责令其停止使用，可并处1000元以下的罚款。

第四十四条 制造、销售未经型式批准或样机试验合格的计量器具新产品的，责令其停止制造、销售，封存该种新产品，没收全部违法所得，可并处3000元以下的罚款。

第四十五条 制造、修理的计量器具未经出厂检定或者经检定不合格而出厂的，责令其停止出厂，没收全部违法所得；情节严重的，可并处3000元以下的罚款。

第四十六条 使用不合格计量器具或者破坏计量器具准确度和伪造数据，给国家和消费者造成损失的，责令其赔偿损失，没收计量器具和全部违法所得，可并处2000元以下的罚款。

第四十七条 经营销售残次计量器具零配件的，责令其停止经营销售，没收残次计量器具零配件和全部违法所得，可并处2000元以下的罚款；情节严重的，由工商行政管理部门吊销其营业执照。

第四十八条 制造、销售、使用以欺骗消费者为目的的计量器具的单位和个人，没收其计量器具和全部违法所得，可并处2000元以下的罚款；构成犯罪的，对个人或者单位直接责任人员，依法追究刑事责任。

第四十九条 个体工商户制造、修理国家规定范围以外的计量器具或者不按照规定场所从事经营活动的，责令其停止制造、修理，没收全部违法所得，可并处以500元以下的罚款。

第五十条 未取得计量认证合格证书的产品质量检验机构，为社会提供公证数据的，责令其停止检验，可并处1000元以下的罚款。

第五十一条 伪造、盗用、倒卖强制检定印、证的，没收其非法检定印、证和全部违法所得，可并处2000元以下的罚款；构成犯罪的，依法追究刑事责任。

第五十二条 计量监督管理人员违法失职，徇私舞弊，情节轻微的，给予行政处分；构成犯罪的，依法追究刑事责任。

第五十三条 负责计量器具新产品定型鉴定、样机试验的单位，违反本细则第十七条第二款规定的，应当按照国家有关规定，赔偿申请单位的损失，并给予直接责任人员行政处分；构成犯罪的，依法追究刑事责任。

第五十四条 计量检定人员有下列行为之一的，给予行政处分；构成犯罪的，依法追究刑事责任：

（一）伪造检定数据的；

（二）出具错误数据，给送检一方造成损失的；

（三）违反计量检定规程进行计量检定的；

（四）使用未经考核合格的计量标准开展检定的；

（五）未经考核合格执行计量检定的。

第五十五条 本细则规定的行政处罚，由县级以上地方人民政府计量行政部门决定。罚款1万元以上的，应当报省级人民政府计量行政部门决定。没收违法所得及罚款一律上缴国库。

本细则第四十六条规定的行政处罚，也可以由工商行政管理部门决定。

第十一章 附 则

第五十六条 本细则下列用语的含义是：

（一）计量器具是指能用以直接或间接测出被测对象量值的装置、仪器仪表、量具和用于统一量值的标准物质，包括计量基准、计量标准、工作计量器具。

（二）计量检定是指为评定计量器具的计量性能，确定其是否合格所进行的全部工作。

（三）定型鉴定是指对计量器具新产品样机的计量性能进行全面审查、考核。

（四）计量认证是指政府计量行政部门对有关技术机构计量检定、测试的能力和可靠性进行的考核和证明。

（五）计量检定机构是指承担计量检定工作的有关技术机构。

（六）仲裁检定是指用计量基准或者社会公用计量标准所进行的以裁决为目的的计量检定、测试活动。

第五十七条 中国人民解放军和国防科技工业系统涉及本系统以外的计量工作的监督管理，亦适用本细则。

第五十八条 本细则有关的管理办法、管理范围和各种印、证标志，由国务院计量行政部门制定。

第五十九条 本细则由国务院计量行政部门负责解释。

第六十条 本细则自发布之日起施行。

F 国家市场监督管理总局《检验检测机构资质认定管理办法》(全文)

（2015年4月9日国家质量监督检验检疫总局令第163号公布，根据2021年4月2日国家市场监督管理总局令第38号公布《国家市场监督管理总局关于废止和修改部分规章的决定》修改，自2021年6月1日起施行）

第一章 总 则

第一条 为了规范检验检测机构资质认定工作，优化准入程序，根据《中华人民共和国计量法》及其实施细则、《中华人民共和国认证认可条例》等法律、行政法规的规定，制定本办法。

第二条 本办法所称检验检测机构，是指依法成立，依据相关标准或者技术规范，利用仪器设备、环境设施等技术条件和专业技能，对产品或者法律法规规定的特定对象进行检验检测的专业技术组织。

本办法所称资质认定，是指市场监督管理部门依照法律、行政法规规定，对向社会出具具有证明作用的数据、结果的检验检测机构的基本条件和技术能力是否符合法定要求实施的评价许可。

第三条 在中华人民共和国境内对检验检测机构实施资质认定，应当遵守本办法。

法律、行政法规对检验检测机构资质认定另有规定的，依照其规定。

第四条 国家市场监督管理总局（以下简称市场监管总局）主管全国检验检测机构资质认定工作，并负责检验检测机构资质认定的统一管理、组织实施、综合协调工作。

省级市场监督管理部门负责本行政区域内检验检测机构的资质认定工作。

第五条 法律、行政法规规定应当取得资质认定的事项清单，由市场监管总局制定并公布，并根据法律、行政法规的调整实行动态管理。

第六条 市场监管总局依据国家有关法律法规和标准、技术规范的规定，制定检验检测机构资质认定基本规范、评审准则以及资质认定证书和标志的式样，并予以公布。

第七条 检验检测机构资质认定工作应当遵循统一规范、客观公正、科学准确、公平公开、便利高效的原则。

第二章 资质认定条件和程序

第八条 国务院有关部门以及相关行业主管部门依法成立的检验检测机构，其资质认定由市场监管总局负责组织实施；其他检验检测机构的资质认定，由其所在行政区域的省级市场监督管理部门负责组织实施。

第九条 申请资质认定的检验检测机构应当符合以下条件：

（一）依法成立并能够承担相应法律责任的法人或者其他组织；

（二）具有与其从事检验检测活动相适应的检验检测技术人员和管理人员；

（三）具有固定的工作场所，工作环境满足检验检测要求；

（四）具备从事检验检测活动所必需的检验检测设备设施；

（五）具有并有效运行保证其检验检测活动独立、公正、科学、诚信的管理体系；

（六）符合有关法律法规或者标准、技术规范规定的特殊要求。

第十条 检验检测机构资质认定程序分为一般程序和告知承诺程序。除法律、行政法规或者国务院规定必须采用一般程序或者告知承诺程序的外，检验检测机构可以自主选择资质认定程序。

检验检测机构资质认定推行网上审批，有条件的市场监督管理部门可以颁发资质认定电子证书。

第十一条 检验检测机构资质认定一般程序：

（一）申请资质认定的检验检测机构（以下简称申请人），应当向市场监管总局或者省级市场监督管理部门（以下统称资质认定部门）提交书面申请和相关材料，并对其真实性负责；

（二）资质认定部门应当对申请人提交的申请和相关材料进行初审，自收到申请之日起5个工作日内作出受理或者不予受理的决定，并书面告知申请人；

（三）资质认定部门自受理申请之日起，应当在30个工作日内，依据检验检测机构资质认定基本规范、评审准则的要求，完成对申请人的技术评审。技术评审包括书面审查和现场评审（或者远程评审）。技术评审时间不计算在资质认定期限内，资质认定部门应当将技术评审时间告知申请人。由于申请人整改或者其他自身原因导致无法在规定时间内完成的情况除外；

（四）资质认定部门自收到技术评审结论之日起，应当在10个工作日内，作出是否准予许可的决定。准予许可的，自作出决定之日起7个工作日内，向申请人颁发资质认定证书。不予许可的，应当书面通知申请人，并说明理由。

第十二条 采用告知承诺程序实施资质认定的，按照市场监管总局有关规定执行。

资质认定部门作出许可决定前，申请人有合理理由的，可以撤回告知承诺申请。告知承诺申请撤回后，申请人再次提出申请的，应当按照一般程序办理。

第十三条 资质认定证书有效期为6年。

需要延续资质认定证书有效期的，应当在其有效期届满3个月前提出申请。

资质认定部门根据检验检测机构的申请事项、信用信息、分类监管等情况，采取书面审查、现场评审（或者远程评审）的方式进行技术评审，并作出是否准予延续的决定。

对上一许可周期内无违反市场监管法律、法规、规章行为的检验检测机构，资质认定部门可以采取书面审查方式，对于符合要求的，予以延续资质认定证书有效期。

第十四条 有下列情形之一的，检验检测机构应当向资质认定部门申请办理变更手续：

（一）机构名称、地址、法人性质发生变更的；

（二）法定代表人、最高管理者、技术负责人、检验检测报告授权签字人发生变更的；

（三）资质认定检验检测项目取消的；

（四）检验检测标准或者检验检测方法发生变更的；

（五）依法需要办理变更的其他事项。

检验检测机构申请增加资质认定检验检测项目或者发生变更的事项影响其符合资质认定条件和要求的，依照本办法第十条规定的程序实施。

第十五条 资质认定证书内容包括：发证机关、获证机构名称和地址、检验检测能力范围、有效期限、证书编号、资质认定标志。

检验检测机构资质认定标志，由 China Inspection Body and Laboratory Mandatory Approval 的英文缩写 CMA 形成的图案和资质认定证书编号组成。式样如下：

XXXXXXXXXXXX

第十六条 外方投资者在中国境内依法成立的检验检测机构，申请资质认定时，除应当符合本办法第九条规定的资质认定条件外，还应当符合我国外商投资法律法规的有关规定。

第十七条 检验检测机构依法设立的从事检验检测活动的分支机构，应当依法取得资质认定后，方可从事相关检验检测活动。

资质认定部门可以根据具体情况简化技术评审程序、缩短技术评审时间。

第十八条 检验检测机构应当定期审查和完善管理体系，保证其基本条件和技术能力能够持续符合资质认定条件和要求，并确保质量管理措施有效实施。

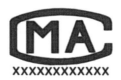

检验检测机构不再符合资质认定条件和要求的，不得向社会出具具有证明作用的检验

检测数据和结果。

第十九条 检验检测机构应当在资质认定证书规定的检验检测能力范围内，依据相关标准或者技术规范规定的程序和要求，出具检验检测数据、结果。

第二十条 检验检测机构不得转让、出租、出借资质认定证书或者标志；不得伪造、变造、冒用资质认定证书或者标志；不得使用已经过期或者被撤销、注销的资质认定证书或者标志。

第二十一条 检验检测机构向社会出具具有证明作用的检验检测数据、结果的，应当在其检验检测报告上标注资质认定标志。

第二十二条 资质认定部门应当在其官方网站上公布取得资质认定的检验检测机构信息，并注明资质认定证书状态。

第二十三条 因应对突发事件等需要，资质认定部门可以公布符合应急工作要求的检验检测机构名录及相关信息，允许相关检验检测机构临时承担应急工作。

第三章 技术评审管理

第二十四条 资质认定部门根据技术评审需要和专业要求，可以自行或者委托专业技术评价机构组织实施技术评审。

资质认定部门或者其委托的专业技术评价机构组织现场评审（或者远程评审）时，应当指派两名以上与技术评审内容相适应的评审人员组成评审组，并确定评审组组长。必要时，可以聘请相关技术专家参加技术评审。

第二十五条 评审组应当严格按照资质认定基本规范、评审准则开展技术评审活动，在规定时间内出具技术评审结论。

专业技术评价机构、评审组应当对其承担的技术评审活动和技术评审结论的真实性、符合性负责，并承担相应法律责任。

第二十六条 评审组在技术评审中发现有不符合要求的，应当书面通知申请人限期整改，整改期限不得超过30个工作日。逾期未完成整改或者整改后仍不符合要求的，相应评审项目应当判定为不合格。

评审组在技术评审中发现申请人存在违法行为的，应当及时向资质认定部门报告。

第二十七条 资质认定部门应当建立并完善评审人员专业技能培训、考核、使用和监督制度。

第二十八条 资质认定部门应当对技术评审活动进行监督，建立责任追究机制。

资质认定部门委托专业技术评价机构组织技术评审的，应当对专业技术评价机构及其组织的技术评审活动进行监督。

第二十九条 专业技术评价机构、评审人员在评审活动中有下列情形之一的，资质认定部门可以根据情节轻重，对其进行约谈、暂停直至取消委托其从事技术评审活动：

（一）未按照资质认定基本规范、评审准则规定的要求和时间实施技术评审的；

（二）对同一检验检测机构既从事咨询又从事技术评审的；

（三）与所评审的检验检测机构有利害关系或者其评审可能对公正性产生影响，未进行回避的；

（四）透露工作中所知悉的国家秘密、商业秘密或者技术秘密的；

（五）向所评审的检验检测机构谋取不正当利益的；

（六）出具虚假或者不实的技术评审结论的。

第四章 监督检查

第三十条 市场监管总局对省级市场监督管理部门实施的检验检测机构资质认定工作进行监督和指导。

第三十一条 检验检测机构有下列情形之一的，资质认定部门应当依法办理注销手续：

（一）资质认定证书有效期届满，未申请延续或者依法不予延续批准的；

（二）检验检测机构依法终止的；

（三）检验检测机构申请注销资质认定证书的；

（四）法律、法规规定应当注销的其他情形。

第三十二条 以欺骗、贿赂等不正当手段取得资质认定的，资质认定部门应当依法撤销资质认定。

被撤销资质认定的检验检测机构，三年内不得再次申请资质认定。

第三十三条 检验检测机构申请资质认定时提供虚假材料或者隐瞒有关情况的，资质认定部门应当不予受理或者不予许可。检验检测机构在一年内不得再次申请资质认定。

第三十四条 检验检测机构未依法取得资质认定，擅自向社会出具具有证明作用的数据、结果的，依照法律、法规的规定执行；法律、法规未作规定的，由县级以上市场监督管理部门责令限期改正，处3万元罚款。

第三十五条 检验检测机构有下列情形之一的，由县级以上市场监督管理部门责令限期改正；逾期未改正或者改正后仍不符合要求的，处1万元以下罚款。

（一）未按照本办法第十四条规定办理变更手续的；

（二）未按照本办法第二十一条规定标注资质认定标志的。

第三十六条 检验检测机构有下列情形之一的，法律、法规对撤销、吊销、取消检验检测资质或者证书等有行政处罚规定的，依照法律、法规的规定执行；法律、法规未作规定的，由县级以上市场监督管理部门责令限期改正，处3万元罚款：

（一）基本条件和技术能力不能持续符合资质认定条件和要求，擅自向社会出具具有证明作用的检验检测数据、结果的；

（二）超出资质认定证书规定的检验检测能力范围，擅自向社会出具具有证明作用的数据、结果的。

第三十七条 检验检测机构违反本办法规定，转让、出租、出借资质认定证书或者标志，伪造、变造、冒用资质认定证书或者标志，使用已经过期或者被撤销、注销的资质认定证书或者标志的，由县级以上市场监督管理部门责令改正，处3万元以下罚款。

第三十八条 对资质认定部门、专业技术评价机构以及相关评审人员的违法违规行为，任何单位和个人有权举报。相关部门应当依据各自职责及时处理，并为举报人保密。

第三十九条 从事资质认定的工作人员，在工作中滥用职权、玩忽职守、徇私舞弊的，依法予以处理；构成犯罪的，依法追究刑事责任。

第五章 附　　则

第四十条 本办法自2015年8月1日起施行。国家质量监督检验检疫总局于2006年2月21日发布的《实验室和检查机构资质认定管理办法》同时废止。

G 国家市场监督管理总局《检验检测机构监督管理办法》(全文)

(2021年4月8日 国家市场监督管理总局令第39号公布,自2021年6月1日起施行)

第一条 为了加强检验检测机构监督管理工作,规范检验检测机构从业行为,营造公平有序的检验检测市场环境,依照《中华人民共和国计量法》及其实施细则、《中华人民共和国认证认可条例》等法律、行政法规,制定本办法。

第二条 在中华人民共和国境内检验检测机构从事向社会出具具有证明作用的检验检测数据、结果、报告(以下统称检验检测报告)的活动及其监督管理,适用本办法。

法律、行政法规对检验检测机构的监督管理另有规定的,依照其规定。

第三条 本办法所称检验检测机构,是指依法成立,依据相关标准等规定利用仪器设备、环境设施等技术条件和专业技能,对产品或者其他特定对象进行检验检测的专业技术组织。

第四条 国家市场监督管理总局统一负责、综合协调检验检测机构监督管理工作。

省级市场监督管理部门负责本行政区域内检验检测机构监督管理工作。

地(市)、县级市场监督管理部门负责本行政区域内检验检测机构监督检查工作。

第五条 检验检测机构及其人员应当对其出具的检验检测报告负责,依法承担民事、行政和刑事法律责任。

第六条 检验检测机构及其人员从事检验检测活动应当遵守法律、行政法规、部门规章的规定,遵循客观独立、公平公正、诚实信用原则,恪守职业道德,承担社会责任。

检验检测机构及其人员应当独立于其出具的检验检测报告所涉及的利益相关方,不受任何可能干扰其技术判断的因素影响,保证其出具的检验检测报告真实、客观、准确、完整。

第七条 从事检验检测活动的人员,不得同时在两个以上检验检测机构从业。检验检测授权签字人应当符合相关技术能力要求。

法律、行政法规对检验检测人员或者授权签字人的执业资格或者禁止从业另有规定的,依照其规定。

第八条 检验检测机构应当按照国家有关强制性规定的样品管理、仪器设备管理与使用、检验检测规程或者方法、数据传输与保存等要求进行检验检测。

检验检测机构与委托人可以对不涉及国家有关强制性规定的检验检测规程或者方法等作出约定。

第九条 检验检测机构对委托人送检的样品进行检验的,检验检测报告对样品所检项目的符合性情况负责,送检样品的代表性和真实性由委托人负责。

第十条 需要分包检验检测项目的,检验检测机构应当分包给具备相应条件和能力的检验检测机构,并事先取得委托人对分包的检验检测项目以及拟承担分包项目的检验检测机构的同意。

检验检测机构应当在检验检测报告中注明分包的检验检测项目以及承担分包项目的检验检测机构。

第十一条 检验检测机构应当在其检验检测报告上加盖检验检测机构公章或者检验检

测专用章，由授权签字人在其技术能力范围内签发。

检验检测报告用语应当符合相关要求，列明标准等技术依据。检验检测报告存在文字错误，确需更正的，检验检测机构应当按照标准等规定进行更正，并予以标注或者说明。

第十二条 检验检测机构应当对检验检测原始记录和报告进行归档留存。保存期限不少于6年。

第十三条 检验检测机构不得出具不实检验检测报告。

检验检测机构出具的检验检测报告存在下列情形之一，并且数据、结果存在错误或者无法复核的，属于不实检验检测报告：

（一）样品的采集、标识、分发、流转、制备、保存、处置不符合标准等规定，存在样品污染、混淆、损毁、性状异常改变等情形的；

（二）使用未经检定或者校准的仪器、设备、设施的；

（三）违反国家有关强制性规定的检验检测规程或者方法的；

（四）未按照标准等规定传输、保存原始数据和报告的。

第十四条 检验检测机构不得出具虚假检验检测报告。

检验检测机构出具的检验检测报告存在下列情形之一的，属于虚假检验检测报告：

（一）未经检验检测的；

（二）伪造、变造原始数据、记录，或者未按照标准等规定采用原始数据、记录的；

（三）减少、遗漏或者变更标准等规定的应当检验检测的项目，或者改变关键检验检测条件的；

（四）调换检验检测样品或者改变其原有状态进行检验检测的；

（五）伪造检验检测机构公章或者检验检测专用章，或者伪造授权签字人签名或者签发时间的。

第十五条 检验检测机构及其人员应当对其在检验检测工作中所知悉的国家秘密、商业秘密予以保密。

第十六条 检验检测机构应当在其官方网站或者以其他公开方式对其遵守法定要求、独立公正从业、履行社会责任、严守诚实信用等情况进行自我声明，并对声明内容的真实性、全面性、准确性负责。

检验检测机构应当向所在地省级市场监督管理部门报告持续符合相应条件和要求、遵守从业规范、开展检验检测活动以及统计数据等信息。

检验检测机构在检验检测活动中发现普遍存在的产品质量问题的，应当及时向市场监督管理部门报告。

第十七条 县级以上市场监督管理部门应当依据检验检测机构年度监督检查计划，随机抽取检查对象、随机选派执法检查人员开展监督检查工作。

因应对突发事件等需要，县级以上市场监督管理部门可以应急开展相关监督检查工作。

国家市场监督管理总局可以根据工作需要，委托省级市场监督管理部门开展监督检查。

第十八条 省级以上市场监督管理部门可以根据工作需要，定期组织检验检测机构能力验证工作，并公布能力验证结果。

检验检测机构应当按照要求参加前款规定的能力验证工作。

第十九条 省级市场监督管理部门可以结合风险程度、能力验证及监督检查结果、投诉举报情况等，对本行政区域内检验检测机构进行分类监管。

第二十条 市场监督管理部门可以依法行使下列职权：

（一）进入检验检测机构进行现场检查；

（二）向检验检测机构、委托人等有关单位及人员询问、调查有关情况或者验证相关检验检测活动；

（三）查阅、复制有关检验检测原始记录、报告、发票、账簿及其他相关资料；

（四）法律、行政法规规定的其他职权。

检验检测机构应当采取自查自改措施，依法从事检验检测活动，并积极配合市场监督管理部门开展的监督检查工作。

第二十一条　县级以上地方市场监督管理部门应当定期逐级上报年度检验检测机构监督检查结果等信息，并将检验检测机构违法行为查处情况通报实施资质认定的市场监督管理部门和同级有关行业主管部门。

第二十二条　县级以上市场监督管理部门应当依法公开监督检查结果，并将检验检测机构受到的行政处罚等信息纳入国家企业信用信息公示系统等平台。

第二十三条　任何单位和个人有权向县级以上市场监督管理部门举报检验检测机构违反本办法规定的行为。

第二十四条　县级以上市场监督管理部门发现检验检测机构存在不符合本办法规定，但无需追究行政和刑事法律责任的情形的，可以采用说服教育、提醒纠正等非强制性手段予以处理。

第二十五条　检验检测机构有下列情形之一的，由县级以上市场监督管理部门责令限期改正；逾期未改正或者改正后仍不符合要求的，处3万元以下罚款：

（一）违反本办法第八条第一款规定，进行检验检测的；

（二）违反本办法第十条规定分包检验检测项目，或者应当注明而未注明的；

（三）违反本办法第十一条第一款规定，未在检验检测报告上加盖检验检测机构公章或者检验检测专用章，或者未经授权签字人签发或者授权签字人超出其技术能力范围签发的。

第二十六条　检验检测机构有下列情形之一的，法律、法规对撤销、吊销、取消检验检测资质或者证书等有行政处罚规定的，依照法律、法规的规定执行；法律、法规未作规定的，由县级以上市场监督管理部门责令限期改正，处3万元罚款：

（一）违反本办法第十三条规定，出具不实检验检测报告的；

（二）违反本办法第十四条规定，出具虚假检验检测报告的。

第二十七条　市场监督管理部门工作人员玩忽职守、滥用职权、徇私舞弊的，依法予以处理；涉嫌构成犯罪，依法需要追究刑事责任的，按照有关规定移送公安机关。

第二十八条　本办法自2021年6月1日起施行。

H　住房和城乡建设部《建设工程质量检测管理办法》(全文)

（2022年12月29日中华人民共和国住房和城乡建设部令第57号公布　自2023年3月1日起施行）

第一章　总　　则

第一条　为了加强对建设工程质量检测的管理，根据《中华人民共和国建筑法》、《建设工程质量管理条例》、《建设工程抗震管理条例》等法律、行政法规，制定本办法。

第二条 从事建设工程质量检测相关活动及其监督管理，适用本办法。

本办法所称建设工程质量检测，是指在新建、扩建、改建房屋建筑和市政基础设施工程活动中，建设工程质量检测机构（以下简称检测机构）接受委托，依据国家有关法律、法规和标准，对建设工程涉及结构安全、主要使用功能的检测项目，进入施工现场的建筑材料、建筑构配件、设备，以及工程实体质量等进行的检测。

第三条 检测机构应当按照本办法取得建设工程质量检测机构资质（以下简称检测机构资质），并在资质许可的范围内从事建设工程质量检测活动。

未取得相应资质证书的，不得承担本办法规定的建设工程质量检测业务。

第四条 国务院住房和城乡建设主管部门负责全国建设工程质量检测活动的监督管理。

县级以上地方人民政府住房和城乡建设主管部门负责本行政区域内建设工程质量检测活动的监督管理，可以委托所属的建设工程质量监督机构具体实施。

第二章　检测机构资质管理

第五条 检测机构资质分为综合类资质、专项类资质。

检测机构资质标准和业务范围，由国务院住房和城乡建设主管部门制定。

第六条 申请检测机构资质的单位应当是具有独立法人资格的企业、事业单位，或者依法设立的合伙企业，并具备相应的人员、仪器设备、检测场所、质量保证体系等条件。

第七条 省、自治区、直辖市人民政府住房和城乡建设主管部门负责本行政区域内检测机构的资质许可。

第八条 申请检测机构资质应当向登记地所在省、自治区、直辖市人民政府住房和城乡建设主管部门提出，并提交下列材料：

（一）检测机构资质申请表；

（二）主要检测仪器、设备清单；

（三）检测场所不动产权属证书或者租赁合同；

（四）技术人员的职称证书；

（五）检测机构管理制度以及质量控制措施。

检测机构资质申请表由国务院住房和城乡建设主管部门制定格式。

第九条 资质许可机关受理申请后，应当进行材料审查和专家评审，在 20 个工作日内完成审查并作出书面决定。对符合资质标准的，自作出决定之日起 10 个工作日内颁发检测机构资质证书，并报国务院住房和城乡建设主管部门备案。专家评审时间不计算在资质许可期限内。

第十条 检测机构资质证书实行电子证照，由国务院住房和城乡建设主管部门制定格式。资质证书有效期为 5 年。

第十一条 申请综合类资质或者资质增项的检测机构，在申请之日起前一年内有本办法第三十条规定行为的，资质许可机关不予批准其申请。

取得资质的检测机构，按照本办法第三十五条应当整改但尚未完成整改的，对其综合类资质或者资质增项申请，资质许可机关不予批准。

第十二条 检测机构需要延续资质证书有效期的，应当在资质证书有效期届满 30 个工作日前向资质许可机关提出资质延续申请。

对符合资质标准且在资质证书有效期内无本办法第三十条规定行为的检测机构，经资质许可机关同意，有效期延续 5 年。

第十三条 检测机构在资质证书有效期内名称、地址、法定代表人等发生变更的，应当在办理营业执照或者法人证书变更手续后 30 个工作日内办理资质证书变更手续。资质许可机关应当在 2 个工作日内办理完毕。

检测机构检测场所、技术人员、仪器设备等事项发生变更影响其符合资质标准的，应当在变更后 30 个工作日内向资质许可机关提出资质重新核定申请，资质许可机关应当在 20 个工作日内完成审查，并作出书面决定。

第三章 检测活动管理

第十四条 从事建设工程质量检测活动，应当遵守相关法律、法规和标准，相关人员应当具备相应的建设工程质量检测知识和专业能力。

第十五条 检测机构与所检测建设工程相关的建设、施工、监理单位，以及建筑材料、建筑构配件和设备供应单位不得有隶属关系或者其他利害关系。

检测机构及其工作人员不得推荐或者监制建筑材料、建筑构配件和设备。

第十六条 委托方应当委托具有相应资质的检测机构开展建设工程质量检测业务。检测机构应当按照法律、法规和标准进行建设工程质量检测，并出具检测报告。

第十七条 建设单位应当在编制工程概预算时合理核算建设工程质量检测费用，单独列支并按照合同约定及时支付。

第十八条 建设单位委托检测机构开展建设工程质量检测活动的，建设单位或者监理单位应当对建设工程质量检测活动实施见证。见证人员应当制作见证记录，记录取样、制样、标识、封志、送检以及现场检测等情况，并签字确认。

第十九条 提供检测试样的单位和个人，应当对检测试样的符合性、真实性及代表性负责。检测试样应当具有清晰的、不易脱落的唯一性标识、封志。

建设单位委托检测机构开展建设工程质量检测活动的，施工人员应当在建设单位或者监理单位的见证人员监督下现场取样。

第二十条 现场检测或者检测试样送检时，应当由检测内容提供单位、送检单位等填写委托单。委托单应当由送检人员、见证人员等签字确认。

检测机构接收检测试样时，应当对试样状况、标识、封志等符合性进行检查，确认无误后方可进行检测。

第二十一条 检测报告经检测人员、审核人员、检测机构法定代表人或者其授权的签字人等签署，并加盖检测专用章后方可生效。

检测报告中应当包括检测项目代表数量（批次）、检测依据、检测场所地址、检测数据、检测结果、见证人员单位及姓名等相关信息。

非建设单位委托的检测机构出具的检测报告不得作为工程质量验收资料。

第二十二条 检测机构应当建立建设工程过程数据和结果数据、检测影像资料及检测报告记录与留存制度，对检测数据和检测报告的真实性、准确性负责。

第二十三条 任何单位和个人不得明示或者暗示检测机构出具虚假检测报告，不得篡改或者伪造检测报告。

第二十四条 检测机构在检测过程中发现建设、施工、监理单位存在违反有关法律法规规定和工程建设强制性标准等行为，以及检测项目涉及结构安全、主要使用功能检测结果不合格的，应当及时报告建设工程所在地县级以上地方人民政府住房和城乡建设主管部门。

第二十五条 检测结果利害关系人对检测结果存在争议的，可以委托共同认可的检测机构复检。

第二十六条 检测机构应当建立档案管理制度。检测合同、委托单、检测数据原始记录、检测报告按照年度统一编号，编号应当连续，不得随意抽撤、涂改。

检测机构应当单独建立检测结果不合格项目台账。

第二十七条 检测机构应当建立信息化管理系统，对检测业务受理、检测数据采集、检测信息上传、检测报告出具、检测档案管理等活动进行信息化管理，保证建设工程质量检测活动全过程可追溯。

第二十八条 检测机构应当保持人员、仪器设备、检测场所、质量保证体系等方面符合建设工程质量检测资质标准，加强检测人员培训，按照有关规定对仪器设备进行定期检定或者校准，确保检测技术能力持续满足所开展建设工程质量检测活动的要求。

第二十九条 检测机构跨省、自治区、直辖市承担检测业务的，应当向建设工程所在地的省、自治区、直辖市人民政府住房和城乡建设主管部门备案。

检测机构在承担检测业务所在地的人员、仪器设备、检测场所、质量保证体系等应当满足开展相应建设工程质量检测活动的要求。

第三十条 检测机构不得有下列行为：

（一）超出资质许可范围从事建设工程质量检测活动；

（二）转包或者违法分包建设工程质量检测业务；

（三）涂改、倒卖、出租、出借或者以其他形式非法转让资质证书；

（四）违反工程建设强制性标准进行检测；

（五）使用不能满足所开展建设工程质量检测活动要求的检测人员或者仪器设备；

（六）出具虚假的检测数据或者检测报告。

第三十一条 检测人员不得有下列行为：

（一）同时受聘于两家或者两家以上检测机构；

（二）违反工程建设强制性标准进行检测；

（三）出具虚假的检测数据；

（四）违反工程建设强制性标准进行结论判定或者出具虚假判定结论。

第四章 监督管理

第三十二条 县级以上地方人民政府住房和城乡建设主管部门应当加强对建设工程质量检测活动的监督管理，建立建设工程质量检测监管信息系统，提高信息化监管水平。

第三十三条 县级以上人民政府住房和城乡建设主管部门应当对检测机构实行动态监管，通过“双随机、一公开”等方式开展监督检查。

实施监督检查时，有权采取下列措施：

（一）进入建设工程施工现场或者检测机构的工作场地进行检查、抽测；

（二）向检测机构、委托方、相关单位和人员询问、调查有关情况；

（三）对检测人员的建设工程质量检测知识和专业能力进行检查；

（四）查阅、复制有关检测数据、影像资料、报告、合同以及其他相关资料；

（五）组织实施能力验证或者比对试验；

（六）法律、法规规定的其他措施。

第三十四条 县级以上地方人民政府住房和城乡建设主管部门应当加强建设工程质量监督抽测。建设工程质量监督抽测可以通过政府购买服务的方式实施。

第三十五条 检测机构取得检测机构资质后，不再符合相应资质标准的，资质许可机关应当责令其限期整改并向社会公开。检测机构完成整改后，应当向资质许可机关提出资质重新核定申请。重新核定符合资质标准前出具的检测报告不得作为工程质量验收资料。

第三十六条 县级以上地方人民政府住房和城乡建设主管部门对检测机构实施行政处罚的，应当自行政处罚决定书送达之日起20个工作日内告知检测机构的资质许可机关和违法行为发生地省、自治区、直辖市人民政府住房和城乡建设主管部门。

第三十七条 县级以上地方人民政府住房和城乡建设主管部门应当依法将建设工程质量检测活动相关单位和人员受到的行政处罚等信息予以公开，建立信用管理制度，实行守信激励和失信惩戒。

第三十八条 对建设工程质量检测活动中的违法违规行为，任何单位和个人有权向建设工程所在地县级以上人民政府住房和城乡建设主管部门投诉、举报。

第五章 法律责任

第三十九条 违反本办法规定，未取得相应资质、资质证书已过有效期或者超出资质许可范围从事建设工程质量检测活动的，其检测报告无效，由县级以上地方人民政府住房和城乡建设主管部门处5万元以上10万元以下罚款；造成危害后果的，处10万元以上20万元以下罚款；构成犯罪的，依法追究刑事责任。

第四十条 检测机构隐瞒有关情况或者提供虚假材料申请资质，资质许可机关不予受理或者不予行政许可，并给予警告；检测机构1年内不得再次申请资质。

第四十一条 以欺骗、贿赂等不正当手段取得资质证书的，由资质许可机关予以撤销；由县级以上地方人民政府住房和城乡建设主管部门给予警告或者通报批评，并处5万元以上10万元以下罚款；检测机构3年内不得再次申请资质；构成犯罪的，依法追究刑事责任。

第四十二条 检测机构未按照本办法第十三条第一款规定办理检测机构资质证书变更手续的，由县级以上地方人民政府住房和城乡建设主管部门责令限期办理；逾期未办理的，处5000元以上1万元以下罚款。

检测机构未按照本办法第十三条第二款规定向资质许可机关提出资质重新核定申请的，由县级以上地方人民政府住房和城乡建设主管部门责令限期改正；逾期未改正的，处1万元以上3万元以下罚款。

第四十三条 检测机构违反本办法第二十二条、第三十条第六项规定的，由县级以上地方人民政府住房和城乡建设主管部门责令改正，处5万元以上10万元以下罚款；造成危害后果的，处10万元以上20万元以下罚款；构成犯罪的，依法追究刑事责任。

检测机构在建设工程抗震活动中有前款行为的，依照《建设工程抗震管理条例》有关规定给予处罚。

第四十四条 检测机构违反本办法规定，有第三十条第二项至第五项行为之一的，由县级以上地方人民政府住房和城乡建设主管部门责令改正，处5万元以上10万元以下罚款；造成危害后果的，处10万元以上20万元以下罚款；构成犯罪的，依法追究刑事责任。

检测人员违反本办法规定，有第三十一条行为之一的，由县级以上地方人民政府住房和城乡建设主管部门责令改正，处 3 万元以下罚款。

第四十五条　检测机构违反本办法规定，有下列行为之一的，由县级以上地方人民政府住房和城乡建设主管部门责令改正，处 1 万元以上 5 万元以下罚款：

（一）与所检测建设工程相关的建设、施工、监理单位，以及建筑材料、建筑构配件和设备供应单位有隶属关系或者其他利害关系的；

（二）推荐或者监制建筑材料、建筑构配件和设备的；

（三）未按照规定在检测报告上签字盖章的；

（四）未及时报告发现的违反有关法律法规规定和工程建设强制性标准等行为的；

（五）未及时报告涉及结构安全、主要使用功能的不合格检测结果的；

（六）未按照规定进行档案和台账管理的；

（七）未建立并使用信息化管理系统对检测活动进行管理的；

（八）不满足跨省、自治区、直辖市承担检测业务的要求开展相应建设工程质量检测活动的；

（九）接受监督检查时不如实提供有关资料、不按照要求参加能力验证和比对试验，或者拒绝、阻碍监督检查的。

第四十六条　检测机构违反本办法规定，有违法所得的，由县级以上地方人民政府住房和城乡建设主管部门依法予以没收。

第四十七条　违反本办法规定，建设、施工、监理等单位有下列行为之一的，由县级以上地方人民政府住房和城乡建设主管部门责令改正，处 3 万元以上 10 万元以下罚款；造成危害后果的，处 10 万元以上 20 万元以下罚款；构成犯罪的，依法追究刑事责任：

（一）委托未取得相应资质的检测机构进行检测的；

（二）未将建设工程质量检测费用列入工程概预算并单独列支的；

（三）未按照规定实施见证的；

（四）提供的检测试样不满足符合性、真实性、代表性要求的；

（五）明示或者暗示检测机构出具虚假检测报告的；

（六）篡改或者伪造检测报告的；

（七）取样、制样和送检试样不符合规定和工程建设强制性标准的。

第四十八条　依照本办法规定，给予单位罚款处罚的，对单位直接负责的主管人员和其他直接责任人员处 3 万元以下罚款。

第四十九条　县级以上地方人民政府住房和城乡建设主管部门工作人员在建设工程质量检测管理工作中，有下列情形之一的，依法给予处分；构成犯罪的，依法追究刑事责任：

（一）对不符合法定条件的申请人颁发资质证书的；

（二）对符合法定条件的申请人不予颁发资质证书的；

（三）对符合法定条件的申请人未在法定期限内颁发资质证书的；

（四）利用职务上的便利，索取、收受他人财物或者谋取其他利益的；

（五）不依法履行监督职责或者监督不力，造成严重后果的。

第六章　附　　则

第五十条　本办法自 2023 年 3 月 1 日起施行。2005 年 9 月 28 日原建设部公布的《建设工程质量检测管理办法》(建设部令第 141 号)同时废止。

I 交通运输部《公路水运工程试验检测管理办法》(全文)

(2005 年 10 月 19 日交通部令第 12 号公布。根据 2016 年 12 月 10 日《交通运输部关于修改〈公路水运工程试验检测管理办法〉的决定》第一次修正,根据 2019 年 11 月 28 日《交通运输部关于修改〈公路水运工程试验检测管理办法〉的决定》第二次修正)

第一章 总 则

第一条 为规范公路水运工程试验检测活动,保证公路水运工程质量及人民生命和财产安全,根据《建设工程质量管理条例》,制定本办法。

第二条 从事公路水运工程试验检测活动,应当遵守本办法。

第三条 本办法所称公路水运工程试验检测,是指根据国家有关法律、法规的规定,依据工程建设技术标准、规范、规程,对公路水运工程所用材料、构件、工程制品、工程实体的质量和技术指标等进行的试验检测活动。

本办法所称公路水运工程试验检测机构(以下简称检测机构),是指承担公路水运工程试验检测业务并对试验检测结果承担责任的机构。

本办法所称公路水运工程试验检测人员(以下简称检测人员),是指具备相应公路水运工程试验检测知识、能力,并承担相应公路水运工程试验检测业务的专业技术人员。

第四条 公路水运工程试验检测活动应当遵循科学、客观、严谨、公正的原则。

第五条 交通运输部负责公路水运工程试验检测活动的统一监督管理。交通运输部工程质量监督机构(以下简称部质量监督机构)具体实施公路水运工程试验检测活动的监督管理。

省级人民政府交通运输主管部门负责本行政区域内公路水运工程试验检测活动的监督管理。省级交通质量监督机构(以下简称省级交通质监机构)具体实施本行政区域内公路水运工程试验检测活动的监督管理。

部质量监督机构和省级交通质监机构以下称质监机构。

第二章 检测机构等级评定

第六条 检测机构等级,是依据检测机构的公路水运工程试验检测水平、主要试验检测仪器设备及检测人员的配备情况、试验检测环境等基本条件对检测机构进行的能力划分。

检测机构等级,分为公路工程和水运工程专业。

公路工程专业分为综合类和专项类。公路工程综合类设甲、乙、丙 3 个等级。公路工程专项类分为交通工程和桥梁隧道工程。

水运工程专业分为材料类和结构类。水运工程材料类设甲、乙、丙 3 个等级。水运工程结构类设甲、乙 2 个等级。

检测机构等级标准由部质量监督机构另行制定。

第七条 部质量监督机构负责公路工程综合类甲级、公路工程专项类和水运工程材料类及结构类甲级的等级评定工作。

省级交通质监机构负责公路工程综合类乙、丙级和水运工程材料类乙、丙级、水运工程结构类乙级的等级评定工作。

第八条 检测机构可以同时申请不同专业、不同类别的等级。

检测机构被评为丙级、乙级后须满 1 年且具有相应的试验检测业绩方可申报上一等级的评定。

第九条 申请公路水运工程试验检测机构等级评定，应向所在地省级交通质监机构提交以下材料：

（一）《公路水运工程试验检测机构等级评定申请书》；

（二）质量保证体系文件。

第十条 公路水运工程试验检测机构等级评定工作分为受理、初审、现场评审 3 个阶段。

第十一条 省级交通质监机构认为所提交的申请材料齐备、规范、符合规定要求的，应当予以受理；材料不符合规定要求的，应当及时退还申请人，并说明理由。

所申请的等级属于部质量监督机构评定范围的，省级交通质监机构核查后出具核查意见并转送部质量监督机构。

第十二条 初审主要包括以下内容：

（一）试验检测水平、人员及检测环境等条件是否与所申请的等级标准相符；

（二）申报的试验检测项目范围及设备配备与所申请的等级是否相符；

（三）采用的试验检测标准、规范和规程是否合法有效；

（四）检定和校准是否按规定进行；

（五）质量保证体系是否具有可操作性；

（六）是否具有良好的试验检测业绩。

第十三条 初审合格的进入现场评审阶段；初审认为有需要补正的，质监机构应当通知申请人予以补正直至合格；初审不合格的，质监机构应当及时退还申请材料，并说明理由。

第十四条 现场评审是通过对申请人完成试验检测项目的实际能力、检测机构申报材料与实际状况的符合性、质量保证体系和运转等情况的全面核查。

现场评审所抽查的试验检测项目，原则上应当覆盖申请人所申请的试验检测各大项目。抽取的具体参数应当通过抽签方式确定。

第十五条 现场评审由专家评审组进行。

专家评审组由质监机构组建，3 人以上单数组成（含 3 人）。评审专家从质监机构建立的试验检测专家库中选取，与申请人有利害关系的不得进入专家评审组。

专家评审组应当独立、公正地开展评审工作。专家评审组成员应当客观、公正地履行职责，遵守职业道德，并对所提出的评审意见承担个人责任。

第十六条 专家评审组应当向质监机构出具《现场评审报告》，主要内容包括：

（一）现场考核评审意见；

（二）公路水运工程试验检测机构等级评分表；

（三）现场操作考核项目一览表；

（四）两份典型试验检测报告。

第十七条 质监机构依据《现场评审报告》及检测机构等级标准对申请人进行等级评定。

质监机构的评定结果，应当通过交通运输主管部门指定的报刊、信息网络等媒体向社会公示，公示期不得少于 7 天。

公示期内，任何单位和个人有权就评定结果向质监机构提出异议，质监机构应当及时受理、核实和处理。

公示期满无异议或者经核实异议不成立的，由质监机构根据评定结果向申请人颁发《公路水运工程试验检测机构等级证书》（以下简称《等级证书》）；经核实异议成立的，应当书面通知申请人，并说明理由，同时应当为异议人保密。

省级交通质监机构颁发证书的同时应当报部质量监督机构备案。

第十八条 《公路水运工程试验检测机构等级评定申请书》和《等级证书》由部质量监督机构统一规定格式。

《等级证书》应当注明检测机构从事公路水运工程试验检测的专业、类别、等级和项目范围。

第十九条 《等级证书》有效期为5年。

《等级证书》期满后拟继续开展公路水运工程试验检测业务的，检测机构应提前3个月向原发证机构提出换证申请。

第二十条 换证的申请、复核程序按照本办法规定的等级评定程序进行，并可以适当简化。在申请等级评定时已经提交过且未发生变化的材料可以不再重复提交。

第二十一条 换证复核以书面审查为主。必要时，可以组织专家进行现场评审。

换证复核的重点是核查检测机构人员、仪器设备、试验检测项目、场所的变动情况，试验检测工作的开展情况，质量保证体系文件的执行情况，违规与投诉情况等。

第二十二条 换证复核合格的，予以换发新的《等级证书》。不合格的，质监机构应当责令其在6个月内进行整改，整改期内不得承担质量评定和工程验收的试验检测业务。整改期满仍不能达到规定条件的，质监机构根据实际达到的试验检测能力条件重新作出评定，或者注销《等级证书》。

换证复核结果应当向社会公布。

第二十三条 检测机构名称、地址、法定代表人或者机构负责人、技术负责人等发生变更的，应当自变更之日起30日内到原发证质监机构办理变更登记手续。

第二十四条 检测机构停业时，应当自停业之日起15日内向原发证质监机构办理《等级证书》注销手续。

第二十五条 等级评定不得收费，有关具体事务性工作可以通过政府购买服务等方式实施。

第二十六条 《等级证书》遗失或者污损的，可以向原发证质监机构申请补发。

第二十七条 任何单位和个人不得伪造、涂改、转让、租借《等级证书》。

第三章 试验检测活动

第二十八条 取得《等级证书》，同时按照《计量法》的要求经过计量行政部门考核合格的检测机构，可在《等级证书》注明的项目范围内，向社会提供试验检测服务。

第二十九条 取得《等级证书》的检测机构，可设立工地临时试验室，承担相应公路水运工程的试验检测业务，并对其试验检测结果承担责任。

工程所在地省级交通质监机构应当对工地临时试验室进行监督。

第三十条 检测机构应当严格按照现行有效的国家和行业标准、规范和规程独立开展检测工作，不受任何干扰和影响，保证试验检测数据客观、公正、准确。

第三十一条 检测机构应当建立严密、完善、运行有效的质量保证体系。应当按照有关规定对仪器设备进行正常维护，定期检定与校准。

第三十二条 检测机构应当建立样品管理制度，提倡盲样管理。

第三十三条 检测机构应当重视科技进步，及时更新试验检测仪器设备，不断提高业务水平。

第三十四条 检测机构应当建立健全档案制度，保证档案齐备，原始记录和试验检测报告内容必须清晰、完整、规范。

第三十五条 检测机构在同一公路水运工程项目标段中不得同时接受业主、监理、施工等多方的试验检测委托。

第三十六条 检测机构依据合同承担公路水运工程试验检测业务，不得转包、违规分包。

第三十七条 检测人员分为试验检测师和助理试验检测师。

检测机构的技术负责人应当由试验检测师担任。

试验检测报告应当由试验检测师审核、签发。

第三十八条 检测人员应当重视知识更新，不断提高试验检测业务水平。

第三十九条 检测人员应当严守职业道德和工作程序，独立开展检测工作，保证试验检测数据科学、客观、公正，并对试验检测结果承担法律责任。

第四十条 检测人员不得同时受聘于两家以上检测机构，不得借工作之便推销建设材料、构配件和设备。

第四章 监督检查

第四十一条 质监机构应当建立健全公路水运工程试验检测活动监督检查制度，对检测机构进行定期或不定期的监督检查，及时纠正、查处违反本规定的行为。

第四十二条 公路水运工程试验检测监督检查，主要包括下列内容：

(一)《等级证书》使用的规范性，有无转包、违规分包、超范围承揽业务和涂改、租借《等级证书》的行为；

(二) 检测机构能力变化与评定的能力等级的符合性；

(三) 原始记录、试验检测报告的真实性、规范性和完整性；

(四) 采用的技术标准、规范和规程是否合法有效，样品的管理是否符合要求；

(五) 仪器设备的运行、检定和校准情况；

(六) 质量保证体系运行的有效性；

(七) 检测机构和检测人员试验检测活动的规范性、合法性和真实性；

(八) 依据职责应当监督检查的其他内容。

第四十三条 质监机构实施监督检查时，有权采取以下措施：

(一) 查阅、记录、录音、录像、照相和复制与检查相关的事项和资料；

(二) 进入检测机构的工作场地(包括施工现场)进行抽查；

（三）发现有不符合国家有关标准、规范、规程和本办法规定的试验检测行为时，责令即时改正或限期整改。

第四十四条 质监机构应当组织比对试验，验证检测机构的能力。

部质量监督机构不定期开展全国检测机构的比对试验。各省级交通质监机构每年年初应当制定本行政区域检测机构年度比对试验计划，报部质量监督机构备案，并于年末将比对试验的实施情况报部质量监督机构。

检测机构应当予以配合，如实说明情况和提供相关资料。

第四十五条 任何单位和个人都有权向质监机构投诉或举报违法违规的试验检测行为。

质监机构的监督检查活动，应当接受交通运输主管部门和社会公众的监督。

第四十六条 质监机构在监督检查中发现检测机构有违反本规定行为的，应当予以警告、限期整改，情节严重的列入违规记录并予以公示，质监机构不再委托其承担检测业务。

实际能力已达不到《等级证书》能力等级的检测机构，质监机构应当给予整改期限。整改期满仍达不到规定条件的，质监机构应当视情况注销《等级证书》或者重新评定检测机构等级。重新评定的等级低于原来评定等级的，检测机构 1 年内不得申报升级。被注销等级的检测机构，2 年内不得再次申报。

质监机构应当及时向社会公布监督检查的结果。

第四十七条 质监机构在监督检查中发现检测人员违反本办法的规定，出具虚假试验检测数据或报告的，应当给予警告，情节严重的列入违规记录并予以公示。

第四十八条 质监机构工作人员在试验检测管理活动中，玩忽职守、徇私舞弊、滥用职权的，应当依法给予行政处分。

第五章 附 则

第四十九条 本办法施行前检测机构通过的资质评审，期满复核时应当按照本办法的规定进行《等级证书》的评定。

第五十条 本办法自 2005 年 12 月 1 日起施行。交通部 1997 年 12 月 10 日公布的《水运工程试验检测暂行规定》（交基发〔1997〕803 号）和 2002 年 6 月 26 日公布的《交通部水运工程试验检测机构资质管理办法》（交通部令 2002 年第 4 号）同时废止。

J 中共中央 国务院关于开展质量提升行动的指导意见(摘要)

（新华社北京 2017 年 9 月 12 日电）

提高供给质量是供给侧结构性改革的主攻方向，全面提高产品和服务质量是提升供给体系的中心任务。经过长期不懈努力，我国质量总体水平稳步提升，质量安全形势稳定向好，有力支撑了经济社会发展。但也要看到，我国经济发展的传统优势正在减弱，实体经济结构性供需失衡矛盾和问题突出，特别是中高端产品和服务有效供给不足，迫切需要下最大气力抓全面提高质量，推动我国经济发展进入质量时代。现就开展质量提升行动提出如下意见。

一、总体要求

（一）指导思想

全面贯彻党的十八大和十八届三中、四中、五中、六中全会精神，深入贯彻习近平总书记系列重要讲话精神和治国理政新理念新思想新战略，牢固树立和贯彻落实新发展理念，紧紧围绕统筹推进“五位一体”总体布局和协调推进“四个全面”战略布局，认真落实党中央、国务院决策部署，以提高发展质量和效益为中心，将质量强国战略放在更加突出的位置，开展质量提升行动，加强全面质量监管，全面提升质量水平，加快培育国际竞争新优势，为实现“两个一百年”奋斗目标奠定质量基础。

（二）基本原则

——坚持以质量第一为价值导向。牢固树立质量第一的强烈意识，坚持优质发展、以质取胜，更加注重以质量提升减轻经济下行和安全监管压力，真正形成各级党委和政府重视质量、企业追求质量、社会崇尚质量、人人关心质量的良好氛围。

——坚持以满足人民群众需求和增强国家综合实力为根本目的。把增进民生福祉、满足人民群众质量需求作为提高供给质量的出发点和落脚点，促进质量发展成果全民共享，增强人民群众的质量获得感。持续提高产品、工程、服务的质量水平、质量层次和品牌影响力，推动我国产业价值链从低端向中高端延伸，更深更广融入全球供给体系。

——坚持以企业为质量提升主体。加强全面质量管理，推广应用先进质量管理方法，提高全员全过程全方位质量控制水平。弘扬企业家精神和工匠精神，提高决策者、经营者、管理者、生产者质量意识和质量素养，打造质量标杆企业，加强品牌建设，推动企业质量管理水平和核心竞争力提高。

——坚持以改革创新为根本途径。深入实施创新驱动发展战略，发挥市场在资源配置中的决定性作用，积极引导推动各种创新要素向产品和服务的供给端集聚，提升质量创新能力，以新技术新业态改造提升产业质量和发展水平。推动创新群体从以科技人员的小众为主向小众与大众创新创业互动转变，推动技术创新、标准研制和产业化协调发展，用先进标准引领产品、工程和服务质量提升。

（三）主要目标

到 2020 年，供给质量明显改善，供给体系更有效率，建设质量强国取得明显成效，质量总体水平显著提升，质量对提高全要素生产率和促进经济发展的贡献进一步增强，更好满足人民群众不断升级的消费需求。

——产品、工程和服务质量明显提升。质量突出问题得到有效治理，智能化、消费友好的中高端产品供给大幅增加，高附加值和优质服务供给比重进一步提升，中国制造、中国建造、中国服务、中国品牌国际竞争力显著增强。

——产业发展质量稳步提高。企业质量管理水平大幅提升，传统优势产业实现价值链升级，战略性新兴产业的质量效益特征更加明显，服务业提质增效进一步加快，以技术、技能、知识等为要素的质量竞争型产业规模显著扩大，形成一批质量效益一流的世界级产业集群。

——区域质量水平整体跃升。区域主体功能定位和产业布局更加合理，区域特色资源、环境容量和产业基础等资源优势充分利用，产业梯度转移和质量升级同步推进，区域经济呈现互联互通和差异化发展格局，涌现出一批特色小镇和区域质量品牌。

——国家质量基础设施效能充分释放。计量、标准、检验检测、认证认可等国家质量基础设施系统完整、高效运行，技术水平和服务能力进一步增强，国际竞争力明显提升，对科技进步、产业升级、社会治理、对外交往的支撑更加有力。

二、全面提升产品、工程和服务质量

（四）增加农产品、食品药品优质供给

健全农产品质量标准体系，实施农业标准化生产和良好农业规范。加快高标准农田建设，加大耕地质量保护和土壤修复力度。推行种养殖清洁生产，强化农业投入品监管，严格规范农药、抗生素、激素类药物和化肥使用。完善进口食品安全治理体系，推进出口食品农产品质量安全示范区建设。开展出口农产品品牌建设专项推进行动，提升出口农产品质量，带动提升内销农产品质量。引进优质农产品和种质资源。大力发展农产品初加工和精深加工，提高绿色产品供给比重，提升农产品附加值。

完善食品药品安全监管体制，增强统一性、专业性、权威性，为食品药品安全提供组织和制度保障。继续推动食品安全标准与国际标准对接，加快提升营养健康标准水平。推进传统主食工业化、标准化生产。促进奶业优质安全发展。发展方便食品、速冻食品等现代食品产业。实施药品、医疗器械标准提高行动计划，全面提升药物质量水平，提高中药质量稳定性和可控性。推进仿制药质量和疗效一致性评价。

（五）促进消费品提质升级

加快消费品标准和质量提升，推动消费品工业增品种、提品质、创品牌，支撑民众消费升级需求。推动企业发展个性定制、规模定制、高端定制，推动产品供给向“产品＋服务”转变、向中高端迈进。推动家用电器高端化、绿色化、智能化发展，改善空气净化器等新兴家电产品的功能和消费体验，优化电饭锅等小家电产品的外观和功能设计。强化智能手机、可穿戴设备、新型视听产品的信息安全、隐私保护，提高关键元器件制造能力。巩固纺织服装鞋帽、皮革箱包等传统产业的优势地位。培育壮大民族日化产业。提高儿童用品安全性、趣味性，加大“银发经济”群体和失能群体产品供给。大力发展民族传统文化产品，推动文教体育休闲用品多样化发展。

（六）提升装备制造竞争力

加快装备制造业标准化和质量提升，提高关键领域核心竞争力。实施工业强基工程，提高核心基础零部件（元器件）、关键基础材料产品性能，推广应用先进制造工艺，加强计量测试技术研究和应用。发展智能制造，提高工业机器人、高档数控机床的加工精度和精度保持能力，提升自动化生产线、数字化车间的生产过程智能化水平。推行绿色制造，推广清洁高效生产工艺，降低产品制造能耗、物耗和水耗，提升终端用能产品能效、水效。加快提升国产大飞机、高铁、核电、工程机械、特种设备等中国装备的质量竞争力。

（七）提升原材料供给水平

鼓励矿产资源综合勘查、评价、开发和利用，推进绿色矿山和绿色矿业发展示范区建设。

提高煤炭洗选加工比例。提升油品供给质量。加快高端材料创新，提高质量稳定性，形成高性能、功能化、差别化的先进基础材料供给能力。加快钢铁、水泥、电解铝、平板玻璃、焦炭等传统产业转型升级。推动稀土、石墨等特色资源高质化利用，促进高强轻合金、高性能纤维等关键战略材料性能和品质提升，加强石墨烯、智能仿生材料等前沿新材料布局，逐步进入全球高端制造业采购体系。

（八）提升建设工程质量水平

确保重大工程建设质量和运行管理质量，建设百年工程。高质量建设和改造城乡道路交通设施、供热供水设施、排水与污水处理设施。加快海绵城市建设和地下综合管廊建设。规范重大项目基本建设程序，坚持科学论证、科学决策，加强重大工程的投资咨询、建设监理、设备监理，保障工程项目投资效益和重大设备质量。全面落实工程参建各方主体质量责任，强化建设单位首要责任和勘察、设计、施工单位主体责任。加快推进工程质量管理标准化，提高工程项目管理水平。加强工程质量检测管理，严厉打击出具虚假报告等行为。健全工程质量监督管理机制，强化工程建设全过程质量监管。因地制宜提高建筑节能标准。完善绿色建材标准，促进绿色建材生产和应用。大力发展装配式建筑，提高建筑装修部品部件的质量和安全性能。推进绿色生态小区建设。

（九）推动服务业提质增效

提高生活性服务业品质。完善以居家为基础、社区为依托、机构为补充、医养相结合的多层次、智能化养老服务体系。鼓励家政企业创建服务品牌。发展大众化餐饮，引导餐饮企业建立集中采购、统一配送、规范化生产、连锁化经营的生产模式。实施旅游服务质量提升计划，显著改善旅游市场秩序。推广实施优质服务承诺标识和管理制度，培育知名服务品牌。

促进生产性服务业专业化发展。加强运输安全保障能力建设，推进铁路、公路、水路、民航等多式联运发展，提升服务质量。提高物流全链条服务质量，增强物流服务时效，加强物流标准化建设，提升冷链物流水平。推进电子商务规制创新，加强电子商务产业载体、物流体系、人才体系建设，不断提升电子商务服务质量。支持发展工业设计、计量测试、标准试验验证、检验检测认证等高技术服务业。提升银行服务、保险服务的标准化程度和服务质量。加快知识产权服务体系建设。提高律师、公证、法律援助、司法鉴定、基层法律服务等法律服务水平。开展国家新型优质服务业集群建设试点，支撑引领三次产业向中高端迈进。

（十）提升社会治理和公共服务水平

推广“互联网＋政务服务”，加快推进行政审批标准化建设，优化服务流程，简化办事环节，提高行政效能。提升城市治理水平，推进城市精细化、规范化管理。促进义务教育优质均衡发展，扩大普惠性学前教育和优质职业教育供给，促进和规范民办教育。健全覆盖城乡的公共就业创业服务体系。加强职业技能培训，推动实现比较充分和更高质量就业。提升社会救助、社会福利、优抚安置等保障水平。

提升优质公共服务供给能力。稳步推进进一步改善医疗服务行动计划。建立健全医疗纠纷预防调解机制，构建和谐医患关系。鼓励创造优秀文化服务产品，推动文化服务产品数字化、网络化。提高供电、供气、供热、供水服务质量和安全保障水平，创新人民群众满意的服务供给。开展公共服务质量监测和结果通报，引导提升公共服务质量水平。

（十一）加快对外贸易优化升级

加快外贸发展方式转变，培育以技术、标准、品牌、质量、服务为核心的对外经济新优势。鼓励高技术含量和高附加值项目维修、咨询、检验检测等服务出口，促进服务贸易与货物贸易紧密结合、联动发展。推动出口商品质量安全示范区建设。完善进出口商品质量安全风险预警和快速反应监管体系。促进“一带一路”沿线国家和地区、主要贸易国家和地区质量国际合作。

三、破除质量提升瓶颈

（十二）实施质量攻关工程

围绕重点产品、重点行业开展质量状况调查，组织质量比对和会商会诊，找准比较优势、行业通病和质量短板，研究制定质量问题解决方案。加强与国际优质产品的质量比对，支持企业瞄准先进标杆实施技术改造。开展重点行业工艺优化行动，组织质量提升关键技术攻关，推动企业积极应用新技术、新工艺、新材料。加强可靠性设计、试验与验证技术开发应用，推广采用先进成型方法和加工方法、在线检测控制装置、智能化生产和物流系统及检测设备。实施国防科技工业质量可靠性专项行动计划，重点解决关键系统、关键产品质量难点问题，支撑重点武器装备质量水平提升。

（十三）加快标准提档升级

改革标准供给体系，推动消费品标准由生产型向消费型、服务型转变，加快培育发展团体标准。推动军民标准通用化建设，建立标准化军民融合长效机制。推进地方标准化综合改革。开展重点行业国内外标准比对，加快转化先进适用的国际标准，提升国内外标准一致性程度，推动我国优势、特色技术标准成为国际标准。建立健全技术、专利、标准协同机制，开展对标达标活动，鼓励、引领企业主动制定和实施先进标准。全面实施企业标准自我声明公开和监督制度，实施企业标准领跑者制度。大力推进内外销产品“同线同标同质”工程，逐步消除国内外市场产品质量差距。

（十四）激发质量创新活力

建立质量分级制度，倡导优质优价，引导、保护企业质量创新和质量提升的积极性。开展新产业、新动能标准领航工程，促进新旧动能转换。完善第三方质量评价体系，开展高端品质认证，推动质量评价由追求“合格率”向追求“满意度”跃升。鼓励企业开展质量提升小组活动，促进质量管理、质量技术、质量工作法创新。鼓励企业优化功能设计、模块化设计、外观设计、人体工效学设计，推行个性化定制、柔性化生产，提高产品扩展性、耐久性、舒适性等质量特性，满足绿色环保、可持续发展、消费友好等需求。鼓励以用户为中心的微创新，改善用户体验，激发消费潜能。

（十五）推进全面质量管理

发挥质量标杆企业和中央企业示范引领作用，加强全员、全方位、全过程质量管理，提质降本增效。推广现代企业管理制度，广泛开展质量风险分析与控制、质量成本管理、质量管理体系升级等活动，提高质量在线监测、在线控制和产品全生命周期质量追溯能力，推行精益生产、清洁生产等高效生产方式。鼓励各类市场主体整合生产组织全过程要素资源，纳入共同的质量管理、标准管理、供应链管理、合作研发管理等,促进协同制造和协同创新,实现质量水平整体提升。

(十六)加强全面质量监管

深化"放管服"改革,强化事中事后监管,严格按照法律法规从各个领域、各个环节加强对质量的全方位监管。做好新形势下加强打击侵犯知识产权和制售假冒伪劣商品工作,健全打击侵权假冒长效机制。促进行政执法与刑事司法衔接。加强跨区域和跨境执法协作。加强进口商品质量安全监管,严守国门质量安全底线。开展质量问题产品专项整治和区域集中整治,严厉查处质量违法行为。健全质量违法行为记录及公布制度,加大行政处罚等政府信息公开力度。严格落实汽车等产品的修理更换退货责任规定,探索建立第三方质量担保争议处理机制。完善产品伤害监测体系,提高产品安全、环保、可靠性等要求和标准。加大缺陷产品召回力度,扩大召回范围,健全缺陷产品召回行政监管和技术支撑体系,建立缺陷产品召回管理信息共享和部门协作机制。实施服务质量监测基础建设工程。建立责任明确、反应及时、处置高效的旅游市场综合监管机制,严厉打击扰乱旅游市场秩序的违法违规行为,规范旅游市场秩序,净化旅游消费环境。

(十七)着力打造中国品牌

培育壮大民族企业和知名品牌,引导企业提升产品和服务附加值,形成自己独有的比较优势。以产业集聚区、国家自主创新示范区、高新技术产业园区、国家新型工业化产业示范基地等为重点,开展区域品牌培育,创建质量提升示范区、知名品牌示范区。实施中国精品培育工程,加强对中华老字号、地理标志等品牌培育和保护,培育更多百年老店和民族品牌。建立和完善品牌建设、培育标准体系和评价体系,开展中国品牌价值评价活动,推动品牌评价国际标准化工作。开展"中国品牌日"活动,不断凝聚社会共识、营造良好氛围、搭建交流平台,提升中国品牌的知名度和美誉度。

(十八)推进质量全民共治

创新质量治理模式,注重社会各方参与,健全社会监督机制,推进以法治为基础的社会多元治理,构建市场主体自治、行业自律、社会监督、政府监管的质量共治格局。强化质量社会监督和舆论监督。建立完善质量信号传递反馈机制,鼓励消费者组织、行业协会、第三方机构等开展产品质量比较试验、综合评价、体验式调查,引导理性消费选择。

四、夯实国家质量基础设施

(十九)加快国家质量基础设施体系建设

构建国家现代先进测量体系。紧扣国家发展重大战略和经济建设重点领域的需求,建立、改造、提升一批国家计量基准,加快建立新一代高准确度、高稳定性量子计量基准,加强军民共用计量基础设施建设。完善国家量值传递溯源体系。加快制定一批计量技术规范,研制一批新型标准物质,推进社会公用计量标准升级换代。科学规划建设计量科技基础服务、产业计量测试体系、区域计量支撑体系。

加快国家标准体系建设。大力实施标准化战略,深化标准化工作改革,建立政府主导制定的标准与市场自主制定的标准协同发展、协调配套的新型标准体系。简化国家标准制定修订程序，加强标准化技术委员会管理，免费向社会公开强制性国家标准文本，推动免费向社会公开推荐性标准文本。建立标准实施信息反馈和评估机制，及时开展标准复审和维护更新。

完善国家合格评定体系。完善检验检测认证机构资质管理和能力认可制度，加强检验检测认证公共服务平台示范区、国家检验检测高技术服务业集聚区建设。提升战略性新兴产业检验检测认证支撑能力。建立全国统一的合格评定制度和监管体系，建立政府、行业、社会等多层次采信机制。健全进出口食品企业注册备案制度。加快建立统一的绿色产品标准、认证、标识体系。

(二十) 深化国家质量基础设施融合发展

加强国家质量基础设施的统一建设、统一管理，推进信息共享和业务协同，保持中央、省、市、县四级国家质量基础设施的系统完整，加快形成国家质量基础设施体系。开展国家质量基础设施协同服务及应用示范基地建设，助推中小企业和产业集聚区全面加强质量提升。构建统筹协调、协同高效、系统完备的国家质量基础设施军民融合发展体系，增强对经济建设和国防建设的整体支撑能力。深度参与质量基础设施国际治理，积极参加国际规则制定和国际组织活动，推动计量、标准、合格评定等国际互认和境外推广应用，加快我国质量基础设施国际化步伐。

(二十一) 提升公共技术服务能力

加快国家质检中心、国家产业计量测试中心、国家技术标准创新基地、国家检测重点实验室等公共技术服务平台建设，创新"互联网＋质量服务"模式，推进质量技术资源、信息资源、人才资源、设备设施向社会共享开放，开展一站式服务，为产业发展提供全生命周期的技术支持。加快培育产业计量测试、标准化服务、检验检测认证服务、品牌咨询等新兴质量服务业态，为大众创业、万众创新提供优质公共技术服务。加快与"一带一路"沿线国家和地区共建共享质量基础设施，推动互联互通。

(二十二) 健全完善技术性贸易措施体系

加强对国外重大技术性贸易措施的跟踪、研判、预警、评议和应对，妥善化解贸易摩擦，帮助企业规避风险，切实维护企业合法权益。加强技术性贸易措施信息服务，建设一批研究评议基地，建立统一的国家技术性贸易措施公共信息和技术服务平台。利用技术性贸易措施，倒逼企业按照更高技术标准提升产品质量和产业层次，不断提高国际市场竞争力。建立贸易争端预警机制，积极主导、参与技术性贸易措施相关国际规则和标准的制定。

五、改革完善质量发展政策和制度

(二十三) 加强质量制度建设

坚持促发展和保底线并重，加强质量促进的立法研究，强化对质量创新的鼓励、引导、保护。研究修订产品质量法，建立商品质量惩罚性赔偿制度。研究服务业质量管理、产品质量担保、缺陷产品召回等领域立法工作。改革工业产品生产许可证制度，全面清理工业产品生产许可证，加快向国际通行的产品认证制度转变。建立完善产品质量安全事故强制报告制度、产品质量安全风险监控及风险调查制度。建立健全产品损害赔偿、产品质量安全责任保险和社会帮扶并行发展的多元救济机制。加快推进质量诚信体系建设，完善质量守信联合激励和失信联合惩戒制度。

(二十四) 加大财政金融扶持力度

完善质量发展经费多元筹集和保障机制，鼓励和引导更多资金投向质量攻关、质量创新、质量治理、质量基础设施建设。国家科技计划持续支持国家质量基础的共性技术研究和应用重点研发任务。实施好首台(套)重大技术装备保险补偿机制。构建质量增信融资体系，探索以质量综合竞争力为核心的质量增信融资制度，将质量水平、标准水平、品牌价值等纳入企业信用评价指标和贷款发放参考因素。加大产品质量保险推广力度，支持企业运用保险手段促进产品质量提升和新产品推广应用。

推动形成优质优价的政府采购机制。鼓励政府部门向社会力量购买优质服务。加强政府采购需求确定和采购活动组织管理，将质量、服务、安全等要求贯彻到采购文件制定、评审活动、采购合同签订全过程，形成保障质量和安全的政府采购机制。严格采购项目履约验收，切实把好产品和服务质量关。加强联合惩戒，依法限制严重质量违法失信企业参与政府采购活动。建立军民融合采购制度，吸纳扶持优质民营企业进入军事供应链体系，拓宽企业质量发展空间。

(二十五) 健全质量人才教育培养体系

将质量教育纳入全民教育体系。加强中小学质量教育，开展质量主题实践活动。推进高等教育人才培养质量，加强质量相关学科、专业和课程建设。加强职业教育技术技能人才培养质量，推动企业和职业院校成为质量人才培养的主体，推广现代学徒制和企业新型学徒制。推动建立高等学校、科研院所、行业协会和企业共同参与的质量教育网络。实施企业质量素质提升工程，研究建立质量工程技术人员评价制度，全面提高企业经营管理者、一线员工的质量意识和水平。加强人才梯队建设，实施青年职业能力提升计划，完善技术技能人才培养培训工作体系，培育众多"中国工匠"。发挥各级工会组织和共青团组织作用，开展劳动和技能竞赛、青年质量提升示范岗创建、青年质量控制小组实践等活动。

(二十六) 健全质量激励制度

完善国家质量激励政策，继续开展国家质量奖评选表彰，树立质量标杆，弘扬质量先进。加大对政府质量奖获奖企业在金融、信贷、项目投资等方面的支持力度。建立政府质量奖获奖企业和个人先进质量管理经验的长效宣传推广机制，形成中国特色质量管理模式和体系。研究制定技术技能人才激励办法，探索建立企业首席技师制度，降低职业技能型人才落户门槛。

六、切实加强组织领导

(二十七) 实施质量强国战略

坚持以提高发展质量和效益为中心，加快建设质量强国。研究编制质量强国战略纲要，明确质量发展目标任务，统筹各方资源，推动中国制造向中国创造转变、中国速度向中国质量转变、中国产品向中国品牌转变。持续开展质量强省、质量强市、质量强县示范活动，走出一条中国特色质量发展道路。

(二十八) 加强党对质量工作领导

健全质量工作体制机制,完善研究质量强国战略、分析质量发展形势、决定质量方针政策的工作机制,建立“党委领导、政府主导、部门联合、企业主责、社会参与”的质量工作格局。加强对质量发展的统筹规划和组织领导,建立健全领导体制和协调机制,统筹质量发展规划制定、质量强国建设、质量品牌发展、质量基础建设。地方各级党委和政府要将质量工作摆到重要议事日程,加强质量管理和队伍能力建设,认真落实质量工作责任制。强化市、县政府质量监管职责,构建统一权威的质量工作体制机制。

(二十九) 狠抓督察考核

探索建立中央质量督察工作机制,强化政府质量工作考核,将质量工作考核结果作为各级党委和政府领导班子及有关领导干部综合考核评价的重要内容。以全要素生产率、质量竞争力指数、公共服务质量满意度等为重点,探索构建符合创新、协调、绿色、开放、共享发展理念的新型质量统计评价体系。健全质量统计分析制度,定期发布质量状况分析报告。

(三十) 加强宣传动员

大力宣传党和国家质量工作方针政策,深入报道我国提升质量的丰富实践、重大成就、先进典型,讲好中国质量故事,推介中国质量品牌,塑造中国质量形象。将质量文化作为社会主义核心价值观教育的重要内容,加强质量公益宣传,提高全社会质量、诚信、责任意识,丰富质量文化内涵,促进质量文化传承发展。把质量发展纳入党校、行政学院和各类干部培训院校教学计划,让质量第一成为各级党委和政府的根本理念,成为领导干部工作责任,成为全社会、全民族的价值追求和时代精神。

各地区各部门要认真落实本意见精神,结合实际研究制定实施方案,抓紧出台推动质量提升的具体政策措施,明确责任分工和时间进度要求,确保各项工作举措和要求落实到位。要组织相关行业和领域,持续深入开展质量提升行动,切实提升质量总体水平。

K　市场监管总局关于进一步推进检验检测机构资质认定改革工作的意见(全文)

(国市监检测〔2019〕206 号)

各省、自治区、直辖市及新疆生产建设兵团市场监管局(厅、委):

为深入贯彻“放管服”改革要求,认真落实“证照分离”工作部署,进一步推进检验检测机构资质认定改革,创新完善检验检测市场监管体制机制,优化检验检测机构准入服务,加强事中事后监管,营造公平竞争、健康有序的检验检测市场营商环境,充分激发检验检测市场活力,现就有关事项提出如下意见。

一、主要改革措施

(一) 依法界定检验检测机构资质认定范围,逐步实现资质认定范围清单管理

(1) 法律、法规未明确规定应当取得检验检测机构资质认定的,无需取得资质认定。对于仅从事科研、医学及保健、职业卫生技术评价服务、动植物检疫以及建设工程质量鉴定、房屋鉴定、消防设施维护保养检测等领域的机构,不再颁发资质认定证书。已取得资质认定证书的,有效期内不再受理相关资质认定事项申请,不再延续资质认定证书有效期。

(2) 法律、行政法规对检验检测机构资质管理另有规定的,应当按照国务院有关要求实施检验检测机构资质认定,避免相同事项的重复认定、评审。

(二) 试点推行告知承诺制度

在检验检测机构资质认定工作中,对于检验检测机构能够自我承诺符合告知的法定资质认定条件,市场监管总局和省级市场监管部门通过事中事后予以核查纠正的许可事项,采取告知承诺方式实施资质认定。具体工作按照国务院有关要求和市场监管总局制定的《检验检测机构资质认定告知承诺实施办法(试行)》(见附件)实施。

市场监管总局负责的检验检测机构资质认定事项和省级市场监管部门负责的涉及本行政区域内自由贸易试验区检验检测机构资质认定事项,先行试点实施告知承诺制度。根据试点工作情况,待条件成熟后,在全国范围内推行。

(三) 优化准入服务,便利机构取证

(1) 检验检测机构申请延续资质认定证书有效期时,对于上一许可周期内无违法违规行为,未列入失信名单,并且申请事项无实质变化的,市场监管总局和省级市场监管部门可以采取形式审查方式,对于符合要求的,予以延续资质认定证书有效期,无需实施现场评审。

(2) 检验检测机构申请无需现场确认的机构法定代表人、最高管理者、技术负责人、授权签字人等人员变更或者无实质变化的有关标准变更时,可以自我声明符合资质认定相关要求,并向市场监管总局或者省级市场监管部门报备。

(3) 对于选择一般资质认定程序的,许可时限压缩四分之一,即:15 个工作日内作出许可决定、7 个工作日内颁发资质认定证书;全面推行检验检测机构资质认定网上许可系统,逐步实现申请、许可、发证全过程电子化。

(四) 整合检验检测机构资质认定证书,实现检验检测机构“一家一证”

(1) 逐步取消检验检测机构以授权名称取得的资质认定证书,以在机构实体取得的资质认定证书上背书的形式保留其授权名称;检验检测机构与其依法设立的分支机构实行统一质量体系管理的,按照机构自愿申请原则,试点推行证书“一体化”管理,资质认定证书附分支机构地点以及检验检测能力。

(2) 检验检测机构具有的检验检测基本条件、技术能力、资质认定信息等相关内容统一接入对外公布的全国检验检测机构大数据平台,纳入全国检验检测服务业统计工作。

二、抓好相关落实工作

(一) 加强组织领导,做好宣传培训、指导工作

各省级市场监管部门要高度重视资质认定改革工作,积极组织做好相关改革措施的宣传、解读工作。加强相关资质认定工作人员和监管人员培训,加快完善网上许可系统、信息系统建设,确保资质认定改革工作顺利推进。

(二) 坚持依法推进,切实履职到位

各省级市场监管部门要依法推进检验检测机构资质认定相关改革措施,切实履行相关

职责，充分释放改革红利。积极配合市场监管总局做好相关法律法规立法协调和修订工作，不断完善法制保障。

（三）加强事中事后监管，落实主体责任

各省级市场监管部门要全面落实“双随机、一公开”监管要求，对社会关注度高、风险等级高、投诉举报多、暗访问题多的领域实施重点监管，加大抽查比例，严查伪造、出具虚假检验检测数据和结果等违法行为；积极运用信用监管手段，逐步完善“互联网＋监管”系统，落实检验检测机构主体责任和相关产品质量连带责任；对以告知承诺方式取得资质认定的机构承诺的真实性进行重点核查，发现虚假承诺或者承诺严重不实的，应当撤销相应资质认定事项，予以公布并记入其信用档案。

本意见规定的相关改革事项自 2019 年 12 月 1 日起施行。

附件：检验检测机构资质认定告知承诺实施办法（试行）

市场监管总局

2019 年 10 月 24 日

附件

检验检测机构资质认定告知承诺实施办法（试行）

第一条 为进一步简政放权、优化检验检测市场营商环境，完善检验检测机构资质认定管理制度，提高检验检测机构资质认定审批效率，依照《国务院关于在全国推开“证照分离”改革的通知》《检验检测机构资质认定管理办法》等相关规定，制定本办法。

第二条 本办法所称的告知承诺，是指检验检测机构提出资质认定申请，国家市场监督管理总局或者省级市场监督管理部门（以下统称资质认定部门）一次性告知其所需资质认定条件和要求以及相关材料，检验检测机构以书面形式承诺其符合法定条件和技术能力要求，由资质认定部门作出资质认定决定的方式。

第三条 检验检测机构首次申请资质认定、申请延续资质认定证书有效期、增加检验检测项目、检验检测场所变更时，可以选择以告知承诺方式取得相应资质认定。特殊食品、医疗器械检验检测除外。

第四条 国家市场监督管理总局负责检验检测机构资质认定告知承诺统一管理、组织实施、后续核查监督工作。各省级市场监督管理部门负责实施所辖区域内检验检测机构资质认定告知承诺、后续核查监督工作。

第五条 对实行检验检测机构资质认定告知承诺的事项，资质认定部门应当向申请机构告知下列内容：

（一）资质认定事项所依据的主要法律、法规、规章的名称和相关条款；

（二）检验检测机构应当具备的条件和技术能力要求；

（三）需要提交的相关材料；

（四）申请机构作出虚假承诺或者承诺内容严重不实的法律后果；

（五）资质认定部门认为应当告知的其他内容。

第六条 申请机构愿意作出承诺的，应当对下列内容作出承诺：

（一）所填写的相关信息真实、准确；

（二）已经知悉资质认定部门告知的全部内容；

（三）本机构能够符合资质认定部门告知的条件和技术能力要求，并按照规定接受后续核查；

（四）本机构能够提交资质认定部门告知的相关材料；

（五）愿意承担虚假承诺或者承诺内容严重不实所引发的相应法律责任；

（六）所作承诺是本机构的真实意思表示。

第七条 对实行检验检测机构资质认定告知承诺的事项，应当由资质认定部门提供告知承诺书。告知承诺书文本式样（见附件）由国家市场监督管理总局统一制定。

资质认定部门应当在其政务大厅或者网站上公示告知承诺书，便于检验检测机构索取或者下载。

第八条 检验检测机构可以通过登录资质认定部门网上审批系统或者现场提交加盖机构公章的告知承诺书以及符合要求的相关申请材料，资质认定部门应当自收到机构申请之日起5个工作日内作出是否受理的决定，告知承诺书和相关申请材料不齐全或者不符合法定形式的，资质认定部门应当一次性告知申请机构需要补正的全部内容。

告知承诺书一式两份，由资质认定部门和申请机构各自留档保存，鼓励申请机构主动公开告知承诺书。

第九条 申请机构在规定时间内提交的申请材料齐全、符合法定形式的，资质认定部门应当当场作出资质认定决定。

资质认定部门应当自作出资质认定决定之日起7个工作日内，向申请机构颁发资质认定证书。

第十条 资质认定部门作出资质认定决定后，应当在3个月内组织相关人员按照《检验检测机构资质认定管理办法》有关技术评审管理的规定以及评审准则的相关要求，对机构承诺内容是否属实进行现场核查，并作出相应核查判定；对于机构首次申请或者检验检测项目涉及强制性标准、技术规范的，应当及时进行现场核查。

现场核查人员应当在规定时限内出具现场核查结论，并对其承担的核查工作和核查结论的真实性、符合性负责，依法承担相应法律责任。

第十一条 对于机构作出虚假承诺或者承诺内容严重不实的，由资质认定部门依照《行政许可法》的相关规定撤销资质认定证书或者相应资质认定事项，并予以公布。

被资质认定部门依法撤销资质认定证书或者相应资质认定事项的检验检测机构，其基于本次行政许可取得的利益不受保护，对外出具的相关检验检测报告不具有证明作用，并承担因此引发的相应法律责任。

第十二条 对于检验检测机构作出虚假承诺或者承诺内容严重不实的，由资质认定部门记入其信用档案，该检验检测机构不再适用告知承诺的资质认定方式。

第十三条 以告知承诺方式取得资质认定的检验检测机构发生违法违规行为的，依照法律法规的相关规定，予以处理。

第十四条 资质认定部门工作人员在实施告知承诺工作中存在滥用职权、玩忽职守、徇私舞弊行为的，依照相关法律法规的规定，予以处理。

第十五条 对实行告知承诺的相关资质认定事项，检验检测机构不选择告知承诺方式的，资质认定部门应当依照《检验检测机构资质认定管理办法》的有关规定实施资质认定。

第十六条 本办法由国家市场监督管理总局负责解释。

第十七条 本办法自 2019 年 12 月 1 日起施行。

检验检测机构资质认定告知承诺书

本机构就申请审批的资质认定事项，作出下列承诺：

（一）所填写的相关信息真实、准确；

（二）已经知悉资质认定部门告知的全部内容；

（三）本机构能够符合资质认定部门告知的条件和技术能力要求，并按照规定接受后续核查；

（四）本机构能够提交资质认定部门告知的相关材料；

（五）愿意承担虚假承诺、承诺内容严重不实所引发的相应法律责任；

（六）所作承诺是本机构的真实意思表示。

法定代表人签字：

（申请机构盖章）

年 月 日

（一式两份）

资质认定部门的告知内容

一、审批依据

本行政审批事项的依据为：

(1)《中华人民共和国计量法》第二十二条规定：为社会提供公证数据的产品质量检验机构，必须经省级以上人民政府计量行政部门对其计量检定、测试的能力和可靠性考核合格。

(2)《中华人民共和国计量法实施细则》第二十九条规定：为社会提供公证数据的产品质量检验机构，必须经省级以上人民政府计量行政部门计量认证。

(3)《中华人民共和国认证认可条例》第十六条规定：向社会出具具有证明作用的数据和结果的检查机构、实验室，应当具备有关法律、行政法规规定的基本条件和能力，并依法经认定后，方可从事相应活动，认定结果由国务院认证认可监督管理部门公布。

(4)《中华人民共和国食品安全法》第八十四条规定：食品检验机构按照国家有关认证认可的规定取得资质认定后，方可从事食品检验活动。

(5)《检验检测机构资质认定管理办法》。

二、申请条件

申请机构应当符合《中华人民共和国计量法实施细则》第三十条和《检验检测机构资质认定管理办法》第二章规定的条件，且近 2 年内未因检验检测违法违规行为受到行政处罚(首次申请机构除外)。

三、应当提交的申请材料

根据审批依据和法定条件，申请机构应当根据申请类型提交相应材料：

(一) 首次、延续证书申请材料目录

(1) 检验检测机构资质认定申请书；

(2) 典型检测报告；

(3) 法人证照(营业执照或者登记/注册证书；非法人检验检测机构需提供检验检测机构批文、所属法人单位营业执照或者登记/注册证书、法人授权文件和最高管理者的任命文件)；

(4) 固定场所文件；

(5) 授权签字人的相关材料；

(6)《检验检测机构资质认定告知承诺书》。

(二) 检验检测场所变更申请材料目录

(1) 检验检测机构资质认定申请书；

(2) 场所变更后的法人证照(营业执照或者登记/注册证书)；

(3) 固定场所文件；

(4)《检验检测机构资质认定告知承诺书》。

(三) 增加检验检测项目申请材料目录

(1) 检验检测机构资质认定申请书；

(2) 增加检验检测项目领域典型检测报告；

(3) 相关固定场所文件；

(4) 授权签字人的相关材料；

(5)《检验检测机构资质认定告知承诺书》。

四、告知承诺的办理程序

申请机构选择告知承诺方式的，应向资质认定部门提交签章后的告知承诺书原件(一式二份)及相关申请材料。

资质认定部门应当按照《检验检测机构资质认定告知承诺实施办法(试行)》相关规定实施审批。

资质认定部门将在作出准予资质认定决定后3个月内，按照《检验检测机构资质认定管理办法》关于技术评审管理的相关规定对申请机构的承诺内容是否属实进行现场核查。

五、监督和法律责任

对于申请机构作出虚假承诺或者承诺内容严重不实的，由资质认定部门依照《行政许可法》的相关规定撤销许可决定，并予以公布。被资质认定部门依法撤销许可决定的检验检测机构，其基于本次行政许可取得的利益不受保护，对外出具的相关检验检测报告不具有证明作用，并承担因此引发的相应法律责任。

以告知承诺方式取得资质认定的检验检测机构发生其他违法违规行为，依照法律法规的相关规定，予以处理。

六、诚信管理

检验检测机构作出虚假承诺、承诺内容严重不实的，由资质认定部门记入其信用档案，该检验检测机构不再适用告知承诺的资质认定方式。

L “十四五”认证认可检验检测发展规划(全文)

（国市监认证发〔2022〕69号印发）

为统筹推进“十四五”时期认证认可检验检测行业发展，根据《中华人民共和国国民经济和社会发展第十四个五年规划和2035年远景目标纲要》和《“十四五”市场监管现代化规划》，制定本规划。

一、编制背景

(一)“十三五”时期发展成就

“十三五”时期，紧扣认证认可检验检测“传递信任，服务发展”的本质属性，以改革创新为动力，着力完善认证认可检验检测工作体系，不断加强行业治理能力建设，全面提升供给水平，全方位服务经济社会发展，为建设质量强国、实现全面建成小康社会战略目标作出了积极贡献。

——职能地位显著提升。习近平总书记作出“推进质量认证体系建设”的重要论述，为认证认可检验检测工作提供了根本遵循。国务院印发《关于加强质量认证体系建设促进全面质量管理的意见》(国发〔2018〕3号)，明确把质量认证作为深化供给侧结构性改革和“放管服”改革的重要抓手，就质量认证体系建设作出全面部署。检验检测认证服务业列入国家战略性新兴产业分类，在国民经济和社会发展中发挥重要作用；认证认可检验检测纳入统一的市场监管体系，国家认证认可监督管理委员会职责划入国家市场监督管理总局并对外保留牌子，行政监管职能进一步强化，我国认证认可检验检测行业进入高质量发展阶段。

——深化改革持续推进。强制性产品认证制度改革不断深化，强制性产品认证目录精简整合为17类103种产品，对其中19种产品实行企业自我声明方式，取消强制性认证检查机构指定，更好发挥“保安全底线”作用；稳步推进认证机构资质审批改革，取消外资认证机构准入前特别管理措施，在全国自贸试验区根据风险等级分别实施告知承诺和优化审批服务；全面深化检验检测机构资质认定改革，整合产品质量检验机构计量认证与检验检测机构资质认定，完善“通用要求＋行业特殊要求”模式；优化行政审批程序，全面推行“互联网＋”行政审批模式，审批便捷化程度进一步提高；检验检测认证机构市场化改革稳步推进，市场活力有效激发，服务能力、创新能力和市场竞争力显著增强。

——制度体系更加完善。推动《网络安全法》《数据安全法》《密码法》等多部法律写入认证认可检验检测相关条款，组织修订《认证认可条例》，完成《认证机构管理办法》《认可机构监督管理办法》《检验检测机构监督管理办法》等部门规章、规范性文件的制修订工作，组织清理行政规范性文件和技术规范文件，不断强化制度规范；完善工业产品、食品农产品、管理体系、服务等认证制度体系，构建统一的绿色产品认证与标识体系，健全国家网络安全认证制度，建立轨道交通装备、机器人、无人机、北斗基础产品等新领域认证制度，发布电子商务、服务、温室气体审定核查、科研实验室等多项认可制度，推动道路运输、环境、林业等行业建立实施统一的检验检测机构资质认定制度，规范引导“类认证”评价活动，不断优化制度供给。

——服务成效日益彰显。认证认可检验检测服务领域不断拓展，在国民经济和社会发展各领域广泛应用，“传递信任，服务发展”作用日益彰显。严格强制性产品认证管理，加强食品安全、网络安全、公共卫生等领域认证认可检验检测工作，有力保障国家安全和社会公共安全、人身健康安全；健全重点产业认证认可检验检测体系，打造质量管理体系认证升级版，推行高端品质认证，实施内外贸“同线同标同质”工程，有效促进产品和服务质量提升；广泛开展有机、节能、环保、低碳等领域认证认可工作，全面推行统一的绿色产品认证，着力提升机动车检测、环境监测、碳排放审定核查等服务能力，助力脱贫攻坚和绿色发展、生态文明建设成效明显；加强合格评定国际合作互认、技术性贸易措施应对等工作，实施认证认可服务“一带一路”建设愿景与行动，推动贸易便利化程度明显提升。

——行业发展提质升级。认证认可检验检测服务业迅速发展壮大，综合实力显著增强，质量效益不断提升。截至 2020 年底，全国共有获得批准的认证机构 724 家，颁发有效认证证书 270 万张、获证组织 80 万家；获得资质认定的检验检测机构 4.8 万家，出具检验检测报告 5.9 亿份；获得认可的各类合格评定机构 12381 家，获准使用认可标志的认证证书 127.6 万张。检验检测认证服务业产值 3881 亿元，“十三五”期间年均增长 15％，成为全球增长最快、最具潜力的检验检测认证服务市场。从业机构的创新能力、服务能力和市场竞争力整体提升，获得高新技术企业认定的从业机构数量比“十二五”末增长 1.5 倍，规模以上的从业机构业务占比达到 85％，涌现出一批具有较强技术、管理和服务优势的机构品牌。

——市场秩序不断规范。着力发挥统一市场监管和综合行政执法体制的职能优势，不断完善“法律规范、行政监管、认可约束、行业自律、社会监督”五位一体的行业治理体系，建立以“双随机、一公开”监管为基本手段、以重点监管为补充、以信用监管为基础的新型监管机制，积极运用互联网、大数据等智慧监管手段，探索推行线上线下一体化监管模式，监管方式和手段不断创新，监管力度和效能显著提升。针对社会上反映强烈的认证检测行业乱象，组织开展认证检测市场集中整治、防疫用品认证活动专项整治等行动，严厉打击虚假认证、出具不实和虚假检测报告、买证卖证、网售假冒检验检测报告等违法违规行为，有力维护认证认可检验检测活动的公信力，认证检测市场秩序明显好转。

——国际影响逐步增强。我国累计加入 21 个合格评定国际组织，在 IEC、ISO、IAF 等国际组织担任一系列重要职务，积极参与合格评定国际标准、规则制定，与 30 多个国家和地区建立合作机制，对外签署15项多边互认协议和123份双边合作互认安排，在《区域全面经济伙伴关系协定》(RCEP)框架下达成合格评定合作互认成果，“一带一路”认证认可合作机制建设取得实质进展，内地与香港、澳门认证认可检验检测合作深度推进，认证认可检验检测促进国际贸易便利化作用日益显现。

(二)“十四五”时期面临的新形势新要求

“十四五”时期，是我国开启全面建设社会主义现代化国家新征程、向第二个百年奋斗目标进军的第一个五年。我国已转向高质量发展阶段，统筹国内国际两个大局，统筹发展和安全，加快建设现代化经济体系，加快构建以国内大循环为主体、国内国际双循环相互促进的新发展格局，推进国家治理体系和治理能力现代化，对认证认可检验检测工作提出了更高要求。《国民经济和社会发展第十四个五年规划和2035年远景目标纲要》在实施制造强国、促进服务业繁荣发展、建设高标准市场体系、促进国际国内双循环、加快绿色转型发展等多个方面，明确了认证认可检验检测发展的目标任务。党中央、国务院作出一系列决策部署，对认证认可检验检测工作提出明确要求。《“十四五”市场监管现代化规划》提出构建现代化市场监管体系，完善国家质量基础设施，在优化营商环境、加强市场秩序综合治理、促进市场循环、服务高质量发展、强化消费者权益保护等多方面，明确认证认可检验检测领域的工作措施。认证认可检验检测工作大有可为，面临难得的发展机遇。

同时，认证认可检验检测工作还存在供给能力不适应需求、社会公信力不足、品牌影响力不强、国际话语权有待提升等问题，必须按照立足新发展阶段、贯彻新发展理念、构建新发展格局、推动高质量发展的要求，着力补短板、强弱项、固优势、促提升，推动认证认可检验检测走高质量发展之路，为经济社会高质量发展提供有力支撑。

二、总体要求

(一) 指导思想

以习近平新时代中国特色社会主义思想为指导，全面贯彻党的十九大和十九届历次全会精神，立足新发展阶段、贯彻新发展理念、构建新发展格局，以推动高质量发展为主题，以深化供给侧结构性改革为主线，以满足人民日益增长的美好生活需要为根本目的，以改革创新为根本动力，树立“大市场、大质量、大监管”的理念，聚焦“市场化、国际化、专业化、集约化、规范化”的发展目标，着力深化改革，强化系统监管，优化服务供给，充分发挥认证认可检验检测作为质量管理“体检证”、市场经济“信用证”、国际贸易“通行证”的积极作用，为建设现代化市场监管体系，实现国家“十四五”发展目标作出新贡献。

(二) 基本原则

1. 坚持党的领导，凸显人民为本

突出政治导向，加强党对认证认可检验检测工作的领导，全面贯彻党中央、国务院决策部署，坚持以人民为中心的发展思想，把满足人民群众对美好生活需要作为根本目的，把解决人民群众的切身问题作为工作着力点，以实际行动践行认证认可检验检测“传递信任，服务发展”的本质属性，增强人民群众的获得感。

2. 坚持系统观念，深化改革创新

突出问题导向，以深化改革破解发展中的深层次矛盾和问题，从更大范围、更深层次全面推进“放管服”改革，着力推进市场准入、制度实施、监督管理、国际合作等重点领域改革，增强改革的整体性、系统性、协同性，努力营造市场化、法治化、国际化营商环境，进一步激发市场活力。

3. 坚持市场主导,提升供给能力

突出需求导向,以市场需求引导服务供给能力提升,以服务供给能力提升激发市场需求,形成需求牵引供给、供给创造需求的更高水平动态平衡,扩大认证认可检验检测的高质量供给,服务经济社会高质量发展。

4. 坚持统筹兼顾,服务发展大局

突出目标导向,聚焦“十四五”时期经济社会发展目标,全面提升认证认可检验检测服务构建新发展格局的能力水平。围绕促进国内国际双循环,推动认证认可检验检测“引进来”“走出去”相结合;围绕统筹发展和安全,坚持“保安全底线”“拉质量高线”相结合。

5. 坚持多元共治,维护社会公信

突出结果导向,充分发挥统一市场监管体制的综合效能,完善“法律规范,行政监管,认可约束,行业自律,社会监督”相结合的多元共治体系,强化系统监管和综合治理,构建认证认可检验检测活动全过程追溯机制,坚决维护认证认可检验检测工作的公信力和有效性。

(三)发展目标

围绕“市场化、国际化、专业化、集约化、规范化”发展要求,加快构建统一管理、共同实施、权威公信、通用互认的认证认可检验检测体系,更好服务经济社会高质量发展,努力实现以下主要目标。

(1) 市场化改革取得新进展,市场活力有效激发。认证机构资质审批、检验检测机构资质认定、认证人员管理、强制性产品认证等领域改革全面深化,检验检测认证要素市场化配置机制更加健全,认证认可检验检测机构的第三方属性更加鲜明,市场活力和市场竞争力持续提升。

(2) 国际化发展实现新突破,国际影响显著提升。遵循国际通行规则,不断完善国际化与中国化相结合的合格评定体系,我国参与合格评定国际标准及规则制定取得新的突破,在国际合格评定活动中的参与度和话语权持续提升;与主要贸易伙伴建立常态化双边合作机制,与主要合格评定国际组织建立深度参与机制,多双边合作互认安排覆盖范围更加广泛,“一带一路”认证认可合作机制取得实质性成果,我国认证认可制度的国际互认度明显提升,合格评定机构的国际化业务显著拓展,形成一批具有国际影响力的制度品牌和机构品牌。

(3) 专业化提升达到新水平,服务供给不断优化。认证认可检验检测行业创新、管理、服务能力和综合实力整体提升,从业机构及人员队伍能力素质不断优化,创新研发投入及产出比重逐步提高,新领域认证认可制度和检验检测服务供给持续增加,合格评定关键核心技术攻关成果应用取得良好效益,国家安全、战略产业等关键领域认证认可检验检测技术实现安全可控,检验检测仪器设备“卡脖子”问题得到有效解决,合格评定领域数字化应用水平逐步提升。

(4) 集约化整合形成新格局,行业结构趋于优化。检验检测认证行业“小散弱”现象得到明显改观,检验检测认证服务业结构布局更加合理;大型机构综合实力显著增强,龙头带动作用有效发挥;中小型机构专业化能力明显提升,形成一批“专精特新”机构;检验检测认证公共服务平台和检验检测高技术服务业集聚区建设取得新进展,辐射带动效应更加显现。

(5) 规范化发展呈现新面貌,行业治理明显加强。“法律规范、行政监管、认可约束、行业自律、社会监督”相结合的监管体系更加完备;全面建立以“双随机、一公开”监管为基本手段、以重点监管为补充、以信用监管为基础的新型监管机制，“互联网＋监管”模式全面运行，形成多部门联合监管、多种监管手段相互融合、监管机制方法不断创新的系统监管和协同监管格局；检验检测认证领域监管整治成效持续深化，不发生区域性、系统性、行业性风险，认证认可检验检测工作有效性和公信力持续提升。

专栏 1:“十四五”主要发展指标			
指标名称	2020 年	2025 年	指标性质
·服务效能			
有效认证证书总数(万张)	270	320	预期性
获得认可的认证证书数量(万张)	127.6	150	预期性
获证组织总数(万家)	80	100	预期性
对外出具检验检测报告数(亿份)	5.67	7.9	预期性
·行业环境			
获得批准的认证机构数量(家)	724	1500	预期性
获得资质认定的检验检测机构数量(家)	48919	55000	预期性
获得认可的合格评定机构数量(家)	12381	14000	预期性
认证从业人员数量(万人)	11.8	20	预期性
检验检测从业人员数量(万人)	141.19	170	预期性
检验检测认证服务业营业总收入(亿元)	3881	5000	预期性
·国际合作			
双边国际合作安排数(份)	123	130	预期性
加入 IEC 互认体系合格评定机构数(家)	71	81	预期性
参与制定合格评定国际标准项数(项)	39	45	预期性
检验检测认证机构国际认可互认占比(%)	11.3	12	预期性
合格评定认可制度国际互认度(%)	87.5	90	预期性
·基础支撑			
合格评定国家标准数(个)	93	100	预期性
合格评定行业标准数(个)	197	300	预期性
获得高新技术企业认定的机构数(家)	3035	3200	预期性
国产检验检测仪器设备资产原值占比(%)	60	65	预期性
国家质检中心数量(家)	852	900	预期性

三、发展任务

(一) 全方位服务高质量发展

贯彻创新、协调、绿色、开放、共享的新发展理念，深入推进质量强国建设，大力开展质量提升行动，全面提升认证认可检验检测服务供给水平，推动质量变革、动力变革、效率变革，促进质量提升和产业升级，助推经济社会高质量发展。

1. 服务制造强国、质量强国建设

（1）促进产业基础能力提升。围绕推进工业强基，强化基础原材料、基础零部件、基础工艺、基础设施的认证认可检验检测支撑能力，支撑实施产业基础再造工程。推进钢铁、有色、石化、轻工、纺织、建材等基础原材料产业领域的检验检测认证能力提升，支持科研院所、骨干企业、从业机构组建检验检测认证创新联盟，加强重点基础材料和新材料检验检测技术攻关，建立具有较高行业影响力的认证制度，促进基础原材料产业结构调整升级；完善基础零部件产品认证制度，强化认证一致性保障能力，提升电子元器件认证的国际互认度，推动北斗基础产品认证的拓展应用，促进基础零部件、元器件质量提升；围绕基础工艺改造升级，协同推动相关产业领域合格评定方案优化完善，提升企业质量诊断、改进、验证等能力；建立健全物联网、工业互联网、车联网等领域认证制度和检验检测体系，强化新一代信息基础设施建设的支撑保障能力。

（2）推动产业链供应链现代化。健全覆盖产业链供应链全过程的质量认证和检验检测体系，促进产业链供应链安全畅通和优化升级。运用国际先进质量标准和方法，在航空、铁路、城市轨道交通、汽车、建筑、医药、信息、环保等重点产业，探索建立适合行业特点的质量认证制度，推动质量管理向全供应链、全产业链、产品全生命周期延伸；推行供应链安全管理体系、业务连续性管理体系、合规管理体系等新型管理体系认证，提升供应链管理水平；优化检验检测认证服务模式和产业布局，为产业链供应链上下游提供一体化服务，鼓励产业链供应链头部企业、集群企业引导采信，降低市场采购成本，提升产业链供应链运行效率。

（3）支撑制造业优化升级。实施“重点产业质量认证提升行动”，深入开展“质量管理体系认证升级活动”，引导各类企业提升质量管理水平，鼓励认证机构研发高于行业通用标准的高端品质认证，大力开展轨道交通、智能装备、无人机、机器人、智能家电、车联网产品等认证，探索开展新型储能、物联网、区块链、隐私计算等认证，助推制造业提质升级。实施“检验检测助推产业升级行动”，提升重点行业检验检测技术支撑能力，依托战略性新兴产业、制造业产业集群布局建设专业化检验检测平台，突破一批基础性、公益性和产业共性技术瓶颈，支撑企业创新发展和产业转型升级。

（4）助力服务业高质量发展。加快构建服务业认证认可体系，开展服务认证示范活动，促进服务业标准化、品牌化建设，提高服务品质和服务效率。在生产性服务业领域，积极推动工程建设、数字设计、物流运输、节能环保服务、绿色数据中心等服务认证，加强重大交通基础设施、城市轨道交通运行维护、邮政快递包装、智能化物流装备等检验检测能力建设，促进服务型制造等新业态发展，推动生产性服务业向专业化和价值链高端延伸；在生活性服务业领域，广泛开展健康、教育、体育、养老、金融、商品售后、电子商务等服务认证，提升生活服务品质，推动生活性服务业向高品质和多样化升级。

2. 畅通国内国际双循环

（1）促进全国统一大市场建设。围绕建设高效规范、公平竞争、充分开放的全国统一大市场，加快构建统一管理、共同实施、权威公信、通用互认的认证认可检验检测体系，完善市场信用机制，推动消除区域性市场壁垒，促进要素资源市场化配置。贯彻落实党中央、国务院关于汽车、电子电器等行业市场准入和流通管理全流程改革的决策部署，推进行业准入制度改革，取消重复评价项目，降低市场交易成本；清理涉及认证认可检验检测的行政许可和行业评价制度，推动面向社会的第三方技术评价活动遵循通用准则和标准，逐步向国家统一的认证制度转变，在已建立国家统一认证制度的领域，不再设立类似的合格评定项目。

(2) 促进区域协调发展。鼓励各地出台加强认证认可检验检测工作的政策措施，指导建立区域联动机制，推动认证认可检验检测资源共享、平台共用、结果互认、监管互助，支持长三角、珠三角、京津冀、成渝等城市群检验检测认证服务一体化发展，促进区域要素流通和市场畅通；落实 CEPA 协议和粤港澳大湾区发展战略，推动大湾区检验检测认证服务深度合作，探索开展“湾区认证”，打造具有国际影响力的高端认证品牌，实现“一次认证，三地通行”；落实认证认可检验检测援藏援疆、支持老区振兴发展的工作措施，支持开展有机产品、棉花等产品认证和国家质检中心建设；规范引导各地运用认证手段培育区域质量品牌，提升区域经济竞争力。

(3) 促进内外贸一体化发展。促进内外贸认证认可相衔接，推动完善内外贸一体化调控体系。鼓励第三方检测认证机构国际化发展，为内外贸提供合格评定一体化服务。健全内外一体、上下贯通、部门协作、供需对接的“同线同标同质”(以下简称“三同”)推广实施机制，支持企业发展“三同”产品，扩大“三同”产品适用范围至一般消费品、工业品领域，精准对接消费需求。完善“三同”产品公共信息服务平台，鼓励认证从业机构开展质量评价和技术帮扶，维护“三同”产品的高端质量品牌信誉。强化跨境电商质量认证和检验检测技术服务，提升进口商品及出口转内销商品质量安全水平。

3. 助力乡村振兴

(1) 创新合格评定服务乡村振兴工作模式。加强质量认证和检验检测服务乡村振兴的路径研究，开展质量认证服务乡村振兴战略工作，探索以质量认证为手段建立“高标准市场＋高质量产区”的联动模式，对标高端市场需求，通过认证评价方式培育高端质量品牌，健全优质农副产品产销对接机制，推动乡村振兴高质量发展。鼓励质量认证和检验检测服务下乡，为农业产业园区、农业生产经营企业、农业互助合作社和农户提供精准服务，强化乡村振兴的技术支撑。

(2) 促进农产品供给质量提升。强化质量认证和检验检测服务供给，完善“从田间到餐桌”全过程的食品农产品认证及检验检测体系。鼓励农产品产销企业与农民专业合作社开展绿色食品、有机产品以及危害分析与关键控制点(HACCP)、良好农业规范(GAP)等食品农产品认证，提升农产品质量和附加值，支持绿色农产品基地、生态农场、现代农业产业园区建设；加强市、县农产品检验检测机构能力建设，重点提升食品安全、禽畜疫病等检测能力。

(3) 推动乡村产业发展壮大。构建覆盖生产、加工、仓储、运输、配送、保鲜等环节的质量认证和检验检测体系，服务乡村产业现代化发展。针对品质、风味、绿色等属性推行“产品＋服务”并重的认证模式，积极开展有机产品、富硒产品等特色农产品认证和乡村旅游、休闲农业、民宿服务、农耕文化体验、健康养老等服务认证，强化农业农村检验检测服务能力支撑，重点加强种子、农资、农用机械、冷链物流等检验检测能力建设，支持乡村发展农技服务、冷链物流、连锁配送等现代服务业态，延伸乡村产业链，推进乡村产业融合发展。

(4) 助力美丽乡村建设。落实“绿水青山就是金山银山”理念，完善乡村基础设施、公共服务、人居环境等领域质量认证和检验检测技术服务，探索建立美丽乡村第三方评价体系。强化土壤、空气、水环境等检验检测能力建设，服务农业面源污染防治，优化乡村宜业宜居环境。

4. 支撑绿色转型发展

(1) 增加绿色产品供给。加快推行统一的绿色产品认证和标识体系，有序推进“涉绿”

评价制度整合，将更多生态环境影响大、消费需求旺、产业关联性强、社会关注度高、国际贸易量大的产品纳入绿色产品认证目录，探索将对新污染物管控的要求纳入绿色产品认证制度。完善绿色产品认证采信推广机制，推动健全政府绿色采购制度，鼓励社会优先采购获得认证的绿色产品，增加绿色产品供给。加快绿色产品评价技术创新研发，培育一批绿色产品专业服务机构，健全绿色产品技术支撑体系。

(2) 助力污染防治攻坚战。以高排放高污染领域为重点，研究开展清洁生产评价认证，切实规范环保处理设施装备相关产品认证活动；深化道路运输安全专项治理，严格机动车排放等项目的认证要求，打击违规改装道路运输车辆的强制性产品认证领域违法行为；完善生态环境监测机构资质认定制度，健全对生态环境监测机构的"双随机"抽查机制，建立生态环境监测机构名录库和检查人员名录库，促进生态环境监测工作健康发展；开展部门联合监管执法，严厉打击生态环境监测机构、机动车排放检验机构检测数据弄虚作假等违法犯罪行为。

(3) 服务"双碳"目标。加快构建碳领域合格评定体系，以电力、化工、建材、钢铁、有色、造纸、汽车等行业为重点，研究制定全过程、全生命周期的合格评定解决方案，加强碳排放合格评定能力建设，完善碳排放审定核查机构认可制度，统筹推进碳领域产品、过程、体系、服务认证和审定核查、检验检测等多种合格评定工具的协同应用和创新发展。健全森林认证等生态系统碳汇认证制度，规范开展碳足迹、碳标签等认证服务；完善温室气体排放核查相关标准，加强碳核查认证认可关键技术攻关，加强对温室气体自愿减排审定与核查机构和活动的管理，加快建设碳排放核查检测技术实验室。

(4) 完善能源与自然资源领域合格评定体系。大力推进风电、光伏发电、生物质能、核电、海洋能等装备安全认证和性能认证，完善新能源认证制度，开展新能源汽车动力电池梯次利用产品认证，提高动力电池余能检测技术水平，加强燃油、天然气、氢能、充电桩、新型储能设施等领域检验检测能力建设，促进能源安全高效利用和转型发展；推动认证认可检验检测在自然资源领域的应用，健全林草、国土、海洋、地质矿产等自然资源认证评价和检验检测技术规范，完善林草可持续经营认证体系，拓展自然资源调查监测、卫星遥感等技术支撑能力，促进自然资源保护和集约利用。

5. 服务"平安中国""健康中国"建设

(1) 强化产品质量安全保障。充分发挥强制性产品认证保安全底线的作用，对关系人身健康、安全、环保的产品实施强制性认证(CCC 认证)，根据风险等级实行认证产品目录动态管理；加强产品质量安全检验检测能力建设，重点夯实市县一级地方、西部地区和产业集聚区的检验检测技术机构，有效支撑产品质量监督抽查等市场监管和行政执法；对 CCC 认证、机动车检验、生态环境监测、医疗器械检验等高风险领域实施重点监管，加强监督检查，依法严厉打击未获认证出厂、销售、进口或在其他经营活动中使用 CCC 目录内产品、伪造冒用认证标志、虚假认证、无资质检测和出具虚假检测报告等违法行为；开展检验检测认证公益服务机制研究，为维护消费者权益提供有效的技术支撑。

(2) 强化食品安全保障。落实"四个最严"要求，构建从农田到餐桌的食品农产品认证和检验检测体系，提升食品安全保障能力。鼓励食品生产经营企业获得认证，强化认证机构对通过良好生产规范、危害分析与关键控制点管理体系等认证的食品生产经营企业的认证评价和证后监督，持续提高食品安全管理水平。统筹推进全国食品检验检测能力建设，强化食品检验检测机构监管。

(3) 强化网络安全保障。完善网络信息安全认证认可检验检测体系，建立健全覆盖信息技术产品、系统、服务、管理体系和人员的网络安全认证认可制度，加强检验检测能力建设，提升网络安全保障能力，服务网络强国和数字中国建设。开展个人信息保护认证、移动互联网应用程序安全认证、数据安全管理认证、商用密码产品认证、金融科技产品认证等工作，强化个人信息和数据安全保护；加强网络安全认证技术能力建设，推动实施信息安全保障从业人员认证，完善网络安全检验检测机构资质认定评价规范；完善网络信息安全认证采信机制，促进跨行业共享和采信认证结果，促进网络信息产业和市场体系健康有序发展。

(4) 强化卫生健康服务保障。加快构建公共卫生领域认证认可检验检测体系，提升公共卫生服务供给。规范开展医疗机构管理体系认证，提升医疗机构服务质量；推进防疫用品质量认证工作，加强无障碍环境质量认证体系建设，积极开展健康服务、养老服务认证，助力全民健康和养老助残；加快中医药检测认证体系建设，研究建立道地中药材、中药饮品等自主创新的认证制度，促进中医药高质量发展；健全重大突发公共卫生事件检验检测应急响应机制，为疫情防控等重大紧急需求开通检验检测能力许可"应急通道"，加强相关检验检测机构能力验证，提升检验检测保障能力。

专栏 2：重点产业质量认证提升行动
(一) 建立实施战略性新兴产业领域质量认证制度 在新一代信息技术、生物技术、新能源、新材料、高端装备、新能源汽车、绿色环保以及航空航天、海洋装备等产业领域，推动建立健全高水平质量认证制度，促进新技术、新产品、新业态成熟应用。加快推进轨道交通、智能装备、无人机、北斗导航基础产品等认证体系建设，推动相关产品产业化市场化发展。 **(二) 加快推行统一的绿色产品认证与标识体系** 加快将节能、节水、环境标志、绿色设计等涉及绿色的评价制度整合并向统一的绿色产品认证制度转变，拓展绿色产品认证实施范围，健全绿色产品采信机制，加大绿色产品认证宣传推广力度，引导绿色生产和绿色消费，促进绿色产业发展。 **(三) 制定合格评定服务"双碳"工作方案** 以电力、化工、建材、钢铁、有色、造纸、汽车等行业为重点，研究制定全过程、全生命周期的合格评定解决方案，加强碳排放合格评定能力建设，统筹推进碳领域产品、过程、体系、服务认证和审定核查、检验检测等多种合格评定工具的协同应用和创新发展。 **(四) 有序推进网络安全认证** 建立健全网络安全认证体系，推行网络关键设备及网络安全专用产品认证、信息安全管理体系及服务认证、个人信息保护认证、移动应用程序认证、数据安全管理认证、商业密码产品认证等制度，强化网络信息安全保障能力。 **(五) 大力推广高端品质认证和服务认证** 围绕扩大内需和消费升级，鼓励认证机构开发高端品质认证和新型服务认证项目，积极开展绿色有机、森林、智品、机器人等高端品质认证和健康、教育、体育、金融、电商等领域服务认证，提升产品和服务质量。 **(六) 广泛开展质量管理体系认证升级行动** 运用国际先进质量标准和方法，在航空、铁路、汽车、建筑、医药、信息等重点产业广泛开展质量管理体系认证，推动质量管理向全供应链、全产业链、产品全生命周期延伸，带动企业质量管理的全面升级。深入实施"小微企业质量管理体系认证提升行动"，结合行业特点制定发布小微企业应用 ISO9001 体系实施指南和典型案例，加强宣传培训和精准帮扶，引导小微企业建立符合自身特点的质量管理体系，提升质量管理水平。

（七）积极开展质量认证示范推广活动

鼓励各部门、各地区结合产业特点，开展绿色产品认证、有机产品认证、森林认证、高端品质认证、服务认证、小微企业质量管理体系认证提升行动等质量认证示范推广活动，培育特色优势产业。发挥示范带动效应，鼓励各部门、各地区出台促进质量认证工作的政策措施，扩大质量认证覆盖面，健全政府、行业、社会等多层面的认证采信机制，推动认证结果的广泛应用和普遍采信。

（二）加快实现行业做强做优

按照高质量发展的要求，加强认证认可检验检测行业建设，完善发展环境，优化行业布局，提高行业服务能力、服务水平和服务质量，建立与现代产业体系紧密衔接和融合发展的认证认可检验检测服务体系。

1. 优化行业发展环境

（1）深化市场准入制度改革。全面深化认证机构资质审批、强制性产品认证实施机构指定、检验检测机构资质认定等认证检测市场准入制度改革，激发市场活力。全面实施认证机构资质审批改革，根据风险程度分别实行告知承诺、优化审批服务相结合的分类审批，健全认证机构资质持续符合性核查机制；完善强制性产品认证实施机构指定方式，扩大强制性产品认证指定机构数量，加快形成指定机构供给与市场需求的动态平衡；全面推行检验检测机构资质认定告知承诺制度，进一步压缩资质认定许可和评审时限，精简优化许可、评审程序和内容。完善认证机构资质审批和检验检测机构资质认定网上审批系统，全面推行网上办理，提高审批便捷度。

（2）培育壮大各类从业主体。构建统一开放、竞争有序、充满活力的检验检测认证市场体系，营造各类所有制市场主体一视同仁、公平竞争的市场环境。坚持公正独立的第三方属性，积极推进检验检测认证机构的市场化改革，建立健全适应市场竞争的业务管理模式，激发市场活力；支持民营机构做强做大，鼓励非公有资本参与国有机构改制重组、增资扩股和经营管理，提升竞争能力；鼓励外资机构进入国内检验检测认证市场，积极引入国外先进合格评定标准、技术和服务，全面落实国民待遇。

（3）完善认证从业人员管理制度。取消对认证人员的执业资格强制注册要求，建立认证从业人员认证制度。构建认证人员能力评价及信用评价体系，制定科学合理的人员技术能力要求和职业道德规范，促进能力素质持续提升，形成适应行业高质量发展需求的认证从业人员供给机制。加强对认证机构开展认证人员能力评价及使用管理活动的行政监管和认可监督，落实认证机构对认证人员评价管理的主体责任。

（4）健全认证认可检验检测采信机制。推动国家法律法规、部门规章和产业政策建立采信制度，健全政府、行业、社会等多层面的采信机制，推动在市场采购、行业管理、行政监管、社会治理等领域广泛采信认证认可检验检测结果。促进公平采信，打破部门垄断和行业壁垒，实现认证认可检验检测结果的互认通用。

（5）加强政策引导和行业服务。全面贯彻落实党中央、国务院关于促进认证认可检验检测发展的决策部署，推动各地方、各部门出台具体政策措施，研究制定国家产业发展政策在认证认可检验检测领域的细化落实措施，加大政策引导和支持力度；强化公平竞争审查，推动招投标、政府采购、政府购买服务等领域取消涉及认证认可检验检测的歧视性要求，打破部门垄断和行业壁垒；完善认证认可检验检测统计调查制度，开展行业高质量发展测算指标研究,规范发布统计数据和评价指标,提升行业发展指引功能;强化行业协会的服务功能,提升行业协调、权益保护、技术交流、人员培训等作用。

2. 提升专业服务能力

(1) 促进质量认证和检验检测一体化发展。鼓励从业机构通过业务合作、资产重组和收购兼并等手段,拓展检验检测认证业务领域,弥补资质能力短板,延伸合格评定服务链,形成复合型、一体化的合格评定能力;鼓励从业机构针对用户需求,研发一体化合格评定解决方案,提升综合服务能力;鼓励认证机构在具备相应能力的前提下,拓展关联性强的产品、体系、服务等多元化认证业务;鼓励专业能力强、市场信誉好的检验检测机构,申请取得相同领域的认证资质;鼓励检验检测认证公共服务平台和检验检测认证联盟发挥整合功能,优化资源配置,开展协同服务。

(2) 提升检验检测认证机构专业能力和品牌形象。强化政策激励引导,推动符合条件的检验检测认证机构获得高新技术企业认定,完善检验检测认证行业品牌培育、发展、激励、保护政策和机制,营造良好的品牌成长环境,提升检验检测认证行业的品牌形象;鼓励检验检测认证机构通过认可机构的认可,提升专业能力,增进各方信任;支持大型机构发展综合型一体化服务,实施行业"领跑者"计划,培育一批行业头部企业,打造国际知名品牌;支持中小型机构走"专精特新"发展道路,培育一批"单项冠军""隐形冠军",提升专业化服务能力,形成特色品牌优势。

(3) 优化国家质检中心布局。加强对国家质检中心的规划、建设和管理,完善退出机制,优先支持建设一批服务高新技术产业、战略性新兴产业发展的国家质检中心;支持国家质检中心参与国家重点实验室、国家制造业创新中心、国家产业技术创新中心和国家技术创新中心等建设,承担首台套重大技术装备检测评定、仪器设备研制、能力验证牵头组织等工作,充分发挥国家质检中心的技术引领支撑作用。

(4) 推动国家质量基础设施融合发展。构建统筹协调、协同高效、系统完备的国家质量基础设施融合发展体系,推动认证认可检验检测与计量、标准(含标准样品)、质量管理等要素协调互动、协同创新、融合发展,积极开展质量基础设施集成服务基地建设,支持质量基础设施服务平台及机构提供合格评定服务,强化认可在质量基础设施体系中的权威评价作用,强化质量认证、检验检测推动其他质量基础设施要素广泛应用和持续改进的积极作用,促进国家质量基础设施互联互通和高质量发展。

3. 推动合格评定数字化发展

(1) 创新数字化评价模式。组织开展合格评定数字化评价模式研究及应用,运用大数据、区块链、人工智能等现代信息技术,推动合格评定数字化应用。开展基于工业互联网和智能制造的数字化认证模式及其关键技术的研究与应用,建立健全质量认证领域数字化评价规则和技术规范,逐步推广数字证书;探索检验检测全程数字化模式,推动基于数字设备的检验检测数字化、智能化应用;推动合格评定数字化评价向产业链供应链全过程、产品全生命周期延伸,提升数字化评价能力。

(2) 推动行业数字化发展。适应产业数字化发展要求,推动认证认可检验检测行业数字化管理,完善认证认可检验检测数字基础设施,促进认证检测专业管理软件、智能检测设备、数据应用终端等数字技术发展,通过数字科技赋能,全面提升行业管理水平和发展质量效益。

专栏 3:质量认证行业能力提升行动
(一) 提升认证从业机构创新能力 紧盯国际技术前沿,推进合格评定领域国家重点研发计划实施,加强关键核心技术攻关,开展基于模块化组合的智能认证模式研究。推进产学研相结合,鼓励认证从业机构参与产业链全过程技术研发,加强认证核心技术的知识产权保护,不断提升我国认证行业的创新能力。 **(二) 提升认证从业机构“一站式”服务能力** 推进认证公共服务平台建设,培育一批示范项目,提升认证及相关活动的“一站式”服务能力。 **(三) 提升认证从业人员专业能力** 深化认证人员管理制度改革,推动建立自愿性人员认证制度,完善认证从业人员能力评价机制,强化认证从业人员继续教育,促进认证从业人员能力持续提升,推进认证行业诚信建设和文化建设,建立从业机构及从业人员诚信档案,弘扬企业家精神和工匠精神,培育造就高素质的认证机构管理层和专业人才队伍。 **(四) 推动认证行业数字化发展** 组织开展质量认证数字化评价模式研究,在重点行业领域推动质量认证数字化应用;探索检验检测全程数字化模式,推动基于数字设备的检验检测数字化、智能化应用;完善认证认可检验检测数字基础设施,促进认证检测专业管理软件、智能检测设备、数据应用终端等数字技术发展。

专栏 4:检验检测助推产业升级行动
(一) 检验检测共性技术平台建设 推动建设、整合、提升一批检验检测共性技术平台,聚焦国家重大区域战略和高新技术产业、战略新兴产业发展需求,建设 30 个国家质检中心,10 个国家检验检测认证公共服务平台示范区和检验检测高技术服务集聚区。 **(二) 检验检测机构能力提升** 在极限检测、在线检测、重大装备可重用检测以及超远、超净、超纯检测等领域,配合国家重点研发计划,攻克一批检验检测技术瓶颈。在食品、大宗商品等产品领域开展国际能力验证,促进检验检测数据和结果互认。 **(三) 检验检测助力产业优化升级** 依托国家质检中心、检验检测高技术服务业集聚区、检验检测认证公共服务平台示范区,支撑先进制造业集群和战略新兴产业集群建设。推动产学研用测合作,突破一批跨行业、跨领域的检验检测关键共性技术问题。 **(四) 检验检测仪器设备质量提升** 鼓励检验检测机构参与检验检测仪器设备、试剂耗材、标准样品/标准物质的设计研发,提升我国检验检测仪器设备的创新能力。开展国产检测仪器设备技术研究和验证评价工作,提高国产仪器设备数字化、自动化水平,建立国产仪器设备管理目录,搭建国产仪器设备质量评价和推动示范平台,推动国产中高端检测仪器设备质量提升。 **(五) 碳达峰和碳中和检测评价能力建设** 构建能源、工业、建筑、交通领域碳排放检测评价技术体系,推动生态环境监测领域智能检测、能力验证及数据质量监督等活动,建设针对发电、化工、建材、钢铁、有色、造纸等重点行业领域化石能源及相关产品(材料)与服务碳排放检验检测数据服务平台,提高检验检测报告的完整性和查询的及时性,为碳排放检验检测工作提供支撑,提升检验检测服务碳达峰碳中和的能力。

（三）大力提升行业治理能力

构建“法律规范、行政监管、认可约束、行业自律、社会监督”的多元共治格局，健全以“双随机、一公开”监管为基本手段、以重点监管为补充、以信用监管为基础的新型监管机制，以智慧监管为依托，全面加强认证认可检验检测监管能力建设，促进认证认可检验检测市场规范有序和行业长期健康发展。

1. 完善事前事中事后相结合的监管制度

（1）加强认证机构资质符合性监管。适应认证机构资质审批改革新要求，在放宽准入限制、提高审批效率的同时，完善认证机构资质符合性核查机制，重点加强对以告知承诺方式获得资质机构和新批准设立机构的核查，对资质能力不能持续符合要求的机构及时撤销资质，对经营异常机构加强风险警示和信用惩戒。完善对境外机构在中国境内开展合格评定活动的管理制度。

（2）实施日常和专项监督相结合的监管制度。采用现场检查、档案检查、获证组织查验、获证产品抽查等方式，对从业机构的检验检测认证活动、结果开展日常监督检查。加强对质量事故、投诉举报、风险监测等情况的研判，适时开展有针对性的专项监督检查。依法公开监督检查结果，追究违法从业机构及从业人员的法律责任。完善认证有效性抽查以及国家监督抽查中涉及认证产品的质量分析和风险预警工作机制，督促认证机构采取对问题产品的撤销、暂停认证证书等后处理措施，倒逼获证企业强化质量追溯。

（3）完善检验检测机构能力验证制度。及时发现相关检验检测机构在管理和技术上存在的问题并督促整改，持续提升我国检验检测机构技术能力和人员水平。完善检验检测机构能力验证数据库和平台建设，对能力验证的数据和结果进行深入统计分析，提出电子电器、食品环境、建材纺织、大宗原材料等各领域检验检测机构技术能力白皮书和能力提升路线。

2. 健全多方协同的综合监管工作机制

（1）强化协同监管。建立健全跨部门、跨区域执法联动响应和协作机制，实现监管信息互通、违法线索互联、执法行动互助。推动各相关行政管理部门在强制性认证产品准入管理、环境监测、机动车安检等领域开展联合监管、联合惩戒；发挥市场监管综合执法效能，强化认证检测监管和信用监管、执法稽查、反垄断执法、反不正当竞争、网络监管、广告监管等监管手段协同发力，对全局性、跨区域案件线索组织市场监系统联合办案；畅通行纪衔接，健全信息沟通、线索移送、措施配合、成果共享等工作机制，对涉纪案件线索按规定移交纪检监察部门。

（2）强化认可约束。优化认可制度顶层设计，更好适应各行业合格评定活动发展新趋势，为合格评定机构及相关方提供更多满足需求的能力证实服务。聚焦国家重大战略，着力提升节能减排、食品安全、网络安全、安全生产等领域认可技术支撑水平。加强以风险评估为基础的认可专项监督，不断强化认可约束作用。充分发挥认可的国际互认优势，促进检验检测认证能力建设和结果采信。

（3）强化行业自律。引导从业机构和从业人员自觉遵守《认证认可条例》以及合格评定基本规范，鼓励以同行评议的方式开展行业自律。强化行业协会组织的自律管理功能，建立健全机构自律行为规范和职业道德准则，探索建立“吹哨人”、内部举报人等制度，鼓励引导同业监督，规范从业机构及人员行为，维护认证认可检验检测行业的信誉。

(4) 强化社会监督。完善全国认证认可信息公共服务平台、检验检测机构资质认定信息查询系统、检验检测报告编号查询系统等信息共享平台,畅通申诉投诉举报渠道,加强行风调查评议,鼓励社会公众对从业机构进行信息查询和行为监督,重视发挥新闻舆论监督作用,鼓励新闻媒体和网络平台曝光问题线索和违法案件,提升舆论监督和行政执法的协同效果。

3. 健全多措并举的系统监管方式

(1) 全面实施"双随机、一公开"监管。一是坚持"双随机、一公开"监管与分类管理相结合。不断优化完善从业机构名录库、监管人员名录库。通过大数据分析,对不同风险等级和信用水平的从业机构实施科学分类。在随机抽取检查对象时,针对不同类别的从业机构采取差异化监管措施,合理设定抽查比例。对风险等级高、信用水平低的从业机构加大抽查力度。二是坚持统一部署与分级实施相结合。总局加强对整体检查工作的统筹协调,统一抽取被检查对象,统一制定检查作业指导书、检查表格,统一检查尺度,提升检查工作规范性。充分发挥总局与地方市场监管部门的分级管理效能,检查任务由总局和地方市场监管部门分级实施,形成监管合力。三是创新监管手段,强化大数据应用。充分运用信息化手段,利用多维度的大数据分析找准检查的切入点,提升监管的靶向精准性,提高监管效能。

(2) 加强风险监测预警。完善认证认可检验检测活动全过程追溯、风险监测预警机制,组织开展认证认可检验检测风险信息归集、分析研判、风险监测预警以及风险处置、风险追溯等工作。开展风险技术指标体系研究,完善风险监测指标体系;健全质量分析和舆情监测机制,拓展风险信息采集渠道,加强风险研判和信息共享;完善应急处置预案,做好风险应急处置和后处理等工作;加强行业监测大数据平台建设,在重点领域开展专项监测分析;健全廉洁风险防控"两单一图",加强资质许可、技术评审、行政监管等工作的廉洁风险防控。

(3) 强化监督惩戒。落实"谁出证、谁负责,谁签字、谁担责",建立出证人对检验检测认证结果负总责制度,严格落实从业机构对检验检测认证结果的主体责任。压实从业机构承担政府部门委托任务的履约责任,严肃查处相关机构及人员在承担产品质量监督抽查、风险监测等任务中出现的数据、结果失实、造假行为。

(4) 完善信用监管。加强信用信息的归集和共享,建立与企业信用信息公示平台、异常经营名录、严重违法失信名单等信用监管信息平台相衔接的工作机制,建立从业机构及从业人员的诚信档案;严格实施失信惩戒,研究建立检验检测认证领域严重违法失信主体联合惩戒机制,依法对严重失信的检验检测认证从业机构、从业人员、获证组织实施联合惩戒,提高违法失信成本;建立信用修复制度,符合修复条件的按规定及时移出失信名单;健全行业信用评估机制,探索开展检验检测认证行业信用评级和第三方评估,推动形成"失信惩戒、守信激励"的长效机制。

(5) 创新智慧监管。构建覆盖认证认可检验检测活动全过程的智慧监管平台,加强大数据中心和信息管理系统建设,实现数据信息实时采集、精准分析和深度应用。构建质量认证全过程信息共享平台,实时采集认证活动过程信息,打通认证实施与认证监管的信息瓶颈;完善认证现场审核网络签到监管系统,实现认证监管线上线下一体化;依托国家级检验检测机构,建设一批重点行业检验检测数据中心;完善信息共享和联网核查机制,加大认证认可检验检测信息对接电商平台、监管部门的联网核查力度。

专栏5:认证认可检验检测行业监管体系建设行动
(一) 推进法规体系建设 加快推进《认证认可条例》修订、《检验检测条例》立法研究和部门规章制修订工作,完善认证认可检验检测领域行政规范性文件,打造系统、科学、有效的法规制度体系。 **(二) 完善"双随机、一公开"监管机制** 完善从业机构"双随机、一公开"监管,推动"双随机、一公开"监管与风险管理相结合,充分利用互联网、大数据等手段,开展靶向精准的检查。 **(三) 健全风险监测预警追溯机制** 不断完善风险信息采集渠道,组织开展认证风险信息归集、分析研判、监测预警以及风险处置、风险追溯等工作,及时发现、识别、研判认证风险,并根据不同风险采取相应处置措施。 **(四) 完善信用监管机制** 加快从业机构公开承诺、信息公示和诚信档案建设,健全失信惩戒机制,提高违法失信成本。做好与企业信用信息公示平台、异常经营名录、严重违法失信名单等信用监管措施的归集和信息报送工作,切实规范认证检测市场秩序。强化从业机构和从业人员的主体责任,落实"谁出证、谁负责,谁签字、谁担责"。 **(五) 创新智慧监管** 构建智慧监管平台,加强与部门、跨区域、地方市场监管部门的互联互通,提升监管效能和精准化、智能化水平。创新智慧监管模式,完善实施"认证现场审核网络签到监管系统",强化科技赋能,运用信息化手段加强对认证关键环节的管理。 **(六) 强化队伍建设** 进一步推动省、市、县级市场监管部门明确认证检测监管职能,加强基层市场监管所认证检测监管人员的配备,大力加强对各级市场监管部门的认证检测监管队伍的培训,扩大培训覆盖面。

(四) 切实提高国际合作水平

把握对外开放新形势,深入参与全球质量治理,推动认证认可检验检测行业国际化发展,提升我国认证认可检验检测的国际影响力和话语权,在构建国际合作开放新格局、推动高水平对外开放中发挥更加积极的作用。

1. 全方位深化国际合作互认

(1) 积极推动国际合格评定组织建设。扩大我国在国际合格评定组织中的参与度和影响力,做好国际组织推荐任职工作,推动我国更多合格评定国际化人才担任管理层和技术层职务;加强与 WTO 等国际组织的合作,从更广领域、更大范围促进合格评定国际交流,推动国际质量基础设施互联互通;加强 ISO、IEC、IAF、ILAC 等国际组织的合格评定国内对口工作组建设,健全 IEC 合格评定体系国内运作机制,组建 IEC 合格评定体系国内运作机制联盟,提升国内企业和从业机构参与度。

(2) 主动参与国际合格评定标准和规则制定。瞄准国际产能合作和科技产业前沿,在海上风电、光伏发电、电动汽车充电桩入网、氢能、超高压输电等低碳和新能源领域积极提出合格评定标准、规则方案,积极承担国际同行评议、国际实验室间能力对比等合作项目,通过多双边国际舞台积极宣传中国合格评定优良实践,推动中国合格评定标准、制度被国际吸收采用,打造国际知名的认证制度品牌,强化对国际合格评定体系发展的贡献力。

(3) 拓展深化多双边合作互认成果。加强政府间、从业机构间多层次合作,拓展合作领域、合作对象和合作渠道。积极推动自由贸易区(FTA)项下的合格评定合作安排扩展升级,扎实推进《区域全面经济伙伴关系协定》(RCEP)合格评定互认安排,密切跟踪《全面与进步跨太平洋伙伴关系协定》(CPTPP)、《数字经济伙伴关系协定》(DEPA)等谈判进程,研究提出合格评定领域合作方案;加快食品农产品、消费品、装备制造、服务业等领域互认进程,在信息技术、高端装备、绿色产品、可再生能源等重点领域推动国际互认取得新突破,以解决产业具体需求为导向达成一批"小而美"的合作成果,提升相关产业的国际市场竞争力。

(4) 务实推进"一带一路"认证认可检验检测合作。落实"一带一路"合作倡议,着力深化合格评定领域政府间、民间等多层次合作,广泛推动政策协调、技术交流、人员培训、机构合作、市场开放和互认安排等多领域合作。制定"一带一路"认证认可检验检测合作行动计划,组织实施"一带一路"合格评定官员研修、认证认可技术援助、实验室能力验证等一批实效性强的合作项目,推动食品农产品、能源、交通、电子电器、通信设施等领域达成多双边互认安排,提升区域贸易投资便利化水平。

2. 提升合格评定服务贸易便利化水平

(1) 完善合格评定促进国际贸易服务体系。构建"合格评定服务贸易便利化信息服务平台",强化合格评定信息发布、共享、反馈等功能,提高企业获取国际合格评定服务的精准度和便利性;深入开展合格评定对贸易产业影响分析,实施"国际认证认可法律法规及标准动态跟踪及应对应用"项目,开展国际合格评定领域法律法规比对研究,建立主要贸易对象、贸易产品合格评定信息数据库,跟踪分析国际合格评定发展动态以及贸易产业发展对合格评定的需求,研究制定新发展格局下合格评定促进贸易便利化的解决方案;做好 WTO/TBT 通报、咨询、评议等工作,积极反映行业诉求、提出合理化主张,推动相关国家合格评定措施公正化、透明化,防止技术性贸易措施滥用,推动贸易和投资自由化、便利化。加强境外合格评定措施对我产业及贸易影响评估及应对工作,在关键核心领域加快合格评定自主创新和合作互认步伐,促进国际产业链供应链的稳定畅通,维护国家主权和发展利益。

(2) 推动从业机构国际化发展。鼓励引导从业机构参与合格评定多双边合作互认,推动国内机构加入多边互认体系的数量持续增长,鼓励国内机构在境外设立分支机构,支持国内外机构开展业务合作,推动检验检测认证与海外投资、产能合作项目紧密对接,为企业提供国际化、本土化、一体化服务;鼓励从业机构参与国际合格评定标准规则制定和技术交流,参与国际产能合作和服务外包等项目,提升自主创新能力和国际市场竞争力,培育技术、管理和服务新优势,打造国际知名的合格评定机构品牌;加快从业机构国际化人才培养和输出,培育一支具有国际视野的高素质专业化人才队伍。

专栏 6:"合格评定,畅通世界"行动
(一) 打造国际知名的认证制度品牌 推动我国强制性产品认证在多双边互认机制中广泛采信,提升自愿性工业产品、食品农产品、管理体系、服务认证的国际互认度;加快认证制度创新步伐,推动建立在碳排放、智能制造、高技术服务等领域建立具有国际先发优势的认证制度;加强国际认证制度研究比对,开展国外认证制度对国内产业安全影响研究及应对,在重点关键产业领域研究建立安全可控的认证制度。 **(二) 培育国际知名的合格评定机构品牌** 鼓励合格评定机构加入政府间框架下的多双边互认体系,积极推荐行业专家担任国际合格评定组织管理层和技术层职务;支持国内外机构间开展业务合作,相互签订合格评定结果互认协议;鼓励国内机构以技术授权、委托分包等方式,引进国际先进的认证制度和合格评定技术方案;鼓励国内机构在境外设立分支机构,拓展国际化业务,推动检验检测认证与海外投资、产能合作项目紧密对接。

（三）完善“一带一路”认证认可合作机制

制定“一带一路”认证认可合作行动计划，组织实施“一带一路”合格评定官员研修、认证认可技术援助、实验室能力验证等一批实效性强的合作项目，推动食品农产品、能源、交通、电子电器、通信设施等领域达成区域互认安排。

（四）健全IEC合格评定体系国内运作机制

组建IEC合格评定体系国内运作机制联盟，建立符合国际惯例的同行评议、自我约束机制，形成政府部门、行业企业、合格评定机构“总体协调、优势互补”的工作合力，打造“IEC合格评定体系中国联盟运作”品牌，提升国内企业、合格评定机构在IEC合格评定体系的参与度，分享国际互认成果。

（五）构建合格评定服务贸易便利化信息服务平台

构建线上线下一体化的“合格评定服务贸易便利化信息服务平台”，吸收国内外知名企业和合格评定机构入驻，强化合格评定信息发布、共享、反馈等功能，及时发布国际合格评定政策、法规、标准和市场准入要求，利用平台信息集聚和传播优势，主动了解企业需求并有针对性提供一体化、定制化服务，分享行业龙头企业的合格评定优良经验，助力中小企业开拓国际市场。

（五）着力夯实基础支撑体系

以改革创新为动力，以提升供给质量为主线，扎实推进法治、制度、科技、人才队伍建设，全面强化基础支撑能力，推动认证认可检验检测高质量发展。

1. 强化法纪保障

（1）完善法律法规体系。加快修订《认证认可条例》，研究起草《检验检测条例》，推动相关法律法规完善涉及认证认可检验检测的条款，加快合格评定立法进程。加强认证认可检验检测领域部门规章、规范性文件制修订工作，完善从业机构资质、从业人员管理、合格评定活动及监督管理等规章制度；全面落实合法性审核、公平竞争审查等要求，提升立法质量。

（2）科学界定权责事项。全面推行清单管理，建立认证认可检验检测监管领域的权力清单、责任清单和市场准入负面清单，有效规范行政执法行为和市场主体行为；坚持“谁审批、谁监管、谁主管、谁监管”原则，厘清行业管理职责边界；坚持属地管理和分级管理相结合，合理划分各层级认证认可检验检测监管权责事项。

（3）完善监督制约机制。严格规范认证认可检验检测领域公权力的运用，健全权力运行监督制约机制，切实加强行风廉政建设，强化行纪衔接和行刑衔接，加大监督力度，落实监督责任，坚决维护认证认可检验检测工作的公正性、廉洁性和有效性。

2. 强化技术支撑

（1）优化合格评定标准供给。完善合格评定标准化工作机制，发挥全国认证认可标准化技术委员会（TC261）的归口管理职能，加快推动合格评定国际标准的转化应用，规范引导合格评定领域国家标准、行业标准、团体标准的协调发展，形成更为科学合理的合格评定标准体系。积极促进合格评定领域应用先进标准和最新科技成果，开展行业标准自查清理工作，积极采用行业先进标准，鼓励行业协会、产业技术联盟研制满足合格评定需求的团体标准，全面提升合格评定标准供给水平。

（2）提升合格评定创新能力。加强政策理论研究，完善合格评定体系顶层设计，为认证认可检验检测创新发展提供政策指导和智力支持；健全产学研用一体化机制，鼓励从业机构研制高于行业通用要求的合格评定技术方案，鼓励企业、科研院所、行业协会参与合格评定创新研发活动，健全“认证制度所有者”机制，加强对自主创新技术成果的保护应用；开展关键核心技术攻关，适应合格评定技术正在由小样本抽样向大数据分析、由单一属性向多属性系统评价、由定性评价向定量化评价、由传统技术向智慧化、全生命周期技术发展的趋势，开展合格评定数字化、智慧化、精量化、系统化技术研究，全面提升合格评定技术支撑引领能力。

(3) 推动检验检测资源高水平利用。推动检验检测仪器设备高端化发展，引导资源、经费向检验检测仪器设备研制倾斜，加强数字化、智能化检测技术装备研发应用，建立国产检验检测仪器设备验证评价体系，开展国内外高端仪器仪表性能对比、验证和综合评价，提升检验检测仪器设备的技术水平；加强检验检测标准样品/标准物质的研制，深化检验检测方法规程、仪器设备、实验环境、商标标识等方面的创新研发和知识产权保护，提升检验检测要素资源的综合应用水平；构建检验检测资源开放共享平台，提高资源开发利用效率。

3. 强化人才引领

(1) 打造教育培训基地。加强认证认可检验检测学科教育建设，支持高等院校、职业技术学校、教育培训机构与认证认可检验检测机构加强合作，打造教育培训示范基地，开发适应产业和社会需求的合格评定教育培训课程，面向行业、政府、社会提供多层次、多领域、多渠道专业培训。

(2) 提升专业队伍能力。建立健全质量认证和检验检测从业人员职业资格制度，完善能力评价和继续教育机制，持续提升人员能力素质。加强对认证从业人员注册考试的管理，组织开展认证人员研修活动，壮大认证审核人员队伍，加强检验检测机构评审员培训和监督管理，优化评审员选派和现场评审机制，推进行业评审组建设，提高评审员队伍职业道德和专业能力素养。大力弘扬企业家精神和工匠精神，让追求卓越、崇尚质量成为行业的价值导向，造就高素质的检验检测认证机构管理层和行业领军队伍。

(3) 加强监管队伍建设。加强各级市场监管部门的认证认可检验检测监管能力建设，明确监管职能权责，充实监管资源配备，配齐监管人员队伍，加强对基层一线的倾斜支持，建设一支政治过硬、业务精湛、作风优良的认证认可检验检测监管队伍。加强培训指导力度，丰富完善培训教材和监管执法案例库，开展多层次的培训交流、岗位练兵、技能比武等活动，提升监管执法能力。

四、保障措施

(1) 加强组织领导。加强党对认证认可检验检测工作的领导，为规划实施提供坚强政治保证。建立统一领导、部门协同、上下联动的工作体系，全面加强统筹协调和组织实施，营造良好的政策环境、市场环境和法治环境。充分发挥认监委的行业管理职能，强化认监委的统筹协调、系统调度、保障落实等作用，健全规划实施机制。完善全国认证认可工作部际联席会议工作机制，提升部际协作效能，加强政策衔接、规划引导和工作协调。推动各部门、各地方将认证认可检验检测工作纳入专项规划和地方规划，引导广大企业、从业机构、行业组织、社会团体积极参与规划实施，形成工作合力。各地市场监管部门要结合实际，制定规划实施方案，分解落实目标任务，明确责任主体，确保如期实施。

(2) 完善投入保障。鼓励各部门、各地方制定认证认可检验检测的促进政策和实施项目，建立健全政府、企业、社会相结合的资金投入保障机制，鼓励引导财政资金和社会资本规范有序投入，积极支持地方政府、企业、机构做好重大项目的配套资金安排，探索发展基金、项目投融资、质量责任保险等市场化资金渠道，发挥财政、税务、金融、保险等工具的协同效应，加大投入保障力度。

(3) 强化宣传引导。深入开展"质量月""世界认可日""全国检验检测机构开放日"等主题活动，充分发挥新闻媒体和新媒体平台作用，加强认证认可检验检测普法宣传、政策解读、知识普及和成果展示，提高全社会质量意识和诚信意识，增强市场信心。积极对外宣传中国合格评定优良实践，鼓励从业机构开展国际化宣传推介活动，提升国际影响力。加强舆论引导，及时响应舆情动态，营造良好舆论环境。

(4) 严格实施评估。按照目标评价与过程监测相结合的评估原则，分年度就规划实施情况进行监测、评估及指导，及时研究解决实施过程中出现的新情况、新问题，充分发挥规划的约束和引领作用，确保高质高效完成"十四五"时期发展各项目标任务。

M 中华人民共和国认证认可行业标准《检验检测机构资质认定能力评价检验检测机构通用要求》(RB/T 214—2017)(条文摘要)

前言

(略)

引言

检验检测机构在中华人民共和国境内从事向社会出具具有证明作用数据、结果的检验检测活动应取得资质认定。

检验检测机构资质认定是一项确保检验检测数据、结果的真实、客观、准确的行政许可制度。

本标准是检验检测机构资质认定对检验检测机构能力评价的通用要求，针对各个不同领域的检验检测机构，应参考依据本标准发布的相应领域的补充要求。

1 范围

本标准规定了对检验检测机构进行资质 认定能力评价时，在机构、人员、场所环境、设备设施、管理体系方面的通用要求。

本标准适用于向社会出具具有证明作用的数据、结果的检验检测机构的资质认定能力评价，也适用于检验检测机构的自我评价。

2 规范性引用文件

下列文件对于本文件的应用是必不可少的。凡是注日期的引用文件，仅注日期的版本适用于本文件。凡是不注日期的引用文件，其最新版本(包括所有的修改单)适用于本文件。

GB/T 19000 质量管理体系 基础和术语

GB/T 27000 合格评定 词汇和通用原则

GB/T 27020 合格评定 各类检验机构的运作要求

GB/T 27025 检测和校准实验室能力的通用要求

JTF 1001 通用计量术语及定义

3 术语和定义

GB/T 19000、GB/T 27000、GB/T 27020、GB/T 27025、JTF 1001 界定的以及下列术语及定义适用于本文件。

3.1 检验检测机构 inspection body and laboratory

依法成立，依据相关标准或者技术规范，利用仪器设备、环境设施等技术条件和专业技能，对产品或者法律法规规定的特定对象进行检验检测的专业技术组织。

3.2 资质认定 mandatory approval

国家认证认可监督管理委员会和省级质量技术监督部门依据有关法律法规和标准、技术规范的规定，对检验检测机构的基本条件和技术能力是否符合法定要求实施的评价许可。

3.3 资质认定评审 assessment of mandatory approval

国家认证认可监督管理委员会和省级质量技术监督部门依据《中华人民共和国行政许可法》的有关规定，自行或者委托专业技术评价机构，组织评审人员，对检验检测机构的基本条件和技术能力是否符合《检验检测机构资质认定评审准则》和评审补充要求所进行的审查和考核。

3.4 公正性 impartiality

检验检测活动不存在利益冲突。

3.5 投诉 complaint

任何人员或组织向检验检测机构就其活动表达不满意，并期望得到回复的行为。

3.6 能力验证 proficiency testing

依据预先制定的准则，采用检验检测机构间比对的方式，评价参加者的能力。

3.7 判定规则 decision rule

当检验检测机构需要做出与规范或标准符合性的声明时，描述如何考虑测量不确定度的规则。

3.8 验证 verification

提供客观的证据，证明给定项目是否满足规定要求。

3.9 确认 validation

对规定要求是否满足预期用途的验证。

4 要求

4.1 机构

4.1.1 检验检测机构应是依法成立并能够承担相应法律责任的法人或者其他组织。检验检测机构或者其所在的组织应有明确的法律地位，对其出具的检验检测数据、结果负责，并承担相应法律责任。不具备独立法人资格的检验检测机构应经所在法人单位授权。

4.1.2 检验检测机构应明确其组织结构及管理、技术运作和支持服务之间的关系。检验检测机构应配备检验检测活动所需的人员、设施、设备、系统及支持服务。

4.1.3 检验检测机构及其人员从事检验检测活动，应遵守国家相关法律法规的规定，遵循客观独立、公平公正、诚实信用原则，恪守职业道德，承担社会责任。

4.1.4 检验检测机构应建立和保持维护其公正和诚信的程序。检验检测机构及其人员应不受来自内外部的、不正当的商业、财务和其他方面的压力和影响，确保检验检测数据、结果的真实、客观、准确和可追溯。检验检测机构应建立识别出现公正性风险的长效机制。如识别出公正性风险，检验检测机构应能证明消除或减少该风险。若检验检测机构所在的组织还从事检验检测以外的活动，应识别并采取措施避免潜在的利益冲突。检验检测机构不得使用同时在两个及以上检验检测机构从业的人员。

4.1.5 检验检测机构应建立和保持保护客户秘密和所有权的程序，该程序应包括保护电子存储和传输结果信息的要求。检验检测机构及其人员应对其在检验检测活动中所知悉的国家秘密、商业秘密和技术秘密负有保密义务，并制定和实施相应的保密措施。

4.2　人员

4.2.1　检验检测机构应建立和保持人员管理程序，对人员资格确认、任用、授权和能力保持等进行规范管理。检验检测机构应与其人员建立劳动、聘用或录用关系，明确技术人员和管理人员的岗位职责、任职要求和工作关系，使其满足岗位要求并具有所需的权力和资源，履行建立、实施、保持和持续改进管理体系的职责。检验检测机构中所有可能影响检验检测活动的人员，无论是内部还是外部人员，均应行为公正，受到监督，胜任工作，并按照管理体系要求履行职责。

4.2.2　检验检测机构应确定全权负责的管理层，管理层应履行其对管理体系的领导作用和承诺：

a. 对公正性做出承诺；

b. 负责管理体系的建立和有效运行；

c. 确保管理体系所需的资源；

d. 确保制定质量方针和质量目标；

e. 确保管理体系要求融入检验检测的全过程；

f. 组织管理体系的管理评审；

g. 确保管理体系实现其预期结果；

h. 满足相关法律法规要求和客户要求；

i. 提升客户满意度；

j. 运用过程方法建立管理体系和分析风险、机遇。

4.2.3　检验检测机构的技术负责人应具有中级及以上专业技术职称或同等能力，全面负责技术运作；质量负责人应确保管理体系得到实施和保持；应指定关键管理人员的代理人。

4.2.4　检验检测机构的授权签字人应具有中级及以上专业技术职称或同等能力，并经资质认定部门批准。非授权签字人不得签发检验检测报告或证书。

4.2.5　检验检测机构应对抽样、操作设备、检验检测、签发检验检测报告或证书以及提出意见和解释的人员，依据相应的教育、培训、技能和经验进行能力确认。应由熟悉检验检测目的、程序、方法和结果评价的人员，对检验检测人员包括实习员工进行监督。

4.2.6　检验检测机构应建立和保持人员培训程序，确定人员的教育和培训目标，明确培训需求和实施人员培训。培训计划应与检验检测机构当前和预期的任务相适应。

4.2.7　检验检测机构应保留人员的相关资格、能力确认、授权、教育、培训和监督的记录，记录包含能力要求的确定、人员选择、人员培训、人员监督、人员授权和人员能力监控。

4.3　场所环境

4.3.1　检验检测机构应有固定的、临时的、可移动的或多个地点的场所，上述场所应满足相关法律法规、标准或技术规范的要求。检验检测机构应将其从事检验检测活动所必需的场所、环境要求制定成文件。

4.3.2　检验检测机构应确保其工作环境满足检验检测的要求。检验检测机构在固定场所以外进行检验检测或抽样时，应提出相应的控制要求，以确保环境条件满足检验检测标准或者技术规范的要求。

4.3.3　检验检测标准或者技术规范对环境条件有要求时或环境条件影响检验检测结果

时，应监测、控制和记录环境条件。当环境条件不利于检验检测的开展时，应停止检验检测活动。

4.3.4　检验检测机构应建立和保持检验检测场所良好的内务管理程序，该程序应考虑安全和环境的因素。检验检测机构应将不相容活动的相邻区域进行有效隔离，应采取措施以防止干扰或者交叉污染。检验检测机构应对使用和进入影响检验检测质量的区域加以控制，并根据特定情况确定控制的范围。

4.4　设备设施

4.4.1　设备设施的配备

检验检测机构应配备满足检验检测(包括抽样、物品制备、数据处理与分析)要求的设备和设施。用于检验检测的设施，应有利于检验检测工作的正常开展。设备包括检验检测活动所必需并影响结果的仪器、软件、测量标准、标准物质、参考数据、试剂、消耗品、辅助设备或相应组合装置。检验检测机构使用非本机构的设施和设备时，应确保满足本标准要求。

检验检测机构租用仪器设备开展检验检测时，应确保：

a. 租用仪器设备的管理应纳入本检验检测机构的管理体系；

b. 本检验检测机构可全权支配使用，即：租用的仪器设备由本检验检测机构的人员操作、维护、检定或校准，并对使用环境和贮存条件进行控制；

c. 在租赁合同中明确规定租用设备的使用权；

d. 同一台设备不允许在同一时期被不同检验检测机构共同租赁和资质认定。

4.4.2　设备设施的维护

检验检测机构应建立和保持检验检测设备和设施管理程序，以确保设备和设施的配置、使用和维护满足检验检测工作要求。

4.4.3　设备的管理

检验检测机构应对检验检测结果、抽样结果的准确性或有效性有影响或计量溯源性有要求的设备，包括用于测量环境条件等辅助测量设备有计划地实施检定或校准。设备在投入使用前，应采用核查、检定或校准等方式，以确认其是否满足检验检测的要求。所有需要检定、校准或有有效期的设备应使用标签、编码或以其他方式标识，以便使用人员易于识别检定、校准的状态或有效期。

检验检测设备，包括硬件和软件设备应得到保护，以避免出现致使检验检测结果失效的调整。检验检测机构的参考标准应满足溯源要求。无法溯源到国家或国际测量标准时，检验检测机构应保留检验检测结果相关性或准确性的证据。

当需要利用期间核查以保持设备的可信度时，应建立和保持相关的程序。针对校准结果产生的修正信息或标准物质包含的参考值，检验检测机构应确保在其检测数据及相关记录中加以利用并备份和更新。

4.4.4　设备控制

检验检测机构应保存对检验检测具有影响的设备及其软件的记录。检验检测设备应由经过授权的人员操作并对其进行正常维护。用于检验检测并对结果有影响的设备及其软件，如可能，应加以唯一性标识。若设备脱离了检验检测机构的直接控制，应确保该设备返回后，在使用前对其功能和检、校准状态进行核查，并得到满意结果。

4.4.5　故障处理

设备出现故障或者异常时，检验检测机构应采取相应措施，如停止使用、隔离或加贴停用标签、标记,直至修复并通过检定、校准或核查表明能正常工作为止。应核查这些缺陷或偏离对以前检验检测结果的影响。

4.4.6 标准物质

检验检测机构应建立和保持标准物质管理程序。标准物质应尽可能溯源到国际单位制(SI)单位或有证标准物质。检验检测机构应根据程序对标准物质进行期间核查。

4.5 管理体系

4.5.1 总则

检验检测机构应建立、实施和保持与其活动范围相适应的管理体系,应将其政策、制度、计划、程序和指导书制订成文件,管理体系文件应传达至有关人员,并被其获取、理解、执行。检验检测机构管理体系至少应包括:管理体系文件、管理体系文件的控制、记录控制、应对风险和机遇的措施、改进、纠正措施、内部审核和管理评审。

4.5.2 方针目标

检验检测机构应阐明质量方针,制定质量目标,并在管理评审时予以评审。

4.5.3 文件控制

检验检测机构应建立和保持控制其管理体系的内部和外部文件的程序,明确文件的标识、批准、发布、变更和废止,防止使用无效、作废的文件。

4.5.4 合同评审

检验检测机构应建立和保持评审客户要求、标书、合同的程序。对要求、标书、合同的偏离、变更应征得客户同意并通知相关人员。当客户要求出具的检验检测报告或证书中包含对标准或规范的符合性声明(如合格或不合格)时,检验检测机构应有相应的判定规则。若标准或规范不包含决定规则内容,检验检测机构选择的判定规则应与客户沟通并得到同意。

4.5.5 分包

检验检测机构需分包检验检测项目时,应分包给已取得检验检测机构资质认定并有能力完成分包项目的检验检测机构,具体分包的检验检测项目和承担分包项目的检验检测机构应事先取得委托人的同意。出具检验检测报告或证书时,应将分包项目予以区分。

检验检测机构实施分包前,应建立和保持分包的管理程序,并在检验检测业务洽谈、合同评审和合同签署过程中予以实施。

检验检测机构不得将法律法规、技术标准等文件禁止分包的项目实施分包。

4.5.6 采购

检验检测机构应建立和保持选择和购买对检验检测质量有影响的服务和供应品的程序。明确服务、供应品、试剂、消耗材料等的购买、验收、存储的要求,并保存对供货商的评价记录。

4.5.7 服务客户

检验检测机构应建立和保持服务客户的程序,包括:保持与客户沟通,对客户进行服务满意度调查、跟踪客户的需求,以及允许客户或其代表合理进入为其检验检测的相关区域观察。

4.5.8 投诉

检验检测机构应建立和保持处理投诉的程序。明确对投诉的接收、确认、调查和处理职责,跟踪和记录投诉,确保采取适宜的措施,并注重人员的回避。

4.5.9 不符合工作控制

检验检测机构应建立和保持出现不符合工作的处理程序,当检验检测机构活动或结果不符合其自身程序或与客户达成一致的要求时，检验检测机构应实施该程序。该程序应确保：

a）明确对不符合工作进行管理的责任和权力；

b）针对风险等级采取措施；

c）对不符合工作的严重性进行评价，包括对以前结果的影响分析；

d）对不符合工作的可接受性做出决定；

e）必要时，通知客户并取消工作；

f）规定批准恢复工作的职责；

g）记录所描述的不符合工作和措施。

4.5.10 纠正措施、应对风险和机遇的措施和改进

检验检测机构应建立和保持在识别出不符合时，采取纠正措施的程序。检验检测机构应通过实施质量方针、质量目标，应用审核结果、数据分析、纠正措施、管理评审、人员建议、风险评估、能力验证和客户反馈等信息来持续改进管理体系的适宜性、充分性和有效性。

检验检测机构应考虑与检验检测活动有关的风险和机遇，以利于：确保管理体系能够实现其预期结果；把握实现目标的机遇；预防或减少检验检测活动中的不利影响和潜在的失败；实现管理体系改进。检验检测机构应策划：应对这些风险和机遇的措施；如何在管理体系中整合并实施这些措施；如何评价这些措施的有效性。

4.5.11 记录控制

检验检测机构应建立和保持记录管理程序，确保每一项检验检测活动技术记录的信息充分，确保记录的标识、贮存、保护、检索、保留和处置符合要求。

4.5.12 内部审核

检验检测机构应建立和保持管理体系内部审核的程序，以便验证其运作是否符合管理体系和本标准的要求，管理体系是否得到有效的实施和保持。内部审核通常每年一次，由质量负责人策划内审并制定审核方案。内审员须经过培训，具备相应资格，若资源允许，内审员应独立于被审核的活动。检验检测机构应：

a）依据有关过程的重要性、对检验检测机构产生影响的变化和以往的审核结果，策划、制定、实施和保持审核方案，审核方案包括频次、方法、职责、策划要求和报告；

b）规定每次审核的审核要求和范围；

c）选择审核员并实施审核；

d）确保将审核结果报告给相关管理者；

e）及时采取适当的纠正和纠正措施；

f）保留形成文件的信息，作为实施审核方案以及审核结果的证据。

4.5.13 管理评审

检验检测机构应建立和保持管理评审的程序。管理评审通常12个月一次，由管理层负责。管理层应确保管理评审后，得出的相应变更或改进措施予以实施，确保管理体系的适宜性、充分性和有效性。应保留管理评审的记录。管理评审输入应包括以下信息：

a）检验检测机构相关的内外部因素的变化；

b）目标的可行性；

c）政策和程序的适用性；

d）以往管理评审所采取措施的情况；

e）近期内部审核的结果；

f）纠正措施；

g）由外部机构进行的评审；

h）工作量和工作类型的变化或检验检测机构活动范围的变化；

i）客户和员工反馈；

j）投诉；

k）实施改进的有效性；

l）资源配备的合理性；

m）风险识别的可控性；

n）结果质量的保障性；

o）其他相关因素，如监督活动和培训。

管理评审输出应包括以下内容：

a）管理体系及其过程的有效性；

b）符合本标准要求的改进；

c）提供所需的资源；

d）变更的需求。

4.5.14　方法的选择、验证和确认

检验检测机构应建立和保持检验检测方法控制程序。检验检测方法包括标准方法、非标准方法（含自制方法）。应优先使用标准方法，并确保使用标准的有效版本。在使用标准方法前，应进行验证。在使用非标准方法（含自制方法）前，应进行确认。检验检测机构应跟踪方法的变化，并重新进行验证或确认。必要时，检验检测机构应制定作业指导书。如确需方法偏离，应有文件规定，经技术判断和批准，并征得客户同意。当客户建议的方法不适合或已过期时，应通知客户。

非标准方法（含自制方法）的使用，应事先征得客户同意，并告知客户相关方法可能存在的风险。需要时，检验检测机构应建立和保持开发自制方法控制程序，自制方法应经确认。检验检测机构应记录作为确认证据的信息：使用的确认程序、规定的要求、方法性能特征的确定、获得的结果和描述该方法满足预期用途的有效性声明。

4.5.15　测量不确定度

检验检测机构应根据需要建立和保持应用评定测量不确定度的程序。检验检测项目中有测量不确定度的要求时，检验检测机构应建立和保持应用评定测量不确定度的程序，检验检测机构应建立相应数学模型，给出相应检验检测能力的评定测量不确定度案例。检验检测机构可在检验检测出现临界值、内部质量控制或客户有要求时，报告测量不确定度。

4.5.16　数据信息管理

检验检测机构应获得检验检测活动所需的数据和信息，并对其信息管理系统进行有效管理。

检验检测机构应对计算和数据转移进行系统和适当地检查。当利用计算机或自动化设备对检验检测数据进行采集、处理、记录、报告、存储或检索时，检验检测机构应：

a）将自行开发的计算机软件形成文件，使用前确认其适用性，并进行定期确认、改变或升级后再次确认，应保留确认记录；

b）建立和保持数据完整性、正确性和保密性的保护程序；

c）定期维护计算机和自动设备，保持其功能正常。

4.5.17　抽样

检验检测机构为后续的检验检测，需要对物质、材料或产品进行抽样时，应建立和保持抽样控制程序。抽样计划应根据适当的统计方法制定，抽样应确保检验检测结果的有效性。当客户对抽样程序有偏离的要求时，应予以详细记录，同时告知相关人员。如果客户要求的偏离影响到检验检测结果，应在报告、证书中做出声明。

4.5.18　样品处置

检验检测机构应建立和保持样品管理程序，以保护样品的完整性并为客户保密。检验检测机构应有样品的标识系统，并在检验检测整个期间保留该标识。在接收样品时，应记录样品的异常情况或记录对检验检测方法的偏离。样品在运输、接收、处置、保护、存储、保留、清理或返回过程中应予以控制和记录。当样品需要存放或养护时，应维护、监控和记录环境条件。

4.5.19　结果有效性

检验检测机构应建立和保持监控结果有效性程序。检验检测机构可采用定期使用标准物质、定期使用经过检定或校准的具有溯源性的替代仪器、对设备的功能进行检查、运用工作标准与控制图、使用相同或不同方法进行重复检验检测、保存样品的再次检验检测、分析样品不同结果的相关性、对报告数据进行审核、参加能力验证或机构之间比对、机构内部对比、盲样检验检测等进行监控。检验检测机构所有数据的记录方式应便于发现其发展趋势，发现偏离预先判据，应采取有效的措施纠正出现的问题，防止出现错误的结果。质量控制应有适当的方法和计划并加以评价。

4.5.20　结果报告

检验检测机构应准确、清晰、明确、客观地出具检验检测结果，符合检验检测方法的规定，并确保检验检测结果的有效性。结果通常应以检验检测报告或证书的形式发出。检验检测报告或证书应至少包括下列信息：

a）标题；

b）标注资质认定标志，加盖检验检测专用章（适用时）；

c）检验检测机构的名称和地址，检验检测的地点（如果与检验检测机构的地址不同）；

d）检验检测报告或证书的唯一性标识（如系列号）和每一页上的标识，以确保能够识别该页是属于检验检测报告或证书的一部分，以及表明检验检测报告或证书结束的清晰标识；

e）客户的名称和联系信息；

f）所用检验检测方法的识别；

g）检验检测样品的描述、状态和标识；

h）检验检测的日期；对检验检测结果的有效性和应用有重大影响时，注明样品的接收日期或抽样日期；

i）对检验检测结果的有效性或应用有影响时，提供检验检测机构或其他机构所用的抽样计划和程序的说明；

j）检验检测报告或证书签发人的姓名、签字或等效的标识和签发日期；

k）检验检测结果的测量单位（适用时）；

l）检验检测机构不负责抽样（如样品是由客户提供）时，应在报告或证书中声明结果仅适用于客户提供的样品；

m）检验检测结果来自外部提供者时的清晰标注；

n）检验检测机构应做出未经本机构批准，不得复制(全文复制除外)报告或证书的声明。

4.5.21　结果说明

当需对检验检测结果进行说明时，检验检测报告或证书中还应包括下列内容：

a）对检验检测方法的偏离、增加或删减，以及特定检验检测条件的信息，如环境条件；

b）适用时，给出符合(或不符合)要求或规范的声明；

c）当测量不确定度与检验检测结果的有效性或应用有关，或客户有要求，或当测量不确定度影响到对规范限度的符合性时，检验检测报告或证书中还需要包括测量不确定度的信息；

d）适用且需要时，提出意见和解释；

e）特定检验检测方法或客户所要求的附加信息。报告或证书涉及使用客户提供的数据时，应有明确的标识。当客户提供的信息可能影响结果的有效性时，报告或证书中应有免责声明。

4.5.22　抽样结果

当检验检测机构从事抽样时，应有完整、充分的信息支撑其检验检测报告或证书。

4.5.23　意见和解释

当需要对报告或证书做出意见和解释时，检验检测机构应将意见和解释的依据形成文件。意见和解释应在检验检测报告或证书中清晰标注。

4.5.24　分包结果

当检验检测报告或证书包含了由分包方出具的检验检测结果时，这些结果应予以清晰标明。

4.5.25　结果传送和格式

当用电话、传真或其他电子或电磁方式传送检验检测结果时，应满足本准则对数据控制的要求。检验检测报告或证书的格式应设计为适用于所进行的各种检验检测类型，并尽量减小产生误解或误用的可能性。

4.5.26　修改

检验检测报告或证书签发后，若有更正或增补应予以记录。修订的检验检测报告或证书应标明所代替的报告或证书，并注以唯一性标识。

4.5.27　记录和保存

检验检测机构应当对检验检测原始记录、报告、证书归档留存，保证其具有可追溯性。检验检测原始记录、报告、证书的保存期限通常不少于 6 年。

附录二　管理体系方式(资料性附录)

1　随着管理体系的广泛应用，实验室运行的管理体系需要既符合 GB/T 19001，又符合 GB/T 27025。因此，GB/T 27025 提供了实施管理体系相关要求的两种方式。

2　方式 A(见 GB/T 27025 第 8.1.2 条)给出了实施实验室管理体系的最低要求，其已纳入

GB/T 19001 中与实验室活动范围相关的管理体系所有要求。因此，符合 GB/T 27025 第 4 章至第 7 章，并实施第 8 章方式 A 的实验室，通常也是按照 GB/T 19001 的要求运作的。

3 方式 B(见 GB/T 27025 第 8.1.3 条)允许实验室按照 GB/T 19001 的要求建立和保持管理体系，并能支持和证明持续符合 GB/T 27025 第 4 章至第 7 章的要求。因此实验室实施 GB/T 27025 第 8 章的方式 B，也是按照 GB/T 19001 运作的。实验室管理体系符合 GB/T 19001 的要求，并不证明实验室在技术上具备出具有效数据和结果的能力。实验室还应符合 GB/T 27025 第 4 章至第 7 章的要求。

4 两种方式的目的都是在管理体系的运行，以及符合 GB/T 27025 第 4 章至第 7 章的要求方面达到同样的结果。

注：如同 GB/T 19001 和其他管理体系标准，文件、数据和记录是成文信息的组成部分。GB/T 27025 第 8.3 节规定了文件控制。GB/T 27025 第 8.4 节和第 7.5 节规定了记录控制。GB/T 27025 第 7.11 节规定了实验室活动的数据控制。

5 GB/T 27025 第 7 章所描述的实验室运作过程的示意图如下。

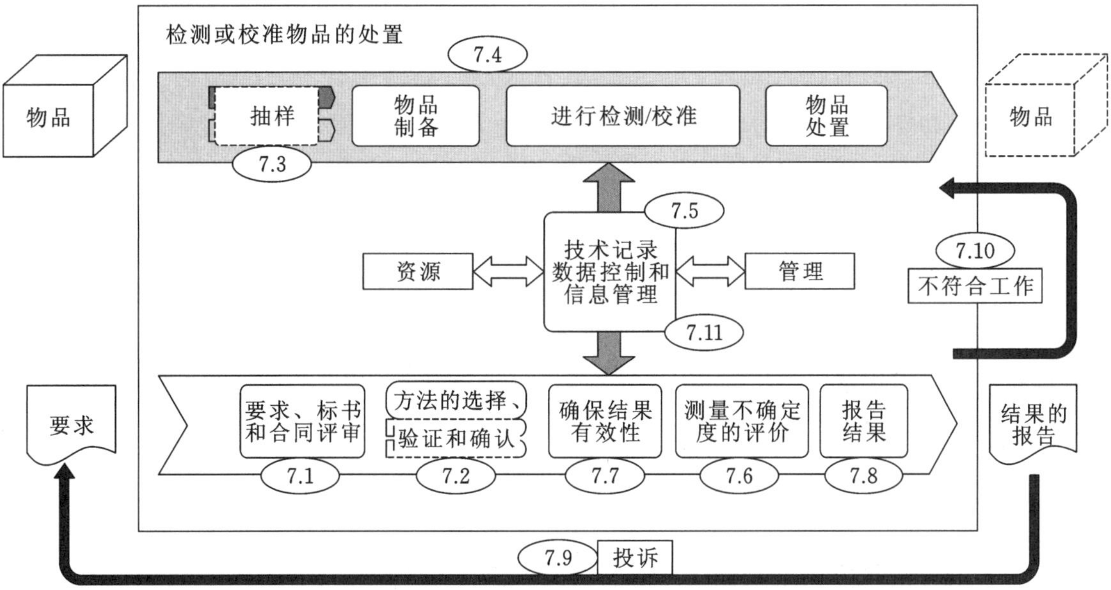

实验室运作过程的示意图

附录三　房屋建筑和市政基础设施工程质量检测技术管理规范(资料性附录)

A 检测项目、检测设备及技术人员配备表

B 检测机构技术能力、基本岗位及职责

C 常用检测设备管理分类

D 检测合同的主要内容

E 检测原始记录、检测报告的主要内容

A　检测项目、检测设备及技术人员配备表

序号	专业	检测项目(参数)	主要设备	检测人员
1	建筑材料	① 水泥、粉煤灰的物理力学性能和化学分析	① 水泥检验设备。含胶砂搅拌机、净浆搅拌机、胶砂振实台、胶砂跳桌、稠度测定仪、安定性煮沸箱、雷氏夹测定仪、细度负压筛、抗折试验机、恒应力压力试验机和标准养护设备、凝结时间测定仪等	建筑材料专业或相关专业,大专及以上学历,达到规定的检测工作经历及检测工作经验的工程师及以上人员不少于1人;化学专业,大专及以上学历,达到规定的化学分析工作经验的工程师及以上人员不少于1人;经考核持有有效上岗证的检测人员不少于8人;检测项目(参数)较少的,可适当降低检测人员的数量,但不应少于5人
		② 建筑钢材、钢绞线锚夹具力学工艺性能和化学分析	② 300 kN、600 kN、1000 kN拉力试验机(或液压万能试验机)、弯曲试验机、钢绞线专用夹具、洛氏硬度仪、钢材化学成分分析设备	
		③ 混凝土用骨料物理性能和有害物质检测	③ 砂、石试验用电热鼓风干燥箱、砂石筛、振筛机、压碎指标测定仪、针片状规准仪、天平、台秤、量瓶、量桶等	
		④ 砂浆、混凝土及外加剂的物理力学性能和耐久性检测	④ 混凝土搅拌机、振动台、坍落度筒、混凝土拌合物凝结时间测定仪、含气量测定仪、压力泌水率测定仪、混凝土收缩测长仪、砂浆搅拌机、混凝土抗渗仪、砂浆抗渗仪、混凝土标准养护室(湿度95%以上)、混凝土收缩养护室(湿度60%±5%)、1000 kN、2000 kN、3000 kN压力试验机、分析天平、可见光光度计、火焰光度计、酸度计、高温炉、碳硫联合分析仪、化学实验室用通风橱、洗眼器、常用玻璃器皿试剂、化学标准物质等	
		⑤ 砖、砌块的物理力学性能检测	⑤ 带大变形检测电子万能试验机、低温试验箱、低温弯折仪、抗穿孔仪、动态抗干不透水仪、邵氏硬度计、天平、大烘箱、实验室温湿度监控设备	
		⑥ 沥青及沥青混合料的物理力学性能及有害物含量检测;防水卷材、涂料物理力学性能检测	⑥ 沥青延度仪、针入度仪、软化点仪、旋转薄膜烘箱、闪点仪、蜡含量测定仪、马歇尔稳定度测定仪、马歇尔电动击实仪、沥青混合料搅拌机、恒温水浴箱、天平、卡尺、离心抽提仪(四流抽提仪)或燃烧炉、车辙试样成型机、自动车辙试验仪、鼓风干燥箱、100 kN压力机、游标卡尺、钢直尺等	

续表

序号	专业	检测项目(参数)	主要设备	检测人员
2	地基基础	① 土工试验	电子秤、烘箱、环刀、标准击实仪、千斤顶、300 kN 压力机、密度测量器等	注册岩土工程师 1 人；达到规定检测工作经历及检测工作经验的工程师不少于 2 人；每个检测项目经考核持有效上岗证的人员不少于 3 人
		② 土工布、土工膜、排水板(带)等土工合成材料的物理力学性能检测	分析天平、游标卡尺、土工布厚度仪、等效孔径试验仪、动态穿孔试验仪、电子万能试验机、CBR 顶破装置、土工合成材料渗透仪、低温试验箱、空气热老化试验箱、排水板通水量仪等	
		③ 桩(完整性、承载力、强度)、地基、成孔、基础施工监测	静载反力系统(钢梁、千斤顶、配重等)，加载能力均不低于 10000 kN；100 t、200 t、300 t、500 t 千斤顶； 高应变动测仪、不低于 8 t 的重锤和锤架、精密水准仪、拟合法软件；低应变动测仪、不同锤重的激振锤；具有波列储存功能的非金属超声仪、两种频率的换能器；高速液压钻机、测斜仪、标准贯入试验设备及地基承载力试验设备、复合地基检测设备；张拉千斤顶；精密水准仪、经纬仪、全站仪、测斜仪、钢弦频率仪、静态电阻应变仪、孔压计、水位计等	
3	混凝土结构	回弹法检测强度、钻芯法检测强度、超声法检测缺陷、钢筋保护层厚度检测、后锚固件拉拔试验、碳纤维片正拉黏结强度试验	回弹仪、钻芯机、钢筋位置测试仪、600 kN 拉力试验机、1000 kN 拉力试验机、后锚固件拉拔仪、碳纤维片拉拔仪、结构构件变形测量仪等	达到规定检测工作经历及检测工作经验的工程师及以上技术人员不少于 4 人，其中 1 人应当具备一级注册结构工程师；每个检测项目经考核持有效上岗证的检测人员不少于 3 人；报告审核人、批准人为工程类相关专业工程师及以上技术人员。经考核持有效钢结构无损探伤资质证书的检测人员不少于 2 人
4	砌体结构	回弹法检测砌筑砂浆强度、贯入法检测砌筑砂浆强度、回弹法检测烧结普通砖强度	砂浆回弹仪、砂浆贯入仪、砖回弹仪等	
5	钢结构	无损检测(超声、射线、磁粉)、防火和防腐涂层厚度检测、节点、螺栓等连接件力学性能检测、钢结构变形测量、化学成分分析	超声探伤仪、射线探伤仪、磁粉探伤仪、600 kN、1000 kN 拉力试验机、涡流测厚仪、电磁测厚仪、结构变形测量仪器、钢材化学成分分析设备等	
6	室内环境	空气中氡、甲醛、苯、TVOC、氨的检测、装饰有害物质含量的检测、土壤中氡浓度检测	气相色谱仪(其中应有直接进样)，空气采样器，空气流量计、气压计、土壤测氡仪、紫外可见分光光度计、粒料粉磨机、低本底能谱仪，具备化学实验室的设施环境，常用器皿，常用试剂等	化学专业、本科及以上学历，工程师及以上技术人员不少于 1 人，经考核持有效上岗证的检测人员不少于 3 人

续表

序号	专业	检测项目(参数)	主要设备	检测人员
7	结构鉴定	各种结构、地基基础检测项目、建筑物变形测量、结构荷载试验	各种结构、地基基础检测项目仪器、建筑变形测量仪器、位移计、万能试验机、结构计算软件等	检测人员经考核持有效上岗证每一检测项目不少于3人;报告编写人员具备工程师及以上技术职称; 报告审核、批准人均具备高级工程师职称,其中1人具备一级注册结构工程师
8	建筑节能	① 保温材料导热系数、密度、抗压强度或压缩强度、燃烧性能(限有机保温材料),保温绝热材料的检测 ② 外墙保温系统及其构造材料的物理力学性能检测;墙体砌块(砖)材料密度、抗压强度、构造的热阻或传热系数测定;墙体、屋面的浅色饰面材料的太阳辐射吸收系数,遮阳材料太阳光透射比、太阳光反射比检测 ③ 围护结构实体构造的现场检测	量程不小于20 kN电子万能试验机、导热分散测定仪、分析天平、砂浆搅拌机、分层度仪、收缩仪、标准养护箱、300 kN压力试验机、低温试验箱、高温炉、漆膜冲击仪、吸水率检测用真空装置、电位滴定仪、围护结构稳态热传递检测系统、导热系数测定仪、钻芯机、电线电缆导体电阻测试仪、全波段分光光度仪、红外光谱仪、燃烧性能试验室等	工程师及以上技术人员1人; 经考核持有效上岗证的检测人员不少于3人
9	建筑幕墙、门窗及外墙面砖	① 幕墙门窗的“三性”检测、现场抽样玻璃的遮阳系数、可见光透射比、热传系数、中空玻璃露点检测、门窗保温性能检测、隔热型材的抗拉强度、抗剪强度检测等 ② 幕墙门窗用型材的镀(涂)层厚度检测 ③ 塑料门窗的焊角(可焊性)检测 ④ 硅酮结构胶的相容性试验 ⑤ 饰面砖黏结强度检测	幕墙“三性”测试系统(箱体高度≥16 m,宽度≥10 m,压力≥12 kPa)、门窗“三性”测试系统(压力≥5.0 kPa)、型材镀(涂)测厚仪、焊角测试仪、幕墙门窗玻璃光学性能测试设备[含(0~3300) mm全波段分光光度计、红外分光光度计、中空玻璃露点测试仪]、电子万能试验机(附−60 ℃和300 ℃下拉伸附件)、硅酮结构胶相容性试验箱、饰面砖黏结强度检测仪等	工程师及以上技术人员1人; 经考核持有效上岗证的检测人员不少于3人

续表

序号	专业	检测项目(参数)	主要设备	检测人员
10	建筑电气	①电线电缆的电性能、机械性能、结构尺寸和燃烧性能的检测、电线电缆截面、芯导体电阻值	电子万能试验机、导体电阻测试仪、绝缘电阻测试仪、闪络击穿试验装置、燃烧试验装置、低倍投影仪、电能质量分析仪、照度计、接地电阻测量仪、防雷检测设备等	电气专业大专及以上学历,达到规定检测工作经历及检测工作经验的工程师及以上技术人员1人,经考核持有效上岗证的检测人员不少于3人
		②变配电室的电源质量分析		
		③典型功能区的平均照度、接地电阻值、防雷检测和功率密度检测		
11	建筑给排水及采暖	管道、管件强度及严密性检测、管道保温、焊缝检测、水温、水压	水泵、各式压力表、温度仪、焊缝检测设备等	焊接专业工程师1人,经考核持有效上岗证的检测人员不少于3人
12	通风与空调	①风管和风管系统的漏风量、系统总风量和风口风量、空调机组水流量、系统冷热水、冷却水流量的检测;制冷机性能系数,水泵能效系数检测,室内空气温湿度检测、全空气空调系统送、排风风机的风量、风压及单位风量耗功率、风量平衡、空调机组冷冻水供回温差、冷冻水系统水力平衡、冷却塔效率、循环水泵流量、扬程、电机功率及输送能效(ER),冷却塔热力性能、流量、电机功率、冷热源设备的制冷、制风量、输入功率性能系数(COP)现场检测	网管漏风量测装置、风量罩、超声波流量计、电力质量分析仪、数字温湿度计,温湿度自动采集仪、压力传感器、数据采集仪、皮托管、温湿度传感器压计;风机盘管机组焓差试验装置、噪声测试系统等	暖通专业大专及以上学历,达到规定检测工作经历及检测工作经验的工程师及以上技术人员1人,经考核持有效上岗证的检测人员不少于3人
		②空调系统风机盘机组的供冷量、供热量、风量、出口静压和噪声检测		

续表

序号	专业	检测项目(参数)	主要设备	检测人员
13	建筑电梯运行	各种电梯性能检测	电梯性能检测系统设备、电气检测设备及有关材料性能检测设备等	电气专业、机械专业工程师及以上技术人员各1人,经考核持有效上岗证的检测人员不少于3人
14	建筑智能	各系统性能测试	各系统性能检测系统设备、能形成综合调试检测成果,电气检测设备等	计算机专业工程师及以上技术人员2人,经考核持有效上岗证的检测人员不少于3人
15	燃气管道工程	管道强度严密性等项目; 燃气器具检测	项目相应的设备、仪器等。同管道专业	同建筑给排水及采暖
16	市政道路	厚度、压实度、承载能力(弯沉试验)、抗滑性能	路面回弹弯沉值测定仪、多功能电动击实仪、标准土壤筛、电动振筛机、摩擦系数测定仪、含水率测定仪等	达到规定检测工作经历及检测工作经验的工程师及以上技术人员1人,经考核持有效上岗证的检测人员不少于3人
17	市政桥梁	桥梁动载试验、桥梁静载试验。桥体及基础结构性能	桥梁挠度检测仪1套、静态电阻应变测试系统1套、动态应变采集系统1套、钢弦频率仪2台、震动测试仪2套、激光测距仪2台。桥体及基础结构性能检测同结构鉴定	达到规定检测工作经历及检测工作经验的道桥专业高级工程师1人;达到规定检测工作经历及检测工作经验的工程师2人;经考核持有效上岗证的检测人员不少于3人
18	其他	① 施工升降机及作业平台 ② 建筑机械检测 ③ 安全器具及设备检测	建筑机械设备检测设备、建筑电梯检测设备、脚手架扣件测定仪、安全帽检测设备、安全带及安全网检测设备等	机械专业大专及以上学历,达到规定检测工作经历及检测工作经验的工程师及以上技术人员1人;经考核持有效上岗证的检测人员不少于3人

注:① 本表列出的各专业检测项目(参数)是检测机构应具备的最基本的检测项目(参数)。

② 为保证检测项目(参数)的结果正确,规定了检测项目应配备的设备、技术人员。

③ 拥有建筑材料,施工过程的有关检测项目及其他专项检测中的五项及以上检测项目(参数)的检测机构,多项综合检测机构的人员、设备配备可适当调整。

B 检测机构技术能力、基本岗位及职责

B.0.1 技术负责人。应具有相应专业的中级、高级技术职称，连续从事工程检测工作的年限符合相关规定，全面负责检测机构的技术工作，其岗位职责如下：

1 确定技术管理层的人员及其职责，确定各检测项目的负责人；

2 主持制定并签发检测人员培训计划，并监督培训计划的实施；

3 主持对检测质量有影响的产品供应方的评价，并签发合格供应方名单；

4 主持收集使用标准的最新有效版本，组织检测方法的确认及检测资源的配置；

5 主持检测结果不确定度的评定；

6 主持检测信息及检测档案管理工作；

7 按照技术管理层的分工批准或授权有相应资格的人批准和审核相应的检测报告；

8 主持合同评审，对检测合作单位进行能力确认；

9 检查和监督安全作业和环境保护工作；

10 批准作业指导书、检测方案等技术文件；

11 批准检测设备的分类，批准检测设备的周期校准或周期检定计划并监督执行；

12 批准实验室比对计划和参加本地区组织的能力验证，并对结果的有效性组织评价。

B.0.2 质量负责人。应具有相应专业的中级或高级技术职称，连续从事工程检测工作的年限符合相关规定，负责检测机构的质量体系管理，其岗位职责如下：

1 主持管理（质量）手册和程序文件的编写、修订，并组织实施；

2 对管理体系的运行进行全面监督，主持制定预防措施、纠正措施，对纠正措施执行情况组织跟踪验证，持续改进管理体系；

3 主持对检测的申诉和投诉的处理，代表检测机构参与检测争议的处理；

4 编制内部质量体系审核计划，主持内部审核工作的实施，签发内部审核报告；

5 编制管理评审计划，协助最高管理者做好管理评审工作，组织起草管理评审报告；

6 负责检测人员培训计划的落实工作；

7 主持检测质量事故的调查和处理，组织编写并签发事故调查报告。

B.0.3 检测项目负责人。应具有相应专业的中级技术职称，从事工作检测工作的年限符合相关规定，负责本检测项目的日常技术、质量管理工作，其岗位职责如下：

1 编制本项目作业指导书、检测方案等技术文件；

2 负责本项目检测工作的具体实施，组织、指导、检查和监督本项目检测人员的工作；

3 负责做好本项目环境设施、检测设备的维护、保养工作；

4 负责本项目检测设备的校准或检定工作，负责确定本项目检测设备的计量特性、分类、校准或检定周期，并对校准结果进行适用性判定；

5 组织编写本项目的检测报告，并对检测报告进行审核；

6 负责本项目检测资料的收集、汇总及整理。

B.0.4 设备管理员。应具有检测设备管理的基本知识和工程检测工作的基本知识，从

事工程检测工作的年限符合相关规定,负责检测设备的日常管理工作,其职责如下:

1 协助检测项目负责人确定检测设备计量特性、规格型号,参与检测设备的采购安装;

2 协助检测项目负责人对检测设备进行分类;

3 建立和维护检测设备管理台账和档案;

4 对检测设备进行标识,对标识进行维护更新;

5 协助检测项目负责人确定检测设备的校准或检定周期,编制检测设备的周期校准或检定计划;

6 提出校准或检定单位,执行周期校准或检定计划;

7 对设备的状况进行定期、不定期的检查,督促检测人员按操作规程操作,并做好维护保养工作;

8 指导、检查法定计量单位的使用。

B.0.5 检测信息管理员。具有一级及以上计算机证书,负责本机构信息化工作、局域网及信息上传工作,其职责如下:

1 建立和维护计算机本系统、局域网,作好网络设备、计算机系统软、硬件的维护管理;

2 负责本系统、局域网与本地区信息管理系统控制中心连接的管理工作,确保网络正常连接,准确、及时地上传检测信息;

3 作好检测数据的积累整理;

4 作好检测信息统计及上报工作。

B.0.6 档案管理员。应具有相应的文秘基本知识,负责档案管理的具体工作,其职责如下:

1 指导、督促有关部门或人员作好检测资料的填写、收集、整理、保管,保质保量按期移交档案资料;

2 负责档案资料的收集、整理、立卷、编目、归档、借阅等工作;

3 负责有效文件的发放和登记,并及时回收失效文件;

4 负责档案的保管工作,维护档案的完整与安全;

5 负责电子文件档案的内容应与纸质文件一致,一起归档;

6 参与对已超过保管期限档案的鉴定,提出档案存毁建议,编制销毁清单;

B.0.7 检测操作人员岗位。应经过相应各种检测项目的技术培训,经考核合格,取得岗位证书,其职责如下:

1 掌握所用仪器设备性能、维护知识和正确保管使用;

2 掌握所在检测项目的检测规程和操作程序;

3 按规定的检测方法进行检测,坚持检测程序;

4 作好检测原始记录;

5 对检测结果在检测报告上签字确认;

6 负责所用仪器、设备的日常保管及维护清洁工作;

7 负责所用仪器、设备使用登记台账;

8 负责检测项目工作区的环境卫生工作等。

C 常用检测设备管理分类

C.0.1 A类检测设备主要设备宜符合表C.0.1的规定：

表C.0.1 A类检测设备主要设备表

设备名称 分类	主要检测设备名称
A类	*压力试验机、*拉力试验机、*抗折试验机、*万能试验机、*非金属超声波检测仪、台秤、案秤、混凝土含气量测定仪、混凝土凝结时间测定仪、砝码、游标卡尺、恒温恒湿箱(室)、干湿温度计、冷冻箱、试验筛(金属丝)、*全站仪、*测距仪、*经纬仪、*水准仪、天平、热变形仪、*测厚仪、千分表、百分表、*分光光度计、*原子吸收分光光度计、*气相色谱仪、酸度计(室内环境检测用)、低本底多道γ能谱仪、氡气测定仪、*各类冲击试验机、兆欧表、*塑料管材耐压测试仪、*声级校准器、火焰光度计、*耐压测试仪、声级计、光谱分析仪、引伸仪、力传感器、工作测力环、碳硫分析仪、*螺栓轴向力测试仪、扭矩校准仪、*X射线探伤仪、射线黑白密度计、基桩动测仪、基桩静载仪、*回弹仪、预应力张拉设备、钢筋保护层厚度测定仪、拉拔仪、贯入式砂浆强度检测仪、沥青针入度仪、沥青延度仪、沥青混合料马歇尔稳定度试验仪、黏结强度检测仪、贝克曼梁路面弯沉仪、平整度仪、摆式摩擦系数测定仪、沥青软化点测定仪、*双平板导热仪、抗拉拔/抗剪试验装置、轴力试验装置、各类硬度计、测斜仪、频率计、应变计

注：带“*”的设备为应编制使用操作规程和做好使用记录的设备。

C.0.2 B类检测设备主要设备宜符合表C.0.2的规定：

表C.0.2 B类检测设备主要设备表

设备名称 分类	主要检测设备名称
B类	抗渗仪、振实台、雷氏夹、液塑限测定仪、环境测试舱、磁粉探伤仪、透气法比表面积仪、砝码、游标卡尺、高精密玻璃水银温度计、电导率仪、自动电位滴定仪、酸度计(非室内环境检测用)、旋转式黏度计、氧指数测定仪、白度仪、水平仪、角度仪、数显光泽度仪、巡回数字温度记录仪(包括传感器)、表面张力仪、漆膜附着力测定仪、漆膜冲击试验器、电位差计、数字式木材测湿仪、初期干燥抗裂试验仪、刮板细度计、*幕墙空气流量测试系统、*门窗空气流量测试系统、拉力计、物镜测微尺、*砂石碱活性快速测定仪、扭转试验机、比重计、测量显微镜、土壤密度计、钢直尺、泥浆比重计、分层沉降仪、水位计、盐雾试验箱、耐磨试验机、紫外老化箱、维勃稠度仪、低温试验箱。 水泥净浆标准稠度与凝结时间测定仪、水泥净浆搅拌机、水泥胶砂搅拌机、水泥流动度仪、砂浆稠度仪、混凝土标准振动台、水泥抗压夹具、胶砂试体成型、击实仪、干燥箱、试模、连续式钢筋标点机。 水泥细度负压筛析仪、压力泌水仪、贯入阻力仪、(穿孔板)试验筛、高温炉测温系统

注：带“*”的设备为应编制使用操作规程和做好使用记录的设备。

C.0.3　C类检测设备主要设备宜符合表C.0.3的规定：

表C.0.3　C类检测设备主要设备表

设备名称 / 分类	主要检测设备名称
C类	钢卷尺、寒暑表、低准确度玻璃量器、普通水银温度计、水平尺、环刀、金属容量筒、雷氏夹膨胀值测定仪、沸煮箱、针片状规准仪、跌落试验架、憎水测定仪、折弯试验机、振筛机、砂浆搅拌机、混凝土搅拌机、压碎指标值测定仪、砂浆分层度仪、坍落度筒、弯芯、反复弯曲试验机、路面渗水试验仪、路面构造深度试验仪

D　检测合同的主要内容

D.0.1　检测合同可包括检测合同、检测委托单、检测协议书等委托文件。

D.0.2　检测合同应明确如下主要内容：

1 合同委托双方单位名称、地址、联系人及联系方式。

2 工程概况。

3 检测项目及检测结论。接受委托的工程检测项目应逐项填写，提出实验室检测、现场工程实体检测项目及要求，并附委托检测项目名称及收费一览表。

4 检测标准，并附标准名称表。

5 检测费用的核算与支付：

1）确定各检测项目单价清单，并附表；

2）明确结算付款方式；

3）规定检测项目费用有异议时的解决方式。

6 检测报告的交付：

1）乙方交付检测报告时间的约定，各项目应附表，检测报告份数；

2）双方约定检测报告交付方式。

7 检测样品的取样、制样、包装、运输：

1）双方约定检测试件的交付方式，双方的工作内容及责任。乙方按有关规定对检测后的试件进行留样及特殊要求。有特殊要求的应在合同中说明。

2）检测样品运输费用的承担。

8 甲方的权利义务。

9 乙方的权利义务。

10 对检测结论异议的处理。甲方对检测结论有异议时，可由双方共同认可的检测机构复检。复检结论与原检测结论相同，由甲方支付复检费用；反之，则由乙方承担复检费用。若对复检结论仍有异议，可向建设主管部门申请专家论证解决。

11 违约责任。

12 其他约定事项。

13 争议的解决方式。
14 合同生效、双方签约及双方基本信息。
15 其他事项。

E 检测原始记录、检测报告的主要内容

E.0.1 试验室检测原始记录应包括下列内容：
1 试样名称、试样编号、委托合同编号；
2 检测日期、检测开始及结束时间；
3 使用的主要检测设备名称和编号；
4 试样状态描述；
5 检测的依据；
6 检测环境记录数据(如有要求)；
7 检测数据或观察结果；
8 计算公式、图表、计算结果(如有要求)；
9 检测方法要求记录的其他内容；
10 检测人、复核人签名。
E.0.2 现场工程实体检测原始记录应包括下列内容：
1 委托单位名称、工程名称、工程地点；
2 检测工程概况，检测鉴定种类及检测要求；
3 委托合同编号；
4 检测地点、检测部位；
5 检测日期、检测开始及结束时间；
6 使用的主要检测设备名称和编号；
7 检测的依据；
8 检测对象的状态描述；
9 检测环境数据(如有要求)；
10 检测数据或观察结果；
11 计算公式、图表、计算结果(如有要求)；
12 检测异常情况的描述记录；
13 检测、复核人员的签名，有见证要求的见证人员签名。
E.0.3 试验室检测报告应包括下列内容：
1 检测报告名称；
2 委托单位名称、工程名称、工程地点；
3 报告的编号和每页及总页数的标识；
4 试样接收日期、检测日期及报告日期；
5 试样名称、生产单位、规格型号、代表批量；
6 试样的说明和标识等；

7 试样的特性和状态描述；

8 检测依据及执行标准；

9 检测数据及结论；

10 必要的检测说明和声明等；

11 检测、审核、批准人(授权签字人)不少于三级人员的签名；

12 取样单位的名称和取样人员的姓名、证书编号；

13 对见证试验，见证单位和见证人员的姓名、证书编号；

14 检测机构的名称、地址及通信信息。

E.0.4　现场工程实体检测报告应包括下列内容：

1 委托单位名称；

2 委托单位委托检测的主要目的及要求；

3 工程概况，包括工程名称、结构类型、规模、施工日期、竣工日期及现状等；

4 工程设计单位、施工单位及监理单位名称；

5 被检工程以往检测情况概述；

6 检测项目、检测方法及依据的标准；

7 抽样方案及数量(附测点图)；

8 检测日期，报告完成日期；

9 检测项目的主要分类检测数据和汇总结果；检测结果、检测结论；

10 主要检测人、审核和批准人的签名；

11 对见证检测项目，应有见证单位、见证人员姓名、证书编号；

12 检测机构的名称、地址和通信信息；

13 报告的编号和每页及总页数的标识。

附录四　计量溯源性(资料性附录)

1　总则

计量溯源性是确保测量结果在国内和国际上具有可比性的重要概念，本附录给出了有关计量溯源性的更详细的信息。

2　建立计量溯源性

2.1　建立计量溯源性需考虑并确保以下内容：

a) 规定被测量(被测量的量)；

b) 一个形成文件的不间断的校准链，可以溯源到声明的适当参考对象(适当参考对象包括国家标准或国际标准以及自然基准)；

c) 按照约定的方法评定溯源链中每次校准的测量不确定度；

d) 溯源链中每次校准均按照适当的方法进行，并有测量结果及相关的、已记录的测量不确定度；

e) 在溯源链中实施一次或多次校准的实验室应提供其技术能力的证据。

2.2　当使用被校准的设备将计量溯源性传递至实验室的测量结果时，需考虑该设备的系统测量误差(有时称为偏倚)。有几种方法来考虑测量计量溯源性传递中的系统测量误差。

2.3 具备能力的实验室报告测量标准的信息中,如果只有与规范的符合性声明(省略了测量结果和相关不确定度),该测量标准有时也可用于传递计量溯源性,其规范限是不确定度的来源,但此方法取决于:

——使用适当的判定规则确定符合性;

——在后续的不确定度评估中,以技术上适当的方式来处理规范限。

此方法的技术基础在于与规范符合性声明确定了测量值的范围,并预计真值以规定的置信度处于该范围内,该范围考虑了真值的偏倚以及测量不确定度。

示例:使用国际法制计量组织(OIML)R111 各种等级砝码校准天平。

3 证明计量溯源性

3.1 实验室负责按中华人民共和国国家标准《检测和校准实验室能力的通用要求》(GB/T 27025—2019)建立计量溯源性。符合 GB/T 27025—2019 的实验室提供的校准结果具有计量溯源性。符合 ISO 17034 的标准物质生产者所提供的有证标准物质的标准值具有计量溯源性;有不同的方式来证明与 GB/T 27025—2019 的符合性,即第三方承认(如认可机构)、客户进行的外部评审或自我评审。国际上承认的途径包括但不限于:

a) 已通过适当同行评审的国家计量院及其指定机构提供的校准和测量能力。该同行评审是在国际计量委员会相互承认协议(CIPM MRA)下实施的。CIPM MRA 所覆盖的服务可以在国际计量局的关键比对数据库(BIPM KCDB)附录 C 中查询,其给出了每项服务的范围和测量不确定度。

b) 签署国际实验室认可合作组织(ILAC)协议或 ILAC 承认的区域协议的认可机构认可的校准和测量能力能够证明具有计量溯源性。获认可的实验室的能力范围可从相关认可机构公开获得。

3.2 当需要证明计量溯源链在国际上被承认的情况时,BIPM、OIML(国际法制计量组织)、ILAC 和 ISO 关于计量溯源性的联合声明提供了专门指南。